常见老年慢性病科学管理

CHANGJIAN
LAONIAN MANXINGBING
KEXUE GUANLI

李强翔　主编

化学工业出版社
·北京·

内容简介

本书应全球老龄化局势的需求,选择常见老年慢性病进行分析指导,提倡重视老年慢性病本身的特殊性、临床特点、防治要点以及临床实际可操作性。着重分析并强调系统性、个性化管理老年常见慢性病以及利用网络、软件等方式更加科学、高时效性、全程管理老年患者。本书将从高科技带给每一种常见老年慢性病的管理改革入手,以科普的形式向广大医务工作者以及患者及其家庭成员普及如何更高效、更便捷地管理好常见老年慢性病。

图书在版编目(CIP)数据

常见老年慢性病科学管理 / 李强翔主编. -- 北京:化学工业出版社,2025.3. -- ISBN 978-7-122-47017-1

Ⅰ. R592

中国国家版本馆CIP数据核字第2025HX2419号

责任编辑:张 蕾 加工编辑:何 芳
责任校对:边 涛 装帧设计:刘丽华

出版发行:化学工业出版社
（北京市东城区青年湖南街13号 邮政编码100011）
印　　装:河北延风印务有限公司
710mm×1000mm　1/16　印张31½　彩插1　字数600千字
2025年6月北京第1版第1次印刷

购书咨询:010-64518888　　售后服务:010-64518899
网　　址:http://www.cip.com.cn
凡购买本书,如有缺损质量问题,本社销售中心负责调换。

定　价:168.00元　　　　　　　　版权所有　违者必究

编写人员名单

主　编　李强翔

副主编　杨　丽　彭　友　曾福仁　田晓彩　陈云荣　刘　姣

编　者　DIARRA BOUBACAR　马里共和国国家药用植物及传统医药研究院
　　　　　丁红英　宁夏回族自治区人民医院
　　　　　王欣荣　宁夏回族自治区人民医院
　　　　　田晓彩　湖南省人民医院
　　　　　田彩英　湖南省人民医院
　　　　　刘　姣　湖南省人民医院
　　　　　刘美蓉　湖南省人民医院
　　　　　刘奕辰　湖南省人民医院
　　　　　刘燕妮　娄底市第二人民医院
　　　　　许江林　景和堂生命荟健康管理中心
　　　　　李　丽　湖南省人民医院
　　　　　李　林　宁夏回族自治区人民医院
　　　　　李　莉　湖南省第二人民医院（湖南省脑科医院）
　　　　　周　艳　湖南省人民医院
　　　　　李丽珍　湖南省人民医院
　　　　　吴　哲　湖南省肿瘤医院
　　　　　李沅容　宁夏回族自治区人民医院
　　　　　李浪波　湖南省人民医院
　　　　　李雅嘉　中南大学湘雅医院
　　　　　李强翔　湖南省老年医学研究所
　　　　　杨　丽　湖南省人民医院
　　　　　杨　洁　湖南省人民医院

杨　甜　湖南省人民医院
杨雪琴　湖南省人民医院
吴志训　湖南省人民医院
邱　俊　湖南省人民医院
陈云荣　湖南省人民医院
尚小可　宁夏回族自治区人民医院
罗　丹　株洲市中心医院
罗银利　湖南省第二人民医院（湖南省脑科医院）
周倩倩　湖南省人民医院
赵新兰　湖南省人民医院
姚慧玲　湖南省人民医院
唐丽娟　湖南省人民医院
黄燕妮　湖南省人民医院
曹子秦　中南大学湘雅医院
國井享奈　日本圣德大学
梁海艳　宁夏医科大学总医院
彭　友　湖南省人民医院
曾福仁　湖南省人民医院
廖　斌　湖南省人民医院
熊望君　宁夏回族自治区人民医院
罗新伟　湖南省人民医院
潘冰洁　湖南省第二人民医院（湖南省脑科医院）
薛　帆　湖南省康复医院

秘　书　李林（兼）

序

随着我国人口老龄化趋势的加剧，老年人口数量的持续增长使得健康和养老需求急剧上升，这不仅对社会经济产生了深刻影响，同时也给医疗保障体系带来了严峻挑战。老年人机体功能随年龄增加逐渐衰退，心血管疾病、糖尿病、高血压等慢性病已成为严重威胁老年人健康的主要病因。慢性病的治疗会加重患者的经济负担，降低其生命及生活质量。老年慢性病也称老年常见病，以心血管疾病、糖尿病、肿瘤和慢性阻塞性肺疾病为主的一系列疾病。老年慢性病科学管理是指对老年医学和管理学相关的知识和理论进行有效的融合，将融合的结论应用到对老年人个人或者群体的健康管理中，包括对老年人健康情况的掌握以及对有害健康的因素进行管理，从而在最大限度上降低人们患病的风险，并且能够让患者得到及时的救治，老年慢性病科学管理作为一种新型医疗理念，受到了社会各界的关注。

李强翔教授科研团队组织湖南省人民医院、宁夏回族自治区人民医院、湖南省老年医学研究所、日本圣德大学、马里共和国国家药用植物及传统医药研究院等医院及机构相关专家，经过国际合作，潜心探索，打破了传统的医疗服务模式，从全方位、全时段、全流程的角度出发，构建一套针对老年多重慢性病患者的全病程管理体系，赋予他们自主管理健康的工具和能力。

本书系统论述老年常见慢性病及在心血管系统、神经系统、消化系统、呼吸系统、内分泌系统等各系统器官组织的相关并发症的发病机制、临床诊断防治方法，并对医患护理及新模式——基于互联网医院平台的老年慢性病管理最新进展等内容进行了阐述。

本书系慢性病管理学专著，适用于各专科医师、全科医师、进修生、研究生和住培生学习老年常见慢性病的科学管理和参考。本书的出版将有助于指导和帮助临床医师开展老年常见慢性病的研究，为老年慢性病的探索提供新的思路，亦可能改善老年慢性病患者的临床结局，取得良好的社会效益和应用前景。

2024 年 4 月

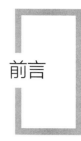

前言

据国家卫生健康委相关数据统计，我国75%的老年人至少患有一种慢性病，这意味着每4位老人中就有3位是慢性病患者。慢性病全称为慢性非传染性疾病，起病隐匿，病程长且病情迁延不愈。随着发病率增长，慢性病已成为致死致残的首要原因。此外，慢性病治疗会加重患者经济负担，降低其生活质量，因此，老年人慢性病大多属于增龄性疾病，只要尽早开始、长期进行规范管理，老年人可以拥有良好的功能水平，保持健康的生活状态，实现健康老龄化。《中国居民营养与慢性病状况报告（2020年）》的相关数据显示：2019年我国因慢性病导致的死亡占总死亡比例约88.5%，其中心血管病、肿瘤、慢性呼吸系统疾病死亡比例为80.7%。老年慢性病管理主要分四步，包括健康咨询、健康筛查、免疫接种及药物干预治疗。

老年多重慢性病患者面临着诸多挑战，如病情复杂多变、药物相互作用增多、生活质量下降等。传统的医疗服务模式往往侧重于疾病急性期的救治，而忽视了长期的、持续性的健康管理。因此，我们需要打破固有框架，从全方位、全时段、全流程的角度出发，构建一套针对老年多重慢性病患者的全病程管理体系，赋予他们自主管理健康的工具和能力。

本书组织东西部地区相关领域专家采用国际合作形式编写，多单位、多学科合作，探索老年慢性病的科学管理。全书共十一篇，内容包括概述、老年常见循环系统疾病的科学管理、老年常见呼吸系统疾病的科学管理、老年常见消化系统疾病的科学管理、老年常见肾脏疾病的科学管理、老年常见神经系统疾病的科学管理、老年常见内分泌系统疾病的科学管理、老年常见肿瘤及慢性癌性疼痛的科学管理、老年常见骨关节病的科学管理、老年常见精神心理障碍的科学管理、新型慢性病管理模式——基于互联网医院平台的老年慢性病管理等。本书围绕老年常见慢性病管理及老年常见慢性病的相关发病机制，突出老年常见慢性病管理的科学性，以期能为从事老年慢性病管理临床工作的各级医师的培训工作尽一份绵薄之力。

本书的编写获得了以下项目的支持：①中央引导地方科技发展专项项目

（2020YDDF0043）；②长沙市老年代谢内分泌疾病临床研究中心（kh2201058）；③湖南省财政厅 2022 年项目（湘财社指【2022】49，2022CT01）；④湖南省高层次卫生人才"225"工程培养内分泌学科带头人项目；⑤2021 年度湖南省技术创新引导计划临床医疗技术创新引导项目（2021SK50925）；⑥2023 年湖南省卫健委科研重点指导课题（C202203065924）；⑦宁夏老年疾病临床研究中心 2020 年度创新平台项目（2020DPC05018）；⑧宁夏回族自治区引进团队（2020RXTDLX04）；⑨2021 年宁夏回族自治区重大研发计划（2021BEG01001）；⑩2022 年湖南省教育厅科研重点项目（22A0062）；⑪湖南省中医药管理局项目（B2023015）；⑫湖南老年重大慢性病临床研究中心（2023SK4054），⑬2023 年度湖南省卫生健康高层次人才重大科研专项（20230394）

  非常感谢宁夏、湖南两省的专家在百忙之中，通力合作；同时也感谢日本、马里等国的老年医学专家的友情支持，共同完成此书的编写任务。同时，非常感谢宁夏回族自治区人民医院、湖南省人民医院、景和堂生命荟健康管理中心的领导和同志们以及家人对全书编写过程中的全力关心和支持！由于本书编写时间紧迫，内容还可能存在一些不足或缺陷，恳请同行多多批评指正，以便再版时予以修正。

编者
2024 年 7 月

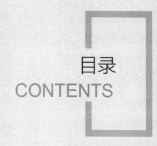

目录
CONTENTS

第一篇　概述

第一章　老年慢性病的特点 // 2
第一节　老年慢性病的概念和流行病学 // 2
第二节　老年慢性病的常见特点 // 7
第二章　常见老年慢性病的科学管理要点 // 12
第一节　老年慢性病科学管理概念 // 12
第二节　老年慢性病科学管理内容 // 12

第二篇　老年常见循环系统疾病的科学管理

第一章　老年高血压 // 28
第一节　疾病常识 // 28
第二节　高血压的分型及评估 // 30
第三节　老年高血压的诊断与药物治疗 // 32
第四节　老年高血压的科学管理 // 34
第二章　冠状动脉粥样硬化性心脏病 // 45
第一节　疾病常识 // 45
第二节　冠心病的诊断、预防与治疗 // 52
第三节　冠心病的科学管理 // 61

第三篇 老年常见呼吸系统疾病的科学管理

第一章 慢性阻塞性肺疾病 // 68
第一节 疾病常识 // 68
第二节 慢性阻塞性肺疾病的诊断与治疗 // 71
第三节 慢性阻塞性肺疾病的科学管理 // 79
第二章 支气管哮喘 // 88
第一节 疾病常识 // 88
第二节 支气管哮喘的诊断与治疗 // 89
第三节 支气管哮喘的科学管理 // 95

第四篇 老年常见消化系统疾病的科学管理

第一章 消化性溃疡 // 104
第一节 疾病常识 // 104
第二节 消化性溃疡的诊断与治疗 // 110
第三节 消化性溃疡的科学管理 // 117
第二章 便秘 // 125
第一节 疾病常识 // 125
第二节 便秘的诊断与治疗 // 131
第三节 便秘的科学管理 // 137

第五篇 老年常见肾脏疾病的科学管理

第一章 肾脏疾病相关常识 // 144
第一节 肾脏概述及其功能 // 144

第二节 肾脏疾病常见症状 // 144
第三节 肾脏疾病常见的检测方法和手段 // 151
第四节 老年常见肾脏疾病 // 152
第二章 慢性肾脏病 // 153
第一节 疾病常识 // 153
第二节 慢性肾脏病的诊断与治疗 // 155
第三节 慢性肾脏病的科学管理 // 161
第三章 尿路感染 // 167
第一节 疾病常识 // 167
第二节 尿路感染的诊断与治疗 // 169
第三节 老年尿路感染的科学管理 // 175

第六篇 老年常见神经系统疾病的科学管理

第一章 缺血性脑血管病 // 178
第一节 疾病常识 // 178
第二节 缺血性脑血管病的诊断与治疗 // 184
第三节 缺血性脑血管病的科学管理 // 190
第二章 脑出血 // 203
第一节 疾病常识 // 203
第二节 脑出血的诊断与治疗 // 210
第三节 脑出血的科学管理 // 219
第三章 帕金森病 // 228
第一节 疾病常识 // 228
第二节 帕金森病的诊断与治疗 // 233
第三节 帕金森病的科学管理 // 240
第四章 阿尔茨海默病 // 250
第一节 疾病常识 // 250
第二节 阿尔茨海默病的诊断与治疗 // 257
第三节 阿尔茨海默病的科学管理 // 263

第七篇　老年常见内分泌系统疾病的科学管理

第一章　老年糖尿病 // 278
第一节　疾病常识 // 278
第二节　糖尿病的分型及评估 // 281
第三节　老年糖尿病的诊断与药物治疗 // 283
第四节　老年糖尿病的科学管理 // 286
第二章　老年骨质疏松症 // 300
第一节　疾病常识 // 300
第二节　老年骨质疏松的诊断与治疗 // 307
第三节　老年骨质疏松的科学管理 // 318
第三章　老年甲状腺疾病 // 328
第一节　甲状腺疾病常识 // 328
第二节　老年甲状腺功能亢进症 // 336
第三节　老年甲状腺功能减退症 // 342
第四节　老年甲状腺疾病的科学管理 // 347
第四章　老年肥胖症 // 354
第一节　疾病常识 // 354
第二节　老年肥胖症的诊断与治疗 // 358
第三节　老年肥胖症的科学管理 // 364

第八篇　老年常见肿瘤及慢性癌性疼痛的科学管理

第一章　老年常见肿瘤 // 370
第一节　疾病常识 // 370
第二节　老年肿瘤的综合评价 // 375
第三节　肿瘤的三级预防和治疗 // 381
第四节　常见肿瘤 // 387

第二章　老年慢性癌性疼痛 // 395
第一节　慢性癌痛的筛查、评估、诊断及治疗 // 395
第二节　慢性癌痛的科学管理 // 400
第三节　老年慢性癌痛的注意事项 // 401
第三章　老年肿瘤的科学管理 // 402

第九篇　老年常见骨关节病的科学管理

第一章　老年下肢骨关节病 // 410
第一节　疾病常识 // 410
第二节　老年下肢骨关节病的诊断与治疗 // 412
第三节　老年下肢骨关节病的科学管理 // 415
第二章　老年颈椎病 // 420
第一节　老年颈椎病的疾病常识 // 420
第二节　老年颈椎病的诊断及治疗 // 422
第三节　老年颈椎病的科学管理 // 427

第十篇　老年常见精神心理障碍的科学管理

第一章　老年焦虑障碍 // 434
第一节　疾病常识 // 434
第二节　老年焦虑障碍的临床评估 // 437
第三节　老年焦虑障碍的分型、诊断与治疗 // 439
第四节　老年焦虑的科学管理 // 446
第二章　老年期抑郁障碍 // 451
第一节　疾病常识 // 451
第二节　老年期抑郁障碍的分型及评估 // 456
第三节　老年期抑郁障碍的诊断与治疗 // 458
第四节　老年期抑郁障碍的科学管理 // 466

第十一篇 新型慢性病管理模式——基于互联网医院平台的老年慢性病管理

第一章　互联网医院的基本介绍　// 474

第二章　互联网医院的建设与运营　// 477

第三章　互联网医院全病程管理模式的介绍　// 480

第四章　案例分析　// 484

参考文献　// 488

第一篇

概述

第一章 老年慢性病的特点

目前，我国人口老龄化趋势日益加剧，老年人口的不断增长带来了健康及养老需求的提高，这对社会经济和医疗都带来了巨大的挑战。受年龄增长及合并多种慢性病等影响，老年人成为躯体功能受损的高危人群。目前我国人口已进入深度老龄化，且逐年加剧。机体功能随年龄增加逐渐衰退，患病率上升，糖尿病、心血管疾病等慢性病已成为严重威胁老年人健康的主要病因。越来越多的老年人生活质量受到影响，而且无形中增加了家庭和社会的照护负担。因此，向大众普及各种常见老年慢性病，对于疾病的预防、改善老年人的生活质量、推动社会的进步具有积极影响、重要意义和紧迫性。

第一节 老年慢性病的概念和流行病学

一、老年慢性病的概念

按照《中华人民共和国老年人权益保障法》第 2 条规定，凡年满 60 周岁的中华人民共和国公民都属于老年人，而联合国将发达国家所有 65 岁以上的人归类为老年人。慢性病没有单一且同质的定义，一般来说慢性病是慢性非传染性疾病的简称，世界卫生组织认为慢性病是一类病程长且通常情况下发展缓慢的疾病，如心脏病、脑卒中、癌症、慢性呼吸系统疾病和糖尿病等，但许多研究一致认为慢性病具有非自限性、持续性和复发性等问题，与解剖结构和功能限制或后遗症有关，以及疾病持续时间长（数月或数年，而不是数天或数周）的特点。世界卫生组织调查显示，慢性病的发病原因 60% 取决于个人的生活方式，同时还与遗传、医疗条件、社会条件和气候等因素有关，而在生活方式中，膳食不合理、身体活动不足、烟草使用和不当使用酒精是慢性病的四大危险因素。

慢性病不仅指老年人常见疾病（如高血压、冠心病、糖尿病等），还包括老年人特有的老年病（如帕金森病、阿尔茨海默病、骨关节炎、骨质疏松、白内障等）及老年综合征（如跌倒、衰弱、睡眠障碍、营养不良、尿失禁、谵妄、睡眠障碍以及药物成瘾等）。慢性病作为中国一项重大公共卫生问题，给患者造成严重的疾病负担，加剧家庭及社会的不稳定，其危害主要是造成脑、心、肾等重要脏器的损害，易导致伤残，影响劳动能力和生活质量，且医疗花费大，增加社会和家庭的经济负担。2015 年 4 月 10 日国家卫计委发布了《中国疾病预防控制工作进展（2015 年）报告》，用大量翔实的数据对新中国成立以来，特别是近 10

年来我国疾病预防控制工作进展作了回顾总结。报告称慢性病综合防控工作力度虽然逐步加大，但防控形势依然严峻，心血管病、恶性肿瘤等慢性病已成为主要死因，慢性病导致的死亡人数已占全国总死亡人数的86.6%，而慢性病导致的疾病负担占总疾病负担的近70%。因此做好慢性病的预防与健康管理尤为重要，例如每周至少要锻炼三次，每次半小时以上。最佳的锻炼时间是下午4~5时，其次为晚饭后2~3小时。锻炼的方式以有氧运动为主，包括快走、慢跑、游泳等耐力型运动和器械、哑铃、拉力器等力量型的运动。耐力型和力量型运动要结合，即便是65岁以上老年人每周也应该进行2~3次8~10种的力量型锻炼。除此之外，还可以谨记16字"健康箴言"即合理膳食、适量运动、戒烟限酒、心理平衡。

除了慢性病，还有一个概念叫作共病，这一概念最早由美国耶鲁大学流行病学教授Feinstein于1970年提出，指的是多个独立精神障碍共存的表现，即一个患者同时符合一种以上疾病的诊断标准，这些诊断涉及患者的全部体征、症状和病程。事实上，人们常常会把慢性病和共病相混淆，但共病很大程度上是包含了慢性病。患共病的老年人会表现出全身组织和器官都有不同程度的老化和功能减退。老年共病的影响主要包括：①影响生活质量。由于老年共病患者身体功能下降，造成其生活质量相对偏低，增加老年患者住院率和死亡风险。②影响医疗决策。通常老年患者会去多个专科就诊，各专科医务人员则按各自疾病的指南制订临床决策，造成多重用药，药物与药物之间、药物与疾病之间的相互作用导致治疗效果不佳、预后不佳及出现不良反应等问题。③医疗资源使用的增加，常出现多科室就诊、反复就诊、多重用药等情况。

慢性病的诊治往往是针对引起主要症状的主要疾病而言，而老年共病的处理不是简单的疾病诊治叠加，是根据老年患者个体多方面的具体情况来综合考虑。诊治共病需要考虑的问题：①患者的意愿。共病的老年患者往往同时有很多问题需要处理，哪些问题需要优先处理；不同治疗方案之间有矛盾或不同治疗方案会导致不同的结局，这种情况下，尊重患者意愿是非常必要的。②老年专科进行综合评估。评估不只是对躯体疾病的评估，还包括对治疗、老年综合征、情绪和认知状态、活动功能、社会支持的评估。③实施个体化治疗。如高血压患者降压治疗的前提是不能影响有效的血流灌注；糖尿病患者应按照老年人的健康状态、共病情况及预期寿命来制订合理的降糖目标。④学会做"减法"。共病老年人的多重用药很常见，每一次诊治和开出的药品都有可能造成潜在的医源性损害，过多的医疗干预未必能使老年人获益，做适当的"减法"，避免不合理用药。

随着全球老龄化进程的持续延长，与衰老有关的疾病［如慢性阻塞性肺病（COPD）、心力衰竭］持续困扰着老年人。相较于年轻人，老年人患上慢性病的可能性要大得多，老年人会因为衰老而致机体发生反应性变化，应急能力下降，各个器官衰退，使其面对疾病的发生时很难短时间治愈，甚至疾病或后遗症会伴随终身。衰老是指机体对环境的生理和心理适应能力进行性降低、逐渐趋向死亡的现象。衰老可分为两类即生理性衰老和病理性衰老，前者指成熟期后出现的生理性退化过程，后者是由于各种外来因素（包括各种疾病）所导致的老年性变化，两者实际很难区分。总之，衰老是许多病理、生理和心理过程综合作用的必然结果，是个体生长发育最后阶段的生物学心理学过程。而衰老有一个复杂的生物学过程，衰老生物的一大特征就是衰老细胞的积累。其中细胞衰老主要体现在复制性和应激相关性衰老上，衰老时体内各细胞的变化虽不一致，但细胞内的微细结构皆发生变化。细胞的变化不仅限于细胞质，细胞核亦呈现明显改变，出现双核化、核的容积增加及核内 DNA 增多等。细胞衰老的基本特征之一是衰老相关分泌表型（senescence-associated secretory phenotype，SASP）的出现，这是目前衰老机制研究的基础，它代表炎症和组织重塑。现有研究已经证实了衰老细胞的异常分泌功能，分泌的蛋白质中存在大量的细胞因子、生长因子、趋化因子、基质金属蛋白酶和脂质分子，以及它们在影响局部和周围基质细胞代谢活性以维持细胞生存环境的稳态方面的生物学相关性。最近的一项研究表明，短暂暴露于 SASP 的原代小鼠角蛋白形成细胞表现出增加的干细胞标志物和体内再生能力增加，但长期暴露于 SASP 会导致随后的细胞衰老停滞和干扰正常的细胞生理活动。缺氧环境有利于活性氧类（ROS）的积累和氧化应激的增加，在各种与衰老有关的疾病和衰老过程中，缺氧往往通过损害氧化磷酸化和呼吸链导致身体所有生理功能的下降。因此，大约 70% 的 ROS 是在线粒体中产生的，这也可以被认为是细胞将 ROS 浓缩在线粒体中的自我保护机制，从而防止其他细胞器遭受氧化应激损伤。

老年人由于机体呈现不同程度的衰老性改变，当患病时常可呈现以下各种不同于其他人群的医疗特点：①采集病史困难。人衰老以后除外表有变化以外，突出的是精神反应性发生变化，一般呈现反应迟钝、记忆力减退，对疾病的痛苦反应不明显。老年人对病史常常描述不清楚，给诊断带来困难。②老年人常患有几种慢性疾病，有时在同一脏器有几种病，互相交错，使病的表现不典型，难以诊断。③老年人虽患的病种与年轻人相同，但其临床表现可有很大不同，主要是病理改变严重、自觉症状轻、症状多样而且不典型。④老年人易发生神志障碍以致昏迷症状。老年人之所以如此与脑血管粥样硬化、心律失常、感染以及水与电解质紊乱等有关。有人曾对老年昏迷的原因进行分析，主要原因为脑血管病，其次为神经系统疾病和感染与代谢性疾病。老年人患病时易合并水、电解质紊乱，而且易呈出血倾向。老年阶段细胞内液减少、细胞萎缩，再加上老年人渴觉中枢反应迟钝，入水量不足及发热和呕吐、腹泻等因素，故易出现水、电解质紊乱。老年人因出血机制异常易出血倾向，甚至合并弥散性血管内凝血。这些部分与老年人长期卧床,易发生血栓栓塞性疾病有关。⑤老年人虽患同样疾病,但对治疗的反应不同,而且个体差异性大,易对药物呈现不良反应。所以对老年人用药时应考虑全面,要严密观察个体反应。

二、老年慢性病的流行病学

近几十年来,全球流行病学模式已逐渐转向更多的慢性病而不是急性病,这导致初级保健和医院中社会卫生服务的使用增加,各种老年慢性病的流行病学研究开始逐渐增多。随着全球人口老龄化程度的加剧,老年人成为慢性病的高危人群,慢性病的病程长、长期服药、易反复加重等特点,严重威胁老年人的健康,影响其生存质量,因此了解各地区慢性病发病流行病学特征及管理现状,对制定慢性病预防干预计划、改进规范管理措施具有重要指导意义。

我国是世界上老年人口最多的国家,目前占全球老年人口总量的五分之一。国家卫生健康委发布的《2022年我国卫生健康事业发展统计公报》显示,截至2022年底,全国60周岁及以上老年人口已达28004万人,占总人口的19.8%。其中,65周岁及以上老年人口为20978万人,占总人口的14.9%。我国的老龄化程度已经高于世界平均水平(65岁及以上人口占比9.3%),达到17.17%。预计到2050年,老年人口总量将超过4亿,老龄化水平达30%以上。目前我国老龄化人群的慢性病发病率高达50%,所以约有1.3亿人老年人患有各种慢性病。其他人群约有5000万慢性病患者,合计1.8亿人。

人口老龄化的进程对社会和经济发展、居民生活方式、健康与疾病流行模式均带来显著的影响。据统计,目前我国老年人疾病治疗负担超过9000亿元,占卫生总费用的比例达40%以上,残障照料负担超过5000亿元。高血压、糖尿病、慢性阻塞性肺疾病、老年痴呆和帕金森病等主要慢性病随着年龄的增加,患病率、死亡率、失能均明显上升,由此带来的疾病负担和社会服务的需求也将迅速膨胀。故充分了解和掌握我国不同地区人口的老龄化特点以及主要健康问题是有效应对挑战的基本前提。

为应对老龄化与疾病经济负担的严峻形势,我国政府采取了一系列应对措施。2023年,《国家基本公共卫生服务规范》提出:老年人群作为重点健康管理人群,对发现已确诊的原发性高血压和2型糖尿病等患者纳入相应的慢性病患者健康管理。2022年,国务院发布《中国老龄事业发展"十四五"规划》指出:要进一步开展老年疾病预防工作和完善老年健康支撑体系。2013~2021年,国务院连续发布及更新了《关于加快发展养老服务业的若干意见》和《关于促进健康服务业发展的若干意见》。在世界卫生组织老龄与生命历程司的支持下,在国家卫计委计划生育家庭发展司的领导下,中国疾病预防控制中心慢病中心与北京大学医学部公共卫生学院和卫计委卫生发展研究中心正在合作开展中国老年健康状况与应对策略研究。中国疾病预防控制中心慢性非传染性疾病预防控制中心（简称中国疾控中心慢病中心）已经于2004年起每三年开展共计八次的中国慢性病及其危险因素监测的现场调查。

为掌握我国老年人慢性病及其危险因素的流行状况，各地利用不同来源数据开展了大量流行病学研究。例如：王丽敏等利用全国和省级中国慢性病和危险因素监测数据，分析我国60岁以上老年人的高血压、糖尿病、高胆固醇血症等慢性病患病情况，对我国老年人糖尿病和糖尿病前期患病率及民族特征进行分析；陈捷等利用14省市房颤流行病学调查资料开展中老年人肥胖、超重流行现状研究；袁姣等基于CHARLS数据开展我国中老年人群高血压流行现状及影响因素研究；基于深圳市老年人体检数据，Yuanying Sun和Wenqing Ni分别就老年人2型糖尿病和高血压的患病率、治疗控制和相关影响因素进行研究；陈剑锋等对上海市高东社区老年人健康档案和体检数据进行分析，描述老年人群高尿酸血症流行现况及影响因素。

国家卫生健康委疾控局发布：2021年，中国居民因心血管疾病、癌症、慢性呼吸系统疾病和糖尿病这四类重大慢性病过早死亡率为15.3%，这意味着每个人在30~70岁死于四类重大慢性病的可能性为15.3%。与2015年18.5%相比，下降超过3个百分点，降幅达到17.3%，这个年均降幅接近全球平均降幅的3倍。中国重大慢性病的过早死亡率低于印度、俄罗斯等金砖国家，但仍高于美国、日韩等发达国家。尤其是脑血管疾病，有慢性病报告显示：中国心血管病（CVD）患病率处于持续上升阶段。推算CVD现患人数大于3.3亿，城乡居民疾病死亡构成比中，2020年CVD分别占农村、城市死因的48.00%和45.86%。农村CVD死亡率从2009年起超过并持续高于城市水平。2005年中国CVD死亡人数为309万，2020年增至458万；CVD年龄标化死亡率从2005年的286.85/10万降至2020年的245.39/10万；2020年中国CVD过早死亡率负担较2005年下降19.27%；2020年，缺血性心脏病、出血性脑卒中和缺血性脑卒中是中国CVD死亡的三大主要原因。

按照慢性病的发病进程，其致病因素大致可分为3类：社会环境因素（社会决定因素）、一般危险因素和中间（生物）危险因素。吸烟史、饮酒史、超重或肥胖、腹型肥胖、运动量少、嗜盐嗜油均是慢性病发生的危险因素。居民有长期的吸烟史、饮酒史，或饮食嗜盐嗜油，体育锻炼少，身材肥胖等，会增加血液黏稠度，导致血管功能异常，因此诱发高血压、高脂血症或糖尿病的发生。同时，高血压、高脂血症等是导致动脉粥样硬化或心血管疾病发生的危险因素。其中吸烟、酗酒、身体活动不足、高脂高盐高糖饮食等生活行为因素，高血压、高血糖、高血脂、超重与肥胖等生物学因素，环境污染、职业暴露等环境因素均为可控因素，应尽早开展预防与控制措施。

第二节 老年慢性病的常见特点

《柳叶刀》杂志曾以社论形式提出："中国主要的健康挑战是'控制慢性病'。"此前，陈竺会长也呼吁：中国正处于慢性病"井喷"前期。原中国卫生部和世界卫生组织合作的相关研究报告提示：非传染性的慢性疾病已经成为中国头号健康威胁，其在中国的致死率超过80％，在疾病总负担中占近70％。并提醒说：如不积极有所作为的话，慢性病泛滥将对中国经济、社会等都将产生巨大的负面影响。报告预测：若顺其发展，2030年中国40岁以上人群患心血管疾病、慢性阻塞性肺疾病（简称慢阻肺）、糖尿病和肺癌的人数将暴增2～3倍；将造成医疗成本倍增，劳动生产率骤减；并明显减缓未来经济增长速率，造成巨大的社会问题。如何控制好慢性病呢，我们必须就要了解一些老年慢性病的常见特点。老年慢性病通常具有起病缓慢、病程长、病情变化迅速、症状表现不典型、并发症较多且常与其他疾病共同存在、治疗需合理且做到个体化等特点。

1. 起病缓慢，病程长

老年病多属于慢性病，其起病隐匿，发展缓慢，在相当长时间内无症状，无法确定其发病时间。缘由在于随着年龄的增加，个体从细胞到器官、脏器系统都会出现变化，如老花眼、白发、肌肉萎缩等，器官功能储备减少，抗打击能力变弱，这个过程称为衰老，是一种普遍的、逐渐进展的、不可避免的、难以逆转的自然现象，老年人身体的各个脏器及其功能随着年龄的增长，都呈现衰退的景象。机体的衰老使老年人的抗病能力和修复能力都降低。因而，老年人患病后有病程长且恢复慢的特点。就像慢性阻塞性肺疾病就是典型的慢性疾病，起病缓慢，病程长，且难以治愈。它的发生常与呼吸道对有毒有害气体或颗粒（如烟草烟雾等）的慢性炎症反应增强有关，并以不完全可逆的持续性气流受限为主要特征，其主要病理生理特征改变是持续气流受限导致肺部长期慢性炎症，导致肺通气功能障碍和通气不足状态。慢阻肺患者的气流受限程度常随着病情进展而逐渐加重，晚期却可出现明显的呼吸困难及阻塞性通气功能障碍，但大多数人在疾病早期并无特异性表现，到真正出现症状往往要经历十多年乃至数十年，故早期不易被重视，待确诊时常已出现较严重且不可逆的肺功能损害，导致治疗费用高和预后不良，给患者的生命和生活质量带来严重威胁，亦给家庭及社会带来了极大负担。

2. 病情变化迅速

老年慢性病虽起病隐匿、发展缓慢、病程缠绵，但疾病发展到一定的阶段，器官功能处于衰竭的边缘，一旦发生应激反应，可使原来勉强维持代偿状态的器官发生功能衰竭，病情迅速恶化。例如，老年人患了普通感冒，很容易并发肺炎，继而引起原有的心脏疾病加重，诱发心律失常、心力衰竭等，对生命形成威胁。还有常导致老年人急性死亡的疾病就是急性冠心病事件。急性冠心病事件包括致死性或非致死性的急性心肌梗死、冠心病猝死和各种类型冠心病死亡。据WHO估计，到2025年全球急性冠心病事件死亡人数将达2500多万。在我国急性冠心病事件死亡率居于死因顺位第2位。老年冠心病的发生常常是慢性起病，前期发展速度缓慢，历经多年甚至数十年的时间逐渐发展，患者多以胸痛为首发症状，女性占比高于男性，患者病变血管集中于左前降支、左回旋支、右冠状动脉，以多支血管病变为主，一旦出现典型症状往往已经比较严重，很多老年人就是在上厕所、情绪激动、日常活动等时突然胸痛导致突发心肌梗死，而这个时候去观察患者的心脏血管情况时，可以发现大部分血管已经狭窄90%甚至完全闭塞，这是需要一定时间才能导致的，在这期间患者甚至可能很难出现典型症状，可一旦发生便是致命的，其疾病发展之快，会在很短时间内导致死亡，需要马上进行急诊治疗。因此，建议中老年人应加强相关慢性疾病的健康知识早期识别就医，医务人员对就诊老年人也需要全面考虑及快速做出诊疗决策，保障治疗成效，减少不良事件产生，进而提高患者的生命生活质量。

3. 症状表现不典型

老年人患病的表现，一部分和成年人一样具有典型的症状和体征，而相当一部分患者因衰老、器官功能减退和疾病交织在一起，疾病表现不典型。导致表现不典型，常有以下几点原因：①老年人活动量和活动范围减小，老化引起的感知力和认知、表达能力的减退，易造成临床症状和体征的"假阴性"和"假阳性"。②老年人器官功能减退，疾病增多，导致易患一些精神相关疾病，如良性健忘/痴呆/失语等，常不能准确描述疾病相关病史和接受精细体格检查，增加了诊断上的困难。③老年人代谢功能的减退，使药物代谢缓慢，半衰期延长，老年患者常患多种疾病，使用多种药物，药物相互作用增加，剂量难以掌握，常常造成药源性伤害，从而掩盖疾病本身的相关症状。

如甲状腺功能亢进症（简称甲亢），一般临床表现以高代谢症状群和交感神经系统兴奋增高为主要表现，但是在老年甲状腺功能亢进时症状往往不典型。例如：①常有明显的胃肠道症状及体重减轻，伴有食欲缺乏，甚至厌食，而食欲亢进者很少，腹泻较成人甲亢少见，体重有显著下降，常易误诊为消化道恶性肿瘤。②心血管系统是老年甲亢最常受累的部位，临床症状突出，约80%的老年甲亢患者有心血管异常，故老年人甲亢常常以房颤、心衰或腹泻就诊。③少数患者表现为淡漠型甲亢，老年甲亢五分之一左右表现与典型甲亢相反，病情多严重，易发生危象。患者可迅速进入半木僵状态和昏迷。④老年甲亢者甲状腺不大，约占三分之一，40%轻度肿大，结节性甲状腺肿较成年人为多，突眼较成人甲亢少，心率增加常不显著。还有如患肺炎时，咳嗽较轻，痰很少、不发热、白细胞不高,仅表现为神态冷淡;发作心肌梗死、急性阑尾炎、急性胆囊炎时仅有细微不适;罹患高血压、心功能不全多年,平日无症状,忽然发作脑出血、脑梗死及急性心力衰竭时才发现。此类与一般人不同的临床表现往往导致老年人相关疾病的漏诊和误诊,这些景象严重时危及老年人生命,甚至会使老年人迅速死亡。

4. 并发症较多且常与其他疾病共同存在

由于组织器官的生理性老化导致老年人各系统储备功能下降。老年人容易患退行性和代谢性疾病,因免疫功能减退,容易患感染和肿瘤。当一个系统发生病变时,通过系统间相互影响,可导致另一系统发生病变。老年慢性原发疾病往往很难独立存在,患有慢性病后如管理不当或者不能及早管理,常常会引发相关并发症的发生。这里要讲两个概念"并发症"和"老年共病"。"并发症"概念是指原有疾病在发生、发展的过程中引起的另外种疾病,或者另外一个系统脏器功能不全的症状发生,也就是后者作为前者的并发症而出现。例如消化性溃疡,可能是幽门梗阻、胃穿孔和上消化道出血等并发症的出现。并发症具有如下几个基本特征:①后一种疾病是前一种疾病所引起的。②从后一种疾病的发生规律来看,前、后两种疾病有一定的因果关系。"老年共病"是指2种或2种以上慢性病(包括躯体疾病、老年综合征或精神方面问题)共存于同一老年个体,彼此之间可互不关联,也可相互影响。

如糖尿病就是典型的能导致多种并发症发生的慢性疾病。常见的糖尿病慢性并发症有:①糖尿病血管并发症,包括大血管和微血管病变,如脑动脉硬化、缺血性脑血管病、糖尿病心肌病等是引起糖尿病患者死亡的首要病因。②糖尿病肾病,是糖尿病患者最重要的合并症之一。③糖尿病性视网膜病变,其发生通常是由于高血糖导致视网膜血管的渐进性损伤,从而导致出血、视网膜脱离和失明,是最常见的糖尿病并发症之一。④糖尿病神经病变,糖尿病神经病变最常见的类型是慢性远端对称性感觉运动性多发神经病变,即糖尿病周围神经病变,发病率很高,部分患者在新诊断为糖尿病时就已经存在周围神经病变了。⑤糖尿病足,糖尿病患者因周围神经病变与外周血管疾病合并过高的机械压力,可引起足部软组织及骨关节系统的破坏与畸形形成,进而可能引发糖尿病足。以上并发症均是由糖尿病本身导致的,与血糖升高存在因果关系。而临床工作中,我们发现糖尿病常与冠心病、高血压、慢性阻塞性肺疾病、骨质疏松症等共同存在。那么老年慢病的这一特点意味着老年医学的临床工作重点,已经由针对疾病的传统亚专科诊疗模式,转向整合医学的综合评价及综合治疗。

5. 治疗应合理并做到个体化

慢性病患者的特点是患者年龄大、依从性差、需要长期使用治疗相关疾病的药物。研究表明,大部分患者具有用药时间长、联合用药多、用药知识水平低、患病种数多等特点。以心血管疾病等多种慢病患者群为主。而疾病用药的复杂性增加了患者用药的不合理现象，导致疾病的治疗进度缓慢。

老年人治疗用药常常有以下几种特点。①药代动力学改变：生理条件变化及年龄增长等都会影响药物的吸收与分布，慢性病患者大多年龄较大，药物清除较慢，清除率偏低，因此应根据患者的病情及身体状况适当调整剂量。②受体敏感度与内环境：老年患者的药敏程度会高于年轻患者，因神经内分泌系统发生改变，更容易出现体位性低血压，如应用硝酸甘油等扩血管药物时，同时也会造成内环境受损。应用镇静、抗焦虑或抗抑郁药物时，可能会出现精神异常或出现跌倒，使患者的生命安全受到严重影响。催眠药物不良反应在老年患者中表现尤为明显且时间较长，因此在患者应用药物过程中应注意对可能产生的不良反应进行观察。③多种疾病多药合用：慢性病患者大部分合并有多种疾病，这会造成药物在体内的分布及药效发生变化，因此要根据患者需求及生理特点慎重选择药物。多种药物的联合使用会造成患者发生不良反应的可能性加大或者使某种药物的疗效减弱，降低患者服药依从性，因此，用药方案应慎重选择。④用药依从性容易受到影响：治疗方案过于复杂是影响治疗依从性的主要因素，另外，药物产生的多种不良反应以及患者对疾病没有正确充分的认识等也会对用药依从性造成影响，因此应尽量选择适合个体化的治疗方案，降低不良反应发生的可能性，提高患者对治疗的依从性。由于老年人具有健忘、依从性差的特点，随着身体器官慢慢衰老会导致药物的吸收、排泄等发生或多或少的改变，药物排泄、代谢都减慢，而且慢性病患者用药知识掌握情况有限，用药不合理行为较多，学历水平、参加药物知识讲座、联合用药、疾病种数对慢性病患者合理用药有较大影响，故老年在选择药物时应慎重。应通过对慢性病药物和医疗服务的研究探索出一条比较完善的临床药学服务策略，建立以医院-社区-家庭为单位的综合药学模式，即以社区为基础，以医院门诊为核心，并以家庭作为延伸，开展综合性药学服务。定期对患者进行科学的临床药理知识普及，包括疾病的相关知识、药物的使用、药物的适应证与禁忌证等。在医院门诊药学服务中，建立患者的病历及药历信息，以便后续用药效果评估及用药方案调整；建立社区慢性疾病用药服务档案，由社区药师定期组织开展药学服务，并每月开展用药知识讲座等；而以家庭为延伸是指积极动员患者家属参与药学服务，监督和鼓励患者严格遵医嘱用药。虽然患者的学历、经济条件是不能改变的，但通过对患者进行相关的知识普及，可以提高患者的依从性，坚持科学合理用药；另外也需要对患者的家人进行培训，告知家属在出现什么情况下对患者进行什么样的措施，以免耽误病情。

近年来老年慢性病的总体发病情况呈不断上升趋势，疾病负担也在不断加重。一些老年慢性常见病如心血管疾病、慢性阻塞性肺气肿、糖尿病、慢性肾病等都理应受到人们的重视，不光是老年人，年轻人也要从现在开始预防了解，杜绝相关危险因素，积极接受治疗和康复。国家应当尽可能准确地获取常见慢性病的流行病学资料，并根据这些资料来制订防治措施，以提高老年慢性病的防治效率。面对目前严峻的慢性病防治形势，我国亟须建立起符合我国实际情况的慢性病综合防治模式和防治网络，加强各种疾病的普及和宣传教育，同时各种慢性病防治策略的地区化、个体化可能是未来老年慢性病防治的发展趋势。

（彭友　刘奕辰　李强翔　DIARRA BOUBACAR）

第二章 常见老年慢性病的科学管理要点

第一节 老年慢性病科学管理概念

老年慢性病也称老年常见病,是以心血管疾病、糖尿病、肿瘤和慢性阻塞性疾病为主的一系列疾病,老年慢性病科学管理是指对医学和管理学相关的知识和理论进行有效的融合,将融合的结论应用到对个人或者群体的健康管理中,包括了对健康情况的掌握以及对损害健康的因素进行管理,从而在最大限度上降低人们患病的风险,并且能够让患者得到及时有效救治,老年慢性病科学管理作为一种新型医疗理念,受到了社会各界的广泛关注。老年慢性病科学管理是健康管理的重要内容,其宗旨是调动老年个体、群体及整个社会的积极性,有效利用有限的医疗卫生资源,以最小的投入获取最大的慢性病防治效果。

第二节 老年慢性病科学管理内容

一、老年慢性病的科学管理的意义

慢性病的病程是缓慢、逐渐加重的,其病理变化常具有退行性、不可逆性,严重者可引起功能障碍而进一步导致死亡。老年慢性病已成为我国重要的公共卫生问题,对国家经济发展产生影响,在新医改的形势下,加强老年人的慢性病全程科学管理策略显得至关重要,慢性病管理的内容是将保障人的健康作为核心内容,为人们提供全面性、周期性、综合性的健康管理服务,老年慢性病的管理也称发病前期的预防,主要以社区为单位,结合公共卫生服务,加强普查、筛查工作,及时发现高血压、高血糖、高血脂、脂肪肝等危险因素,尽量做到慢性疾病的早发现,尽早地规范治疗,减少并发症和致残的发生,以减轻个人和社会、国家的负担,确保老年人有质量的生活。

二、老年慢性病的科学管理

1. 老年慢性病的用药管理

慢性病进程难以估计、多数不可治愈等临床特点决定了大部分老年慢性病患者需长期甚至终身服药。用药管理是指患者具备服药所需的知识与技能,并能很好地进行药物自我管理的行为。目前老年患者在用药管理上存在许多缺陷,例如药物储存不当、积攒药物、过期现象普遍、自行停药漏服、滥用抗生素和止痛药等，老年患者用药依从性差、缺乏专业用药指导等问题，不合理用药现象普遍存在，从而增加老年患者跌倒、衰弱、病情加重甚至死亡的风险，严重影响老年人生活质量，并间接增加医疗资源投入。用药管理是一个长期、连续的过程，倡导科学、全面地加强多学科协作，推进利用医养结合、家医签约、家庭健康访视、居家护理、互联网线上医疗等方式构建老年慢性病患者的安全用药体系，以提高老年人的用药合理性，降低药品不良反应的发生，确保老年慢性病患者全程规范安全用药。

案例1：老年慢性病、常见病合并用药多，"一大把"药应该怎么吃？

老年人生理储备能力减弱，各器官的生理功能逐渐衰退，老年常见病、慢性病的发病率上升，常出现一人多病的现象，比如糖尿病老年患者往往会合并心血管疾病等，因此，每天都要吃多种药。经常会有患者或家属咨询，"一大把"药能一起吃吗？这时候医护人员通常会回答"不能"。因为如果服药方式或者服药时间不正确、与饮食搭配不合理，不仅不利于药效发挥，还有可能损害身体健康。

（1）那么老人应该如何正确服药呢？

一般来说，"一日三次"是根据药物在人体内的代谢速率规定的，意思是将一天24小时平均分为3段，每8小时服药一次。只有定时服药才能保证体内稳定的血药浓度，达到治疗效果。如果把3次服药时间都安排在白天会造成白天血药浓度过高，引起不良反应，而夜晚又达不到治疗浓度。当然，有些药物是参照一日三餐来服用，如降糖药和治疗消化系统药物，由于血糖或胃酸的高低与进食有关，这两类药与三餐进食时间相关，而不是隔8小时一次。由此可以看出，合适的服药时间对于药效的发挥是十分重要的。

（2）药品说明书中的每日服药次数应该在什么时间呢？

① 每日一次：每日的同一时间服用一次，比如每日清晨或晚上。

② 每日二次：每日早晨、晚上各一次，相隔约12小时。

③ 每日三次：每日早、午、晚各1次，相隔约8小时。

④ 每日四次：相隔约6小时服一次。

（3）药师叮嘱的"饭前服""饭后服"到底是指什么时候呢？常见的服药时间有餐前、餐时、餐后、空腹、睡前等，那么应该具体在哪个时间服药呢？

① 晨服：早晨起床服用。这个时候服用的药物多是由于清晨时疾病症状比较明显，需要及时控制达到最佳疗效。如早上醒来血压开始上升，可选择苯磺酸氨氯地平、依那普利等一日一次的长效抗高血压药。此外还有抗抑郁药氟哌噻吨美利曲辛片、泻下药、利尿药等。

② 饭前服：饭前30～60分钟服用。由于药物需经胃肠道的消化吸收进入人

体，为避免肠胃受到更多刺激或为加快药物吸收，故有些药物需饭前服用为最好（如止泻药蒙脱石散、胃药、补益类药等）。

③ 饭后服：进餐后 15~30 分钟服用。选择餐后服用药物，一是为了减轻药物对胃肠道的刺激，二是因为有些药物在餐后服用能更好吸收。比如对胃肠道刺激性较强的药物，如阿司匹林、多西环素等，饭后服用可以减轻对胃肠道的刺激；普萘洛尔、氢氯噻嗪等药物也需要餐后服用，因为食物可增加这些药物的生物利用度。

④ 饭时服：进餐少许后服药，药服完后可继续用餐。助消化药如胃蛋白酶合剂应在饭时服用，使药物及时发挥作用；有些对胃肠刺激特别强的药物也可在饭时服用，比如非甾体抗炎药。或者进食有利于药物吸收的药物也在饭时服，比如伊曲康唑。

⑤ 空腹服：一般指清晨或餐前 1 小时服。

⑥ 睡前服：睡前 15~30 分钟服用。某些药物因服用后可产生嗜睡（如抗过敏药、催眠药、某些类型感冒药等），或服用后药效作用缓慢（如降血脂物、止咳平喘类药物等），通常选择睡前服用。

⑦ 顿服：指一天的用药量一次服下。

⑧ 必要时服：指疾病发作时服。

2. 老年慢性病的生活管理

生活方式干预作为慢性病治疗的基石，其简单易行、成本低，健康的生活方式能够帮助老年慢性病患者控制病情，减少并发症，增强治疗效果。生活方式管理主要包括饮食管理、运动管理、戒烟限酒、压力情绪管理等。医院及社区、社区养老中心、居家护理站对慢性病老年人的生活方式进行指导、纠正，可使其养成良好生活习惯，消除认识盲区、预防跌倒演示、增强老年人自我保健意识，从而积极改正不良行为，主动控制饮食、积极适当运动，延缓病情发展，防止意外，进而提高老年慢性病患者生活质量。

案例 2：李大娘 75 岁，总是认为自己身体很硬朗，除了血脂高点，没有其他慢性病，结果雨天外出买菜不慎跌倒，引起股骨颈骨折，痛苦不堪。

那么应该如何预防跌倒呢？

（1）跌倒是老年人最常见的伤害，严重影响老年人的健康和生活质量　跌倒在老年人群中发生率较高，是老年人最常见的伤害。跌倒是我国 65 岁及以上老年人因伤害死亡的首位原因，是导致老年人创伤性骨折的第一位原因，也是老年人因伤到医疗机构就诊的首要原因。跌倒可造成老年人骨折、头部损伤等，严重影响老年人身心健康水平和生活质量，给老年人及其家人造成痛苦，增加照护负担。随着老年人年龄增长，跌倒的发生、因跌倒受伤和死亡的风险均有所增加，年龄越大的老年人越应该重视预防跌倒。

（2）跌倒的发生与老年人的身体功能、健康状况、行为和环境等多方面因素有关　跌倒的发生通常不是单一因素作用的结果，与老年人身体机能、健康状况、行为习惯、药物使用、穿着、周围环境等多方面因素有关。衰老可导致身体平衡能力下降、肌肉力量变弱等改变，是增加老年人跌倒风险的重要生理性因素。穿鞋底不防滑、鞋跟较高的鞋，不合身的衣裤，行为动作过快，进行不适合身体条件的运动等行为会增加跌倒的风险。地面湿滑、不平、有障碍物，照明不足，起身时缺乏支撑物，家具过高、过低或摆放不合适等，是导致老年人跌倒的常见环境因素。神经系统疾病、心血管疾病、眼部疾病、骨骼关节疾病、足部疾病、认知障碍等，作用于中枢神经系统、心血管系统等的药物，同时服用多种药物会增加跌倒风险。

（3）跌倒是可以预防的，要增强老年人预防跌倒的意识　老年人跌倒有其自身的规律和影响因素，通过采取科学的预防措施，可减少老年人跌倒风险，降低跌倒后损伤的严重程度。应重视跌倒预防，提升预防跌倒意识，主动学习预防跌倒知识，掌握基本的防跌倒技能，养成防跌倒行为习惯。有过跌倒经历的老年人再次跌倒的风险较大，应更加重视跌倒预防。

（4）正确认识和适应衰老，主动调整日常行为习惯　衰老是正常的生理过程，可导致人体生理功能和形态发生改变，这既是每个人都会经历的普遍规律，也存在一定的个体差异。老年人应以积极心态接受和逐渐适应这一自然过程，根据身体情况主动调整行为习惯。日常生活中放慢速度，不要着急转身、站起、开房门、接电话、去卫生间等；行动能力下降者应主动使用辅助器具；不站立穿裤，不登高取物，不进行剧烈运动。

（5）加强平衡能力、肌肉力量、耐力锻炼有助于降低老年人跌倒风险　运动能降低和延缓衰老对身体功能的影响，有助于降低老年人跌倒风险。太极拳、八段锦、五禽戏、瑜伽、健身舞等可较为全面地锻炼各项身体功能。锻炼身体平衡能力可以做单脚站立、身体摆动"不倒翁"练习，足跟对足尖"一字走"、侧向行走、跨步练习、平衡锻炼操等；特别要加强对下肢肌肉力量的锻炼，可以通过提踵、直腿后抬等方法进行锻炼；耐力可以通过健步走、健身舞等有氧运动得到锻炼。老年人应科学选择适合自身的运动形式和强度，遵循量力而行、循序渐进原则，养成规律运动的习惯。运动时注意安全，运动前先热身，运动后做放松练习，身体不适时不要勉强坚持运动，恶劣天气时减少室外活动。对跌倒有所担心是一种正常的心理状态，不要因为过度害怕跌倒而停止运动。停止运动可使本就处于衰老阶段的身体功能加速衰退，进一步增加跌倒风险。

（6）穿合身的衣裤，穿低跟、防滑、合脚的鞋有助于预防跌倒发生　老年人应穿合身衣裤，不穿过长、过紧或过宽松的衣裤，以衣裤可以保暖又不影响身体活动为宜。运动时穿适合运动的衣裤和鞋，穿合适、安全的鞋对于保持身体稳定性有十分重要的作用，老年人在挑选鞋时应更多考虑其安全性。鞋底要纹路清晰、防滑，有一定厚度，硬度适中，能起到一定支撑作用。鞋跟不宜太高。鞋面的材质应柔软，有较好的保暖性和透气性。鞋的固定以搭扣式为好，如为系带式，应注意系好，使其不易松开。鞋的足弓部位略微增厚，可在走路时起到一定支撑和缓冲作用。鞋的大小应合适，以脚趾与鞋头间略有空隙为宜。

（7）科学选择和使用适老辅助器具，主动使用手杖　老年人应在专业人员指导下，选择和使用适合自己的辅助工具。常用适老辅助器具包括手杖、助行器、轮椅、扶手、适老坐便器、适老洗浴椅、适老功能护理床、视力补偿设施和助听器等。手杖可发挥辅助支撑行走的作用，是简便有效的防跌倒工具。老年人行动能力有所下降时，要主动使用手杖。选择手杖时老年人应亲自试用，重点关注手杖的手柄、材质、长度和底端。手柄应为弯头、大小合适、容易用力。手杖杆应结实耐用，无变形、不易弯曲。手杖过长或过短都不利于预防跌倒，其长度以使用者穿鞋自然站立，双手自然下垂时，手腕横纹到地面的距离为宜。手杖底端应配有防滑橡胶垫，并定期更换。

（8）老年人外出时，养成安全出行的习惯　增强防跌倒意识，不要有侥幸心理，注意观察室外环境、公共场所中的跌倒危险因素。出行时注意地面是否湿滑，有无坑洼不平、台阶、坡道、障碍物，尽量选择无障碍、不湿滑、光线好的路线。上下台阶、起身、乘坐交通工具、自动扶梯时站稳扶好，放慢速度，避免"忙中出错"。在运动、出行过程中，根据身体条件，主动休息，避免因体力下降增加跌倒风险。出门前关注天气预报，减少雨雪、大风等恶劣天气时的外出活动。外出时随身携带应急联系卡片、手机。夜晚尽量减少出行，如出行要携带照明工具。

（9）进行家居环境适老化改造，减少环境中的跌倒危险因素　家中是老年人跌倒发生较多的场所，适老化的家居环境有助于预防老年人跌倒。地面选用防滑材质，保持地面干燥；卫生间、厨房等易湿滑的区域可使用防滑垫；去除门槛、家具滑轨等室内地面高度差。室内照度合适，过暗或过亮均不利于预防跌倒。不使用裸露灯泡或灯管，采用多光源照明。避免大面积使用反光材料，减少眩光。灯具开关位置应方便使用，避免因灯具开关位置不合理导致跌倒，可使用遥控开关、感应开关。放座凳，方便老年人换鞋和穿衣。床旁设置床头柜，减少老年人起床取物次数。常用物品放于老年人伸手可及之处，以避免借助凳子或梯子取物。床、坐具不要过软，高度合适。家具摆放和空间布局合理，保持室内通道便捷、畅通无障碍。淋浴间、坐便器、楼梯、床、椅等位置需安装扶手。

（10）防治骨质疏松，降低跌倒后骨折风险　骨质疏松是老年人常见的一种全身性骨骼疾病，会增加跌倒后骨折的风险。老年人应均衡饮食，选择适量蛋白质、富钙、低盐的食物，如奶制品、豆制品、坚果、蛋类、瘦肉等；避免吸烟、酗酒，慎用影响骨代谢的药物。天气条件允许时，每天至少 20 分钟日照。体育锻炼对于防治骨质疏松具有积极作用，提倡中速步行、慢跑等户外运动形式；适当负重运动可以让身体获得并保持最大的骨强度。老年人应定期进行骨质疏松风险评估、骨密度检测，及早发现骨质疏松。一旦确诊骨质疏松，应在医务人员指导下规范、积极治疗，并重视预防跌倒。

（11）遵医嘱用药，关注药物导致跌倒风险　服用影响神智、精神、视觉、步态、平衡等功能的药物，同时服用多种药物可能增加老年人发生跌倒的风险。就诊开药前，老年人要向医生说明正在服用的药物；如果医生开了新药物，要咨询新药物是否会增加跌倒风险。遵医嘱用药，不要随意增减药物；避免重复用药；了解药物的副作用；使用了作用于中枢神经系统、心血管系统等系统的药物后，动作宜缓慢，预防跌倒。

（12）老年人跌倒后，不要慌张，要积极自救　如果老年人跌倒，首先要保持冷静，不要慌张。不要着急起身，先自行判断有无受伤、受伤部位、程度、能否自行站起等。经尝试后，如自己无法起身，不要强行站起，可以通过大声呼喊、打电话或敲打房门、地板、管道等发出声音求助，但要注意保持体力。在等待救助期间，可用垫子、衣物、床单等保暖。如伤势不重，自我判断可以自己站起，首先应先将身体变为俯卧位，利用身边的支撑物慢慢起身，不要盲目突然站起，以免加重伤情。起身后先休息片刻，部分恢复体力后再寻求救援或治疗。无论跌倒后受伤与否，都应告知家人和医务人员，并根据情况进行进一步检查。

（13）救助跌倒老年人时，先判断伤情，再提供科学帮助　发现老年人跌倒，施救者首先要确定周围环境的安全，在确保老年人和救助者安全的前提下进行救助。救助时首先判断老年人的意识、呼吸及有无骨折、大出血等伤情，避免因盲目扶起伤者而加重损伤。不能猛烈晃动伤者，注意给老年人保暖。受伤的老年人如意识不清、伤情严重，请立即帮助拨打急救电话；如老年人意识清醒，可给予安抚、宽慰等心理支持。如果施救者具备一定的急救技能，可以对受伤老年人进行初步救治。如果不具备急救技能，可寻求他人救助，提供力所能及的帮助。

（14）照护者要帮助老年人建立防跌倒习惯，打造安全家居环境　老年人的家人、照护者应主动学习预防跌倒的知识技能，并积极与老年人分享。了解老年人的患病和用药情况，鼓励和陪伴老年人到医疗卫生机构评估跌倒风险。对有跌倒史、行动能力下降、患有跌倒相关疾病等跌倒高风险的老年人，加强防跌倒的照护。多与老年人沟通交流，帮助老年人正确认识并积极应对衰老，鼓励老年人科学运动，帮助老年人养成防跌倒行为习惯。为有需要的老年人提供手杖、防滑垫、适老坐便器、适老洗浴椅等辅助工具。对环境进行适老化改造，为老年人打造安全居家环境。

（15）关爱老年人，全社会共同参与老年人跌倒预防　跌倒可能威胁每个老年人的健康，预防跌倒关乎每个有老年人的家庭，涉及所有老年人生活场所，需要全社会共同参与。全社会都要关爱老年人，关注老年人跌倒，广泛开展预防老年人跌倒宣传教育，全面提升预防老年人跌倒健康素养，进行适老环境建设，共建预防老年人跌倒的支持性环境。

3. 老年慢性病的心理管理

老年慢性病患者常常会由于漫长的病程以及身体功能逐渐下降甚至失能等原因，合并有焦虑、抑郁、自暴自弃甚至自杀等心理问题，严重影响老年人的生活质量和主观幸福感。因此，除了身体健康，老年人的社交和心理健康也需要重视。与亲友保持良好的沟通和互动，参加社区活动或兴趣小组，积极参与社交活动，有助于老年人保持积极的心态和愉悦的情绪。如果老年人有心理问题或抑郁症状，应及时寻求专业的心理咨询和支持，以便获得必要的帮助和照顾。社区、家庭要积极改变老年慢性病患者生活环境，按中国亲情人文化理念，让老人不离开自己熟悉的环境，积极引导居家嵌入式养老，创建良好的社区精神文明与和谐的家风，以基层医疗机构、老年居家服务站为载体，街道、社区、物业积极协助、组织开展老年人户外活动和各类健康主题活动，发动健康老人担任志愿服务者，让老年人老有所依，缓解老年慢性病患者负面情绪，多与老年人进行交流沟通，积极传递正能量，对慢性病管理具有非常重要的意义。

案例3：张伯伯有高血压、糖尿病等慢性病，非常担心自己的身体状况，热衷于购买各种保健品。

那么老年人常见的心理变化有哪些呢？

近年来，随着人口老龄化，很多老年人不仅是身体上的疾病，出现心理问题的老年人也在增多。要知道心理健康是身体健康的前提，没有健康的心理可能会诱发一系列相关疾病，相反，良好的心理有助于预防疾病。

（1）老年人常见的心理、生理变化

① 生理变化：人衰老以后全身的组织器官细胞都会发生退行性改变而逐步出现生理性衰老的特点，比如说形象改变、记忆力减退、听力视力下降、免疫力下降、睡眠质量下降等一些客观自然规律的症状，同时出现多种躯体的疾病。老年期是人生旅途的最后一段，也是人生的"丧失期"，例如丧失工作、丧失权力和地位、丧失金钱、丧失亲人、丧失健康等。例如，阿尔茨海默病又称老年痴呆症，主要表现为记忆、智力障碍、情感淡漠及各种形式的认知功能减退。

② 心理变化：进入老年期以后中枢和神经系统发生变化，脑功能衰退，发生很多心理上的变化，常见的有记忆能力下降、思维缺乏创造力、固执己见、性格自我、情绪不稳定且易怒，产生猜疑、孤独等负性情绪。一般而言，老年人的情感趋于低沉，与他们的历史经历和现实境遇是分不开的。

抑郁症：指一种不寻常、持续的严重抑郁情绪，加上退休、收入骤减、体力不支、丧偶、家庭变故、疾病及老友一个个去世……老年人常常紧张焦虑、孤单寂寞、自卑自责、自怨自艾、情绪不稳、烦躁不安、消沉抑郁,影响机体的免疫功能,常诱发其他疾病导致早衰,严重者可有自杀的倾向和行为。

幻想:受身体渐渐衰老的影响,有一些老年人盼望长寿的愿望会越发强烈。于是,他们会经常用幻想来欺骗自己,以获得一时的心理宽慰,如爱听他人关于自己健康的恭维话等。骗子常常会利用老年人更关注健康,更容易相信、崇拜所谓权威的心理特点实施诈骗。缺乏关爱是老年人上当受骗的原因之一。

多疑:有一些老人因身体有病而多疑,常表现为无病也疑、有病更疑。即便自己有些轻伤小恙也自以为是无可救药、无药可救。间或谈病色变,问病又止,求医换药不断。很难接受和适应新生事物,对现实抱有对立情绪。

"老年空巢综合征":是老年人在子女成家立业独立生活后,由于适应不良出现的一种综合征,在中国精神病学中属于"适应障碍"的一种,是老年人的一种心理危机。

怕死:老年人害怕衰老的核心是恐惧死亡。惧怕谈论死亡,不敢探视患者,怕经过墓地和听到哀乐,甚至看见一只死亡的动物也备受刺激,不敢正视。

(2) 提升心理健康的办法

① 健康需求:这是老年人普遍存在的一种心理状态。人到老年,常有恐老、怕病、惧死的心理。积极参加体育锻炼有助于改善老年人的消极心理状态,如体操、散步、羽毛球、太极拳、气功等。老年人应当选择适合自身的运动方式并且持之以恒,每天保持适当的运动量。

② 正确对待生理、生化现象:老年人的抵抗力、免疫力较弱,易感染流行疾病及受慢性疾病侵袭。因此要提高自我保健意识,关注身体健康状况,有病及时就医,坦然面对疾病,保持乐观积极向上的态度,有助于疾病的康复,延缓病情恶化。在生活中做到胸怀宽广,待人热情,处事豁达,关心理解别人,用平和的心态来处理问题,善于调节情绪,时时感觉到生活的充实、美满、幸福。

③ 依存需求:人到老年,精力、体力、脑力都有所下降,有的生活不能完全自理,希望得到关心照顾。子女的孝顺,将会使他们感到老有所依,避免生活失去目标。

为老年人建立充分的安全感:安全感需要多层次的环境条件,如社会环境、自然环境、工作环境、家庭环境等,其中家庭环境对安全感的影响最为重要。

鼓励老年人不断接触外界环境:不但可以丰富自己的精神生活,还可以及时调整自己的行为,以便更好地适应环境。与外界环境保持接触包括三个方面,即与自然、社会和人的接触。如今的老年活动中心、老年文化活动站、老年大学、医养结合服务中心等为老年人与外界环境接触提供了条件。

培养适宜的兴趣和爱好:设法保持思维活跃,丰富晚年生活。培养适宜自己的兴趣和爱好，借以陶冶情操，修身养性，做到与众同乐，喜当顽童，使生命更有意义。

科学营养配餐，加强体育锻炼：一个人只有身体健康，才能保证心理健康。平时要多摄取蛋白质、维生素、低脂、低糖食物；多参加一些强度适宜的体育活动。这样可延缓衰老，增强抵抗疾病的能力。

三、老年慢性病的健康管理模式

1. 中医健康管理模式

老年慢性病患者的健康问题越来越受到政府及社会各界的关注，如何延缓病情进展，发展中医药老年健康服务，对提高患者的生存质量，减轻家庭、社会经济负担，降低医疗费用，具有重要的现实意义，中医健康管理模式采用的是现代中医康复教育理念，将中医内容融入对老年慢性病患者的评估过程中，从而对病情做好准确评估，实施中医辨证治疗。

当前中医药与针灸在临床应用领域越来越广泛，用其治疗老年慢性病已经取得较好的效果，在整个治疗阶段，医生会针对患者的病情程度给予相应的治疗方案，护理人员根据医嘱内容对患者展开治疗和中医康复护理。从当前的老年慢性病患者特征来看，由于他们的自我约束能力较弱，健康管理意识欠缺，很多老年慢性病患者本身对于疾病的认识不足，治疗态度不够积极。这使得很多老年患者对于中医的认可程度不高，往往未按照医嘱要求合理控制药量，使得病情反复发作，对于这些慢性病而言，如果不能采取长期而稳定的控制措施，会明显增加治疗周期，甚至导致病情恶化，威胁患者生命安全。

利用中医护理健康教育理念为患者制订居家延续性护理方案，一方面对患者进行量化管理，监测患者的生活质量，另一方面根据中医辨证治疗理念来改善患者的情志因素等。

2. 互联网＋慢性病管理模式

现有的医患单向信息传递的传统慢性病管理模式越来越难以满足患者对慢性病防治的需求。随着互联网与通信技术的纵深发展与拓展运用，互联网＋慢性病管理模式应运而生，它是运用互联网技术建设慢性病管理信息平台，通过建立慢性病电子健康档案、慢性病随访管理平台以及先进的物联网技术，实现线上随访管理、院外监测、智慧宣教、智慧预警、线上咨询答疑等慢性病业务全过程信息化管理。"互联网＋"的管理模式在院外监测、护理中被广泛应用，该模式利用互联网平台的便利性，对患者进行在线健康管理和服务指导，将互联网、大数据与医护工作相结合，不仅提高了患者健康知识知晓率及依从性，满足不同层次患者健康需求，也提高医护人员的工作效率，相关研究证实"互联网医院"的开展对合理分配医疗护理资源、提高慢病管理质量、促进学科发展有着深远的意义。

该管理服务特点是以老年慢性病患者为中心,在慢性病发生、发展、转归和康复过程中,将既往医疗机构只管诊断和治疗的被动服务转变为主动服务,通过建立单一病种一体化临床路径为基础的连续性医疗服务及质控体系,健全"预防—治疗—康复—长期护理"服务链,通过医、护、技、管多方合作形成团队,对老年慢性病患者提供全流程、全周期、个性化、连续性的循环式服务,提高医疗服务的连续性、有效互动,普及疾病防治健康知识,提高老年慢性病患者的依从性,有效控制慢性病病情的发展,降低医药费用,改善就医体验,提升患者满意度,通过系统、规范化的管理从而达到减少医疗费用,提高生活质量和服务满意度等预期良好效果。如何打破医患单向信息传递下的信息孤岛,促进互联网时代的患患互助、医护互动、医患共治,成为慢性病管理亟待解决的问题。

3. 居家自我管理模式

(1) 自己是健康的第一责任人,慢性病自我管理是在卫生保健专业人员的协助下,个人承担一些预防性或治疗性的卫生保健活动,强调疾病的治疗者是患者本身而非医护人员。自我管理模式重点干预和管理老年慢性病患者的饮食、行为习惯、用药情况、情绪管理、疾病病程等因素。我国公共卫生系统在其中作为自我管理理念的传播者,所需提供的是帮助慢性病老年人学会自我管理的方法和增强自我管理的积极性和信心的各种支持,如健康手册、宣教讲座、技能培训等,从而培养持续、稳定的患者方-供给方的伙伴关系,成为慢性病老年人自我管理的支持者和贡献者,从而获得较好的慢性病管理效果。

慢性病会对老年人的生活质量和健康状况产生重大影响。因此,老年慢性病的居家管理就显得尤为重要。在饮食方面,老年人应当保持均衡的饮食,尽量避免摄入过多的盐分和脂肪,他们可以选择多吃新鲜蔬菜、水果、全谷类食品,适量摄入低脂肪的乳制品和鱼类,少食用加工食品和高糖食物。老年人还应控制饮酒,戒烟或尽量减少吸烟。这样的饮食习惯将有助于控制慢性病的发生和进一步恶化。定期检查和监测慢病的指标如血压、血糖、胆固醇等。定期的体检可以让医生及时发现病情变化,调整药物剂量或更换药物,老年人也可以自我监测这些指标,如血压计、血糖计等可以在家中使用,及时了解自己的健康状况。保持适当的运动量,合理的运动有助于控制血压、血糖和体重,老年人可以选择适合自己的运动方式,适当进行户外活动,如散步、太极拳、瑜伽等,每天坚持促进肌肉和骨骼的健康。如果有特殊情况或慢性病相关的身体限制,可以咨询医生并制订适合自己的运动计划。老年居家慢性病的管理需要全方位的关注,包括合理的饮食、定期的体检、适量的运动、良好的药物管理以及社交和心理健康的关注,对老年人的慢性病管理至关重要。只有通过科学、全面的管理,老年人才能保持良好的身体和心理健康,提高生活质量,享受晚年生活。

(2) 夏季老年人慢性病如何自我管理?夏季天气炎热,伴有慢性病的老年人更要注重自我管理,维持好自身状况,以下问题需要关注。

① 根据血压调整抗高血压药物。环境温度改变可引起血压出现季节性变化,越高的环境温度下血压水平越低,越低的环境温度下血压水平越高。高血压患者的季节性血压变化可能会影响抗高血压治疗的调整,13.5%的高血压患者有夏天减少抗高血压药物用量的经历,而降压方案的调整可能影响血压变异性。随着夏季气温逐渐增高,许多高血压患者的血压可能出现一定程度的降低,个别患者血压降低的幅度甚至会很明显。如果血压仅仅是轻度波动,一般无须更改治疗方案,随着人体对气温逐渐适应,其血压可以重新恢复稳定。如果血压降低过于明显,例如低于120/70mmHg或有头晕、眼前发黑等低血压症状,则需及时就诊,在医生指导下适当调整治疗方案。如果血压持续低于100/60mmHg,则需要暂时停服一两次药,待血压回升后在医生指导下重新启动降压治疗,并且从较小的剂量开始用药。由于夏季的气温升高,血管扩张和大量出汗,有一定血管扩张作用的钙通道阻滞药和改善容量负荷的利尿药是在夏季需要调整的主要药物。对于老年人来说(特别是>80岁的高龄老人),夏季发生体位性低血压的可能性多于冬季,容易造成跌倒和摔伤。主要原因是天热,血管扩张的时间和程度都会延长,对吃抗高血压药的老年人,此时血压容易降低。特别是老年人血管的自我调节能力下降,发生体位性低血压的会多一些,有些老年人会因突然站立而跌倒发生骨折。夏季对血压的影响也是因人而异的,一些重症、高龄、合并动脉粥样硬化病变的高血压患者在持续高温时血压不降反升,甚至发生心脑血管事件。

在关注血压数值变化的同时注意下述生活方式:多补水,少吃盐,夏季人体的水分流失较多,高血压患者尤其需要注意,即使感觉不太热时也要常喝水,以防血液黏度过高,预防心脑血管事件的发生。补水要注意少量多次,避免一次摄入大量水分,造成心脏及肾脏负担过重。高血压患者应限盐,但不宜过度限盐,尤其是服用利尿药的患者。同时要增加摄入含钾、钙丰富的新鲜果蔬。避免忽冷忽热:夏季应避免把空调温度开得很低,从炎热的室外突然进入寒冷的室内,血管会从本来的舒张状态一下子变成收缩状态,使血压增高,易导致脑卒中、心绞痛等心脑血管意外。在空调房间里逗留时间长了,一出门就是滚滚热浪,血管又会扩张,这样血压就不停地波动。避免运动过量:夏季运动量应适当减小,运动时间也应缩短。夏季适合高血压患者的体力活动有太极拳、气功、行走、慢跑、游泳等。这些活动有利于放松精神,调节神经,扩张血管;保证良好的睡眠:夏季很多患者睡眠质量下降,易造成自主神经紊乱,入睡后交感神经系统活性比平时要更高一些,血管收缩,易致夜间血压升高。

② 关注血糖变化。夏季老年糖尿病患者的血糖也会出现波动,主要与生活习惯改变有关如睡眠习惯:夏季炎热影响患者的睡眠,失眠不仅影响血压,也会对血糖造成不良影响。建议患者在夜间营造一个较好的睡眠环境,避免过热、过

冷，如果晚上吹空调要避免冷风对着人吹，而且应盖上适宜的被子。另外，一些老年糖尿病患者可能在夜间发生低血糖，表现为起床后睡衣是潮湿的，以为是天热出汗，导致未及时发现病情变化，从而延误治疗，这一点需要注意。

饮食习惯：夏季不少人的饮食习惯也有所改变，一些人晚餐时间推迟，或者增加了夜宵，一方面规律饮食打乱之后可能需要调整降糖方案；另外夏季水果比较多，很多糖尿病患者会在不知不觉中增加了水果的摄入，同时碳水化合物减少，这样就会导致血糖忽高忽低的变化。夏季人们吃冷饮或者凉食较多，需要格外注意食品卫生，如果不慎导致急性胃肠炎，需要及时就医，否则可能因为腹泻、呕吐，炎症反应导致机体出现应激性高血糖。如果没有及时调整降糖方案，有可能导致酮症酸中毒等急性并发症，夏季出汗较多，糖尿病患者要及时补充水分，外出应该携带水杯以便及时补充水分。如果饮水过少，血液浓缩也会升高血糖数值。

运动习惯：运动虽然对于糖尿病患者来说很重要，但是夏季锻炼还是要讲究方式方法和时机。很多老年人会因为白天天气炎热在清晨五六点钟早起晨练，这时往往是空腹运动，有可能出现低血糖。另外，有些老年人三餐后都喜欢运动，但是不宜选择中午外出运动，这时候气温最高，日晒最强，容易晒伤或者中暑。也有老年人因为天气炎热原有的三餐后运动减少，会导致以往控制平稳的餐后血糖升高。

注意饮食卫生，预防消化道疾病：胃肠道疾病一年四季均可发病，但在夏季的发病率尤其高，有统计显示，夏季消化内科门诊中胃肠道疾病大概可增加近30％，细菌性食物中毒、痢疾、病毒性肠炎都极为常见。夏季的高温环境会导致人体新陈代谢速度变慢，部分组织器官的活跃度下降，胃肠也是如此，工作效率下降，消化速度不够快，可导致没有胃口、浑身乏力、精神不振，在肠胃功能减弱的情况下进食生冷或吹空调都会使肠胃受到极度刺激。在这种情况下，正常人尚且易发生急性胃肠道疾病，对于有多种慢性病的老年人来说，更是其他慢性病急性发作的诱因。另外，夏季天气闷热潮湿，各种病原体包括细菌、病毒、真菌、寄生虫等，处于活跃、繁殖速度加快期，容易污染食物和感染人体。饮食不洁也是诱发胃肠道疾病的重要原因。很多老年人生活非常节俭，当顿的饭菜放到冰箱，没吃完的水果（常见的西瓜）也放冰箱冷藏保存，这些都会滋生细菌，是导致消化道疾病的可能原因。

注意识别老年人不典型症状：老年人往往是多种慢性病共存的群体，而且因为衰老也会有很多正常老化的非特异表现，比如头晕、乏力、食欲减退、精神差，而这些症状在夏天尤其显著，更容易让老年人和家属联想为夏天天气炎热、睡眠差、饮食差等原因，可能很多情况下是低血压、血糖波动、合并感染、老年心衰的非特异表现，对于既往有慢性病病史的老年人更需要监测血压、血糖，警惕这些不典型症状。

（3）面对冬季的"关口"，患有慢性基础疾病老年人怎么安全过冬？为何冬季更易发生心血管疾病呢？原因如下。

① 冬季血液黏稠度易升高：在低温的环境中，人体水分丢失速度降低、排汗减少，不容易感到口渴，因而对水的需求感也会下降，喝水次数就会减少，致使血液黏稠度升高，进而加速斑块和血栓的形成，引发心血管疾病。

② 寒冷的气温会使血压升高：人体在受到寒冷空气刺激的时候，会引起血管收缩，导致血压上升，从而增加血管阻力。同时，血压升高会增大心脏负荷，增加心肌梗死以及脑出血的发生风险。

③ 低温易引发血管痉挛：寒冷的冬季，室内和室外温差明显，部分人的血管可能会无法适应冷热交替这一变化，从而引发血管痉挛，导致血管管腔变得更为狭窄，从而阻碍血液循环。对于已经有血管斑块的人群，也会增加斑块破裂的风险。所以当寒潮来袭时，患有基础疾病的老年人比普通人群更容易发生心血管疾病，因此也需要更加周密的防护措施。

（4）慢性病患者和老年人该如何过冬呢？

① 慢性病患者不要擅自停药：患有高血压、高血脂、糖尿病的慢性病患者不能擅自停用降血压、降血脂和降血糖的药物，一旦出现血压突然升高、胸闷、胸痛等不适症状，要及时就诊。

② 注意保暖：寒潮期间尽量避免户外活动，必须出门则要注意防寒保暖。穿厚羽绒服、保暖的鞋子等，也不能忽略头部保暖和戴手套。

③ 多喝温开水：多喝温开水可以稀释血液黏稠度，防止血栓形成，同时温开水还可以减少血管痉挛，预防心血管疾病的发生。

④ 适量运动：运动可以有效增强体质、提高机体适应寒冷环境的能力。但冬季清晨气温过低，晨练容易因为室内外温差诱发心血管疾病。可以在上午十点和下午三四点钟进行运动锻炼，如太极拳、慢跑、散步、广场舞等。

⑤ 保持平和的心态：心理健康对心脑血管健康有着积极的影响，在寒冷的冬季，更应该保持良好的心态，积极、乐观面对生活。

⑥ 千万不要认为"喝酒能御寒"："喝酒能御寒"是一种认识误区。因为人饮酒后会促使血管扩张、血液循环加快，影响血压；同时也会加速散热以致体温越来越低，导致心脏负担增加，在这种情况下，特别是严寒天气饮酒后出门活动，非但不能御寒，还很可能出现严重后果。除此之外，平常还要适当开窗通风，保持室内空气流通，避免呼吸道传染病的发生。进入冬季后，有慢性病的老人要保持良好的生活规律，注意劳逸结合，营养均衡，做好防护措施，就一定能健康过冬！

4. 社区医防融合管理模式

纵观国内外的慢性病发展历程可以知道，慢性病最可靠的防治方案就是提升大众的健康教育认知。在国际学术界中也提倡对于慢性病采取"预防为主、防治结合"的态度，而最直接的方式就是开展健康教育。社区是老年人活动的主要场所，在社区中通过各项活动组织起老年居民，定期统一开展慢性病预防知识讲座，并进行互动式奖励模式，吸引社区内对老年慢性病基础知识认识不清的老年人，集中起来进行健康教育，这对老年慢性病患者的预防管理有着重要作用。基于公共卫生服务管理的要求，65岁以上老年人定期参加基层医疗机构免费体检及面访，基层医疗机构的医护人员定期予以面对面的评估和生活方式的干预，收集老年慢性病管理的调查数据资料，对社区老年慢性病管理的现状进行深入分析，社区卫生服务中开展医养融合、预防慢性病发生发展，有效改进基层卫生服务职能，通过政府引导，在基层的全科医疗卫生服务领域增加对老年慢性病管理的服务内容，将全科与专科医疗卫生服务融为一体，管理之中，负责家庭健康访视、上门服务，包括送医送药、了解病情、康复保健等医疗服务。通过家庭医生签约服务，建立一种相对稳定的长期契约服务关系，并为签约对象提供主动、连续、综合、安全、经济的基本医疗卫生服务与慢性病管理。医防融合逐步受到重视，在慢性病管理中取得明显成效，实现了慢性病患者主动参与健康管理、慢性病发现率及管理率提升、基层医护人员能力和价值感得到提升。

5. 老年慢性病的康复管理

随着医学科学的不断发展，以及疾病护理模式的逐渐转变，老年慢性病患者的康复治疗将成为慢性疾病治疗中的重要组成部分。老年康复医学是应用医学科技和康复工程等手段，与社会康复、职业康复互相配合，改善因伤因病致残者的生理和心理的整体功能，达到全面康复。良好的康复管理不仅可以延迟老年慢性病患者自理能力的丧失，缓解慢性病痛，还可以节约医疗成本，减轻家庭经济负担。大力发展社区康复、结合社会福利事业将康复工程落实到基层，特别是对老年病的康复医疗尤为重要。目前在一些发达国家，老年康复医学发展很快，不仅开办了各种形式的康复机构，还生产各种康复器械，并根据老年人心理上的不安全感和伤残特点，专门设计建造适于老年人生活的公寓和住房。老年康复医疗内容主要分三大类：即预防性康复处理、一般性治疗措施和有目的地恢复已丧失的功能。总之，无论哪种疾病，根据情况实施康复医疗的开始时间均应越早越好，贯穿医疗全过程。

（姚慧玲　罗丹　李强翔　國井享奈）

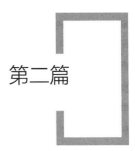

第二篇

老年常见循环系统疾病的科学管理

第一章　老年高血压

第一节　疾病常识

一、原发性高血压的定义

原发性高血压是以体循环动脉压升高为主要临床表现的心血管综合征，通常简称为高血压。高血压常与其他心血管病危险因素共存，是重要的心血管疾病危险因素，可损伤重要脏器，如心、脑、肾的结构和功能，最终导致这些器官功能衰竭。

二、老年高血压的流行病学

《中国心血管健康与疾病报告2022概要》指出，由于我国部分居民采取不健康的生活方式，心血管病危险因素的人群规模庞大，加之人口老龄化加速，我国心血管疾病的发病率和死亡率仍在上升，疾病负担下降的拐点仍未出现。目前，中国成人高血压患病率为27.5%，估算我国成人高血压患者人数在2.45亿；大规模人群调查资料显示，我国老年人群高血压患病率为53.2%，约有1.3亿人。

三、老年高血压常见的相关因素

1. 衰老

衰老改变在老年人高血压病的发病与发展过程中起一定作用。

（1）大动脉粥样硬化　随着年龄增长，大动脉弹性降低。大动脉僵硬产生较高的收缩压。而舒张期主动脉无足够的弹性回缩故舒张压下降，脉压增大。因此老年人单纯收缩期高血压多见。

（2）外周血管阻力显著升高　研究表明，20～40岁人群外周血管阻力为(132.3±6.2)kPa，而60～70岁为(207.5±12.2)kPa。老年人外周血管阻力明显增高原因如下。①器质性原因：随年龄增长，小动脉粥样硬化程度加重、管腔缩小甚至闭塞，导致血管阻力升高。②功能性原因：在衰老过程中，血管收缩占优势，外周血管阻力升高。外周血管阻力显著升高在老年人高血压病发生与发展过程中起重要作用。

（3）细胞外容量增加　多数老年患者对食物中摄入的钠敏感，导致细胞外容量增加。这也是临床老年高血压患者对利尿药治疗效果较好的原因之一。

2. 遗传因素

高血压具有明显的家族聚集性。父母均有高血压，子女发病概率高达46%。约60%高血压患者有高血压家族史。高血压的遗传可能存在主要基因显性遗传和多基因关联遗传两种方式。在遗传表型上，不仅高血压发生率体现遗传性，而且在血压高度、并发症发生以及其他有关因素如肥胖等也有遗传性。

3. 环境因素

（1）饮食　不同地区人群血压水平和高血压患病率与钠盐平均摄入量显著正相关，但同一地区人群中个体间血压水平与摄盐量并不相关，摄盐过多导致血压升高主要见于对盐敏感的人群。钾摄入量与血压呈负相关。高蛋白质摄入属于升压因素。饮食中饱和脂肪酸或饱和脂肪酸/多不饱和脂肪酸比值较高也属于升压因素。饮酒量与血压水平线性相关，尤其与收缩压相关性更强。我国人群叶酸普遍缺乏，导致血浆同型半胱氨酸水平增高，与高血压发病正相关，尤其增加高血压引起脑卒中的风险。

（2）精神应激　城市脑力劳动者高血压患病率超过体力劳动者，从事精神紧张度高的职业者发生高血压的可能性较大，长期生活在噪声环境中听力敏感性减退者患高血压也较多。

（3）吸烟　吸烟可使交感神经末梢释放去甲肾上腺素增加而使血压增高，同时可以通过氧化应激损害一氧化氮（NO）介导的血管舒张引起血压增高。

4. 其他因素

（1）体重　体重增加是血压升高的重要危险因素。肥胖的类型与高血压发生关系密切，腹型肥胖者容易发生高血压。

（2）药物　麻黄素、肾上腺皮质激素、非甾体抗炎药（NSAID）、甘草等可使血压增高。

（3）睡眠呼吸暂停低通气综合征（SAHS）　SAHS是指睡眠期间反复发作性呼吸暂停。有中枢性和阻塞性之分。SAHS患者50%有高血压，血压升高程度与SAHS病程和严重程度有关。

四、易患人群

1. 遗传因素

高血压遗传因素约占46%。有高血压家族史的人，又有不良嗜好和不良刺激，常易发生高血压。

2. 高盐饮食者

口味重喜吃咸的人。摄入钠盐多，钠把身体内的水分潴留住，使血容量增大，而造成高血压。

3. 性子急与体瘦之人

精神长期紧张以及性子急的人容易得高血压，瘦人虽不像胖人血容量大，但还可因其他因素造成高血压。瘦人万万不可忽视自己的血压。

4. 长期吸烟、嗜酒之人

长期吸烟的人因尼古丁在体内损害动脉血管使动脉硬化容易得高血压，要是同时吸烟则加重血压的升高。

5. 肥胖者

肥胖者由于全身皮下脂肪增多使体重增加，血容量也增加，使心脏负担加大与血管阻力增加，故此易发生高血压。

6. 高同型半胱氨酸血症之人

同型半胱氨酸越高，发生心血管疾病的概率越大。研究表明：降低同型半胱氨酸 3μmol/L 可降低冠心病 11% 的风险、降低脑卒中 19% 的风险。

7. SAHS 患者

患有 SAHS 可以导致高血压，并且可使得血压不易控制。因为患有呼吸睡眠暂停综合征可以造成长期缺氧，在缺氧的情况下人体的交感神经异常兴奋，可使得血管收缩，导致血压升高。

五、老年高血压的临床特点

（1）单纯收缩期高血压患病率高和脉压大。血压波动大：老年高血压患者在 24h 之内常见血压不稳定，波动大，要求每天至少常规测量 2 次血压。

（2）易发生体位性低血压 测量患者平卧 10min 血压和站立 3min 后血压，站立后血压值低于平卧位，收缩压相差 >20mmHg 和（或）舒张压相差 >10mmHg，诊断为体位性低血压。

（3）晨峰高血压现象 血压从深夜的低谷水平逐渐上升，在凌晨清醒后的一段时间内迅速达到较高水平，这一现象称为晨峰高血压或血压晨浪。老年高血压患者，特别是老年单纯收缩期高血压患者晨峰高血压现象比较常见。6:00～10:00 血压最高值和夜间血压均值之差，若收缩压晨峰值 ≥55mmHg，即为异常升高。

（4）并发症多 包括动脉硬化、脑卒中、冠心病、心肌肥厚、心律失常、心力衰竭等。

第二节 高血压的分型及评估

一、高血压的分级

人群中血压呈连续性正态分布，正常血压和高血压的划分无明确分界线，高血压的标准是根据临床及流行病学资料界定的。目前，我国采用的血压分类和标准见表 2-1-1。根据血压升高水平进一步将高血压分为 1～3 级。

表 2-1-1 血压水平分类　　　　　　　　　　　　　　　　单位：mmHg

分类	收缩压		舒张压
正常血压	<120	和	<80
正常高值血压	120～139	和（或）	80～89
高血压	≥140	和（或）	≥90
1级高血压（轻度）	140～159	和（或）	90～99
2级高血压（中度）	160～179	和（或）	100～109
3级高血压（重度）	≥180	和（或）	≥110
单纯收缩期高血压	≥140	和	<90

注：当收缩压和舒张压分属于不同分级时，以较高的级别作为标准，以上标准适用于任何年龄的成年男性和女性。

二、高血压的综合评估

高血压患者心血管危险分层见表2-1-2，影响高血压患者心血管预后的重要因素见表2-1-3。

表 2-1-2 高血压患者心血管危险分层标准

其他危险因素和病史	高血压1级	高血压2级	高血压3级
无	低危	中危	高危
1～2个其他危险因素	中危	中危	很高危
≥3个其他危险因素或靶器官损害	高危	高危	很高危
临床并发症或合并糖尿病	很高危	很高危	很高危

表 2-1-3 影响高血压患者心血管预后的重要因素

心血管危险因素	靶器官损害	伴随临床疾患
· 高血压（1～3级） · 年龄＞55岁（男性），＞65（女性） · 吸烟 · 糖耐量受损和（或）空腹血糖受损 · 血脂异常 · TC≥5.7mmol/L（220mg/dL） 或 LDL-C≥3.3mmol/L（130mg/dL） 或 HDL-C＜1.0mmol/L（40mg/dL） · 早发心血管病家族史（一级亲属发病年龄男性＜55岁，女性＜65岁） · 腹型肥胖（腰围男性≥90cm，女性≥85cm或肥胖（BMI≥28kg/m²） · 血同型半胱氨酸升高（≥10μmol/L） · 高血压	· 左心室肥厚 心电图：Sokolow（SV_1+RV_5）＞38mm 或 Cornel（$RaVL+SV_3$）＞2440mm·ms 超声心动 LVMI 男性≥125g/m²，女性≥120g/m² · 颈动脉超声 IMT≥0.9mm 或动脉粥样硬化斑块 · 经股动脉 PWV≥12m/s · ABI＜0.9 · eGFR＜60mL/(min·1.73m²) 或血肌酐轻度升高 115～133μmol/L（1.3～1.5mg/dL，男性），107～124μmol/L（1.2～1.4mg/dL，女性） · 尿微量白蛋白 30～300mg/24h 或白蛋白/肌酐≥30mg/g	· 脑血管病 脑出血，缺血性卒中，短暂性脑缺血发作 · 心脏疾病，心肌梗死，心绞痛，冠状动脉运重建 慢性心力衰竭 · 肾脏疾病，高血压肾病 肾功能受损 肌酐≥133μmol/L（1.5mg/dL，男性）≥124μmol/L（1.4mg/dL，女性）尿蛋白≥300mg/24h · 周围血管病 · 视网膜病变，出血渗出视盘水肿

第三节 老年高血压的诊断与药物治疗

一、老年高血压的诊断标准

老年高血压是指在年龄≥60岁的老年人群中，血压持续或三次非同日血压测量收缩压≥140mmHg和（或）舒张压≥90mmHg；若收缩压≥140mmHg及舒张压＜90mmHg，则诊断为老年单纯收缩期高血压。

二、老年高血压的抗高血压药物治疗

1. 抗高血压药的选用原则

抗高血压药物应用基本原则即小剂量开始、优先选择长效制剂、联合用药及个体化。

（1）小剂量　初始治疗时通常应采用较小的有效治疗剂量，根据需要逐步增加剂量。

（2）优先选择长效制剂　尽可能使用每天给药1次而有持续24小时降压作用的长效药物，从而有效控制夜间血压与晨峰血压，更有效预防心血管并发症。如使用中效或短效制剂，则需给药每天2～3次，以达到平稳控制血压的目的。

（3）联合用药　可增加降压效果又不增加不良反应，在低剂量单药治疗效果不满意时，可以采用两种或两种以上抗高血压药物联合治疗。事实上，2级以上高血压为达到目标血压常需联合治疗。对血压≥160/100mmHg或高于目标血压20/10mmHg或高危及以上患者，起始即可采用小剂量两种药物联合治疗或用固定复方制剂。

（4）个体化　根据患者具体情况、药物有效性和耐受性，兼顾患者经济条件及个人意愿，选择适合患者的抗高血压药物。

2. 各类抗高血压药物的应用

（1）利尿药　如氢氯噻嗪、氨苯蝶啶、阿米洛利、呋塞米、吲达帕胺等。适用于轻至中度高血压，对单纯收缩期高血压、盐敏感性高血压、合并肥胖或糖尿病、更年期女性、合并心力衰竭和老年人高血压有较强的降压效应。利尿药可增强其他抗高血压药的疗效。主要不良反应是低钾血症和影响血脂、血糖、血尿酸代谢，往往发生在大剂量时，因此推荐使用小剂量。其他还包括乏力、尿量增多等，痛风患者禁用。保钾利尿药可引起高血钾，不宜与ACEI、ARB合用，肾功能不全者慎用。袢利尿药主要用于合并肾功能不全的高血压患者。

（2）β受体阻滞药　如普萘洛尔、美托洛尔、阿替洛尔、倍他洛尔、比索洛尔、卡维地洛、拉贝洛尔等。适用于不同程度高血压患者，尤其是心率较快的中、青年患者或合并心绞痛和慢性心力衰竭者，对老年高血压疗效相对较差。β

受体阻滞药对心肌收缩力、窦房结及房室结功能均有抑制作用,并可增加气道阻力。急性心力衰竭、病态窦房结综合征、房室传导阻滞患者禁用。

(3) 钙通道阻滞药(CCB) 如硝苯地平控释剂、尼卡地平、尼群地平、非洛地平缓释剂、氨氯地平、左旋氨氯地平、拉西地平、乐卡地平等。相对于其他抗高血压药物,钙通道阻滞药还具有以下优势:对老年患者有较好降压疗效;高钠摄入和非甾体抗炎药物不影响降压疗效;对嗜酒患者也有显著降压作用;可用于合并糖尿病、冠心病或外周血管病患者;长期治疗还具有抗动脉粥样硬化作用。主要缺点是开始治疗时有反射性交感活性增强,引起心率增快、面部潮红、头痛、下肢水肿等,尤其使用短效制剂时。非二氢吡啶类(维拉帕米缓释剂、地尔硫䓬缓释剂抑制)心肌收缩和传导功能,不宜在心力衰竭、窦房结功能低下或心脏传导阻滞患者中应用。

(4) 血管紧张素转换酶抑制药(ACEI) 如卡托普利、依那普利、贝那普利、赖诺普利、雷米普利、福辛普利、培哚普利等。ACEI具有改善胰岛素抵抗和减少尿蛋白的作用,对肥胖、糖尿病和心脏、肾脏靶器官受损的高血压患者具有相对较好的疗效,特别适用于伴有心力衰竭、心肌梗死、房颤、蛋白尿、糖耐量减退或糖尿病肾病的高血压患者。高钾血症、妊娠妇女和双侧肾动脉狭窄者禁用。血肌酐超过 34μmol/L (3mg/dL) 患者使用时需谨慎,应定期监测血肌酐及血钾水平。

(5) 血管紧张素Ⅱ受体拮抗药(ARB) 如氯沙坦、缬沙坦、厄贝沙坦、替米沙坦、奥美沙坦、坎地沙坦等。降压作用起效缓慢,但持久而平稳。低盐饮食或与利尿药联合使用能明显增强疗效。多数 ARB 随剂量增大降压作用增强,治疗剂量窗较宽。最大的特点是直接与药物有关的不良反应较少,一般不引起刺激性干咳,持续治疗依从性高。治疗对象和禁忌证与 ACEI 相同。

除上述五大类主要的抗高血压药物外,在抗高血压药发展历史中还有一些药物,包括交感神经抑制剂,例如利血平(reserpine)、可乐定(clonidine);直接血管扩张药,例如肼屈嗪(hydrazine);α1 受体阻滞药,例如哌唑嗪(prazosin)、特拉唑嗪(terazosin)、多沙唑嗪(doxazosin),曾多年用于临床并有一定的降压疗效,但因其不良反应较多,目前不主张单独使用,但可用于复方制剂或联合治疗。

3. 降压治疗方案

大多数无并发症的患者可单独或联合使用噻嗪类利尿药、β受体阻滞药、CCB、ACEI 和 ARB,治疗应从小剂量开始。临床实际使用时,患者心血管危险因素状况、靶器官损害、并发症、降压疗效、不良反应以及药物费用等,都可能影响抗高血压药的具体选择。目前认为,2级高血压患者在开始时就可以采用两种抗高血压药物联合治疗,联合治疗有利于血压较快达到目标值,也利于减少不良反应。

联合治疗应采用不同降压机制的药物，我国临床主要推荐应用优化联合治疗方案是：ACEI/ARB＋二氢吡啶类CCB；ARB/ACEI＋噻嗪类利尿药；二氢吡啶类CCB＋噻嗪类利尿药；二氢吡啶类CCB＋β受体阻滞药；二氢吡啶类CCB＋保钾利尿药；噻嗪类利尿药＋保钾利尿药。三种抗高血压药联合治疗一般必须包含利尿药。采用合理的治疗方案和良好的治疗依从性，一般可使患者在治疗3～6个月内达到血压控制目标值。对于有并发症的患者，降压药和治疗方案选择应该个体化。

第四节　老年高血压的科学管理

一、科学管理基本原则

"四早"原则即早预防、早诊断、早治疗、早达标。

1. 早预防

观念的转变很重要。高血压、糖尿病、血脂紊乱、高尿酸血症、高同型半胱氨酸血症和向心性肥胖（四高＋肥胖）是具有遗传背景、受环境因素影响、多项组合高发，预防则需遵从"治未病"理念。积极进行高血压防治知识的学习和宣教，提倡健康生活方式，适度运动。特别是对高危人群［有家族史者、腹型肥胖者、糖尿病（空腹血糖受损、糖耐量降低）患者、高TG血症患者、高同型半胱氨酸血症患者］应列为重点防治对象，做好高血压患者的一级预防。

2. 早诊断

原发性高血压的病因为多因素，尤其是年龄、遗传和环境因素相互作用的结果。高血压不是一种均匀同质性疾病，不同个体间病因和发病机制不尽相同；其次，高血压病程较长，进展一般较缓慢，不同阶段始动、维持和加速机制不同。因此，高血压是多因素、多环节、多阶段和个体差异性较大的疾病。高危人群和≥50岁人群应定期测量血压以及时发现血压升高。

3. 早治疗

正常高值的血压患者和高血压1级的患者，积极通过改变生活方式以达到降压效果。高血压2级或以上患者，高血压合并高血压或者已经有心、脑、肾靶器官损害或并发症患者，凡血压持续升高，但改变生活方式后血压仍未获得有效控制者，从心血管危险分层的角度，这些患者必须使用抗高血压药物强化治疗。

4. 早达标

老年高血压患者的个性化控制目标包括血压和非血压的其他代谢相关指标。已有研究显示，对存在多项心血管危险因素的老年高血压患者，尽早综合控制多重心血管危险因素达标方可早获益。

二、老年高血压个体化控制目标

（1）老年高血压的治疗应考虑心血管病的危险因素，靶器官损害，合并心血管或非心血管疾病等综合因素，积极而平稳地进行降压治疗，通过降压控制危险因素及逆转靶器官损害，最大限度降低心血管疾病发病和死亡的总危险。

（2）老年人降压治疗应当遵循个体化原则，药物的起始剂量要小，逐渐增加剂量，需考虑到老年人易出现的不良反应，特别是体位性低血压，故需监测不同体位血压，尤其是立位血压，同时需观察有无其他的不良反应。

（3）因为老年人血浆容量降低，导致脂溶性药物分布容积降低，肝肾功能常低下，药物代谢和排出率下降。因此对噻嗪类利尿药，氨苯蝶啶，维拉帕米，ACEI，水溶性 β 受体阻滞药（如阿替洛尔），可乐定，甲基多巴等药物应减量使用。

（4）由于老年人血压降低的难度大，特别是考虑到了老年患者的主要器官灌注需要，因此要采用逐渐达标治疗的步骤。

（5）老年高血压治疗目标为收缩压<150mmHg，如能耐受还可以进一步降低；舒张压<90mmHg 而不低于 65～70mmHg。

三、老年高血压的科学管理方法

高血压病的综合治疗还是需要"五驾马车"即高血压病教育、饮食治疗、运动治疗、患者自我管理和血压监测和抗高血压药物治疗。前面四项是高血压病的基础治疗，抗高血压药物是重要的支持治疗。重视老年患者的高血压病防治知识教育和具有老年人特色的管理是提高高血压病治疗水平的重要举措。

（一）高血压病教育的内容和方法

1. 高血压病教育的内容

① 高血压病的基础知识。
② 高血压病的危害以及如何防治急慢性并发症。
③ 个体化的治疗目标、个体化的生活方式干预措施和饮食计划。
④ 规律运动和运动处方。
⑤ 饮食、运动与口服药。
⑥ 自我血压监测。
⑦ 当发生特殊情况时如疾病、高血压急症、次急症的应对措施。
⑧ 对于有不良嗜好比如吸烟、酗酒的老年高血压病患者一定要知道其危害，尽可能力劝戒烟戒酒。

2. 高血压病教育的方法

① 可组织高血压病患者学习班，可以大班、小班或一对几，讲解高血压病

的基础知识。

② 可在集体辅导的基础上开展个别咨询工作。

③ 可安排患者集体讨论、交流控制高血压病的经验，起到互相促进的作用。

④ 可以通过线上会议进行集体学习，也可借助网络发布科普文章、小视频等方式传递高血压病相关防治知识。

（二）老年高血压的饮食管理

高血压病患者往往重视药物控制血压，而忽略非药物治疗。高血压病非药物治疗作为药物治疗的辅助疗法可以提高药物疗效，提高生活质量。目前主张，所有高血压病患者都应接受非药物治疗，非药物治疗是治疗高血压病的基础，在治疗高血压病中都应重视非药物治疗。高血压的非药物治疗包括提倡健康的生活方式，消除不利于心理和身体健康的行为和习惯，达到减少高血压以及其他心血管病的发病危险。

1. 减少钠盐

WHO建议每人每日食盐量不超过6g。我国膳食中约80%的钠来自烹调或含盐高的腌制品，因此限盐首先要减少烹调用盐及含盐高的调料，少食各种咸菜及盐腌食品。如北方居民减少日常用盐一半，湖南居民减少1/3，基本接近WHO建议。具体措施如下。

① 每人每餐放盐不超过2g。

② 不吃高盐食物和调味品，如酱油、咸菜、黄酱等。

③ 利用蔬菜本身的风味来调味，例如将青椒、番茄、洋葱、香菇等和味道清淡的食物一起烹煮，例如番茄炒鸡蛋，可起到相互协调的功效。

④ 利用葱、姜、蒜等来增加食物的可口性等。

⑤ 在烹调时，利用白醋、柠檬汁、苹果汁、菠萝汁等各种酸味调味汁来添增食物的味道。而且醋还有减少对盐需求的作用。

⑥ 采用易保持食物原味的烹调方法，如蒸、炖。

⑦ 烹调时使用糖醋调味，可增添食物甜酸的风味，相对减少对咸味的需求。

⑧ 采用高钾低钠盐代替普通食盐。

⑨ 了解高盐食谱：100g腌芥菜头相当于19g食盐、100g酱萝卜相当于18g食盐、100g酱油相当于15g食盐、100g榨菜相当于11g食盐、100g黄酱相当于9g食盐。

2. 减少膳食脂肪，补充适量优质蛋白质

有的流行病学资料显示，即使不减少膳食中的钠和不减重，如果将膳食脂肪控制在总热量25%以下，连续40天可使男性血压下降12%，女性下降5%。建议改善动物性食物结构，减少含脂肪高的猪肉，增加含蛋白质较高而脂肪较少的禽类及鱼类。蛋白质占总热量15%左右，动物蛋白占总蛋白质20%。蛋白质质量依次为奶、蛋、鱼、虾、鸡肉、鸭肉、猪肉、牛肉、羊肉。植物蛋白以豆类最好。

3. 注意补充钾和钙

多数研究表明,膳食钾、钙与血压负相关,中国膳食低钾、低钙,应增加含钾多、含钙高的食物,如绿叶菜、鲜奶、豆类制品等。其中,奶制品含钙较多(每日250g牛奶含钙量在250mg以上)且易于吸收,是补钙的最佳食物。此外,豆类制品中含钙也较多,多吃也可增加钙的摄入。

4. 合理饮用牛奶

时间:一天中的任何时间段饮用牛奶并无实质上的差别,可依个人习惯确定。

数量:每日总量以250~500mL为宜,每次饮用量不宜超过250mL。

顺序:不宜空腹饮用牛奶,将牛奶放在每餐的最后饮用。喝牛奶前应先进食一些主食,如面包、蛋糕、点心、饼干等,或进食含有动物蛋白的食物,如鸡蛋等。

温度:以常温(20~30℃)为宜。不宜从冰箱中取出直接饮用,否则可能导致胃肠不适。也不宜高温久煮,以免破坏营养素。

5. 多吃蔬菜和水果

研究证明增加蔬菜或水果摄入,减少脂肪摄入可使SBP和DBP有所下降。素食者比肉食者有较低的血压,其降压的作用可能基于水果、蔬菜、食物纤维和低脂肪的综合作用。人类饮食应以素食为主,适当肉量最理想。

一般而言,每日进食20~35g膳食纤维对大多数人而言是适宜的。这可由以下食物提供:每日50g粗粮,500g绿叶蔬菜,100g豆类制品,1~2个水果。对胃肠道功能较弱的人而言,应避免大量进食生豆、韭菜、茼蒿等食物。大量进食膳食纤维,可能使胃排空延迟,造成使蛋白质的消化吸收能力下降,出现腹胀、早饱、消化不良等。也在一定程度上阻碍了部分常量元素和微量元素的吸收,特别是钙、铁、锌等元素的吸收。

6. 限制饮酒、戒烟

尽管有证据表明非常少量饮酒可能减少冠心病发病的危险,但饮酒和血压水平及高血压患病率之间呈线性相关,故提倡高血压患者应戒酒。建议男性如饮酒每日饮酒的酒精量应少于20~30g,女性则应少于10~15g。孕妇不饮酒。WHO对酒的新建议是:酒越少越好。

吸烟可使血压升高,降低服药的依从性,增加降压药物的剂量,吸烟更是脑卒中、冠心病的高危因素,所以高血压患者应提倡戒烟。总之,合理膳食、适量运动、戒烟限酒、心理平衡是世界卫生组织(WHO)所提倡的"健康四基石",对高血压的防治及减少其他心血管病的发病危险大有裨益。

7. 科学吃油

（1）科学吃油要掌握以下 4 个要素。

① 吃油总量：一般的健康成人每日食用油量不超过 25g（2 汤匙半）为宜。对于高血压、超重、肥胖者或有高脂血症患者，每日食用油量应不超过 20g（2 汤匙）。

② 吃油种类：只能用植物油而不能用动物油烹调。每周进食 3 次（即相当于隔日一次）橄榄油是值得推荐的。每周可有 3 次晚餐采用橄榄油烹制，以凉拌菜为主，浇上 10g 橄榄油不失为一种好的烹调习惯。此外，多种植物油交替食用也是重要原则。

③ 烹调温度：好油还要好烹调，不好的烹调方法可使好油变坏。不良烹调方法的"代表"是烹调温度过高。以橄榄油为例，在不高于 150℃ 的情况下，尚可保持稳定。若高于此温度，则可能造成不饱和脂肪酸变成饱和脂肪酸，对人体产生不利影响。此外，油温越高，烹调油中的不饱和脂肪酸氧化越快，营养成分流失越多。因此，控制烹调温度，以不超过 3 成热油温（90℃）的方式烹调才是科学的烹调方式。

④ 看不见的油："看得见的油"是指从人的感官上就知道含油的多少，如动物油、花生油、豆油、橄榄油以及动物外皮如鸡皮、鸭皮等食物，很容易就能避免过多摄入。而"看不见的油"如坚果类食物，包括花生、瓜子、杏仁、开心果、松子等，均含有较多的油脂，如果过多食入也会造成油脂超标。

（2）少吃油的诀窍　每餐每人的烹调不超过 1 勺半；多用煮、炖、蒸、拌、卤的烹调方法，不用油炸、油煎等烹调方法；尽量不食用黄油；少吃奶油类食物；少到餐馆饭店用餐；多使用不粘锅、微波炉等器皿，这样可少用一些润锅油，减少用油量。

（三）老年高血压病的运动管理

高血压患者的运动应包括有氧、伸展及增强肌力练习三类，选择适宜的锻炼方式，如快走、慢跑、游泳、太极拳等，但不宜选择剧烈的运动项目。适当的体力活动，可考虑"1，3，5，7 方案"，即每天至少活动 1 次，每次活动 30min，每周至少活动 5 天，活动后心率不要超过 170－年龄（岁）。锻炼强度因人而异，可根据运动者身体状况和所选择的运动种类以及气候条件等而定。以运动后不出现疲劳或明显不适为度。循序渐进，量力而行，持之以恒，但高血压急性期或有严重心血管疾病患者，暂不宜进行体育锻炼。

1. 体育锻炼的基本原则

按照人体发展的基本规律，合理地进行体育锻炼，可以促进身体的生长发育，改善和提高各器官系统的功能，提高身体素质，增强体质，推迟衰老，延年益寿。人们在进行体育锻炼时，应遵循以下基本原则。

（1）全面性原则　指通过体育锻炼使身体形态、功能、素质和心理品质等都得到全面和谐发展。要达到这一点，就要选择能活动全身的运动项目，如慢跑、快步走、太极拳、八段锦、游泳等。并在运动过程中辅以其他的项目，不要选择过分单一性的锻炼项目。

（2）经常性原则　指应坚持长期地、不间断地进行体育锻炼。众所周知，生命在于运动，运动贵在有恒。如果长期停止锻炼，各器官系统的功能就会慢慢减退，体质就会逐渐下降。

（3）渐进性原则　指体育锻炼的要求、内容、方法和运动负荷等，都要根据每个人的实际情况，由易到繁，运动负荷由小到大，逐步提高。人体各器官的机能不是一下子可以提高的，它是一个逐步发展、逐步提高的过程。

（4）个体性原则　指参加体育锻炼的人，应根据自己的实际情况，选定锻炼内容和方法，安排运动负荷。每个参加体育锻炼的人，年龄、身体情况都不尽相同，因此锻炼者应根据自身状况进行正确估计，从实际出发，使锻炼的负荷量适合自己的健康水平。

（5）自觉性原则　指进行身体锻炼是出自锻炼者内在的需求和自觉行动。锻炼者应把锻炼的目的与动机和树立正确的人生观联系起来，这样才有助于养成或保持对身体锻炼的兴趣，调动和发挥更大的主动性和积极性，使体育锻炼建立在自觉的基础上，以期获得更好的锻炼效果。

不能强迫锻炼，不能盲目锻炼，不能畏惧严寒酷暑，不能三天打鱼两天晒网，不能带着坏心情锻炼，不能在自己不喜欢的情况下锻炼。

2. 制订运动处方

运动也一样是有处方的，运动处方是对从事体育锻炼者或患者，根据医学检查资料（包括运动实验及体力测验），按其健康、体力以及心血管功能状况，结合生活环境条件和运动爱好等个人特点，用处方的形式规定适当的运动种类、时间及频率，并指出运动中的注意事项，以便有计划地经常性锻炼，达到健身或治病的目的。

真正好的运动处方应该是在某一个时间段里针对某一个人制订的。具有绝对的独特性。因为即使是得了同样的病，受了同样的伤，每个人的身体情况也不会完全一样，对于功能的要求也不尽相同，练习项目、目的、要求、数量需区别对待，这样才能真正达到预期的效果。

3. 减重

建议体重指数应控制在 24 以下，减重对健康的利益是巨大的，如在人群中平均体重下降 5~10kg，收缩压可下降 5~20mmHg。减重的方法一方面是减少总热量的摄入，强调少脂肪并限制过多碳水化合物的摄入，另一方面则需增加体育锻炼，如跑步、太极拳、健美操等。减重的速度可因人而异，首次最好达到减重 5kg 以增强信心，以后再根据自觉症状和有关指标决定进一步减重的速度和目标。

（四）老年高血压病患者的自我血压监测和动态血压监测

血压的测量目前主要有三种测量方法，即诊室测压、动态血压监测和家庭血压监测。诊室测压由医护人员在诊室按统一规范进行，目前仍是评估血压水平和临床诊断高血压并进行分级的常用方法。动态血压监测（ABPM）则通常由自动的血压测量仪器完成，测量次数较多，无测量者误差，可避免白大衣效应，并可测量夜间睡眠期间的血压，因此，既可更准确地测量血压，也可评估血压短时变异和昼夜节律。家庭血压监测（HBPM）通常由被测量者自我完成，也可由家庭成员等协助完成。因为测量在熟悉的家庭环境中进行，也可避免白大衣效应。家庭血压监测还可用于评估数日、数周甚至数月、数年血压的长期变异或降压治疗效应，而且有助于增强患者的参与意识，改善患者的治疗依从性。

强调规范测量血压，要用经国际标准（ESH、BHS、AAMI）验证的血压计。自测血压推荐家庭电子血压计。推荐上臂式血压计。

1. 动态血压监测

具体使用方法和指征如下。

（1）目前动态血压监测的常用指标是 24 小时、白天（清醒活动）和夜间（睡眠）的平均收缩压与舒张压水平，夜间血压下降百分率以及清晨时段血压的升高幅度（晨峰）。24 小时、白天与夜间血压的平均值反映不同时段血压的总体水平，是目前采用 24 小时动态血压诊断高血压的主要依据，其诊断标准包括 24 小时≥130/80mmHg，白天≥135/85mmHg，夜间≥120/70mmHg。夜间血压下降百分率：（白天平均值－夜间平均值）/白天平均值。10%~20%杓型；<10%非杓型。收缩压与舒张压不一致时，以收缩压为准。血压晨峰：起床后 2 小时内的收缩压平均值－夜间睡眠时的收缩压最低值（包括最低值在内 1 小时的平均值），≥35mmHg 为晨峰血压增高。

此外，通过计算 24 小时监测的收缩压与舒张压之间的关系，可评估大动脉的弹性功能，预测心血管事件，特别是脑卒中风险。

（2）动态血压监测也可用于评估降压疗效。主要观察 24 小时、白天和夜间的平均收缩压与舒张压是否达到治疗目标，即 24 小时血压<130/80mmHg，白天血压<135/85mmHg，且夜间血压<120/70mmHg。

（3）动态血压监测可诊断白大衣性高血压，发现隐蔽性高血压，检查顽固难治性高血压的原因，评估血压升高程度、短时变异和昼夜节律等。随着价格的下降，动态血压监测将在临床工作中更加广泛的应用。

2. 家庭血压监测

家庭血压监测需要选择合适的血压测量仪器，并进行血压测量知识与技能的培训。

（1）使用经过验证（BHS 和 AAMI、ESH）的上臂式全自动或半自动电子血压计。

（2）家庭血压值一般低于诊室血压值，高血压的诊断标准为≥单 85mmHg，与诊室的 140/90mmHg 相对应。

（3）测量方案：一般情况建议每天 6:00～10:00、16:00～18:00 和晚上测量血压，每次测 2～3 遍，取平均值；血压控制平稳者，可每周 1 天测量血压。对初诊高血压或血压不稳定的高血压患者，建议连续家庭测量血压 7 天（至少 3 天，每天早、晚各 1 次，每次测量 2～3 遍，取平均值作为参考值。

（4）家庭血压监测适用于一般高血压患者的血压监测；白大衣性高血压的识别，难治性高血压的鉴别，评价长时血压变异，辅助降压疗效评价；预测心血管风险及预因等。

（5）最好能够详细记录每次测量血压的日期、时间以及所有血压读数，而不是只记录平均值。应尽可能向医生提供完整的血压记录。

（6）家庭血压监测是观察数日、数周甚至数月、数年间长期变异情况的可行方法，未来通过以无线通信与互联网为基础的远程控制系统可实现血压的实时、数字化监测。

（7）对于精神高度焦虑患者，不建议自测血压。

（五）老年高血压患者的自我管理

1. 自我管理的主要内容

（1）主动通过多种途径进行防治高血压知识的自我学习。

（2）进行体重、血糖、血压、脉率的自我监测并记录，学会分析影响自己血压变化的因素并找寻解决方法。

（3）在医生指导下参与制订和实施合理的饮食和运动计划。

（4）定期到医疗机构进行危险因素以及靶器官损害情况检查。基本项目：血液生化（钾、空腹血糖、总胆固醇、甘油三酯、高密度脂蛋白胆固醇、低密度脂蛋白胆固醇和尿酸、肌酐）；全血细胞计数。推荐项目：24 小时动态血压监测、超声心动图、颈动脉超声、餐后 2 小时血糖、血同型半胱氨酸、尿白蛋白定量、尿蛋白定量、眼底、胸部 X 线检查、脉搏波传导速度以及踝臂血压指数等。筛查各种并发症和合并症，学习危急情况及高血压次急症的自我救治方法，降低严重医疗事件发生的不良后果。

（5）关注和学习所用治疗药物的功能、适应证和不良反应，认真按时、按量服用，提高药物治疗效果。

（6）老年综合征的自我评估和预防，涉及体能（视力、听力、肢体运动）和智能（记忆力、识别能力、运算能力）的维护。

2. 自我管理的要求

（1）患者制订自我管理计划时需根据诊疗经历、治疗需求、理解能力、自我操作水平区别对待，提供个体化的管理方案。

（2）提高自我管理能力的原则是由浅入深、从易至难。对新诊断的老年高血压患者在入门教育时先要求"四会"：会生活（饮食和运动）、会检测血压、会用药、会就诊。在其后的随诊中，对有能力的患者不断鼓励和教育，逐渐提高完成上述4项的自我管理能力。

（六）老年高血压并发症的预防管理

高血压并发症心肌梗死、脑血管意外、肾功能衰竭是导致患者死亡的主要原因之一，因此积极预防并发症对患者的康复具有重要意义。高血压病为慢性疾病，病程冗长，并发症多，因此积极控制血压、预防并发症的发生是高血压治疗的关键。

1. 一般护理

（1）观察要点　了解患者的生活方式是否存在原发性高血压的危险因素；了解患者对疾病的了解程度。了解患者用药史及对医嘱的顺从性；了解患者有无头痛、胸闷、恶心等症状；了解患者的血压水平及变化规律。

（2）操作要点　合理安排休息，保证充足睡眠，严重高血压或有合并症时卧床休息。饮食以低盐、低脂、低胆固醇、清淡为宜，戒烟，忌酗酒。保持大便通畅，忌用力大便。指导按时服用抗高血压药，观察抗高血压药的疗效和不良反应，严重高血压者（≥180/110mmHg）及时送到医院救治。

2. 预防急性并发症

老年高血压患者及家属需了解高血压急性并发症的起因和临床表现，患者和家属学会监测血压。定时定量服药，情绪稳定，避免精神创伤及过度劳累；定期门诊复查，与医务人员合作，养成良好的生活习惯，忌烟酒，随身带病情卡（包括姓名、年龄、家庭住址、电话、合同医院、病历号），写明自己意识不清时，立即送医院急诊室抢救。应用抗高血压药物时，指导患者观察药物疗效、副作用及掌握其处理方法；帮助患者及其家属学会电子血压计。观察有无头昏、头痛、恶心、呕吐、嗜睡、视物模糊、眼底出血、泡沫尿、血尿、下肢浮肿等表现；预防和识别高血压危急症方法及正确处理。

3. 预防慢性并发症

高血压心血管病变的预防措施为强调控制血压转变为全面的纠正代谢紊乱，包括血脂异常、高血糖、高凝状态、高尿酸血症、高同型半胱氨酸血症等。纠正不良生活习惯、保持合理体重范围、戒烟限酒、低脂低盐、豁达开朗积极向上、严密观察。

高血压肾病的预防措施为积极有效地控制高血压，限制蛋白质的摄入，治疗高血糖，除饮食控制外，可口服降脂药物及抗凝血药物，以改善肾小球内循环。

高血压眼病的预防措施为如患者出现视物模糊，应减少活动，保持大便通畅，以免用力排便导致视网膜剥离；当患者视力下降时，应注意加强日常生活的协助和安全护理，以防意外。

（七）老年高血压病患者心理状态的管理

长期精神压力和心理抑郁是引起高血压和其他一些慢性病的重要原因之一，对于高血压患者，这种精神状态使他们较少采用健康的生活方式，如酗酒、吸烟等，并降低对抗高血压治疗的依从性。我们应根据每位患者的心理特征，采取不同的方式进行心理状态的管理，使患者克服掉不良的心理，保持乐观、愉快的心情，树立战胜疾病的信心，积极配合治疗。

1. 克服不良情绪的影响

老年高血压患者容易因情绪紧张或情绪低落而发生焦虑症或抑郁症。不妨试一下克服不良情绪的几种方法。

（1）运动疗法　患者通过运动如瑜伽、气功、八段锦等，能消耗冲动情绪的心理能量，让人感觉自信有活力。

（2）日光法　柔和的阳光可以改变烦躁、郁闷的心情，而烦躁、郁闷常常是易被激惹的情绪基础。

（3）转移法　听音乐、唱歌、跳舞、看电视或做自己感兴趣的事情。

（4）释放法　向自己可以信赖的人倾诉或痛哭喊叫，愤怒情绪产生的能量、毒素也可经哭喊排出。

（5）吃香蕉　香蕉含有一种可以减少不良激素分泌的成分，使人安静、快活，不易形成烦躁情绪、冲动行为。

（6）赏花草　花草的颜色和气味有调节人的情绪的作用。面对花草，人常常会消融愤怒，情绪变得平和、愉快起来。

2. 实现心理平衡

高血压患者心态表现不一：有的患者对自己的病毫不在乎，无所顾忌，我行我素；有的患者则情绪紧张或情绪低落，甚至拒绝治疗。很多患者的情绪受血压水平所左右，当指标正常或接近正常时，认为完全治愈了，便放松饮食、运动治疗，甚至停服抗高血压药物。当指标急剧上升、症状重现时，情绪又紧张恐惧，又急着换药。这种类型的患者情绪波动很大，不利于病情的控制。

医生应该告知患者，高血压不是不治之症，只要科学地对待它，按照高血压"五驾马车"治疗原则认真地去做，血压控制好的高血压患者的寿命与普通人几乎无明显差别。保持舒畅、开朗及平静的心理，不要惊慌失措，更不要产生恐惧心理，树立战胜疾病的坚定信念。

3. 医护支持疗法

医护要热情诚恳、关心体贴患者，取得患者的信任与合作，建立良好的护患关系。向患者介绍高血压有关知识、饮食控制、适当运动的目的和意义，使用抗高血压药的注意事项。予以疏导、解释、支持、安慰、帮助、鼓励等措施，减轻或消除负性心理，引导患者以积极的态度面对疾病，树立战胜疾病的信心。

4. 家属支持协助治疗

告知家属其情绪稳定与否将直接影响患者病情，要积极帮助患者争取家庭成员的支持，感受家庭成员的关爱、支持、同情，使患者保持最佳的心理状态配合治疗。使家属了解高血压有关的知识，协助改善患者的心理状态，消除疑惑和担忧，消除心理因素对血压的影响，以达到有效控制病情，减少或延缓并发症的发生。

（周艳　刘燕妮）

第二章 冠状动脉粥样硬化性心脏病

第一节 疾病常识

一、冠心病的定义

冠心病,全称冠状动脉粥样硬化性心脏病(CHD),有时也叫缺血性心脏病,是指冠状动脉粥样硬化导致心肌缺血、缺氧而引起的心脏病。冠状动脉是唯一供给心脏血液的血管,其形态似冠状,故称为冠状动脉。这条血管发生粥样硬化改变,造成供养心脏的血液循环障碍,引起心肌缺血、缺氧,即为冠心病。

二、冠心病的流行病学

冠状动脉粥样硬化性心脏病是全球第一位死亡原因,发病率高,危害严重。随着老龄化进程的加剧,中国 CHD 的发病和死亡人数也在持续增加;CHD 成为影响我国人民群众健康的主要慢性疾病之一,也是老年人常见慢性病。

老年 CHD 防治涉及预防医学和临床医学中的心血管、内分泌、脑血管、营养、影像、运动康复、心理等多个方面的诊断和风险评估、干预和随访管理。

多数人平时没有任何症状,工作、学习、生活均如常,但常有心肌缺血的征象,如感到心前不适或者乏力的症状,虽症状很轻微,但若及时做心电图检查,会发现心肌缺血情况,可以尽早预防。这多数属于隐性冠心病。有的患者症状比较明显,经常出现胸骨后或左心前区疼痛,多呈一过性,持续时间较短,说明心脏已有供血不足的情况。如急性发作时则心前区剧痛、脉微、大汗淋漓、口唇发绀等症状,说明有心肌梗死,应急救处理后再由医院抢救。所以中老年人应经常检查心电图,防止发生意外。

那么为规范老年 CHD 的评估、干预、管理流程,提高中西医协同慢性病管理水平,由中国老年学和老年医学学会发起编制了《老年冠心病慢病管理指南》,本指南的推荐代表中国老年学和老年医学学会的观点,是基于可用证据、认真考虑后得出的意见。本指南适用于专科医生、社区从事健康管理的全科医生、患者本人及其家属,适用对象为 65 岁以上的老年 CHD 患者。本指南的建议不是强制性的,医务人员和患者及其家属应根据实际情况,在充分尊重患者意愿情况下与患者或其监护人协商制定合适的管理策略。社区全科医生和患者个人使用本指南时,在初步评估的基础上应充分听取专科医生的诊疗建议。

三、冠心病的发病机制

动脉粥样硬化可发生于弹力型动脉和大中型肌型动脉（如冠状动脉和脑动脉）。动脉粥样硬化病变有以下特点：①局灶性病变常发生于动脉分叉处；②病变始于内皮细胞（EC）功能性的改变；③病变最重要的细胞为平滑肌细胞（SMC），SMC由中膜迁移到内膜并增殖及合成较多的细胞外结缔组织；④单核细胞和（或）巨噬细胞在动脉粥样硬化病变形成和消退过程中也起着重要作用；⑤病灶随严重程度在细胞内外有不同脂质，其中主要为胆固醇。细胞内有大量脂质的称泡沫细胞，后者主要来自巨噬细胞，也可来自平滑肌细胞。

1. 损伤反应假说

目前，已普遍认为动脉粥样硬化发生的机制是多种复杂因素相互作用的结果，其中"损伤反应假说"已为人们所公认，即动脉粥样硬化病变始于内皮细胞的损伤。这一假说可以归纳为以下过程。

（1）易损区内皮细胞的改变　与非易损区内皮细胞呈线状形不同的是，易于形成动脉粥样硬化的区域内皮细胞呈圆石块形状，单核细胞和（或）巨噬细胞通过内皮易于到达皮下间隙，从而开始了动脉粥样硬化的发生。

（2）同时存在脂蛋白水平增高时　易产生泡沫细胞低密度脂蛋白（LDL）和其他蛋白穿过内皮细胞进入内皮下间隙，在这里LDL被氧化成氧化LDL（ox-LDL），后者导致内皮细胞损伤同时还刺激内皮细胞和平滑肌细胞分泌调节单核细胞/巨噬细胞进入的趋化因子单核细胞趋化因子（蛋白）（MCP-1）是最为重要的趋化因子之一，它吸引血液中的单核细胞从内皮细胞转移到内皮下间隙，之后被活化成为巨噬细胞，吸收ox-LDL，变成富含胆固醇酯的泡沫细胞。

（3）脂纹形成　当单核细胞LDL继续进入，同时中膜SMC为吸收脂蛋白迁移至内膜下间隙时，形成脂纹。此时脂纹上面的内皮细胞可能被其下面的泡沫细胞挤开，使内皮细胞变薄变稀。

（4）过渡病变（动脉粥样硬化前期）　ox-LDL毒性作用引起泡沫细胞坏死，释放出大量脂类物质和溶酶体酶或因ox-LDL量超过巨噬细胞摄取能力均可导致内皮下间隙出现富含胆固醇酯的脂质核心和胆固醇结晶。ox-LDL也引起内皮细胞和平滑肌细胞的损伤和（或）死亡，内膜内层开始断裂，内膜中的平滑肌细胞（包括中膜迁移至内膜者）增殖合成大量结缔组织，此时动脉壁增厚但血管腔尚未受限制。

（5）成熟纤维斑块　即为动脉粥样硬化，此时血管内膜增厚、中膜变薄、外膜大量纤维化，血管变窄。增厚的内膜中数目较多的平滑肌细胞包埋在紧密的胶原基质和毛细血管中，形成一个纤维帽；斑块边缘可见脂质核心；纤维帽和脂质核心可有钙化。动脉粥样硬化病变形成后，依病变部位、大小、血管狭窄程度可出现相应的动脉粥样硬化表现，如主动脉粥样硬化、冠状动脉粥样硬化、脑动脉粥样硬化、肾动脉粥样硬化、肠系膜动脉粥样硬化、下肢动脉粥样硬化等。

2. 粥样斑块

冠状动脉发生粥样硬化是否发生冠心病，一定程度上取决于冠状动脉粥样硬化造成血管腔狭窄的程度。病理学上常按狭窄最严重部位的横断面，采用四级分类法：Ⅰ级，管腔狭窄面积≤25%；Ⅱ级，管腔狭窄面积为26%～50%；Ⅲ级，为51%～75%；Ⅳ级，为76%～100%。一般Ⅰ～Ⅱ级粥样硬化并不引起明显的冠状动脉血流量的减少，除冠状动脉痉挛外对冠心病发病并无直接影响。因此，虽然有冠状动脉粥样硬化，但临床可无冠心病的表现，或虽有"冠心病表现"却并非冠心病所致。Ⅲ级以上狭窄者则与冠心病的发生有直接关系。

近年研究表明有无冠心病表现，除与冠脉狭窄程度有关外，更重要的取决于粥样斑块的稳定性。动脉发生粥样硬化时，特别在老年人和严重斑块处容易有大量钙盐沉着，而正常的动脉不会发生钙化；虽然钙化程度与动脉粥样硬化严重程度特别是狭窄程度不成比例，但从血管超声中可观察到钙化斑块通常是相对稳定的。问题是部分无钙化的斑块，或者当斑块发展为厚的钙化帽与邻近区内膜间的应力增加时，这些情形易造成冠状动脉粥样硬化斑块的破裂、出血和随后血管腔内的血栓形成，导致急性冠状动脉综合征的发生，出现不稳定型心绞痛、心肌梗死，甚至猝死。病理可见斑块破裂常发生在钙化与非钙化动脉粥样硬化病变的交界处。

不引起症状的动脉粥样硬化病变可能在生命的很早期就已出现，但一旦病变斑块迅速扩大，则可导致急性冠状动脉疾病的发生，这在急性冠状动脉综合征的发生发展中起着重要作用。斑块扩大尤其在伴有冠心病危险因素（例如高胆固醇血症等）的人群中会更快，因此，积极控制冠心病危险因素是防治冠心病的重要措施。

在部分患者，冠心病的发生是冠状动脉痉挛所致，不过此种情况下大多同时伴有冠状动脉粥样硬化。造成冠脉痉挛的原因有以下几方面的因素。

（1）神经因素　冠状动脉有丰富的α受体，交感神经兴奋、运动、冷加压试验均可以诱发冠脉痉挛；其次，通过毒蕈碱受体，迷走神经兴奋也可诱发冠脉痉挛，遇此情形可用阿托品对抗。

（2）体液因素　①前列环素（PGI2）与血栓素（TXA2）的平衡也直接影响着冠脉的舒缩状态：PGI2由血管内皮细胞合成，有明显的扩血管作用，TXA2为血小板聚集时所释放，有强烈收缩血管作用，当PGI2降低和（或）TXA2增高时，均可导致冠脉痉挛。②血小板聚集时释放的5-羟色胺等缩血管物质，在冠脉收缩或痉挛的发生中也起一定作用。③血清钙离子、镁离子的作用：钙离子增多、氢离子减少时，钙离子更多地进入细胞内，增加冠脉张力而发生冠脉痉挛；过度换气、静滴碱性药物造成血液碱中毒可诱发冠脉痉挛；镁缺乏也可引起冠脉收缩。

（3）粥样硬化的血管对各种缩血管物质的收缩反应性明显亢进，此为胆固醇促进细胞外钙离子流向细胞内所致。此外，内皮损伤时除 PGI2 合成减少、TXA2 增多外，正常内皮细胞合成的内皮源性松弛因子下降从而对抗 ADP、5-羟色胺、凝血酶等缩血管物质的收缩血管作用降低。最近的研究还观察到，乙酰胆碱使有正常内皮功能的冠脉松弛，而使有粥样硬化的血管发生收缩。

总之，冠脉痉挛的发生机制是多方面的，目前认为内皮损伤是冠脉痉挛的最重要的诱发因素。

3. 冠心病的病理生理基础

在冠状动脉粥样硬化病变的基础上，心肌供氧和需氧量的失衡是引起心肌缺血缺氧、导致冠心病发生的病理生理基础。

（1）心肌耗氧量的决定因素　心肌自冠状循环中摄取可利用的氧占所需氧分的 75%，用于产生高磷酸化合物。心肌氧耗量的多少主要由心肌张力、心肌收缩力和心率三个要素决定，其他三个次要因素是基础代谢、电激动和心肌纤维缩短。动脉收缩压心率与射血时间的"三乘积"与左心室压力曲线收缩面积与心率即张力-时间指数密切相关；但临床上常采用更为简单的方法即收缩压与心率的"二乘积"作为心肌氧耗量指标，例如观察劳累型心绞痛的阈值时常用该项指标。

（2）心肌供氧量的决定因素　心脏的肌肉即心肌从其所构成的房室腔所包容的血液中直接摄取的氧分量仅 25% 左右，心肌所需的氧分主要靠冠状动脉的血流供给，因此冠状动脉血流量是影响心肌供氧最主要的因素。人在休息状态下，心肌从冠脉血液中摄取的氧分已接近最大值，当需氧量增加时已难从冠脉血液中更多地摄取氧，只能依靠增加冠状动脉的血液量来提供。正常情况下冠脉循环储备力大如剧烈运动、缺氧时冠脉扩张，其血流量可增至休息时的 4～7 倍；而冠脉粥样硬化狭窄和堵塞则成为限制血液传送至心肌的最主要原因。此外，心脏收缩与舒张的机械活动、心肌细胞的代谢、神经体液及多种血管活性物质均参与冠脉血流量的调节。

（3）心肌供氧和需氧量的失衡　任何原因导致心肌供氧和（或）需氧量超过机体代偿范围时，都将导致心肌氧的供需失衡，从而导致心肌缺血的发生。其中以冠状动脉粥样硬化所致的冠心病心肌缺血最为常见。因此应注意临床上所谓的"心肌缺血"虽以冠心病最常见但并不等于冠心病。

（4）心肌缺血对心脏的影响　心肌缺血时，糖酵解成为 ATP 的主要来源。故此时心肌除乳酸量增加外因能量不足而使得心脏的收缩和舒张功能受到影响。当心肌缺血较重（包括急性心肌梗死病灶周围急性严重缺血或冠脉再灌注后尚未发生坏死的心肌）且持续时间较长时，心肌发生可逆性损伤，随血供恢复，心肌结构、代谢和功能缓慢恢复，需时数小时、数天甚至数周，处于该种状态的心肌称为心肌顿抑（stunned myocardium）。在冠心病患者，为适应血流量低于正常的状况，某些心肌可"自动"调低耗氧量，以保证心肌氧的供需在新的水平达到平衡。心肌功能随血供恢复而恢复，像这种既不发生心肌梗死、又无缺血症状的存活心肌被称为心肌冬眠（hibernating myocardium）。一般认为这是心肌的一种保护性机制，一旦供血改善则心肌功能可完全恢复。冠状动脉粥样硬化狭窄产生心肌缺血时，代谢产物等可刺激冠脉扩张，以增加血流量这种"反应性充血反应"现象随狭窄程度增加而逐渐减弱，直至冠脉狭窄程度＞90％时完全消失。同时，慢性缺血可促使侧支循环的建立。这些代偿机制均有利于保持心肌氧的供需平衡患者在较长时间内可无心肌缺血的表现。只有当心肌耗氧量明显增加，冠脉血流量和侧支血流不足以维持这种平衡时，才出现心肌缺血的表现。在粥样硬化基础上，迅速发生的斑块破裂和（或）出血、痉挛及完全性或不完全性血栓性堵塞等急性病变，引起急性冠状动脉综合征，临床表现为不稳定型心绞痛急性心肌梗死或猝死。

四、冠心病的临床表现

由于病理解剖和病理生理变化的不同，冠心病有不同的临床表现。目前把冠心病分为两大类：急性冠脉综合征、慢性冠脉病。其中前者包括不稳定型心绞痛（UA）、非 ST 段抬高性心肌梗死（NSTEMI）、ST 段抬高性心肌梗死（STEMI）。后者包括慢性稳定型心绞痛、冠脉正常的心绞痛（如 X 综合征）、无症状性心肌缺血和缺血性心力衰竭。

1. 临床类型

之所以把冠心病分为两大类，是因为其两者的临床表现及预后、治疗手段均不相同，这是因为两者的病理生理、病理解剖学不同所导致。比如急性冠脉综合征是因为冠脉内不稳定斑块所导致，而慢性冠脉病的斑块则为稳定性或并非斑块所导致。

理解两者的病理生理、病理解剖非常重要，因为涉及治疗手段、预后情况的不同。本病分为几种临床类型。

（1）无症状性冠心病 也称隐匿性冠心病，包括症状不典型、真正无症状以及有冠心病史但无症状者。人群中，无症状性冠心病的发生率不清。Framingham 研究中，约 1/4 心肌梗死者发病前无临床症状。虽然这些患者无症状但静息或负荷试验时有心肌缺血的心电图改变，包括 ST 段压低、T 波低平或倒置等。病理学检查心肌无明显组织形态学改变。预后与症状性冠心病患者无明显区别，其预后取决于心肌缺血严重性及左心室功能受累程度。

（2）心绞痛型冠心病 患者临床上有心肌缺血引起的发作性心前区疼痛，病理学检查心肌无组织形态改变。参照世界卫生组织的"缺血性心脏病的命名法及诊断标准"，结合临床特征将心绞痛分为下列几型。

① 劳累性心绞痛：常在运动、劳累、情绪激动或其他增加心肌耗氧量时，发生心前区疼痛而在休息或舌下含服硝酸甘油后迅速缓解。

② 初发型心绞痛：亦称新近发生心绞痛即在最近1个月内初次发生劳累性心绞痛；也包括有稳定型心绞痛者，已数月不发作心前区疼痛现再次发作时间未到1个月。

③ 稳定型心绞痛：反复发作劳累性心绞痛，且性质无明显变化，历时1~3个月心绞痛的频率、程度时限以及诱发疼痛的劳累程度无明显变化，且对硝酸甘油有明显反应。

④ 恶化型心绞痛：亦称增剧型心绞痛即原为稳定型心绞痛在最近3个月内心绞痛程度和发作频率增加、疼痛时间延长以及诱发因素经常变动，常在低心肌耗氧量时引起心绞痛提示病情进行性恶化。

（3）自发性心绞痛　心绞痛发作与心肌耗氧量增加无明显关系，疼痛程度较重和时间较长，且不易被舌下含服硝酸甘油所缓解。心电图常出现一过性ST-T波改变，但不伴血清酶变化。

① 卧位型心绞痛：常在半夜熟睡时发生，可能因做梦、夜间血压波动或平卧位使静脉回流增加，引起心功能不全，致使冠脉灌注不足和心肌耗氧量增加。严重者可发展为心肌梗死或心源性猝死。

② 变异型心绞痛：通常在昼夜的某一固定时间自发性发作心前区疼痛，冠状动脉粥样硬化性心脏病，心绞痛程度重，发作时心电图示有关导联ST段抬高及相背导联ST段压低，常伴严重室性心律失常或房室传导阻滞。

③ 中间综合征：亦称冠脉功能不全心绞痛状态或梗死前心绞痛患者常在休息或睡眠时自发性发作心绞痛，且疼痛严重，历时可达30min以上，但无心肌梗死的心电图和血清酶变化。

④ 梗死后心绞痛：为急性心肌梗死发生后1~3个月内重新出现的自发性心绞痛。通常是梗死相关的冠脉发生再通（不完全阻塞）或侧支循环形成，致使"不完全梗阻"尚存活但缺血的心肌导致心绞痛。也可由多支冠脉病变引起梗死后心绞痛。

初发型、恶化型和自发性心绞痛统称为不稳定型心绞痛。

（4）混合性心绞痛　休息和劳累时均发生心绞痛，常由于冠脉一处或多处严重狭窄，使冠脉血流突然和短暂减少所致。后者可能是由于一大段心外膜冠脉过度敏感、内膜下粥样硬化斑块处张力增加、血小板血栓暂时阻塞血管、血管收缩和阻塞合并存在和小血管处血管张力变化。

（5）心肌梗死型冠心病　为冠心病的严重临床表现类型。其基本病因是在冠脉粥样硬化病变基础上发生斑块破裂、出血，血管痉挛，血小板黏附、聚集，凝血因子参与，致血栓形成和血管腔阻塞，引起心肌缺血性坏死。临床表现有持久的心前区剧烈疼痛，伴有典型心电图和血清酶浓度序列改变。根据心电图表现，可将急性心肌梗死分成穿壁性、Q 波心梗和内膜下非穿壁性、无 Q 波心梗。前者表现为异常持久的病理性 Q 波或 QS 波以及 ST 段线性弓背向上抬高。后者表现为无病理性 Q 波但有 ST 段抬高或压低和 T 波倒置。有时心前区疼痛可很轻微甚至缺如，而以其他症状为主要表现如心衰、休克晕厥、心律失常等。

在急性心肌梗死恢复期，某些患者可呈现自发性胸痛，有时伴有心电图改变，如伴血清酶再度增高，则可能为急性心肌梗死扩展如无新的血清酶变化，其中某些病例可诊断为梗死后综合征，某些为自发性心绞痛。其他方面的诊断方法有助于建立确切诊断。心梗急性期抬高的 ST 段迅速明显下降或恢复期病理性 Q 波自行消退，提示梗死有关冠状动脉再通，在心室功能受损较小。相反，急性心肌梗死 2 周后 ST 段抬高常示梗死区室壁活动严重异常或梗死区膨出室壁瘤形成。

（6）心力衰竭和心律失常型冠心病 又称心肌硬化型冠心病。本型冠心病是由于心肌坏死或长期供血不足，使纤维组织增生所致。其临床特点是心脏逐渐增大，发生心力衰竭和心律失常，通常被称为缺血性心肌病。必须指出，绝大多数缺血型心肌病患者有心梗史和心绞痛症状，说明这些患者存在严重冠脉病变。仅极少数患者可无明显的心绞痛症状或心梗史，对这些患者需冠脉造影确诊。

（7）猝死型冠心病 指自然发生、出乎意料的死亡。世界卫生组织规定发病后 6h 内死亡者为猝死，多数学者主张定为 1h，但也有人主张发病后 24h 内死亡者也归于猝死之列。约半数以上心性猝死是由于冠心病所致。在动脉粥样硬化基础上，发生冠状动脉痉挛或冠状循环阻塞导致急性心肌缺血，造成局部心电不稳定和一过性严重心律失常（特别是心室颤动）。由于本型患者经及时抢救可以存活，故世界卫生组织认为将本型称为"原发性心脏骤停冠心病"为妥。

猝死型冠心病好发于冬季，患者年龄一般不大，可在多种场合突然发病。半数患者生前无症状，大多数患者发病前无前驱症状，部分患者有心肌梗死的先兆症状。

2. 并发症

冠心病可有心脏性猝死、心律失常、心力衰竭、二尖瓣脱垂等并发症。

（1）心脏性猝死 心脏性猝死由冠心病引起最多，占 3/4 以上。在所有冠心病死亡者中 50%～70% 为猝死。美国 Lown 报告的流行病学资料显示，每年心脏性猝死者 40 万，平均每分钟即有 1 例发生心脏性猝死，其中 80% 是冠心病引起。不少冠心病患者平时无任何症状，猝死为首发的临床表现。在国内一般北方省市的冠心病患病率、猝死率均明显高于南方。

（2）心律失常 心律失常可以是缺血性心脏病的唯一症状。可以出现各种快速性和缓慢性心律失常。但临床多见的冠心病心律失常主要有期前收缩（房性和室性）、心房扑动与心房颤动、非持续性室性心动过速及传导系统障碍导致的病态窦房结综合征、不同程度的房室传导阻滞和束支传导阻滞。

（3）心力衰竭　主要由于冠状动脉粥样硬化狭窄造成的心肌血供长期不足、心肌组织发生营养障碍和萎缩产生散在的或弥漫性心肌纤维化以及心室发生重构所致。患者大多有心肌梗死病史或心绞痛史，逐渐发生心力衰竭，大多先发生左心室衰竭，然后继以右心衰、全心衰。

（4）二尖瓣脱垂　二尖瓣脱垂综合征在冠心病中的发病率中较高。主要由于供应前外乳头肌或后内乳头肌的动脉狭窄后，产生前外或后内乳头肌供血不足及收缩无能引起。

第二节　冠心病的诊断、预防与治疗

一、冠心病诊断

1. 鉴别诊断

冠心病的临床表现比较复杂，故需要鉴别的疾病较多。

① 心绞痛型冠心病要与食管疾病（反流性食管炎、食管裂孔疝、弥漫性食管痉挛）；肺、纵隔疾病（肺栓塞、自发性气胸及纵隔气肿）及胆绞痛、神经、肌肉和骨骼疾病等鉴别。

② 心肌梗死型冠心病要与主动脉夹层、不稳定心绞痛、肺栓塞、急性心包炎、急腹症、食管破裂等疾病鉴别。

2. 诊断

（1）病史、症状　典型的症状为劳力性心绞痛，在活动或情绪激动时出现心前区压榨性疼痛，部分患者向左肩部和（或）左上臂部放散，一般持续5～10分钟，休息或含服硝酸甘油等药物可缓解。部分伴有胸闷或以胸闷为主，严重者疼痛较重，持续时间延长，休息或睡眠时也可以发作。病史提问要注意诱因、疼痛的部位、持续时间，有无放散，伴随症状及缓解方式。

（2）实验室检查　一般早期无明确的阳性体征，较重者可有心界向左下扩大，第一心音减弱，有心律失常时可闻及早搏、心房纤颤等，合并心衰时双下肺可闻及湿啰音，心尖部可闻及奔马律等。

冠心病的生化学检查根据不同的临床类型而不同。

① 血清高脂蛋白血症的表现（胆固醇、甘油三酯、LDL-C增高）；血糖增高等。

② 如出现心肌梗死可出现血清心肌酶检查的异常（肌酸激酶、乳酸脱氢酶谷氨酸草酰乙酸转氨酶增高；尤其CK-MB增高；LDH1/LDH2＞1等）有诊

价值。

③ 心肌梗死时血清肌红蛋白、肌钙蛋白都可增高。

(3) 辅助检查 心电图呈 T 波低平、倒置及 ST 段下移，特别是水平型和下斜型下移更有意义，B 超可有左心室室壁节段性运动障碍。平板运动试验呈阳性，同位素心肌扫描（ECT）可出现心肌缺血性改变，24 小时心电图（Holter）监测运动时出现缺血性改变，冠状动脉造影是诊断冠心病的金标准，必要时可检查血脂、血糖。

① 心电图：反映心脏的电活动，在临床对冠心病出现的心律失常、心肌缺血、心肌梗死（病变的定位、范围、深度等）诊断有较高的敏感性和重要的诊断意义。

② 动态心电图：由于 DCG 可连续记录 24h 患者在日常生活中的心电图而不受体位的影响，因此它能够捕捉患者常规心电图不能记录到的短阵心律失常和一过性心肌缺血。对无症状心肌缺血、心绞痛、心律失常的诊断及评价药物疗效具有重要作用。

③ 心电图运动试验：此试验是通过运动增加心脏的负荷，使心脏耗氧量增加。当运动达到一定负荷时，冠状动脉狭窄患者的心肌血流量不随运动量而增加，即出现心肌缺血，在心电图上出现相应的改变对无症状性心肌缺血的诊断；急性心肌梗死的预后评价有意义。

④ 心脏药物负荷试验：某些药物如双嘧达莫、腺苷、多巴酚丁胺等可以加快心率，增加心肌的耗氧量或"冠脉窃血"诱发心肌缺血，引起心绞痛或心电图 ST 段改变。利用这些药物的特性，对疑有冠心病但因年老体弱或生理缺陷等不能做运动试验者进行药物负荷试验，可提高诊断率。

⑤ 经食管心房调搏负荷试验：将电极导管置于食管近心脏左心房水平的位置用程控心脏刺激仪发放脉冲起搏心房，使心率加快，从而增加心脏的耗氧量，诱发心肌缺血。

⑥ X 线胸片：可显示继发于心肌缺血和（或）心肌梗死的肺淤血、肺水肿和心脏-左心室增大，对病情判断和预后评估有重要意义，对某些机械并发症如心室壁瘤、室间隔穿孔（破裂）以及乳头肌功能失调或断裂诊断也有一定的帮助。

⑦ 冠状动脉造影（含左室造影）：目前仍是诊断冠心病，选择冠心病患者手术和介入治疗适应证的可靠方法。使用按冠脉解剖构型的导管，经外周动脉将导管插入并送至冠状动脉开口，把对比剂直接注入左、右冠状动脉显示冠脉及其分支的解剖形态、病变部位和病变程度。

⑧ 心脏 CT、磁共振成像、多层螺旋 CT 冠状动脉造影：MRI 是无创的检查技术，对冠状狭窄（>50%）和 CABG 桥血管阻塞的诊断、冠脉狭窄介入治疗适应证的选择以及介入和手术治疗后的随访及其疗效的观察都有初步的和良好的

价值。

⑨ 超声心动图：是诊断冠心病不可缺少的手段。它因简便、无创、重复性好而广泛应用于临床诊断、术中观察、术后及药物治疗评价等方面。

⑩ 核素显像：核素心肌灌注显像是筛选冠状动脉造影最有价值的无创性手段。负荷心肌灌注显像阴性基本可排除冠脉病变。单纯心肌缺血，在负荷心肌显像图可见到沿冠脉分布的心肌节段有明显的放射性稀疏（减低）或缺损区，在静息显像图上，该局部有放射性填充，证明此心肌节段为缺血性改变，此类患者应行冠状动脉造影，明确冠脉狭窄的部位、确定治疗方案。此外此检查方法对心肌梗死、心梗合并室壁瘤的诊断，评估存活心肌、评价血管重建术的疗效和冠心患者预后等也是一项重要的检查手段。

二、冠心病预防

冠心病的三级预防包括一级预防、二级预防和三级预防。

（1）一级预防是还没有发生冠心病但有冠心病危险因素，如有高血压、糖尿病、高血脂、高尿酸血症，或男性＞50岁，女性＞60岁，伴随抽烟、喝酒等。一级预防时要控制这些危险因素，如控制血压、血糖，还要戒烟戒酒。

（2）二级预防是没有控制好危险因素，让其发展到冠心病阶段，供应心脏的冠状动脉已经发生病变，出现临床症状，如活动后胸口闷、活动量下降，以前能做的事情现在做起来感觉很累，这种情况下通过医生的临床诊断已经诊断为冠心病，需进行二级预防。二级预防的目的是让冠心病不出现并发症，需改善生活方式，在医生的指导下坚持服药，避免发生冠心病的并发症。

（3）冠心病最严重的一种程度是到了三级预防的程度，即冠心病发生了并发症，常指心肌梗死、恶性心律失常、心力衰竭。需控制危险因素，在医生的指导下服药，预防再次发生心梗或从心律失常发展到猝死。心脏长大后可以服药，改善心肌重构，让长大的心肌能稍微缩小。

三、冠心病的治疗

增加冠状动脉血供和减少心肌氧耗使心肌供氧和耗氧达到新的平衡，尽最大努力挽救缺血心肌减低病死率。可选用钙通道阻滞药、硝酸酯类药物、转换酶抑制药进行治疗，心率较快者可选用β受体阻滞药，以缓释剂型为好。可加用肠溶阿司匹林100～325mg/d，注意对冠心病危险因素的治疗如降压治疗、调脂治疗、治疗糖尿病、戒烟、禁酒等。还可选用极化液和硝酸酯类药物静滴。合并心衰及心律失常时需加用纠正心衰及抗心律失常的治疗（详见心衰及心律失常篇），必要时可行冠心病的介入治疗（PTCA＋支架术），严重者可考虑进行外科搭桥手术。

1. 冠心病的药物治疗

(1) 硝酸酯类制剂　其有扩张静脉、舒张动脉血管的作用，减低心脏的前负荷、后负荷，降低心肌耗氧量；同时使心肌血液重分配有利于缺血区心肌的灌注。代表药为硝酸甘油、硝酸异山梨酯等。

(2) β受体阻滞药　可阻滞过多的儿茶酚胺兴奋β受体，从而减慢心率、减弱心肌收缩力及速度，减低血压，明显减少心肌耗氧量；此药还可增加缺血区血液供应，改善心肌代谢，抑制血小板功能等，故是各型心绞痛心肌梗死等患者的常用药物。同时β受体阻滞药是目前唯一比较肯定的急性心肌梗死作为二级预防的药物，已证明β受体阻滞药使梗死后存活者的心脏病病死率、猝死率与再梗死发生率均降低。

(3) 钙通道阻滞药　通过非竞争性地阻滞电压敏感的 L 型钙通道，使钙经细胞膜上的慢通道进入细胞内，即减少钙的内流，抑制钙通过心肌和平滑肌膜，从而减低心肌耗氧量、提高心肌效率，减轻心室负荷，直接对缺血心肌起保护作用。同时此药可增加缺血区心肌供血，抑制血小板聚集，促进内源性一氧化氮的产生及释放等多种药理作用。是目前临床上治疗冠心病的重要药物。

(4) 调脂药、抗凝和抗血小板药　则从发病机制方面着手，达到减慢或减轻粥样硬化的发生和稳定斑块的作用，最终也使心肌供氧增加。

(5) 其他冠状动脉扩张药　如双嘧达莫、吗多明、尼可地尔等。

以上药物的具体应用剂量和方法详见各型冠心病的治疗。

2. 冠心病的介入治疗

(1) 经皮冠状动脉腔内成形术（percutaneous transluminal coronaryangioplasty，PTCA）　即用经皮穿刺方法送入球囊导管，扩张狭窄冠状动脉的一种心导管治疗技术。

① 作用机制：通过球囊在动脉粥样硬化狭窄节段的机械挤压使粥样硬化的血管内膜向外膜伸展，血管直径扩大，或粥样硬化斑块被撕裂沿血管腔延伸，在生理压力和血流冲击下，重新塑形生成新的平滑内腔，并在较长时间内保持血流通畅。

② 适应证

A. 早期适应证：稳定型心绞痛及单支血管的病变特征为孤立、近端、短（<10mm），向心性，不累及大分支，无钙化及不完全阻塞，左心室功能良好且具有冠状动脉旁路移植指征，对此类患者，PTCA 的成功率高于 95%，因并发症须急诊做冠状动脉旁路移植者少于 2%。

B. 扩展适应证：近年来，随着技术经验的提高和导管、导丝的改进，PTCA 适应证在早期适应证的基础上，已得到极大扩展。

a. 临床适应证：不稳定型心绞痛、冠状动脉旁路移植术后心绞痛、高龄患者（≥75岁）心绞痛、急性心肌梗死、左心室功能明显受损（LVEF＜30%）。

b. 血管适应证：多支血管病变冠状动脉旁路移植术后的血管桥（大隐静脉桥或内乳动脉桥）病变、旁路移植术后的冠状动脉本身病变、被保护的左主干病变。

c. 病变适应证：病变位于血管远端或血管分叉处，长度＞10mm，偏心性、不规则，有钙化、溃疡、血栓等。

1988年ACC/AHA心血管操作技术小组和VTVA专家组总结了过去10年的经验将冠状动脉病变特征分为A、B、C三型，并提出冠状动脉病变特征与PTCA成功和危险性的相互关系，作为PTCA适应证选择的指南。

A型病变：冠状动脉每处狭窄段长度＜10mm，呈同心狭窄，病变血管段弯曲度＜45°，管腔光滑，不完全阻塞，导丝和气囊导管易于通过，很轻或没有钙化，病变部分远离血管开口分叉处，无分支血管病变，血管内没有血栓。该型病变PTCA成功率＞85%，危险性低。

B型病变：冠状动脉呈管状狭窄，长度10～20mm，为偏心性狭窄，近端血管中等弯曲，中等成角（＞45°且＜90°），管腔不规则中度钙化，完全阻塞＜3个月，狭窄位于血管开口部分，属分叉部位的病变，血管内有血栓存在。此型病变PTCA成功率60%～85%，具有中等危险性。

C型病变：冠状动脉呈弥漫性、偏心性狭窄长度＞20mm，重度钙化，其近端血管过度扭曲，成角＞90°，完全阻塞＞3个月。病变部分位于血管开口处邻近大血管分支保护有困难，血管内有血栓形成，或有血管桥纤维化。此型病变PTCA成功率＜60%，危险性高。

③护理：a. 持续心电监护24～48h，严密观察心律失常、心肌缺血和心肌梗死征兆。b. 建立静脉通路，测血压半小时1次，防止低血压发生。c. 观察穿刺部位渗血、血肿形成及足背动脉搏动情况。

④用药：肝素1000U/h持续静脉滴注18～24h定时监测部分凝血活酶时间（PTT），并根据PTT来调整肝素用量，要求PTT延长至2～2.5倍，持续24～72h。常规服用阿司匹林300mg/d，30天后改为50～100mg/d维持。术后6周～6个月内服用钙通道阻滞药，以防止冠状动脉扩张处血管痉挛。

A. 冠状动脉闭塞：冠状动脉闭塞主要由于PTCA术后冠状动脉内膜撕裂、冠状动脉痉挛、粥样斑块内膜下出血及血栓形成引起。发生率约5%。位于血管弯曲或分叉处的病变偏心性、长段非孤立性病变＞90%的严重狭窄以及有新鲜血栓部位的扩张易导致急性闭塞。临床可表现为持续性心绞痛、急性心肌梗死心电图示ST段抬高，冠状动脉造影发现血管完全闭塞。PTCA引发的冠状动脉急性闭塞大约一半发生在心导管室，另一半发生在回监护病房之后，二者的处理方法亦有所不同。若冠状动脉急性闭塞发生在术中，首先应立即往冠状动脉内注射硝酸甘油200～300μg，并给予足量肝素，然后推注对比剂，若证实扩张局部有血栓形成,立即往冠状动脉内注入 t-PA 20～40mg,速度 1mg/min;或尿激酶 25万 U,15min 内注入若病变部位适合安置血管内支架则首选冠状动脉内支架术,以成功地打开血管,支撑和黏合撕裂的内膜。若血管直径≤2.5mm 或手头无合适的支架,可选用 PTCA,以低压力(3～4 个大气压)、长时间(数分钟或更长)重复扩张。若重复扩张失败,则更换灌注球囊导管,再延长扩张时间。若发生急性闭塞时导引导丝已撤出冠状动脉则立即选择尖端最软或高度柔软易控的导丝,在造影剂显影下小心送达闭塞部位,重复 PTCA,注意导丝切勿进入内膜裂口处若以上措施无效或无法进行,且闭塞发生在主干或主支,应行紧急冠状动脉旁路移植术。若闭塞发生于分支,血流动力学稳定,受累心肌范围小,或该处心肌原已梗死,或有侧支供血则紧急冠状动脉旁路移植术不作首选。

对于术后发生的冠状动脉闭塞,则应立即送回导管室行急诊 PTCA 若原来病变较复杂,PTCA 术进行较困难,送回导管室后导丝无法通过闭塞处,经冠状动脉内硝酸甘油解痉及冠状动脉内溶栓治疗无效,宜尽快实施冠状动脉旁路移植术。若导丝和球囊已通过闭塞处但反复扩张效果不佳,则进行冠状动脉内支架术。若不能成功置入支架,则应保留导丝在冠状动脉内,行紧急冠状动脉旁路移植术。

B. 冠状动脉内膜撕裂和夹层:冠状动脉内膜撕裂即由于明显的内膜损伤而在造影时显示冠状动脉管腔内充盈缺损造影剂向管腔外渗出或管腔内线状密度增高,当内膜撕裂导致管腔闭塞或血流受阻而引起持久胸痛、急性心肌梗死或需急诊冠状动脉旁路移植术时称为冠状动脉夹层。冠状动脉内膜撕裂或夹层大多由于球囊扩张时对血管和斑块直接的机械作用力所引起,球囊直径过大时更易发生;少数可由于导引导丝或球囊导管直接从动脉内膜或斑块下方穿通所致,这种情况多见于严重偏心性狭窄进行球囊扩张时。当内膜撕裂较血管内径减少＞20%但＜50%时,远端血流充盈正常无心绞痛及心电图 ST-T 改变,则为轻度内膜撕裂,不需特殊处理但术后须严密观察,充分给予抗凝治疗。若内膜撕裂致血管内径减少＞50%或有对比剂滞留,或形成假腔,远端血流充盈迟缓,伴心绞痛和心电图 ST-T 改变,则为严重内膜撕裂,必须积极处理,一般情况下首选冠状动脉内支架术。若病变部位不适合置入支架或手头无合适的支架,应即重复 PTCA 以低压力(3～5 个大气压)、长时间(3～15min)充盈球囊,以黏合撕裂的内膜。重复扩张一般首选原球囊,若不成功,对直血管处病变可换大一号球囊,对血管弯曲处病变或成角病变可改用小一号球囊重复扩张或更换灌注球囊长时间扩张。大血管近端夹层导致大面积急性心肌梗死或缺血,特别是并发低血压、休克,而再次球囊扩张或植入支架不成功时,应立即进行急诊冠状动脉旁路移植术。

C. 冠状动脉痉挛:PTCA 术中可发生冠状动脉痉挛,大部分患者痉挛可由药物缓解,不至于造成不良后果。但有部分患者可发生急性心肌梗死。为预防冠状动脉痉挛的发生，术前应给予钙通道阻滞药和硝酸酯类。一旦在操作过程中出现冠状动脉痉挛，应向冠状动脉内推注硝酸甘油 200～300mg，可重复应用。若反复痉挛，则将冠状动脉灌注球囊导管放至闭塞处，并经此导管行冠状动脉内持续点滴硝酸甘油 10～20μg/min。当严重持久的痉挛导致大面积心肌梗死时，应实施急诊冠状动脉旁路移植术。

D. 冠状动脉栓塞：极少数患者由于术中导管碰撞或加压扩张造成血管内斑块物质脱落，这些斑块物质可阻塞远端冠状动脉引起栓塞。为预防栓塞的发生，术中应充分应用肝素抗凝；在推送导引导丝前进时，尖端应保持游离状态，避免碰撞斑块。一旦发生栓塞。可重新插入球囊导管，扩张栓塞部位，对较严重的冠状动脉栓塞，须行急诊冠状动脉旁路移植术。

E. 冠状动脉破裂或穿孔：在进行 PTCA 术中，偶尔由于球囊充气力过大或送入导丝时用力过猛，可穿破冠状动脉，导致心脏压塞或冠状动脉瘘。一般易发生于偏心性狭窄的患者，一旦发生，常需进行急诊冠状动脉旁路移植术并修复破裂血管。

F. 心律失常：PTCA 术中导管刺激或球囊扩张可引起心律失常。如室性期前收缩、室性心动过速和室颤，发生率约为 2.3%。术中应严密监测心电情况，其处理同一般心导管检查引起的心律失常，可静脉注射利多卡因或电转复治疗，单纯室性期前收缩也可不予处理导管刺激解除后即可自动消失。

主要临床表现为：PTCA 术后消失或显著减轻的劳累性心绞痛又复发，运动试验再度阳性或运动耐量减低。也有部分再狭窄患者无明显胸痛症状，而造影显示明确的再狭窄征象。再狭窄的发生与高血压、糖尿病、偏心性、钙化性、弥漫性及术后残余狭窄程度有关。较好的病例选择，较长时间的球囊扩张压迫，长期的钙通道阻滞药及抗血小板药物应用等可降低再狭窄的发生率。

再狭窄的诊断标准尚不统一，常采用的再狭窄的定义包括：随访造影显示管腔狭窄直径增加 30% 以上；PTCA 所获得的管腔直径的增加丧失 50% 以上；管腔狭窄直径从 PTCA 刚结束时的 <50% 增加到 ≥50%，或者与 PTCA 刚结束时比较，最小管腔直径减少 ≥0.72mm。

PTCA 后再狭窄的处理应根据患者的具体情况而定，通常可再次行 PTCA，但再次 PTCA 最好与第一次 PTCA 相间隔 3 个月以上，且术终残余狭窄宜 <30%，以减低再次 PTCA 术后再狭窄发生率，冠状动脉内支架术对预防 PTCA 术后再狭窄有一定功效。对于病变不适宜行 PTCA 时特别是多支病变、长病变，可考虑实施冠状动脉旁路移植术。对复发后症状和病变较轻者，亦可用药物治疗。

（2）冠状动脉内支架术　系应用多属支架支撑于病变的冠状动脉内壁，使狭窄或塌陷的血管壁向外扩张的技术。支架植入后，可扩张管腔，封闭分离夹层使损伤内膜愈合，减少内皮下胶原组织暴露，减轻血小板骤集，保持冠脉血流通畅，防止血栓形成从而有效防止血管弹性回缩，减少 PTCA 术中残留狭窄，有效处理 PTCA 术中内膜撕裂和血管闭塞并发症。其作为 PTCA 的补充手段选择性用于部分病变使 PTCA 适应证增宽，近期及远期疗效提高且安全性增加。

① 急性或亚急性血栓形成：一般发生在安放支架后 2~14 天，可导致急性心肌梗死甚至死亡，需紧急血管重建，是冠状动脉内支架术最为严重的并发症。其处理一般首选 PTCA 结合冠脉溶栓术，即用球囊反复扩张病变处结合冠状动脉内局部注入溶栓药物。若不成功，可实施紧急冠状动脉旁路移植术以进行血管重建。为争取时间也可先进行静脉溶栓。

② 出血：早期冠脉支架术后常应用抗凝血药以防止支架后血栓形成，因此出血较常见。其预防主要是减少抗凝血药物的应用。目前大多数支架均经过肝素表面处理，支架术后可不必长期大量应用抗凝血药，因此出血并发症减少。除此之外，上肢血管入路（肱动脉、桡动脉）进行冠状动脉内支架术因易于包扎可明显减少出血。

③ 侧支闭塞：是较常见的并发症。扩张靶部位病变在支架扩张后挤向邻近的边侧支开口或高压扩张后边支开口受到支架丝的挤压是侧支闭塞的主要原因。预防方法是选用缠绕型支架，丝间的空隙较大，即使出现侧支闭塞，也可用钢丝穿过支架丝间隙对侧支开口进行整理。

④ 支架脱载：是支架术中最严重的医源性并发症常因支架绑载不牢靠，病变预扩张不完全和导引导管与冠脉口对接不到位所致，可引起冠状动脉栓塞和外周血管的栓塞。取支架比较困难，尤其是透 X 线支架较难取出。支架脱载处理方法为：保持一根导丝始终在支架内腔，送另一根导丝经支架外壁送达支架远端在体外同时反复顺时针旋转两根导丝，使其在支架远端相互盘绕在一起。然后将导引导管、盘绕在一起的两根导丝及其内夹的支架，一并撤到腹主动脉或髂动脉。若支架顺利进入动脉鞘则将导丝及支架直接撤出体外；若支架不能进入动脉鞘，则用三爪钳，网篮或心肌活检钳将支架固定并撤出体外。支架术的其他并发症同 PTCA。

⑤ 支架术后再狭窄：支架术后再狭窄发生率为 24%~28%，明显低于 PTCA 的再狭窄发生率。直径<2.5mm 的支架、多个支架重叠植入，支架术后有残留狭窄，有糖尿病史等均易发生支架术后再狭窄。支架直径>3.0mm 和未行介入治疗的冠状动脉病变，支架术后再狭窄发生率低。通过球囊再扩张治疗支架术后再狭窄成功率高（有报道达 100%），无危险性、无急性并发症发生，但临床随访约半数以上出现再次再狭窄。而应用再次支架术治疗支架后狭窄，则成功率高、危险性小，再次狭窄发生率低。

(3) 冠状动脉内旋切术与旋磨术　系使用旋切或旋磨装置将冠状动脉硬化斑块组织从血管壁切下或磨碎通过导管排出体外，从而消除狭窄病变。术后血管内膜面光滑，无撕裂、不易产生血管壁夹层或弹性回缩，血管急性闭塞率低。但手术器械昂贵，技术较复杂，并发症较多，故目前开展医院尚少

（4）经皮冠状动脉激光成形术　是通过光导纤维，将高能激光传输至冠状动脉粥样斑块组织，并迅速使之汽化或使分子键断裂，从而消除或缩小斑块体积拓宽管腔，达到改善冠状动脉狭窄或阻塞的目的。与 PTCA 相比，冠状动脉激光成形术具有更高的治愈率和血管畅通率，术后再狭窄的发生率较低。

（5）冠状动脉超声血管成形术　是目前较有应用前途的斑块和血栓消融新技术，系应用高强度、低频率超声作为能源消融纤维性和钙化性斑块以及血栓，增加纤维化血管的可扩张性，从而治疗动脉粥样硬化和血栓性阻塞。

超声消融血栓和粥样硬化斑块性血管阻塞的作用机制包括：①机械效应。②空穴作用（cavitation）。③声流作用（acoustic streaming）等。

其中机械效应是指快速振动（≥200 次/s）的超声探头直接作用于钙化的或致密的纤维化动脉血管壁时，超声压力波形会发生变形和共振，从而使组织发生变化，由于正常血管壁可以避开振动的探头，因此探头的快速小幅度运动（20~150μg）不会损伤正常血管，空穴作用可使组织、液体和细胞中形成气泡并随之塌陷，从而产生高速空穴微爆破，导致血栓融解。声流作用是指当超声通过可压缩递质如细胞和组织时，可产生辐射压，引起超声声压区内物质的同向运动。不同物质间存在声流速度阶差，足够强的速度阶差可产生强应切力并作用于细胞和邻近的膜结构，导致粥样硬化斑块和血栓的溶解，从而使血管再通。

（6）射频热球囊血管成形术　自 PTCA 开展以来，PTCA 已成为冠状动脉血管重建的主要方法，但 PTCA 术后急性闭塞和后期再狭窄始终是限制其疗效的主要问题。因此，人们探索用热能作为球囊扩张的辅助措施来增加 PTCA 的治疗效果。理论上，热能辅助的优点有：减少血管弹性回缩、血管痉挛和气压伤；降低扩张血管中的血栓形成；热缝合（thermal sealing）分离的组织层；通过热坏死影响血管壁的生物学特性抑制新生内膜的形成。这种利用热能辅助进行球囊扩张狭窄的冠状动脉的方法称热球囊血管成形术。该术根据其加热源的不同又分为 3 种形式：射频热球囊血管成形术、掺钕：钇铝石榴石（Nd：YAG）激光球囊血管成形术、微波热球囊血管成形术，其中以射频热球囊血管成形术的临床研究较多。

3. 冠心病的外科治疗

冠心病的手术治疗主要包括冠状动脉旁路移植术（CABG）、心脏移植及某些心肌梗死并发症（如室壁瘤、心脏破裂和乳头肌功能不全等）的外科治疗。

近 20 多年来冠心病外科治疗进展迅速，冠状动脉旁路移植术（冠状动脉搭桥术）的开展为广大缺血病性的心脏病患者带来了福音，它通过将移植血管绕过冠状动脉狭窄部位与其近端吻合可以达到立即恢复和（或）增加缺血心肌的血流

量，有效地降低心绞痛的发生率，缓解症状，改善心功能，提高生活质量。

① 手术适应证：心绞痛经内科治疗不能缓解而影响工作和生活，经冠状动脉造影发现其主干或主要分支明显狭窄，以及心肌梗死后某些严重并发症均应视为手术适应证。

a. 心绞痛：经内科治疗心绞痛不能缓解应作冠状动脉造影，发现主干或主要分支 70% 以上狭窄，其远端通畅者视为搭桥的适应证。左冠状动脉主干重度狭窄者容易猝死应急诊手术。前降支、回旋支及右冠状动脉二者以上重度狭窄者，即使心绞痛不重也应视为"搭桥"的适应证。

b. 急性心肌梗死：急性心肌梗死后 6h 内急诊"搭桥"可以改善梗死区心肌血运，缩小坏死区的手术危险性已接近择期性手术。

急性心肌梗死并发心源性休克，首先药物治疗或主动脉内球囊反搏，增加冠状动脉灌注减少心肌坏死，争取时间进行冠状动脉造影，然后进行急诊"搭桥"。

c. 心肌梗死后心绞痛：心肌梗死后继续出现有心绞痛，说明又有新的心肌缺血区应进行冠状动脉造影，若发现其主干或主要分支明显狭窄者，也是"搭桥"的适应证。

d. 充血性心力衰竭：过去认为心力衰竭是旁路手术的禁忌证，而目前认识到手术能改善心肌收缩力，但严重的心衰患者死亡率高，故手术宜选择心衰较轻者进行。

② 手术禁忌证：冠心患者有下列病症的不宜进行冠状动脉旁路移植治疗。

a. 严重心肺功能不全者，如左心室射血分数明显降低（<25%～35%）或左心室舒张末压增高 [>20～25mmHg（2.66～3.32kPa）]。

b. 冠状动脉弥漫性病变或狭窄远端侧冠状动脉管径<1.5mm 者。

c. 脑血管后遗症偏瘫、糖尿病、肥胖症和其他重要脏器严重病变者。

目前，随着技术的熟练及临床死亡率的降低，手术适应证已有扩大的趋势，对于 30%～50% 的狭窄也认为有手术指征，甚至对冠状动脉硬化症伴有血管痉挛引起的心绞痛也有手术治疗者，在选择病例上也放宽了尺度，以便更多的患者利用这种方法提高生活质量，恢复一定的工作能力。

第三节 冠心病的科学管理

一、对心血管疾病进行风险评估

心血管病总体风险是指根据多个心血管病危险因素的水平和组合来评估个体在未来一段时间内发生心血管病的概率，可分为短期风险和长期风险，其中短期风险一般指 10 年风险，长期风险一般指 15～30 年以上或终身风险。

通过评估心血管病总体风险进行风险分层，进而针对不同风险水平的对象制订相应的综合治疗或心血管病危险因素管理方案，降低心血管病总体风险。

（1）风险评估流程　对20岁及以上没有心血管病的个体，首先进行心血管病10年风险评估，将评估对象分为10年风险低危、中危、高危个体；对于10年风险中低危且年龄为20～59岁的个体，进行心血管病终身风险评估。

（2）风险评估采集的指标　China-PAR风险评估模型，需纳入：性别，年龄，现居住地（城市或农村），地域（北方或南方，以长江为界），腰围，总胆固醇（total cholesterol，TC），高密度脂蛋白胆固醇（high-density lipoprotein cholesterol，HDL-C），当前血压水平，是否服用抗高血压药，是否患有糖尿病，现在是否吸烟，是否有心血管病家族史。China-PAR风险评估模型中没有纳入体重指数（body mass index，BMI），是因为腰围指标对心血管病发生的预测效果更好，并不否认BMI在预防超重和肥胖中的价值。在体重管理中，保持BMI和腰围在正常范围，均是体重管理的重要目标。另外，欧美国家的心血管病风险评估方案中，讨论了是否纳入肾小球滤过率（glomerular filtration rate，GFR）、高敏C反应蛋白（high-sensitivity C-reactive protein，hs-CRP）、冠状动脉钙化评分（coronary artery calcium，CAC）、踝臂指数（ankle-brachial index，ABI）等新指标对心血管病风险评估的作用。这些新指标对中国人群心血管病发生的独立预测价值尚缺乏大样本队列长期观察的证据，考虑到风险评估的可推广性，暂不纳入本指南的风险评估模型。临床工作中，单纯风险评估结果不能够指导临床治疗时，可以结合上述指标协助确定临床干预和治疗方案。

（3）风险评估　心血管病总体风险评估分为心血管病10年风险和终身风险评估两个部分。对20岁及以上没有心血管病的个体，进行心血管病10年风险评估，并进行10年风险分层。如果心血管病10年风险≥10.0%，视为心血管病高危，10年风险为5.0%～9.9%视为中危，<5.0%为低危。

二、冠心病的管理措施

1. 膳食营养建议

平衡膳食能够满足人体正常生理活动的营养需要，而且可以促进健康、预防疾病。如果膳食结构不合理，会通过对心血管病危险因素（如血压升高、血脂异常、体重增加、血糖升高等）的作用，影响心血管病的发生和发展。

（1）食物多样和能量平衡　食物多样是平衡膳食模式的基本原则。每天的膳食应包括谷薯类、蔬菜水果类、畜禽鱼蛋奶类、大豆坚果类等食物。同时注意每餐食不过量，控制总能量摄入，通过饮食和运动保持能量平衡。具体身体活动方面的建议参见"增加身体活动"。

（2）限制钠盐摄入　流行病学干预研究提供了大量钠盐摄入与血压水平正相关的证据。在我国人群中开展的盐敏感性遗传流行病学协作研究（the Genetic

Epidemiology Network of Salt Sensitivity，GenSalt），通过低盐、高盐和高盐补钾阶段各 7 天 的干预研究表明，老年人、女性、血压偏高、代谢综合征患者对膳食中钠盐的摄入量更为敏感。减少膳食钠盐的摄入不仅可预防高血压，也是降低心血管病发病和死亡风险的重要手段。我国居民食盐摄入量的 70%～80% 来源于家庭烹制食物，约 20% 来自市场上销售的含盐加工食品。日常生活中应注意烹饪时少放盐，控制烹调时和餐桌上的用盐量，逐渐降到世界卫生组织（钠盐 5g/d）或中国营养学会（钠盐 6g/d）的推荐量。另外，我国成年人膳食钾摄入不足、钠钾比偏高。可多食用富含钾的食物以增加钾的摄入量，尤其是新鲜的蔬菜和水果、菌类、山药、马铃薯等。建议还可以选择"低钠盐"，以达到限盐补钾的双重作用。

（3）蔬菜水果　许多前瞻性队列研究提示蔬菜水果摄入对心血管有保护作用，但是仍缺乏随机对照临床试验证据。对 95 项观察性研究的荟萃分析显示，每天 200g 的蔬菜和水果摄入可以降低冠心病、脑卒中、心血管病、癌症风险和全因死亡。据估计，2013 年全世界分别有 560 万和 780 万例过早死亡是因蔬菜水果摄入量低于 500g/d 和 800g/d。按照《中国居民膳食指南（2016）》，保证每天摄入 300～500g 蔬菜，深色蔬菜应占 1/2，每天摄入 200～350g 新鲜水果，果汁不能代替鲜果。

（4）鱼　鱼类对心血管病的保护作用主要归因于 n-3 脂肪酸的含量。鱼肉还富含优质蛋白质，且饱和脂肪含量较低。一项 17 个队列 31 万人的荟萃分析显示，平均随访 15.9 年，与最低鱼类摄取量（0～3 次/月）相比，吃鱼 1 次/周、2～4 次/周和 >5 次/周者的冠心病死亡风险分别下降 16%、21% 和 17%。建议心血管病高危人群适量食用鱼肉。《中国居民膳食指南（2016）》建议，每周吃鱼 280～525g。

（5）豆类和豆制品　豆类中含有丰富的蛋白质、纤维素、钾、钙等，我国一项随机对照临床试验显示，大豆蛋白有降低血压的作用。观察性研究荟萃分析表明，食用大豆或豆制品有助于降低冠心病、脑卒中的发病风险。《中国居民膳食指南（2016）》推荐经常食用豆制品，成人每天摄入大豆 25g（相当于豆腐 150g，或豆腐干 45～50g）。

（6）脂肪和脂肪酸　①饱和脂肪酸：血液中的脂肪酸主要来源于膳食脂肪的消化吸收，主要分为饱和脂肪酸、单不饱和脂肪酸和多不饱和脂肪酸。饱和脂肪酸（多来源于动物性食物）被认为与动脉粥样硬化形成呈正相关。猪牛羊肉（红肉）相对于禽类和鱼肉（白肉）的脂肪含量较高，且多为饱和脂肪酸。《中国居民膳食指南（2016）》建议，红肉每天摄入应少于 75g。②不饱和脂肪酸：不饱和脂肪酸包括单不饱和脂肪酸和多不饱和脂肪酸。单不饱和脂肪酸有油酸等，多存在于茶油、橄榄油、菜籽油中。多不饱和脂肪酸有亚油酸、亚麻酸、花生四烯酸等，分为 n-6 系列和 n-3 系列。n-6 多不饱和脂肪酸多存在于葵花籽油、玉米油和豆油中。n-3 多不饱和脂肪酸在人体不能合成，可由鱼肉和鱼油直接供给。曾有荟萃分析报道增加 n-3 多不饱和脂肪酸摄入对死亡率或心血管健康几乎没有影响。但近期两项大型随机临床试验（randomized clinical trial，RCT）研究显示，鱼油重要组分之一的二十碳五烯酸（eicosapentenoic acid，EPA）制剂能够降低心血管事件风险，而此 2 项 RCT 研究的发现可能与所选择的人群特点（高脂血症或高心血管病风险）、高剂量纯 EPA 等都有关。目前，推荐食用富含不饱和脂肪酸的食物，如橄榄油、菜籽油、鱼等，尤其是具有心血管病高风险的个体需注意合理增加摄入量。

（7）膳食胆固醇　膳食胆固醇主要来源于肥肉、鸡蛋、内脏等动物性食物。血液中 TC 水平和低密度脂蛋白胆固醇（low-density lipoprotein cholesterol，LDL-C）升高，是心血管病发病和死亡的重要危险因素。尽管血液中胆固醇来自外源性食物中胆固醇吸收和体内胆固醇合成两条途径，但是美国 Keys 教授等团队在代谢病房开展的干预研究结果，以及在北京、广州开展的中美心血管病及心肺疾病合作研究结果，都表明膳食胆固醇摄入的增加与血液 TC 水平的升高存在关联。为预防心血管病，对一般人群每日膳食胆固醇摄入不宜过多，对高胆固醇血症和心血管病高危人群，建议每日膳食胆固醇摄入小于 300mg。

（8）膳食营养建议　合理的膳食习惯有助于预防心血管病，应注意日常饮食中食物品种的多样性，多吃蔬菜水果、奶类、大豆等，适量吃动物性食物，控制盐、油、糖的摄入量。建议无心血管病及其他慢性病的成年人参考膳食营养建议。

2. 控制体重

（1）超重与肥胖的界定　$BMI=$ 体重（kg）÷ 身高^2（m^2），通常反映全身肥胖程度。中国肥胖问题工作组提出的我国成人 BMI 的切点为：$18.5kg/m^2 \leqslant BMI < 24.0kg/m^2$ 为正常体重范围，$24.0kg/m^2 \leqslant BMI < 28kg/m^2$ 为超重，$BMI \geqslant 28.0kg/m^2$ 为肥胖。

（2）减重目标和推荐方法　减重可明显降低超重或肥胖者心血管病危险因素水平，使其罹患心血管病的风险降低。我国队列研究表明，保持 $BMI < 25.0kg/m^2$ 可减少成年人 5.0% 的心血管病发病。但 BMI 水平并非降得越低越好，我国 17 个省市的随访研究显示，体重过轻（$BMI < 18.5kg/m^2$）成年人全因死亡率也显著升高，提示体重保持在正常范围为宜。对于超重或肥胖个体，首次筛查应该明确有无内分泌疾病以及可能引起继发性肥胖的因素，如下丘脑/垂体感染、肿瘤、创伤、皮质醇增多症、甲状腺或性腺功能减退、胰岛素瘤等。明确是否存在其他临床风险，如糖尿病、心血管病、睡眠呼吸暂停综合征等。如合并以上情况请咨询专科医师，并积极治疗原发病及相应危险因素。对于超重肥胖

个体，应考虑个体化的干预和治疗措施。一般干预原则包括改变生活方式，饮食控制、增加运动，健康教育及心理治疗。对于采取上述原则干预 6 个月无效的肥胖者，可以考虑给予药物辅助治疗。对于 BMI≥35.0kg/m² 、存在危险因素或严重并发症个体，可考虑手术治疗。

3. 增加身体活动

（1）增加身体活动的获益　增加身体活动，短期内就可以获得明显的健康获益，如减轻焦虑情绪、改善睡眠、降低血压等

（2）增加身体活动的目标和方法　成年人身体活动的基本目标是增加运动、减少久坐。对习惯久坐的成年人来说，即使少量的中度或高强度身体活动也能带来健康获益。

4. 控制吸烟

戒烟可使冠心病、脑卒中发病风险及男性全因死亡风险降低，不吸烟或戒烟可在成年人中减少 3.6% 的心血管病发病，戒烟时间越长获益越多，且即使 50 岁以后开始戒烟仍然降低吸烟者 38% 的烟草相关疾病的死亡风险。控烟是人群慢性病防治的有效措施之一。首先，应从预防青少年吸烟做起，大力开展宣传教育，使其深刻认识烟草对健康的危害。其次，发挥医疗服务机构的主导作用，督导吸烟者戒烟，提高其戒烟意愿，强化戒烟信心和决心，掌握戒烟方法，必要时进行药物治疗和随访。同时，还需要获得吸烟者家属及朋友的配合，防止复吸。最后，政府应制定有效的控烟法规，加大宣传和执法力度，全面控烟，减少被动吸烟，为公众创造良好的无烟环境。

5. 限制饮酒

饮酒与心血管病之间的关系复杂。研究提示，适量饮酒可减轻动脉粥样硬化和减少心血管事件发生。荟萃分析显示，每日适量饮酒（酒精摄入量 12.5～25.0g/d）可使体内 HDL-C、载脂蛋白 A1 和脂联素水平升高，并可降低纤维蛋白原水平。饮酒过多可使血压升高、增加脑卒中发病和死亡风险。世界卫生组织提出安全饮酒限度为男性每日不超过 40g 酒精，女性不超过 20g 酒精。中国营养学会根据中国人的饮酒习惯和体质特点提出每日饮酒的酒精摄入量是成年男性不超过 25g，成年女性不超过 15g。2018 年 Lancet 发表关于酒精摄入量与总死亡及心血管事件发生风险关系的研究认为，酒精摄入量在 0～100g/周为宜。（有害）饮酒还与多种健康风险相关，如神经精神障碍疾病、肝硬化和急慢性胰腺炎、癌症、糖尿病等，同时可能带来自控力下降、成瘾性和相关社会问题，可能引发的危害远大于潜在的心血管健康获益。

6. 多种生活方式干预

不良生活方式往往不是独立存在，心血管病的一级预防应强调多种生活方式的综合干预。2010 年美国 ACC/AHA 提出心血管病防控中，应重点关注的 7 项

心血管健康指标为：4种行为因素（不吸烟、控制体重、增加身体活动、合理膳食）和3种生理生化因素（血压、TC及空腹血糖水平达到理想水平）。美国不同种族人群研究表明，上述心血管健康指标不能达到理想水平，会造成急性心肌梗死、脑卒中、糖尿病及总死亡风险增加。我国队列研究表明，如果全部达到7项理想心血管健康指标，我国成年人能够减少62.1%的心血管发病。如果能够保持不吸烟或戒烟、控制体重（BMI<25kg/m^2）、适度的身体活动（≥150min/周的中等强度或≥75min/周的高强度身体活动，或二者兼有）、合理膳食这四种健康生活方式，将可减少17%的心血管病发病。国内外研究均提示多种生活方式危险因素需要采用综合防控措施，个体具有的心血管健康指标越多、危险因素控制得越好，将来发生心血管病的风险越低。在基层社区的心血管病预防与控制的实践工作中，也需要关口前移，综合管理心血管健康相关的生活方式危险因素，提高居民健康素养，降低心血管病风险。

（李丽）

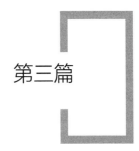

第三篇

老年常见呼吸系统疾病的科学管理

第一章 慢性阻塞性肺疾病

第一节 疾病常识

一、慢阻肺的概念

慢性阻塞性肺疾病简称慢阻肺是一种异质性肺部疾病，以慢性呼吸道症状［呼吸困难、咳嗽、痰液生成和（或）加重］为特征。这些症状是由于气道异常（支气管炎、细支气管炎）和（或）肺泡异常（肺气肿）所导致的持续性（通常为进展性）气流阻塞。

要了解慢性阻塞性肺疾病，我们先要了解慢性支气管炎和肺气肿。

慢性支气管炎简称慢支，是气管、支气管黏膜及其周围组织的慢性非特异性炎症。临床上以咳嗽、咳痰为主要症状，或有喘息，每年发病持续 3 个月或更长时间，连续 2 年或 2 年以上，并排除具有咳嗽、咳痰、喘息症状的其他疾病。慢性支气管炎支气管上皮细胞变性、坏死、脱落，后期出现鳞状上皮化生，纤毛变短、粘连、倒伏、脱失；各级支气管管壁均有多种炎症细胞浸润。病情继续发展，炎症由支气管壁向其周围组织扩散，黏膜下层平滑肌束可断裂萎缩，黏膜下和支气管周围纤维组织增生；支气管壁的损伤-修复过程反复发生，进而引起支气管结构重塑，胶原组织含量增加，瘢痕形成；进一步发展由于气道阻塞性肺泡腔扩大，肺泡弹性纤维断裂，即为阻塞性肺气肿。

由此可见，慢性支气管炎的定义是以症状学为基础的，具有这些症状的患者，其中一部分伴有气流受限，或者暂时没有出现气流受限，但是经过若干年后病情可以发展，从而出现气流受限。然而，另外一部分患者虽具有慢性咳嗽咳痰症状，但始终不出现气流受限，此时，只能诊断为慢性支气管炎，而不能诊断为慢阻肺。与慢阻肺有关的慢性支气管炎，只是指伴有气流受限的慢性支气管炎。肺气肿是指肺部远端的气室到末端的细支气管出现异常持久的扩张，并伴有肺泡壁和细支气管的破坏而无明显的纤维化。"破坏"是指呼吸性气室扩大且形态缺乏均匀一致，肺泡及其组成部分的正常形态被破坏和丧失。

肺功能检查对确定气流受限有重要意义，在吸入支气管扩张药后，第一秒用力呼气容积（FEV_1）占用力肺活量（FVC）之比值（FEV_1/FVC）＜70％表明存在持续气流受限。

二、慢阻肺的流行病学

慢阻肺是一种严重危害人类健康的常见病,严重影响患者的生命质量,是导致死亡的重要病因,并给患者及其家庭和社会带来沉重的经济负担。2007年,钟南山院士牵头对我国7个地区20245名成年人的调查结果显示,40岁及以上人群中慢阻肺的患病率高达8.2%。2018年,王辰院士牵头的"中国成人肺部健康研究"调查结果显示,我国20岁及以上成人慢阻肺患病率为8.6%,40岁以上人群患病率高达13.7%,估算我国患者数近1亿,提示我国慢阻肺发病仍然呈现高态势。根据全球疾病负担调查,慢阻肺是我国2016年第5大死亡原因。世界卫生组织(WHO)关于病死率和死因的最新预测数字显示,随着发展中国家吸烟率的升高和高收入国家人口老龄化加剧,慢阻肺的患病率在未来40年将继续上升,预测至2060年死于慢阻肺及其相关疾病者数超过每年540万人。

三、慢阻肺的病因和危险因素

慢阻肺的患病率通常与吸烟率直接相关,但在许多国家,室外、职业和室内空气污染(由于燃烧木材和其他生物燃料起)也是慢阻肺的重要危险因素。由于持续暴露于慢阻肺危险因素以及全球人口老龄化,预计未来几十年内慢阻肺的患病率和负担将逐步攀升。

慢阻肺是多种环境因素与机体自身因素长期相互作用的结果。吸烟是慢阻肺的关键环境危险因素。与不吸烟者相比,吸烟者伴有呼吸系统症状和肺功能异常的比例更高,肺功能年下降率更大,由慢阻肺导致的死亡率更高。但并不是所有的吸烟患者都会罹患慢阻肺,即便是重度吸烟者,罹患慢阻肺的比例也不到50%,据估计,全球一半的慢阻肺病例是由于烟草以外的危险因素所致。遗传特征会改变吸烟者罹患慢阻肺的风险,但其他危险因素也可能参与其中。例如,性别和社会压力可能会影响一个人是否吸烟或经历某些职业或环境暴露;社会经济状态可能与出生体重相关,而出生体重会影响肺生长发育,进而影响对慢阻肺的易感性。此外,预期寿命延长会使人在一生中更多地暴露于危险因素。

虽然吸烟仍然是高收入国家慢阻肺的主要危险因素,占比70%以上,但在低收入和中等收入国家,吸烟只占总疾病负担的30%~40%,非吸烟危险因素目前已导致全球50%以上的慢阻肺负担。生物燃料暴露是烟草以外的慢阻肺主要危险因素之一。木材、动物粪便、农作物残渣和煤炭在明火或性能不佳的火炉中燃烧时,可能会导致极高水平的室内空气污染。室内空气污染暴露也与慢阻肺风险增加相关。目前我国农村地区仍有很多人使用生物燃料和煤炭作为烹饪、取暖和其他家庭需求的主要能源,因此面临该风险的人群非常多。

与吸烟者慢阻肺相比,非吸烟者慢阻肺更常见于女性和年龄较轻者,但肺功能随时间下降的速度更慢，肺气肿更少。

职业性暴露（包括有机和无机粉尘、化学品和烟雾）为慢阻肺的一种被低估的环境危险因素。暴露于高剂量杀虫剂吸入的个体呼吸系统症状、气道阻塞和慢阻肺的发生率更高。工作场所粉尘和烟雾暴露不仅会导致气流阻塞和呼吸系统症状增加，还会导致肺气肿。美国国民健康和营养调查分析显示，工作场所暴露导致的慢阻肺估计在总体占比 19.2%，在非吸烟者中为 31.1%。

空气污染通常由颗粒物（PM）、臭氧、氮或硫氧化物、重金属和其他温室气体组成，是全球慢阻肺发生的主要原因，约占低收入和中等收入国家慢阻肺可归因风险的 50%。在从不吸烟者中，空气污染是慢阻肺的主要已知危险因素。空气污染对个体的呼吸风险呈剂量依赖性，无明显的"安全"阈值。即使在环境空气污染水平较低的国家，长期暴露 PM2.5 和氮氢化物也会明显损害儿童的肺部发育，加速成人肺功能下降并增加慢阻肺风险，存在慢阻肺外危险因素的人群风险更高。空气污染导致的较差的空气质量也会增加慢阻肺急性加重、住院和死亡的风险。

四、慢阻肺的临床表现

1. 病史

慢阻肺患病过程应有以下特征：①患者多有长期较大量吸烟史；②职业性或环境有害物质接触史如较长期粉尘、烟雾、有害颗粒或有害气体接触史；③家族史，慢阻肺有家族聚集倾向；④发病年龄及多发季节，多于中年以后发病，症状多发于秋冬寒冷季节，常有反复呼吸道感染及急性加重史，随病情进展，急性加重愈渐频繁；⑤慢阻肺后期可出现低氧血症和（或）高碳酸血症，并发慢性肺源性心脏病（简称肺心病）和右心衰竭。

2. 症状

每个慢阻肺患者的临床病情取决于症状严重程度（特别是呼吸困难和运动能力的降低）、全身效应和患者患有的各种合并症。慢阻肺的常见症状：①慢性咳嗽通常为首发症状，初起咳嗽呈间歇性，早晨较重，以后早晚或整日均有咳嗽，但夜间咳嗽并不显著，少数病例咳嗽不伴咳痰，也有少数病例虽有明显气流受限但无咳嗽症状。②咳痰咳嗽后通常咳少量黏液性痰，部分患者在清晨较多，合并感染时痰量增多，常有脓性痰，合并感染时可咳血痰或咯血。③气短或呼吸困难是慢阻肺的标志性症状是患者焦虑不安的主要原因，早期仅于劳力时出现，后逐渐加重，以致日常活动甚至休息时也感气短。④喘息和胸闷可为慢阻肺的症状，但无特异性，部分患者特别是重度患者有喘息，胸部紧闷感通常于劳力后发生，与呼吸费力、肋间肌等容性收缩有关。⑤慢阻肺的肺外效应即全身效应，其中体重下降、营养不良和骨骼肌功能障碍等常见，此外，还有食欲减退精神抑郁和（或）焦虑等，慢阻肺的并存疾病很常见，合并存在的疾病常使慢阻肺的治疗变得复杂，慢阻肺患者发生心肌梗死、心绞痛、骨质疏松、呼吸道感染、骨折、抑郁、糖尿病、睡眠障碍、贫血、青光眼、肺癌的危险性增加。

第二节 慢性阻塞性肺疾病的诊断与治疗

慢性阻塞性肺疾病的诊断需要结合病史、临床表现、肺功能及肺部影像。

一、肺功能检查在慢阻肺诊断和随访中的关键作用

肺通气功能测定主要包括用力肺活量（FVC），第一秒用力呼气容积（FEV_1）等，FVC是指用力吸气后再尽力呼气能够呼出的最大气体量。

肺功能检查是目前检测气流受限公认的客观指标，是慢阻肺诊断的"金标准"，也是慢阻肺的严重程度评价、疾病进展监测、预后及治疗反应评估中最常用的指标。慢阻肺的肺功能检查除了常规的肺通气功能检测如FEV_1、FEV_1与FVC的比值（FEV_1/FVC）以外，还包括容量和弥散功能测定等有助于疾病评估。吸入支气管扩张药后$FEV_1/FVC<70\%$是判断存在持续气流受限，诊断慢阻肺的肺功能标准。使用支气管扩张药后FEV_1/FVC比值的单次测量结果评估是否存在气流阻塞时，如果该值在0.60~0.80，则应在另一场合重复肺功能检查进行确认，因为在某些情况下，当间隔一段时间进行测量时，该比值可能因生物学上的差异而发生变化，如果初次使用支气管舒张剂后FEV_1/EVC比值小于0.60，则很难自发升高至0.7以上。在明确慢阻肺诊断的前提下以FEV_1占预计值的百分比来评价气流受限的严重程度。气流受限导致的肺过度充气，使肺总量（TLC）、残气容积（RV）功能残气量（FRC）残气容积与肺总量比值（RV/TLC）增高，肺活量（VC）减低。深吸气量（IC）是潮气量与补吸气量之和。在慢阻肺中IC的下降与呼气末肺容量增加有关，可作为肺容量变化的简易评估指标。深吸气量与肺总量之比（IC/TLC）可以反映慢阻肺呼吸困难程度，预测死亡风险。肺泡间隔破坏及肺毛细血管床丧失可使弥散功能受损，一氧化碳弥散量（DLCO）降低。

对患者随访期间，在进行肺功能检查前，无须停用吸入性药物。图3-1-1显示了肺功能检查在慢阻肺患者中的作用。

- 诊断
- 评估气流阻塞的严重程度(针对预后)
- 随访评估
  - 治疗决策
    - ——特定情况下的药物治疗决策(例如肺功能检查与症状水平存在不一致)
    - ——当症状与气流阻塞程度不成比例时，考虑其他诊断
    - ——非药物治疗(例如介入治疗)
  - 识别肺功能快速下降

图3-1-1 肺功能检查在慢阻肺中的作用

二、胸部影像检查在慢阻肺诊断中的作用

1. 胸部 X 线检查

慢阻肺早期 X 线胸片可无明显变化，随后可出现肺纹理增多和紊乱等非特征性改变。主要 X 线征象为肺过度充气，表现为肺野透亮度增高，双肺外周纹理纤细稀少，胸腔前后径增大，肋骨走向变平，横膈位置低平，心脏悬垂狭长，严重者常合并有肺大疱的影像学改变。

2. 胸部 CT 检查

高分辨率 CT 对辨别小叶中心型和全小叶型肺气肿以及确定肺大疱的大小和数量有较高的敏感度和特异度，多用于鉴别诊断和非药物治疗前评估。对预测肺大疱切除或外科减容手术等的效果有一定价值。利用高分辨率 CT 计算肺气肿指数、气道壁厚度、功能性小气道病变等指标，有助于慢阻肺的早期诊断和表型评估。

三、慢阻肺的诊断流程

慢阻肺的诊断流程参照图 3-1-2。

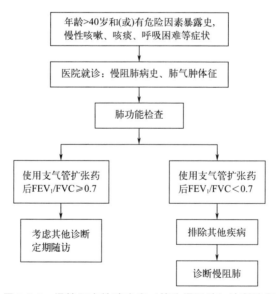

图 3-1-2　慢性阻塞性肺疾病（简称慢阻肺）诊断流程

四、慢阻肺初始评估

一旦通过肺量计检查确诊慢阻肺，其评估必须重点确定以下五个基本方面以指导治疗。

① 气流阻塞的严重程度。
② 当前症状的性质和程度。
③ 既往中度和重度急性加重史。
④ 血嗜酸性粒细胞计数。
⑤ 其他共患疾病和类型（多病共存）。

1. 肺功能评估

在 FEV_1/FVC 比值<0.7 的情况下，慢阻肺患者气流阻塞严重程度的评估（请注意，这可能与疾病的严重程度不同）基于使用支气管扩张药后的 FEV_1 数值（％预计值），见图 3-1-3。

慢阻肺患者($FEV_1/FVC<0.7$)：		
GOLD 1级	轻度	FEV_1占预计值%≥80%
GOLD 2级	中度	50%≤FEV_1占预计值%<80%
GOLD 3级	重度	30%≤FEV_1占预计值%<50%
GOLD 4级	极重度	FEV_1，占预计值%<30%

图 3-1-3　慢阻肺患者气流阻塞严重程度分级（基于支气管扩张药后 FEV_1）

2. 症状评估

由于肺功能分级的严重程度与患者症状或疾病严重程度之间只有微弱的相关性，因此需要使用经验证的问卷对症状进行规范化评估。

mMRC 量表（图 3-1-4）是首个用于评估呼吸困难的问卷，呼吸困难是许多慢阻肺患者的关键症状，但通常未被识别，mMRC 评分与其他多种疾病严重程度指标密切相关，并可预测未来的死亡风险。

呼吸困难评价等级	呼吸困难严重程度
0级	只有在剧烈活动时才感到呼吸困难
1级	在平地快步行走或步行爬小坡时出现气短
2级	由于气短，平地行走时比同龄慢或需要停下来休息
3级	在平地行走100m左右或数分钟后需要停下来喘气
4级	因严重呼吸困难以致不能离开家，或在穿衣服、脱衣服时出现呼吸困难

图 3-1-4　改良的英国医学研究委员会（mMRC）呼吸困难量表

CAT 是由 8 个题目构成的用于评估慢阻肺患者健康状况的问卷（表 3-1-1）。评分范围为 0~40 分。CAT 评分≥10 的患者需要对症状（包括呼吸困难）进行常规治疗。mMRC<1 的患者也可能存在许多慢阻肺其他症状，因此建议使用 CAT 评分。然而，由于 mMRC 使用较为广泛，因此仍将 mMRC≥2 作为区分

"呼吸困难症状较轻"与"呼吸困难症状较重"的阈值。

表 3-1-1 慢性阻塞性肺疾病（简称慢阻肺）患者自我评估测试（CAT）

序号	症状	评分	症状
1	我从不咳嗽	0 1 2 3 4 5	我总是咳嗽
2	我肺里一点痰都没有	0 1 2 3 4 5	我有很多痰
3	我一点也没有胸闷的感觉	0 1 2 3 4 5	我有很严重的胸闷感觉
4	当我在爬坡或爬一层楼梯时没有喘不过气的感觉	0 1 2 3 4 5	当我上坡或爬一层楼时，会感觉严重喘不上气
5	我在家里的任何活动都不受到慢阻肺的影响	0 1 2 3 4 5	我在家里的任何活动都很受慢阻肺的影响
6	尽管有肺病我仍有信心外出	0 1 2 3 4 5	因为我有肺病，我没有信心外出
7	我睡得好	0 1 2 3 4 5	我睡得不好
8	我精力旺盛	0 1 2 3 4 5	我一点精力都没有

3. 急性加重风险评估

慢阻肺急性加重是指急性呼吸系统症状恶化发作，通常与局部和全身性炎症加重相关。慢阻肺急性加重是疾病自然进程中的关键事件，因为其显著影响患者的健康状况（通常持续较长时间），使肺功能下降速度加快，使患者的预后恶化，并与慢阻肺的大部分医疗费用相关。不同患者之间和随访期间的慢阻肺急性加重发生率差异很大，频繁急性加重（定义为一年急性加重两次或两次以上）的最佳预测因素是既往急性加重史，气流阻塞恶化与急性加重率、住院率及死亡风险增加相关。

4. 血嗜酸性粒细胞计数评估

多项研究表明，血嗜酸性粒细胞计数可预测吸入糖皮质激素（在规律使用支气管舒张剂维持治疗的基础上）在预防未来急性加重方面的作用程度。作为药物治疗管理的一部分，GOLD推荐使用血嗜酸性细胞计数指导吸入糖皮质激素的应用。

5. 慢阻肺合并症的评估

在对慢阻肺患者进行病情严重程度的综合评估时，还应注意患者的各种全身合并症，如心血管疾病（包括外周性血管疾病）、骨骼肌功能障碍、骨质疏松症、焦虑/抑郁、睡眠呼吸暂停综合征、恶性肿瘤、代谢综合征、糖尿病、胃食管反流等慢性合并症，治疗时应予以兼顾。

6. 慢阻肺初始综合评估

目前慢阻肺国际指南推荐采用基于症状水平（mMRC 或 CAT）、气流阻塞严重程度（GOLD 1~4 级）和既往急性加重频率的综合评估策略。提议采用该分类以指导初始药物治疗。该综合评估策略的主要进步是纳入了患者报告的结局，并强调预防急性加重在气流阻塞的严重程度（GOLD 1～4 级）和既往急性加重频率慢阻肺管理中的重要性。初始版本综合评估采用来评估急性加重风险（图 3-1-5）。

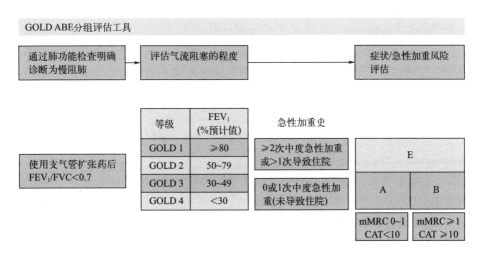

图 3-1-5　GOLD ABE 分组评估工具

五、慢阻肺急性加重的诊断

1. 慢阻肺急性加重

慢阻肺急性加重是指患者呼吸道症状急性恶化，导致需要额外治疗。慢阻肺患者每年发生 0.5～3.5 次急性加重，但实际的年急性加重次数受到多种因素的影响，存在较大的个体差异。慢阻肺急性加重是慢阻肺病程的重要组成部分，预防、早期发现和及时治疗急性加重对于减轻疾病负担至关重要。

2. 慢阻肺急性加重的病因和诱发因素

慢阻肺急性加重可由多种因素引起，常见的是上呼吸道和气管、支气管感染。吸烟、空气污染、吸入变应原，气温变化等理化因素以及稳定期治疗不规范或中断均可导致急性加重。误吸是部分患者反复急性加重的原因，应注意甄别。气道黏液高分泌和痰液清除障碍增加急性加重风险。急性加重可以是多种因素共同作用的结果，部分患者原因不明。

3. 慢阻肺急性加重的诊断

诊断主要依靠患者急性起病的临床过程，即呼吸系统症状突然恶化超出日常变异。主要症状为呼吸困难加重，常伴有喘息、胸闷、咳嗽加剧、痰量增加、痰液颜色和（或）黏度改变以及发热等，也可出现心悸、全身不适、失眠、嗜睡、疲乏、抑郁和意识不清等症状。慢阻肺急性加重可导致并发症和合并症加重，包括急性肺源性心脏病和肺性脑病等，应全面评估。肺炎、急性冠状动脉综合征、充血性心力衰竭、心律失常、气胸、胸腔积液和肺血栓栓塞症等疾病的症状和慢阻肺急性加重类似，需加以鉴别。

4. 慢阻肺急性加重严重程度评估

慢阻肺急性加重的严重程度受到基础疾病严重程度、合并症等众多因素影响，目前尚缺乏理想的分级标准。通常分为：①轻度，单独使用短效支气管扩张药治疗；②中度，使用短效支气管扩张药和抗菌药物，加用或不加用口服糖皮质激素；③重度，需要住院或急诊、重症监护病房（ICU）治疗重度急性加重可能并发急性呼吸衰竭。

六、慢阻肺急性加重的治疗

慢阻肺急性加重的治疗目标是最小化本次急性加重的影响，预防再次急性加重的发生。

1. 治疗的场所选择和分级治疗原则

根据慢阻肺急性加重和合并症的严重程度，可选择在门诊或住院治疗。多数急性加重患者可在门诊接受支气管扩张药、糖皮质激素及抗菌药物等治疗病情较重者，应住院治疗；若病情危及生命需尽快住院治疗。

2. 支气管扩张药治疗

支气管扩张药是慢阻肺急性加重的一线基础治疗，用于改善临床症状和肺功能；推荐优先选择单用 SABA 或联合 SAMA 吸入治疗。住院患者首选雾化吸入给药，而门诊家庭治疗可采用经储物罐吸入定量气雾剂的方法或家庭雾化治疗。需要使用机械通气的患者可以通过专用的接头连接定量气雾剂吸入药物，或者根据呼吸机的说明书使用雾化治疗。茶碱类药物不推荐作为一线的支气管扩张药，但在 β_2 受体激动药、抗胆碱能药物治疗 12～24h 后，病情改善不佳时可考虑联合应用，但需要监测和避免不良反应。

3. 抗感染治疗

下呼吸道细菌感染是慢阻肺急性加重最常见的原因，占 1/3～1/2。因此，对于所有慢阻肺急性加重患者，均应评估感染相关的指标和是否有抗菌治疗的指征。对于具备抗菌药物应用指征的患者，抗菌治疗可以缩短恢复时间、降低早期复发风险、减少治疗失败风险和缩短住院时间。慢阻肺急性加重抗菌治疗的临床指征为：①同时具备呼吸困难加重、痰量增加和脓性痰这 3 个主要症状（Anthonisen Ⅰ 型）；②具备脓性痰和另 1 个主要症状（Anthonisen Ⅱ 型）；③需要有创或无创机械通气治疗。脓性痰是判断下呼吸道细菌负荷升高最敏感的指标，相应地，咳白痰或清痰的患者为细菌性急性加重的可能性较小。此外，是否需要住院治疗、既往急性加重和住院史以及发生并发症的风险也是评估抗菌治疗必要性的重要依据。无论门诊还是住院患者，C 反应蛋白均有助于安全地降低抗菌药物的使用率，可作为是否启动抗菌治疗的参考。

4. 糖皮质激素治疗

在中重度慢阻肺急性加重患者中，全身使用糖皮质激素可改善 FEV_1，氧合状态和缩短康复及住院时间，推荐剂量为甲泼尼龙 40mg/d，治疗 5 天，静脉应用与口服疗效相当。长时间使用糖皮质激素可导致患者罹患肺炎及死亡的风险增加。血和痰的白细胞分类对于慢阻肺急性加重的分型有一定意义，糖皮质激素对于血嗜酸粒细胞较低（<2%或 0.3×10^9）的急性加重患者治疗效果可能欠佳。

5. 其他治疗、并发症和合并症的防治处理

慢阻肺急性加重病情反复与痰液分泌增多有关。可通过全身或雾化吸入药物、吸痰、物理排痰等方式辅助气道痰液清除。并发呼吸衰竭时，一般不推荐使用呼吸兴奋药，只有在无条件或不适合使用机械通气时选用。慢阻肺急性加重与急性心血管事件和肺栓塞等风险增高相关，识别并治疗各种并发症可改善预后。

七、呼吸支持

1. 控制性氧疗

氧疗是慢阻肺急性加重伴呼吸衰竭患者的基础治疗，氧流量调节应以改善患者的低氧血症、保证 SpO_2 88%～92%为目标。SpO_2 达到目标范围后，应及时进行动脉血气分析，以确定氧合满意且未引起 CO_2 潴留和（或）呼吸性酸中毒进一步加重。若氧疗后患者 SpO_2 未能上升至目标范围，应当积极寻找原因并进行相应处理。

2. 经鼻高流量湿化氧疗（HFNC）

HFNC 是一种通过高流量鼻塞持续为患者提供可以调控并以相对恒定吸氧浓度（21%～100%）温度（31～37℃）和湿度的高流量（8～80L）吸入气体的治疗方式。与传统氧疗相比，HFNC 供氧浓度更精确加温湿化效果更好；初步的研究结果显示，高的气流对上气道由"冲洗效应"而减少解剖死腔，同时可以产生一定水平的呼气末正压（平均为 $3cmH_2O$），对慢阻肺急性加重患者的呼吸困难有一定的改善作用，舒适性及耐受性优于常规的无创通气。在临床实践中主要应用于合并轻度呼吸衰竭的患者。禁忌证包括心跳呼吸骤停，需紧急气管插管有创机械通气；自主呼吸微弱、昏迷；严重的氧合功能异常（$PaO_2/FiO_2<100mmHg$）；中重度呼吸性酸中毒高碳酸血症（pH<7.30）。

3. 无创机械通气（NPPV）

NPPV 是目前慢阻肺急性加重合并Ⅱ型呼吸衰竭患者首选的呼吸支持方式，可改善患者呼吸性酸中毒，降低 $PaCO_2$ 呼吸频率、呼吸困难程度，缩短住院时间，减少病死率和气管插管率等；同时也能避免气管插管相关的附加损害，包括气道损伤、减低呼吸机相关性肺炎的发生及镇静药的使用等。合理的操作是保证 NPPV 疗效、提高患者耐受性及依从性的重要因素，包括接口的合理选择，呼吸机与患者连接的舒适性、密封性和稳定性、操作流程和参数设置与调节等。NPPV 具体应用指征见表 3-1-2。

表 3-1-2　无创机械通气在慢性阻塞性肺疾病急性加重期的应用指征

适应证（具有下列至少 1 项）
呼吸性酸中毒（动脉血 pH<7.35 和 $PaCO_2$>45mmHg）
严重呼吸困难且具有呼吸肌疲劳和（或）呼吸功增加的临床征象，如使用辅助呼吸肌、胸腹部矛盾运动或肋间隙凹陷
常规氧疗或 HFNC 治疗不能纠正的低氧血症
相对禁忌证（符合下列 1 项）
呼吸抑制或停止
心血管系统功能不稳定（低血压、心律失常和心肌梗死）嗜睡、意识障碍或患者不合作易发生误吸（吞咽反射异常、严重上消化道出血）痰液黏稠或有大量气道分泌物近期面部或胃食管手术
头面部外伤
固有的鼻咽部异常
极度肥胖
严重胃肠胀气

注：HFNC 为经鼻高流量湿化氧疗。

4. 有创机械通气

随着 NPPV 疗效的肯定，慢阻肺急性加重患者对有创机械通气的需求越来越少。在积极的药物和无创通气治疗后，若患者的呼吸衰竭仍进行性恶化，出现危及生命的酸碱失衡和（或）意识改变时，宜启动有创机械通气治疗，具体应用指征见表 3-1-3。在决定终末期慢阻肺患者是否使用机械通气时，还需充分考虑到病情好转的可能性、患者本人及家属的意愿，以及是否具备重症监护设施。

表 3-1-3　有创机械通气在慢性阻塞性肺疾病急性加重期的应用指征

不能耐受无创通气，或无创通气失败或存在使用无创通气的禁忌证
呼吸或心搏骤停
意识状态下降、普通镇静药物无法控制的躁动
明显的误吸或反复呕吐
持续性气道分泌物排出困难
严重的室性心律失常
严重的血流动力学不稳定，补液和血管活性药物均无效
危及生命的低氧血症，且患者不能耐受无创通气

第三节 慢性阻塞性肺疾病的科学管理

慢阻肺管理的目标是减少症状和未来风险见图 3-1-6。应对慢阻肺患者气流阻塞的严重程度、症状、急性加重史、危险因素暴露情况和合并症进行评估，以指导管理。

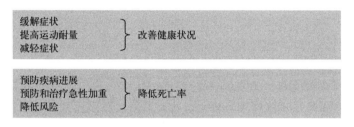

图 3-1-6 稳定期慢阻肺患者的管理目标

一、识别并减少风险因素暴露

识别和减少危险因素暴露是慢阻肺患者管理的一部分。吸烟是慢阻肺最常见、最易识别的危险因素。吸烟会对疾病的预后和进展产生负面影响，戒烟可以改善慢阻肺的自然病程，减轻日常症状，并降低急性加重的频率。因此所有慢阻肺患者中均应积极进行戒烟干预。有三种干预方法特别有效：实践咨询、来自家庭和朋友的社会支持以及治疗以外的社会支持。治疗烟草依赖的一线药物（例如伐尼克兰、去甲替林、安非他酮缓释剂、尼古丁口香糖、尼古丁吸入剂、尼古丁鼻喷雾剂和尼古丁贴剂）是有效的，在无禁忌证的情况下应选用其中至少一种药物。事实上，烟草依赖治疗是具有成本效益的干预措施。还应重视减少个人暴露于职业性粉尘、烟雾和气体，以及室内外空气污染物的总量。推荐采取有效通风、无污染烹饪灶等，患者应尽可能避免持续暴露于潜在刺激物。

二、慢阻肺患者的疫苗接种

1. 流感疫苗

流感疫苗接种可减少慢阻肺患者发生严重下呼吸道感染等严重疾病，显著减少急性加重次数，而且对老年慢阻肺患者更为有效。研究结果显示，慢阻肺患者（尤其是老年人）在接种流感疫苗后很多年内缺血性心脏病的总体风险降低。不良反应通常轻度且短暂。建议慢阻肺患者每年接种流感疫苗。

2. 肺炎球菌疫苗

多项研究显示，慢阻肺患者接种肺炎球菌疫苗可以减少社区获得性肺炎的发病率，并且可以降低慢阻肺急性加重。肺炎球菌疫苗包括 PPSV23 和 13 价肺炎球菌多糖疫苗（PCV13），美国 ACIP 推荐所有年龄＞65 岁或合并有明显慢性心肺疾病的慢阻肺患者接种 PPSV23，我国相关指南也推荐 60 岁及以上或存在有包括慢阻肺在内的肺炎链球菌感染高危因素的人群接种 PPSV23。

3. 百白破疫苗

对于从未接种百白破疫苗的慢阻肺患者建议补接种，以预防百日咳、白喉和破伤风的发生。

三、稳定期慢阻肺患者的药物治疗

1. 支气管扩张药

支气管扩张药是慢阻肺的基础一线治疗药物，通过松弛气道平滑肌扩张支气管，改善气流受限，从而减轻慢阻肺的症状，包括缓解气促、增加运动耐力、改善肺功能和降低急性加重风险。与口服药物相比，吸入制剂的疗效和安全性更优，因此多首选吸入治疗。主要的支气管扩张药有 β_2 受体激动药、抗胆碱能药物及甲基黄嘌呤类药物，可根据药物作用及患者的治疗反应选用。联合应用不同作用机制及作用时间的药物可以增强支气管扩张作用，更好改善患者的肺功能与健康状况，通常不增加不良反应。

① β_2 受体激动药：β_2 受体激动药分为短效和长效两种类型。短效 β_2 受体激动药（short-acting beta2-agonist，SABA）主要有特布他林、沙丁胺醇及左旋沙丁胺醇等，常见剂型为加压定量吸入剂。主要用于按需缓解症状，长期规律应用维持治疗的效果不如长效支气管扩张药。长效 β_2 受体激动药（long-actingbeta2-agonist，LABA）作用时间持续 12h 以上，较 SABA 更好的持续扩张小气道，改善肺功能和呼吸困难症状，可作为有明显气流受限患者的长期维持治疗药物。早期应用于临床的药物包括沙美特罗（salmeterol）和福莫特罗（formoterol），其中福莫特罗属于速效和长效 β_2 受体激动药。近年来新型 LABA 起效更快、作用时间更长，包括茚达特罗（indacaterol 奥达特罗（oladaterol）和维兰特罗（vilanterol）等。

不良反应和注意事项：总体来说，吸入 β_2 受体激动药的不良反应远低于口服剂型。相对常见的不良反应有窦性心动过速、肌肉震颤（通常表现为手颤）头晕和头痛。不常见的有咽部刺激。罕见的不良反应有心律失常、支气管痉挛以及心力衰竭人群的氧耗增加，与噻嗪类利尿药联用可能出现低钾血症。LABA 在合并心血管疾患的慢阻肺患者中仍有较好的安全性，合并心血管疾病的稳定期慢阻肺患者无须更改吸入剂类型。

② 抗胆碱能药物：抗胆碱能药物通过阻断 M1 和 M3 胆碱受体，扩张气道平滑肌，改善气流受限和慢阻肺的症状，可分为短效和长效两种类型。短效抗胆碱能药物（SAMA）主要品种有异丙托溴铵，长效抗胆碱能药物（LAMA）能够持久的结合 M3 受体，快速与 M2 受体分离，从而延长支气管扩张作用时间超过 12h，新型 LAMA 作用时间超过 24h，常用 LAMA 包括噻托溴铵、格隆溴铵、乌美溴铵和阿地溴铵等。LAMA 在减少急性加重及住院频率方面优于 LABA，长期使用可以改善患者症状及健康状态，也可减少急性加重及住院频率。一项在我国开展的临床研究结果显示对于没有症状或仅有轻微症状的早期慢阻肺患者使用噻托溴铵可显著提高肺功能及生活质量。

不良反应和注意事项：总体来说，吸入抗胆碱能药物的不良反应比较少见，报道的不良反应中常见的有口干、咳嗽、局部刺激、吸入相关的支气管痉挛、头痛、头晕。少见的有荨麻疹、闭角型青光眼、心率加快。罕见的有过敏性反应（舌、唇和面部的血管性水肿）、眼痛、瞳孔散大、心悸、心动过速、喉痉挛、恶心及尿潴留。

2. 茶碱类药物

茶碱类药物可解除气道平滑肌痉挛，在我国慢阻肺治疗中使用较为广泛。缓释型或控释型茶碱口服 1～2 次/天可以达到稳定的血浆药物浓度，对治疗稳定期慢阻肺有一定效果。低剂量茶碱在减少急性加重方面尚存在争议。茶碱联合 LABA 对肺功能及呼吸困难症状的改善效果优于单独使用 LABA。但对于接受 ICS 治疗的慢阻肺急性加重高危患者，加用低剂量茶碱不能减少患者 1 年内急性加重次数。

不良反应和注意事项：不良反应与个体差异和剂量相关，常见的有恶心、呕吐、腹痛、头痛、胸痛、失眠、兴奋、心动过速、呼吸急促过量使用可出现心律失常，严重者可引起呼吸、心脏骤停。由于茶碱的有效治疗窗小，必要时需要监测茶碱的血药浓度，当血液中茶碱浓度＞5mg 时，即有治疗作用；＞15mg 时不良反应明显增加。茶碱与多种药物联用时要警惕药物相互作用。

3. 吸入糖皮质激素（ICS）

慢阻肺稳定期长期单一应用 ICS 治疗并不能阻止 FEV_1 的降低趋势，对病死率亦无明显改善；因此不推荐对稳定期慢阻肺患者使用单一 ICS 治疗。在使用 1 种或 2 种长效支气管扩张药的基础上可以考虑联合 ICS 治疗慢阻肺对 ICS 复合制剂长期吸入治疗的反应存在异质性，外周血嗜酸性粒细胞计数可用于指导 ICS 的选择。对于稳定期患者在使用支气管扩张药基础上是否加用 ICS，要根据症状和临床特征、急性加重风险、外周血嗜酸性粒细胞数值和合并症及并发症等综合考虑。

不良反应和注意事项：尽管总体而言 ICS 的不良反应发生率低，但 ICS 有增加肺炎发病率的风险，发生肺炎的高危因素如下：①吸烟；②年龄＞55岁；③有急性加重史或肺炎史；④体重指数＜25kg/m²；⑤mMRC＞2分或存在严重的气流受限。其他常见的不良反应有口腔念珠菌感染、喉部刺激、咳嗽、声嘶及皮肤挫伤。罕见的不良反应有过敏反应（皮疹、荨麻疹、血管性水肿和支气管痉挛）。非常罕见的有白内障、高血糖、分枝杆菌感染（包括结核分枝杆菌）、库欣综合征、消化不良及关节痛。

4. 联合治疗

不同作用机制的支气管扩张药联合治疗优于单一支气管扩张药治疗。SABA联合SAMA对肺功能和症状的改善优于单药治疗，LABA和LAMA联合治疗也可更好改善肺功能和症状，降低疾病进展风险等。目前已有多种LABA和LAMA联合制剂，如福莫特罗/格隆溴铵奥达特罗/噻托溴铵、乌镁溴铵/维兰特罗、茚达特罗/格隆溴铵。研究结果显示，与单药治疗比较，联合治疗能显著改善患者肺功能，减少急性加重，也能改善呼吸困难症状及健康状态，提高生活质量。文献报道，茚达特罗/格隆溴铵（LABA+LAMA）能够显著减少慢阻肺患者的肺过度充气，同时改善左心室舒张末期充盈容积和心功能，证实可能存在心功能获益。ICS和LABA联合较单用ICS或单用LABA在肺功能、临床症状和健康状态改善以及降低急性加重风险方面获益更佳。目前已有布地奈德/福莫特罗、氟替卡松/沙美特罗、倍氯米松/福莫特罗糠酸氟替卡松/维兰特罗等多种联合制剂。一项真实世界的观察性研究表明，对于血嗜酸粒细胞计数＞300个/μL的急性加重高风险患者，使用ICS+LABA治疗相较于LAMA治疗获益更佳。

在ICS+LABA治疗后仍然有症状的患者中，增加LAMA的三联治疗能显著改善肺功能及健康状态，减轻症状，并能减少急性加重；且与单独使用LAMA或LABA+LAMA联合治疗比较，使用三联治疗的患者能获得更好的疗效。若患者血嗜酸粒细胞计数＞300个/μL同时症状较为严重（CAT＞20分），可考虑使用ICS+LAMA+LABA治疗其较ICS+LABA有更好的临床疗效。此外，与LAMA单药治疗或LABA+LAMA、ICS+LABA联合治疗比较，三联治疗能显著降低患者病死率。目前国内有布地奈德/富马酸福莫特罗/格隆溴铵和、糠酸氟替卡松/维兰特罗/乌镁溴铵、茚达特罗/格隆溴铵/糠酸莫米松3种三联制剂。

5. 磷酸二酯酶4（PDE-4）抑制剂

其主要作用是通过抑制细胞内环腺苷酸降解来减轻炎症，目前应用临床的选择性PDE-4抑制剂罗氟司特（roflumilast）在亚洲人群中耐受性良好，口服罗氟司特1次/天可改善应用沙美特罗或噻托溴铵治疗患者的FEV，同时对于固定剂量ICS+LABA控制不佳的患者，加用罗氟司特对肺功能也有改善。对于存在慢性支气管炎、重度至极重度慢阻肺、既往有急性加重病史的患者，罗氟司特可使需用激素治疗的中重度急性加重发生率下降约17%。

不良反应：最常见的有恶心、食欲下降、体重减轻、腹痛、腹泻、睡眠障碍和头痛，通常发生在治疗早期，可能具有可逆性，并随着治疗时间的延长而消失。对照研究结果显示，在罗氟司特治疗期间会出现不明原因的体重下降，因此建议在治疗期间监测体重，低体重患者避免使用。对有抑郁症状的患者也应谨慎使用，罗氟司特与茶碱不应同时应用。

6. 其他药物

（1）祛痰药及抗氧化剂　祛痰药及抗氧化剂的应用可促进黏液溶解，有利于气道引流通畅，改善通气功能。黏液活性药物种类较多，但并非所有的黏液活性药物都同时具有祛痰和抗氧化的特性。临床常用祛痰抗氧化药物主要有 N-乙酰半胱氨酸（NAC）、羧甲司坦、厄多司坦、福多司坦和氨溴索等。研究结果显示，长期使用 NAC（1200mg/d）可以减少慢阻肺急性加重风险，对于有气道黏液高分泌的慢阻肺患者，无论稳定期评估分组如何，均可在起始治疗中加用祛痰剂。

（2）免疫调节剂　采用常见呼吸道感染病原菌裂解成分生产的免疫调节药物，两项 RCT 研究均显示，该类药物降低了慢阻肺急性加重的严重程度和频率，在有反复呼吸道感染的慢阻肺患者中建议使用。

（3）中医治疗　对慢阻肺患者也应根据辨证施治的中医治疗原则，某些中药具有祛痰、扩张支气管和免疫调节等作用，可有效缓解临床症状改善肺功能和免疫功能，提高生活质量。

7. 给药途径和吸入装置选择和吸入前准备

慢阻肺吸入装置的个体化选择需要综合考虑患者的健康状态、使用装置的能力、最大吸气流速、手口协调操作能力、可及性、价格等各方面因素，其中以患者使用装置的能力、吸气流速和手口协调操作能力为最重要的影响因素。对于有足够的吸气流速（吸气峰流速＞30L/min）且手口协调好的患者可选择 DPI、pMDI（包括传统 pMDI 和共悬浮 pMDI）或 SMI 中任一种装置；手口协调不佳的患者吸入装置推荐次序依次为 DPI、pMDI＋储物罐 SMI。对于吸气流速不足（吸气峰流速＜30L/min）但手口协调好的患者吸入装置推荐次序依次为 SMI、pMDI；手口协调不佳患者吸入装置推荐次序依次为 pMDI＋储物罐、SMI、雾化器；需机械通气的患者吸入装置推荐次序依次为雾化器、pMDI 或 SMs 应用吸入药物治疗时，考虑到慢阻肺患者存在黏液过度分泌，可能阻塞小气道，影响药物颗粒进入小气道效应部位，因此在吸入治疗前，可酌情进行气道廓清，有利于药物进入效应部位。这种情况下，建议吸入药物前主动咳嗽，如有痰声，需要清除痰液后再吸入药物，避免吸入药物被痰液带出无法发挥药效。

8. 初始治疗方案推荐

稳定期慢阻肺患者初始治疗方案见图 3-1-7。

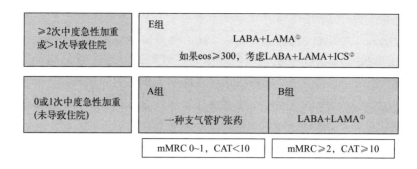

图 3-1-7　稳定期慢阻肺患者初始治疗方案

① 急性加重次数是指每年急性加重的次数；

eos—血嗜酸性粒细胞计数/L；mMRC—改良的英国医学研究委员会呼吸困难量表；CAT—慢阻肺评估测试

② 单一吸入装置比多个吸入装置更简便和有效；单一吸入装置可提高治疗依从性。

根据 ABE 分组对症状和急性加重风险，同时考虑血嗜酸性粒细胞计数进行个体化评估，启动慢阻肺初始药物治疗。

A组：基于支气管扩张药对呼吸困难的效果，应对所有 A 组患者给予支气管扩张药治疗。短效或长效支气管扩张药均可。除偶尔出现呼吸困难的患者外，如果有可用且能负担的长效支气管扩张药，则应成为首选。如果有获益，则应继续进行治疗。

B组：应以 LABA＋LAMA 联用启动治疗。一项 RCT 显示，在研究前一年内中度急性加重＜1 次且 CAT＞10 的患者中，LABA＋LAMA 在几项终点上优于 LAMA，因此，如果没有关于可及性、成本和副作用的问题 LABA＋LAMA 是推荐的初始药物选择。如果 LABA＋LAMA 联合治疗不合适，尚无证据支持哪一类长效支气管扩张药（LABA 或 LAMA）用于初始缓解该组患者的症状优于哪一类。在个体患者中，药物选择应取决于患者对症状缓解的感知。

E组：系统综述和网络荟萃分析显示 LABA＋LAMA 联合治疗是降低慢阻肺急性加重排名最高的治疗组。因此，如果没有关于可及性、成本和副作用的问题，LABA＋LAMA 是 E 组患者初始治疗的优选。

不鼓励在慢阻肺患者中使用 LABA＋ICS。如果存在 ICS 的指征，LABA＋LAMA＋ICS 已被证明优于 LABA＋ICS，因此前者为首选。

E 组患者如果 eos≥300/μL，则考虑使用 LABA＋LAMA＋ICS（实践推荐）。正如本章后面详述内容 ICS 在预防急性加重方面的作用与血嗜酸性粒细胞计数相关。文献中没有关于新诊断患者使用三联疗法的直接数据，然而，我们认为现有研究（主要在已接受过治疗的患者中进行）为将此治疗方案作为高嗜酸性粒细胞计数（≥300/μL）患者的初始治疗提供了依据。

如果慢阻肺患者合并哮喘，必须使用 ICS。

所有患者都应配备急救性短效支气管扩张药，以迅速缓解症状，实施治疗后，应重新评估患者是否达到治疗目标，并明确影响治疗成功的因素。在回顾患者开始治疗的反应后，可能需要调整治疗方案。

这一建议应遵循首先回顾、然后评估、最后按需进行调整的原则。

9. 慢阻肺稳定期药物治疗的随访及流程

对所有慢阻肺患者，都应建立"评估—回顾—调整"长期随访的管理流程。给予初始治疗后，应注意观察患者对治疗的反应，重点评估呼吸困难和急性加重发生情况是否改善，然后根据情况调整治疗方案。在调整药物治疗前，需要评估患者的吸入技术、用药依从性和其他非药物治疗方法（包括肺康复和自我管理教育），识别任何可能影响治疗效果的因素并加以调整，考虑升级或降级或更换吸入装置及药物，然后重复以上"回顾—评估—调整"管理流程。如果起始治疗的效果较好，则维持原治疗方案。如果起始治疗的疗效不佳，则先考虑其疗效不佳是呼吸困难没有改善还是急性加重发生率仍较高，然后针对性调整治疗方案（图 3-1-8）。

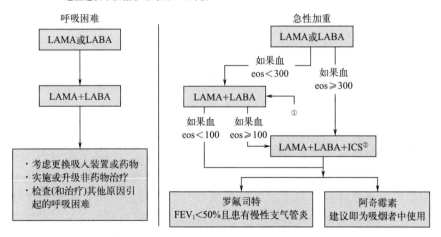

图 3-1-8　稳定期慢阻肺患者初始治疗方案

① 如果出现肺炎或其他相当的副作用，则考虑 ICS 降级．如果血 eos≥300 μL，则降级更可能导致急性加重的发生。

② 单一吸入装置比多个吸入装置更简便和有效；单一吸入装置可提高治疗依从性

急性加重次数是指每年急性加重的次数

四、慢阻肺患者的肺康复治疗

呼吸康复是在全面评估基础上，为患者提供个体化的综合干预措施，包括但不限于运动锻炼、教育和行为改变，目的是改善慢性呼吸疾病患者的生理及心理状况，并促进健康行为的长期保持。

呼吸康复可减轻患者呼吸困难症状、提高运动耐力、提高生活质量、减轻焦虑和抑郁症状、减少急性加重后 4 周内的再住院风险。对于有呼吸困难症状的患者，呼吸康复应作为常规推荐。

相对禁忌证包括：不稳定型心绞痛、严重的心律失常、心功能不全、未经控制的高血压等或影响运动的神经肌肉疾病、关节病变、周围血管疾病等，或严重的认知功能或精神障碍等。规律的运动训练是呼吸康复的核心内容。每个慢阻肺患者的运动训练计划应根据全面评估结果、康复目标、康复场所以及可提供的仪器设备来决定。

运动训练处方包括运动方式、频率、持续时间、运动强度和注意事项。运动方式分为有氧训练、阻抗训练、平衡柔韧性训练、呼吸肌训练等。①有氧训练又称耐力训练，指机体动用全身大肌群按照一定的负荷、维持长时间运动能力，常见的有氧运动包括快走、慢跑、游泳、打球等。②阻抗训练又称力量训练，是指通过克服一定量的负荷来训练局部肌肉群的一种运动方式，阻抗训练方式通常包括器械训练和徒手训练，器械训练主要包括哑铃弹力带、各种阻抗训练器械，徒手训练采用抗自身重力方式如深蹲、俯卧撑等。③平衡柔韧训练可以提高患者柔韧性，对于预防运动损伤、扩大关节活动范围有重要作用，常见的柔韧训练包括太极拳、八段锦、瑜伽等。④呼吸肌功能下降是导致慢阻肺患者肺通气功能不足、气促的常见原因之一，呼吸训练主要包括缩唇呼吸、腹式呼吸及呼吸肌耐力训练。呼吸康复可以在医院、社区和居家等场所开展，如果康复的频次和强度一致，可以得到等效的结果。然而，考虑到实际情况，仍然推荐医务人员监管的康复方案为首选。稳定期患者康复疗程至少 6~8 周，医务人员监督下至少每周 2 次急性加重住院期间何时开始康复尚有争议，有研究发现出院后 2 周内开始康复可以减少患者再住院和死亡。

慢阻肺患者常存在营养不良及心理障碍。通过营养干预可改善患者营养状况、总体重、运动能力和一般健康状况；心理干预可显著改善慢阻肺患者焦虑抑郁症状，增加患者治疗依从性；健康教育可提高患者自我管理能力，并可改善预后部分慢阻肺患者在行走、穿鞋、穿衣、洗漱等日常活动中会感觉气短、呼吸费力，无法完成日常生活，通过居家康复节能指导如借助鞋拔子穿鞋、助行器行走、步行时控制吸呼比等可减少氧耗，减轻呼吸困难，可以减少患者日常生活对他人的依赖，提高生活质量。

五、氧疗和通气支持

1. 氧疗

慢性呼吸衰竭的患者进行长期氧疗（long-term oxygen therapy，LTOT）可以提高静息状态下严重低氧血症患者的生存率，对血流动力学血液学特征、运动能力、肺生理和精神状态都会产生有益的影响。LTOT 一般经鼻导管吸入，流量 1.0～2.0L/min，>15h/d。接受 LTOT 的稳定期患者应有如下之一特征。

（1）PaO_2<7.3kPa（55mmHg）或 SaO_2 88%，伴或不伴有 3 周发生 2 次高碳酸血症的情况。

（2）PaO_2 为 7.3～8.0kPa（55～60mmHg），患者出现肺动脉高压，外周水肿（有充血性心力衰竭迹象），或红细胞增多症（红细胞压积>55%）。开始 LTOT 后，在 60～90 天内，应对患者的疗效进行重新评估，以判断氧疗是否有效以及是否需要继续治疗。长期氧疗的目的是使患者在海平面水平，静息状态下，达到 PaO_2>60mmHg 和（或）使 SaO_2 达到 90%，以维持重要器官的功能，保证周围组织的气供应。同时也有新的研究证实，患者从运动训练中获益并不需要补充氧气来纠正 SaO_2 降低。因此对于慢阻肺患者，他们在休息时 SaO_2 正常，但在运动过程中出现 SaO_2 下降，可以在没有补充氧气的低氧疗房提供运动训练计划，便于在社区开展肺康复计划。

2. 家庭无创通气

家庭无创正压通气（hNPPV）治疗稳定期慢阻肺患者经历过一段时间的争论，近期大样本临床对照研究证实，对于存在严重二氧化碳潴留（$PaCO$≥53mmHg，pH>7.30）的重度或极重度慢阻肺患者，hNPPV 可以改善症状、降低住院需求和病死率；尤其适合于合并阻塞时性睡眠障碍的患者。合理设置 hNPPV 的参数对疗效有显著的影响。采用降低二氧化碳水平（如 $PaCO_2$ 降低基础水平的 20%，或者 $PaCO_2$ 降低至 48mmHg）的参数设置标准，或采用"高强度（high-intensity）"通气策略（吸气压滴定到 20～30cmH_2O），可以提高疗效。

（陈云荣　吴哲）

第二章　支气管哮喘

第一节　疾病常识

一、哮喘的概念

支气管哮喘简称哮喘，是由多种细胞以及细胞组分参与的慢性气道炎症性疾病，临床表现为反复发作的喘息、气急，伴或不伴胸闷或咳嗽等症状，同时伴有气道高反应性和可变的气流受限，随着病程延长可导致气道结构改变，即气道重塑。哮喘是一种异质性疾病，具有不同的临床表型。临床表现为反复发作的喘息、气急、胸闷或咳嗽等症状，常在夜间及凌晨发作或加重，多数患者可自行缓解或经治疗后缓解。经过长期规范化治疗和管理，80%以上的患者可以达到哮喘的临床控制。

二、哮喘的流行病学

哮喘是世界上最常见的慢性疾病之一，全球约有 3 亿哮喘患者，患病率大约为 3.57%。2019 年我国流行病学调查结果表明，我国哮喘发病率为 4.2%，成年哮喘患者高达 4750 万，且呈逐年上升趋势。一般认为发达国家哮喘患病率高于发展中国家，城市高于农村。哮喘病死率在（1.6～36.7）/10 万，多与哮喘长期控制不佳、最后一次发作时治疗不及时有关，其中大部分是可预防的。我国已成为全球哮喘病死率最高的国家之一。

三、哮喘的病因和危险因素

哮喘有不同的类型，某些类型的哮喘具有多基因遗传倾向性，其发病具有家族集聚现象，亲缘关系越近，患病率越高。具有哮喘易感基因的人群发病与否受环境因素的影响较大。环境因素包括变应原性因素，如室内变应原（尘螨、家养宠物）、室外变应原（花粉、草粉）、职业性变应原（油漆、活性染料）、食物（鱼、虾、蛋类、牛奶）、药物（阿司匹林、抗生素）和非变应原性因素（如大气污染、吸烟、运动、肥胖）等。吸烟、冷空气以及病毒感染也能引起哮喘发作。另外，部分哮喘患者在运动时可发生支气管痉挛。精神压力和焦虑可引起肥大细胞释放组胺和白三烯，迷走神经刺激导致支气管收缩和狭窄。

哮喘是一种肺部气道疾病，气道的作用是输送空气到肺部。气道由气管到肺越来越细小,像树枝一样。哮喘最重要的特征就是气道阻塞。肺内的气道(支气管)是由平滑肌和气道内皮所构成的管道。当哮喘控制较好时,患者气道通畅而且干净,空气可以很容易地进出肺。当哮喘发作时,肺部气道平滑肌层发生痉挛,使气道壁狭窄,中间层由于炎症而增厚、肿胀,气道腔被挤压更加狭窄,某些气道,黏液聚集使气道部分或完全阻塞,这些聚集物称为黏液栓。此外,气道壁最表层可能被破坏,细胞脱落,进一步使气道直径变窄。这些因素导致进出肺部的空气阻力显著增加,气流受限,进出肺的空气减少,患者呼吸更加费力,患者常出现咳嗽、喘息、胸闷的症状。哮喘的气道阻塞是可逆的,意味着采用恰当的治疗或自发地,气道肌肉的收缩停止,气道阻塞解除,气流出入肺组织恢复正常。若哮喘长期反复发作,导致支气管平滑肌肥大/增生、气道上皮细胞黏液化生、上皮下胶原沉积和纤维化、血管增生以及基底膜增厚等气道重构,则会出现不完全可逆的气道阻塞和气流受限。

四、哮喘的临床表现

哮喘的典型症状为发作性伴有哮鸣音的呼气性呼吸困难,可伴有气促、胸闷或咳嗽。症状可在数分钟内发作,并持续数小时至数天,可经平喘药物治疗后缓解或自行缓解。夜间及凌晨发作或加重是哮喘的重要临床特征。有些患者尤其是青少年,其哮喘症状在运动时出现,称为运动性哮喘。此外,临床上还存在没有喘息症状的不典型哮喘,患者可表现为发作性咳嗽、胸闷或其他症状。对以咳嗽为唯一症状的不典型哮喘称为咳嗽变异性哮喘;对以胸闷为唯一症状的不典型哮喘,有人称之为胸闷变异性哮喘。哮喘的具体临床表现形式及严重程度在不同时间表现为多变性。发作时典型的体征为双肺可闻及广泛的哮鸣音,呼气音延长。但非常严重的哮喘发作,哮鸣音反而减弱甚至完全消失,表现为"沉默肺",是病情危重的表现。

第二节 支气管哮喘的诊断与治疗

一、肺功能测定

疑有哮喘者应进行肺功能检查来确定和量化气道阻塞的严重性和可逆程度。肺功能结果的质量与是否用力有关,所以在肺功能测定前需耐心学习肺功能的做法。如果停用支气管扩张药尚安全,那么在检查前应停用支气管扩张药,如检查前 8 小时停用短效 β_2 受体激动药如沙丁胺醇等;前 24 小时停用异丙托溴铵;前 12~48 小时停用氨茶碱;前 48 小时停用长效 β_2 受体激动药如沙美特罗和福莫特罗;前 1 周停用噻托溴铵。

1. 通气功能检测

哮喘发作时呈阻塞性通气功能障碍表现，用力肺活量（FVC）正常或下降，第一秒用力呼气容积（FEV_1），1 秒率（$FEV_1/FVC\%$）以及最高呼气流量（PEF）均下降。其中以 $FEV_1/FVC\% < 70\%$ 或 FEV_1 低于正常预计值的 80% 为判断气流受限的最重要指标。缓解期上述通气功能指标可逐渐恢复。病变迁延、反复发作者，其通气功能可逐渐下降。

2. 支气管激发试验

用于测定气道反应性。常用吸入激发剂为乙酰甲胆碱和组胺。如 FEV_1 下降≥20%，判断结果为阳性，提示存在气道高反应性。支气管激发试验适用于非哮喘发作期、FEV_1 在正常预计值 70% 以上患者的检查。

3. 支气管舒张试验

用于测定气道的可逆性改变。常用吸入支气管扩张药有沙丁胺醇、特布他林。当吸入支气管扩张药 20 分钟后重复测定肺功能，FEV_1 较用药前增加≥12%，且其绝对值增加注 200mL，判断结果为阳性，提示存在可逆性的气道阻塞。禁忌证包括 $FEV_1 < 1L$ 或 $< 50\%$ 预计值、新近发生的心肌梗死或卒中、严重高血压（收缩压>200mmHg；舒张压>100mmHg）。

4. 呼吸流量峰值（PEF）及其变异率测定

哮喘发作时 PEF 下降。由于哮喘有通气功能时间节律变化的特点，监测 PEF 日间、周间变异率有助于哮喘的诊断和病情评估。PEF 平均每日昼夜变异率（连续 7 天，每日 PEF 昼夜变异率之和/7）>10%，或 PEF 周变异率（2 周内最高 PEF 值－最低 PEF 值)/[（2 周内最高 PEF 值＋最低 PEF 值）×1/2]×100%>20%，提示存在气道可逆性的改变。

二、支气管哮喘的诊断标准

1. 典型哮喘的临床症状和体征

① 反复发作喘息、气急、胸闷或咳嗽，夜间及晨间多发，常与接触变应原、冷空气、理化刺激以及病毒性上呼吸道感染、运动等有关。

② 发作时双肺可闻及散在或弥漫性哮鸣音，呼气相延长。

③ 上述症状和体征可经治疗缓解或自行缓解。

2. 可变气流受限的客观检查

① 支气管扩张试验阳性；② 支气管激发试验阳性；③ 平均每日 PEF 昼夜变异率>10% 或 PEF 周变异率>20%。

符合上述症状和体征，同时具备气流受限客观检查中的任一条，并除外其他疾病所引起的喘息、气急、胸闷和咳嗽，可以诊断为哮喘。

咳嗽变异性哮喘指咳嗽作为唯一或主要症状，无喘息、气急等典型哮喘症状，同时具备可变气流受限客观检查中的任一条，除外其他疾病所引起的咳嗽。

三、哮喘的分期及控制水平分级

哮喘可分为急性发作期、慢性持续期和临床缓解期。

1. 急性发作期

指喘息、气急、胸闷或咳嗽等症状突然发生或症状加重，伴有呼气流量降低，常因接触变应原等刺激物或治疗不当所致。哮喘急性发作时其程度轻重不一，病情加重可在数小时或数天内出现，偶尔可在数分钟内即危及生命，故应对病情做出正确评估并及时治疗。

2. 慢性持续期

指患者虽然没有哮喘急性发作，但在相当长的时间内仍有不同频度和不同程度的喘息、咳嗽、胸闷等症状，可伴有肺通气功能下降。目前应用最为广泛的慢性持续期哮喘严重性评估方法为哮喘控制水平，这种评估方法包括目前临床控制评估和未来风险评估，临床控制又可分为良好控制、部分控制和未控制三个等级。

3. 临床缓解期

指患者无喘息、气急、胸闷、咳嗽等症状，并维持1年以上。

四、支气管哮喘的治疗

虽然哮喘不能根治，但长期规范化治疗可使大多数患者达到良好或完全的临床控制。哮喘治疗的目标是长期控制症状、预防未来风险的发生，即在使用最小有效剂量药物治疗的基础上或不用药物，能使患者与正常人一样生活、学习和工作。

1. 确定并减少危险因素接触

部分患者能找到引起哮喘发作的变应原或其他非特异刺激因素，使患者脱离并长期避免接触这些危险因素是防治哮喘最有效的方法。

2. 药物分类和作用特点

哮喘治疗药物分为控制性药物和缓解性药物。前者指需要长期使用的药物，主要用于治疗气道慢性炎症而使哮喘维持临床控制，亦称抗炎药。后者指按需使用的药物，通过迅速解除支气管痉挛从而缓解哮喘症状，亦称解痉平喘药。各类药物介绍见表3-2-1。

表 3-2-1 哮喘治疗常用药物

缓解性药物	控制性药物
短效β受体激动药（SABA）	吸入型糖皮质激素（ICS）
短效吸入型抗胆碱能药物（SAMA）	白三烯调节药

续表

缓解性药物	控制性药物
短效茶碱	长效β受体激动药（LABA，不单独使用）
全身用糖皮质激素	缓释茶碱
	抗 IgE 抗体
	抗 IL-5 抗体
	联合药物（如 ICS/LABA）

（1）糖皮质激素　简称激素，是目前控制哮喘最有效的药物。

① 吸入：ICS 由于其局部抗炎作用强、全身不良反应少，是哮喘长期治疗的首选药物。常用药物有倍氯米松、布地奈德、氟替卡松、莫米松等。通常需规律吸入 1～2 周或以上方能起效。ICS 全身不良反应少，少数患者可出现口咽念珠菌感染、声音嘶哑，吸入药后用清水漱口可减轻局部反应和胃肠吸收。布地奈德、倍氯米松还有雾化用混悬液制剂，经以压缩空气为动力的射流装置雾化吸入，起效快，在应用短效支气管扩张药的基础上，可用于轻至中度哮喘急性发作的治疗。

② 口服：常用泼尼松和泼尼松龙。用于吸入激素无效或需要短期加强治疗的患者。起始 30～60mg/d，症状缓解后逐渐减量至≤10mg/d，然后停用或改用吸入剂。不主张长期口服激素用于维持哮喘控制的治疗。

③ 静脉：重度或严重哮喘发作时应及早静脉给予激素。可选择琥珀酸氢化可的松或甲泼尼龙。地塞米松因在体内半衰期较长、不良反应较多，宜慎用。无激素依赖倾向者，可在短期（3～5 天）内停药；有激素依赖倾向者应适当延长给药时间，症状缓解后逐渐减量，然后改口服和吸入剂维持。

（2）β_2 受体激动药　主要通过激动气道的 β_2 受体，扩张支气管、缓解哮喘症状。分为 SABA（维持 4～6 小时）和 LABA（维持 10～12 小时），LABA 又可分为快速起效（数分钟起效）和缓慢起效（30 分钟起效）两种。

① SABA：为治疗哮喘急性发作的首选药物。有吸入、口服和静脉三种制剂，首选吸入给药。常用药物有沙丁胺醇和特布他林。吸入剂包括定量气雾剂（MDI）、干粉剂和雾化溶液。SABA 应按需间歇使用，不宜长期、单一使用。主要不良反应有心悸、骨骼肌震颤、低钾血症等。

② LABA：与 ICS 联合是目前最常用的哮喘控制性药物。常用 LABA 有沙美特罗和福莫特罗。福莫特罗属快速起效的 LABA，也可按需用于哮喘急性发作的治疗。目前常用 ICS 加 LABA 的联合制剂有：氟替卡松/沙美特罗吸入干粉剂，布地奈德/福莫特罗吸入干粉剂。特别注意，LABA 不能单独用于哮喘的

治疗。

（3）白三烯调节药　通过调节白三烯的生物活性而发挥抗炎作用，同时可以扩张支气管平滑肌，是目前除 ICS 外唯一可单独应用的哮喘控制性药物，可作为轻度哮喘 ICS 的替代治疗药物和中至重度哮喘的联合治疗用药，尤适用于阿司匹林哮喘、运动性哮喘和伴有过敏性鼻炎哮喘患者的治疗。常用药物有孟鲁司特和扎鲁司特。不良反应通常较轻微，主要是胃肠道症状，少数有皮疹、血管性水肿、转氨酶升高，停药后可恢复正常。

（4）茶碱类药物　通过抑制磷酸二酯酶，提高平滑肌细胞内的 cAMP 浓度，拮抗腺苷受体，增强呼吸肌的力量以及增强气道纤毛清除功能等，从而起到扩张支气管和气道抗炎作用，是目前治疗哮喘的有效药物之一。

氨茶碱的主要不良反应包括恶心、呕吐、心律失常、血压下降及多尿，偶可兴奋呼吸中枢，严重者可引起抽搐乃至死亡。静脉注射速度过快可引起严重不良反应，甚至死亡。由于茶碱的"治疗窗"窄，以及茶碱代谢存在较大的个体差异，有条件的应在用药期间监测其血药浓度，安全有效浓度为 6～15mg/L。发热、妊娠、小儿或老年，患有肝、心、肾功能障碍及甲状腺功能亢进者尤须慎用。合用西咪替丁、喹诺酮类、大环内酯类药物等可影响茶碱代谢而使其排泄减慢，应减少用药量。

（5）抗胆碱药　通过阻断节后迷走神经通路，降低迷走神经张力而起到扩张支气管、减少黏液分泌的作用，但其扩张支气管的作用比 β_2 受体激动药弱，起效也较慢。抗胆碱药物可通过气雾剂、干粉剂和雾化溶液给药。本品与 β_2 受体激动药联合应用具有互补作用。雾化吸入 SAMA 异丙托溴铵与 SABA 沙丁胺醇复合制剂是治疗哮喘急性发作的常用药物。哮喘治疗方案中的第 4 级和第 5 级患者在吸入 ICS/LABA 治疗基础上可以联合使用吸入 LAMA。妊娠早期、患有青光眼、前列腺增生的患者应慎用此类药物。

新近上市的 ICS+LABA+LAMA 三联复合制剂糠酸氟替卡松-维兰特罗-乌美溴胺干粉剂、布地奈德-福莫特罗-格隆溴胺气雾剂，都是在 ICS+LABA 复合制剂基础上再加上 LAMA，重度哮喘患者使用吸入的三联复合制剂更为方便。

（6）抗 IgE 抗体（奥马珠单抗）　是一种人源化的重组鼠抗人 IgE 单克隆抗体，具有阻断游离 IgE 与 IgE 效应细胞表面受体结合的作用。主要用于经吸入 ICS 和 LABA 联合治疗后症状仍未控制，且血清 IgE 水平增高的重症哮喘患者。可显著改善重症哮喘患者的症状、肺功能和生活质量，减少口服激素和急救用药，降低哮喘严重急性发作率和住院率，且具有较好的安全性和耐受性。该药临床使用的时间尚短，其远期疗效与安全性有待进一步观察。

（7）抗 IL-5 治疗　IL-5 是促进嗜酸性粒细胞增多、在肺内聚集和活化的重要细胞因子。抗 IL-5 单抗（美泊利珠单抗）治疗哮喘，可以减少患者体内嗜酸性粒细胞浸润，减少哮喘急性加重和改善患者生命质量，对于高嗜酸性粒细胞血症的哮喘患者治疗效果好。

3. 制订治疗方案

（1）初始治疗方案 一旦确立了哮喘的诊断，尽早开始规律的控制治疗对于取得最佳的疗效至关重要。对于成人哮喘患者的初始治疗，应根据患者具体情况选择合适的级别，或在两相邻级别之间的建议选择高的级别，以保证初始治疗的成功率（表3-2-2）。

表3-2-2 初始哮喘治疗：成人和青少年的推荐选择

存在症状	首选初始治疗
所有患者	不推荐仅用SABA治疗（而无ICS）
哮喘症状不频繁，少于每月2次	1. 按需低剂量ICS+福莫特罗 2. 其他选择包括使用SABA时同时使用ICS，联合使用或单独使用吸入器
每月2次或2次以上峰喘症状或需要缓解药物	1. 低剂量ICS，且按需使用，或按需低剂量ICS+福莫特罗 2. 其他选择包括LTRA（疗效低于ICS） 3. 使用SABA同时使用ICS，用联合或单独的吸入器。如果缓解药物使用的是SABA，需评估患者使用控制药物的依从性
大多数日子有哮喘症状；或每周1次或1次以上因哮喘觉醒，尤其是存在任何危险因素时	1. 低剂量ICS+LABA作为维持治疗，ICS+福莫特罗 2. 按需使用SABA为缓解治疗，同时联合ICS 3. 中剂量ICS及按需SABA
初始哮喘表现伴严重未控制的哮喘，或伴急性发作	1. 短期口服糖皮质激素及开始规律使用控制药物治疗 2. 采用高剂量ICS或中剂量ICS+LABA
在开始初始控制药物治疗之前	
若可能，记录哮喘诊断证据 记录患者症状控制水平和风险因素，包括肺功能 考虑影响治疗方案选择的因素 确保正确使用吸入器 计划随访预约	
在开始初始控制药物治疗之后	
在2～3个月后或更早，评估患者治疗反应 维持良好控制达3个月以上，可考虑降级治疗	

（2）哮喘的阶梯治疗方案 整个哮喘治疗过程中需要连续对患者进行评估、

调整并观察治疗反应。控制性药物的升降级应按照阶梯式方案选择。哮喘控制维持至少 3 个月可以考虑降级治疗，以找到维持哮喘控制的最低有效治疗级别（表 3-2-3）。

表 3-2-3 哮喘患者长期（阶梯式）治疗方案

药物	1 级	2 级	3 级	4 级	5 级
推荐选择控制药物	按需 ICS-福莫特罗	低剂量 ICS 或按需 ICS + 福莫特罗	低剂量 ICS + LABA	中剂量 ICS + LABA	参考临床表型加抗 IgE 单克隆抗体，或加抗 IL-5 或加抗 IL-5R 或加抗 IL-4R 单克隆抗体
其他选择控制药物	按需使用 SABA 时即联合低剂量 ICS	白三烯受体拮抗药（LTRA）低剂量茶碱	中剂量 ICS 或低剂量 ICS 加 LTRA 或加茶碱	高剂量 ICS 加 LAMA 或加 LTRA 或加茶碱	高剂量 ICS + LABA 加其他治疗，如加 LAMA. 或加茶碱或加低剂量口服激素（注意不良反应）
首选缓解药物	按需使用低剂量 ICS + 福莫特罗，处方维和缓解治疗的患者按需使用低剂量 ICS + 福莫特罗				
其他可选缓解药物	按需使用 SABA				

注：ICS—吸入性糖皮质激素；LABA—长效 β 受体激动药；SABA—短效 β 受体激动药；LAMA—长效抗胆碱能药物。

第三节　支气管哮喘的科学管理

一、脱离过敏原

如果能够明确引起哮喘发作的过敏原或其他非特异刺激因素，采取环境控制措施，尽可能减少暴露，是防治哮喘最有效的方法，具体的措施见表 3-2-4。

表 3-2-4 常见吸入性过敏原的避免措施

过敏原	避免措施
粉尘螨和屋尘螨	（1）注意维护环境清洁，对居室的所有地方均应定期吸尘，最好使用除螨吸尘器 （2）将相对湿度降至 45% 以下，天晴时将居室门窗打开通风，并晾晒床垫以保持干燥 （3）勤换被褥，被褥、衣物等要用 55℃ 以上热水浸洗，或用防螨布包裹被褥、床垫、枕头等 （4）将地毯换成木质地板，不用填充式家具 （5）毛绒玩具不要放在床上，可将其放入密闭的塑料袋内，然后清洗干净 （6）减少室内挂饰，厚重的窗帘换成较易清洗的材质 （7）勿让宠物进入卧室 （8）定期清洗空调滤网等

续表

过敏原	避免措施
猫毛/猫上皮和犬毛/犬上皮	（1）尽量少让宠物待在室内，减少犬、猫的毛发留在室内的机会，特别是避免进出客厅与卧室 （2）勤洗宠物：最好一周洗2次，其衬垫亦应一并清洗，推荐使用宠物清洁剂 （3）经常清洗衣物：接触过宠物的衣物应立刻清洗，避免散布过敏原 （4）保持通风环境：室内环境尽量保持自然通风的状态，以减少过敏原停留
蟑螂	（1）蟑螂的排泄物、分泌物、尸体、碎屑等均为过敏原，因此最好对全尸进行处理 （2）蟑螂出没的地面均可能有过敏原的分布，应加强地面清洁
花粉	（1）蒿属花粉：花期8~11月，草花粉花期5~10月。玉米花粉：花期7~9月；法国梧桐花：主要用于城市绿化，广泛种植，花期4~5月。白桦花粉：我国大部分省份均有分布，花期5-6月 （2）豚草：外来入侵物种，我国大部分城市均有发现，花期7~9月 （3）花粉季节尽量减少外出，外出戴口罩 （4）使用花粉阻隔剂有一定的效果
霉菌类	（1）地下室、通气口和浴室要定期除湿。保持室内（包括浴室）干燥、通风，相对湿度＜50% （2）尽量避免在室内游泳池、蒸汽浴室、温室花房逗留 （3）用漂白粉或其他清洁剂清洗卫生间、冰箱、垃圾桶、下水道、空调滤网 （4）夏季衣服随换随洗，如果衣物发生霉变及时清洗消毒 （5）及时清理垃圾，避免接触枯叶、垃圾、土壤、堆肥 （6）地毯、书籍、报纸和衣物应防潮防霉，食物亦应合理储存以防霉变，勿大量贮存蔬菜、水果 （7）室内或阳台上不要放置花草，不要种植需要经常浇水的花草

二、治疗方案的动态调整

哮喘治疗方案的调整策略主要是根据症状控制水平和风险因素水平（主要包括肺功能受损的程度和哮喘急性发作史）等，按照哮喘阶梯式治疗方案进行升级或降级调整，以获得良好的症状控制并减少急性发作的风险。各治疗级别方案中都应该按需使用缓解药物以迅速缓解症状，规律使用控制药物以维持症状的控制。多数患者数天内症状得到缓解，但完全控制往往需要3~4个月，而重症哮喘和长期没有得到有效治疗者通常需更长时间。

治疗方案的实施过程是由患者哮喘控制水平所驱动的一个循环，必须进行持续性的监测和评估（图3-2-1）来调整治疗方案以维持哮喘控制，并逐步确定维持哮喘控制所需的最低治疗级别，保证治疗的安全性，降低医疗成本。需要对哮喘定期进行评估，到医院随访频率取决于初始治疗级别、治疗的反应性和患者自我管理能力。通常起始治疗后每2~4周需复诊，以后每1~3个月随访1次，定期确认是否正确掌握药物吸入技术有助于哮喘控制。

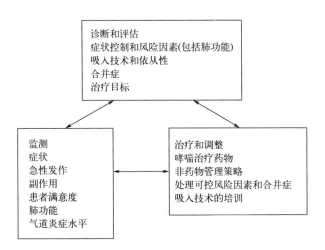

图 3-2-1　基于控制水平的哮喘治疗和管理策略

1. 升级治疗

当目前级别的治疗方案不能控制哮喘（症状持续或发生急性发作），应给予升级治疗，选择更高级别的治疗方案直至哮喘达到控制为止。升级治疗前需排除和纠正下列影响哮喘控制的因素：①药物吸入方法不正确；②依从性差；③持续暴露于触发因素（如变应原、烟草、空气污染、β受体阻滞药或非甾体抗炎药等）；④存在合并症所致呼吸道症状及影响生活质量；⑤哮喘诊断错误等。

2. 降级治疗

当哮喘症状得到控制并维持至少3个月，且肺功能恢复正常并维持平稳状态，可考虑降级治疗。关于降级的最佳时机、顺序、剂量等方面的研究甚少，降级方法则因人而异，主要依据患者目前治疗情况、风险因素、个人偏好等，如降级过度或过快，即使症状控制良好的患者，其发生哮喘急性发作的风险也会增加。完全停用ICS有可能增加急性发作的风险，激素减量时气道高反应性测定和痰嗜酸粒细胞计数可预测症状失控的风险。过去12个月中有过急性发作病史者在降级治疗时急性发作的风险增加。

降级治疗原则：①哮喘症状控制且肺功能稳定3个月以上，可考虑降级治疗。如存在急性发作的危险因素，如SABA用量每月>1支（200喷/支）依从性或吸入技术差、FEV_1占预计值%<60%、吸烟或暴露于变应原、痰或血嗜酸性粒细胞增高、存在合并症或有重大心理或社会经济问题，或存在固定的气流受

限等，一般不推荐降级治疗。确需降级也应在严密的监督和管理下进行；②降级治疗应选择适当时机，需避开患者呼吸道感染、妊娠、旅行期等；③每3个月减少 ICS 剂量 25%～50% 通常是安全可行的；④每一次降级治疗都应视为一次试验有可能失败需要密切观察症状控制情况、PEF 变化、危险因素等，并按期随访，根据症状控制及急性发作的频率进行评估，并告知患者一旦症状恶化需恢复到原来的治疗方案。目前的降级治疗方案通常是首先减少激素用量（口服或吸入），再减少使用次数（由每日 2 次减至每日 1 次），然后再减去与激素合用的控制药物，以最低剂量 ICS 维持治疗。

三、哮喘急性发作期的处理

哮喘急性发作是指患者喘息、气促、胸闷、咳嗽等症状在短时间内出现或迅速加重，肺功能恶化需要给予额外的缓解药物进行治疗的情况。哮喘发作的常见诱因有接触变应原、各种理化刺激物或上呼吸道感染等，部分哮喘发作也可以在无明显诱因的情况下发生。哮喘发作多见于治疗依从性差、控制不佳的患者，但也可见于控制良好的患者。

哮喘发作的程度轻重不一，病情发展的速度也有不同，可以在数小时或数天内出现，偶尔可在数分钟内危及生命。值得注意的是，重度哮喘发作亦可见于轻度或控制良好的哮喘患者。因此，识别具有哮喘相关死亡高危因素的患者非常重要，这些患者出现急性发作时应当尽早至医院就诊。高危患者包括：①曾经有过气管插管和机械通气濒于致死性哮喘的病史；②在过去 1 年中因为哮喘发作而住院或急诊；③正在使用或最近刚刚停用口服激素；④目前未使用吸入激素；⑤过分依赖 SABA，特别是每月使用沙丁胺醇（或等效药物）超过 1 支的患者；⑥有心理疾病或社会心理问题，包括使用镇静药；⑦对哮喘治疗依从性差；⑧有食物过敏史。

哮喘发作的治疗取决于哮喘加重的严重程度以及对治疗的反应。治疗的目的在于尽快缓解症状、解除气流受限和改善低氧血症，同时还需要制定长期治疗方案以预防再次急性发作。

1. 轻中度哮喘发作的处理

轻度和部分中度急性发作的哮喘患者可以在家庭中进行自我处理。SABA 是缓解哮喘症状最有效的药物，患者可以根据病情轻重每次使用 2～4 喷，一般间隔 3h 重复使用，直到症状缓解。在使用 SABA 时应该同时增加控制药物（如 ICS）的剂量，增加的 ICS 剂量至少是基础使用剂量的 2 倍。如果控制药物使用的是布地奈德-福莫特罗联合制剂，则可以直接增加吸入布地奈德-福莫特罗（160/4.5μg 规格）1～2 吸，但该药物每天不要超过 8 吸。

口服激素的使用：若初始治疗和增加控制治疗 2～3 天后患者症状未完全缓

解；或者症状迅速加重 PEF 或 FEV_1 占预计值%＜60%；或者患者既往有突发严重哮喘急性发作史，应口服激素治疗，建议给予泼尼松 0.5～1.0mg/kg 或等效剂量的其他口服激素治疗 5～7 天。

后续处理：初始治疗 1～2 天自我评估治疗反应不佳，如哮喘症状使日常活动受限或 PEF 下降＞20% 达 2 天以上，应及时到医院就诊，在医师指导下调整治疗。经过自我处理后，即使症状缓解的患者也建议到医院就诊，评估哮喘控制状况和查询发作原因，调整控制药物的使用，预防以后的哮喘发作。

雾化吸入激素：对全身使用激素有禁忌证的患者，如胃十二指肠溃疡、糖尿病等，可以给予激素雾化溶液吸入治疗，但雾化吸入激素与口服激素相比费用更贵。

经以上处理后，需要严密观察和评估病情，当病情持续恶化可收入院治疗。病情好转、稳定者可以回家继续治疗。急性发作缓解后，应该积极地寻找导致急性发作的原因，检查患者用药的依从性重新评估和调整控制治疗方案。

2. 中重度急性发作的处理

中重度急性发作的患者应该按照以上介绍的哮喘发作的自我处理方法进行自我处理，同时尽快到医院就诊。

四、哮喘的管理和教育

1. 哮喘的管理

尽管哮喘尚不能根治，但通过有效的管理可使哮喘病情得到理想的控制。哮喘管理的长期目标是：①达到良好的症状控制并维持正常活动水平；②最大程度降低急性发作、固定性气流受限和药物不良反应的未来风险。

建立医患之间的合作关系（伙伴关系）是实现有效哮喘管理的首要措施。哮喘患者或其家人与医务人员建立良好的合作关系，有助于患者获得疾病知识、自信和技能，在哮喘管理中发挥主要作用。针对自我管理的个性化教育可降低哮喘病残率。患者应参与治疗决策，表达自己期望和关心的问题。

基于控制的哮喘管理：在基于控制水平的哮喘治疗和管理策略中，评估、调整治疗、监测治疗反应形成一个持续的循环过程（图 3-2-1）。在选择治疗方案和监测治疗反应时，应兼顾哮喘控制的两个方面（即症状控制和未来风险），同时对于哮喘药物治疗的再评估，达到整体控制。

2. 哮喘患者的教育

（1）参加用药依从性和正确使用吸入装置的指导和培训

① 用药依从性及其他指导：哮喘需要长期规范化治疗，但国内外调查显示哮喘患者治疗依从性普遍偏低。成人患者不遵医嘱用药的发生率在 50% 左右，重症哮喘患者的依从性更差。依从性高低与哮喘的转归密切相关，依从性提高可

显著改善哮喘控制水平。可通过选择正确的药物如由医生和患者共同决策药物/剂量的选择；尽量选择长效制剂，最好是每日1次或2次用药，可以提高治疗的依从性。加强自我管理、制定书面治疗计划。

②正确使用吸入装置技巧的培训：吸入装置种类繁多，使用不当会导致哮喘控制不佳，增加哮喘急性发作的风险以及吸入药物的不良反应，因此吸入制剂的正确使用非常重要。国外研究结果显示，70%~80%的患者不能正确使用吸入装置。哮喘患者应当仔细观看医生护士对装置使用的实物演示，可以通过观看视频，确保装置正确使用。

（2）学习哮喘常识　哮喘患者都需要一定的基本知识和技能。哮喘常识内容包括：哮喘的诊断、基本治疗原则、缓解药物与控制药物的差别、潜在的药物不良反应、预防症状及急性发作、如何认识哮喘加重，应该采取什么措施、何时/如何寻求医疗服务、治疗并发症。

（3）病情自我监测和管理　控制哮喘的关键环节是患者的自我管理。由健康教育团队（包括医生、药师和护士）有效指导的哮喘自我管理可大大降低哮喘的致残率，能减少1/3~2/3的哮喘相关住院率、急诊就诊和非预期就医、误工/误学时间及住院率、急诊就诊和非预期就医、误工/误学时间及夜间憋醒等。参加哮喘行动计划有助于提高哮喘控制率。书面的哮喘行动计划由医生帮助患者制定，包括自我监测，对治疗方案和哮喘控制水平进行周期性评估，在症状和PEF提示哮喘控制水平变化时如何及时调整治疗方案以达到并维持哮喘控制，如何及时接受治疗等。同时正确使用峰流速仪和准确记录哮喘日记是哮喘患者自我管理的重要内容之一，可有效地预防和减少哮喘发作的次数。通过日志获得的信息有助于医生及患者对哮喘严重程度、控制水平及治疗的反应进行正确的评估，可以总结和分析哮喘发作与治疗的规律并据此选择和调整药物。

（4）定期门诊随访　定期门诊随访可以降低哮喘再住院率。①与医生一起评估哮喘症状控制水平，如有加重应分析加重的诱因。②评估有无并发症。③评估治疗问题，检查吸入装置使用情况及正确性，如果哮喘控制水平或治疗方案变化时应及时更新哮喘行动计划。

（陈云荣　唐丽娟）

附　哮喘行动计划表

姓名：_____
电话：_____
填写日期：_____年_____月_____日

哮喘行动计划

危急情况，立即打急救电话120

医生的联系方式 _____

护士/老师联系方式 _____

你的紧急联络人
姓名 _____
电话 _____
关系 _____

哮喘控制良好

你的缓解药物使用≤3次/周；夜间睡眠安稳；哮喘不影响你的活动(包括运动)(如果使用，峰流速超过____升/分)

你的控制药物是_____(名称)_____(规格)
　使用：_____喷/片　　　每日_____次
　□ 使用储雾罐吸入你的控制药物
你的缓解/急救药物是：_____(名称)_____(规格)
　如果需要缓解喘息、咳嗽、气促等哮喘症状，使用_____喷
　□ 使用储雾罐吸入你的缓解药物
其他药物：_____(名称)_____(规格)_____(使用频率)
　　　　　_____(名称)_____(规格)_____(使用频率)
运动前使用：_____(名称)_____(规格)_____(喷/片)

哮喘加重

你的缓解药物使用多于平时；夜间咳嗽或憋醒，影响睡眠；由于哮喘不能进行日间活动(包括运动)(如果使用，峰流速介于____和____升/分)

使用你的缓解/急救药物：_____(名称)_____(规格)_____(使用频率)
　□ 使用储雾罐吸入你的缓解药物
使用你的控制药物_____(名称)_____(规格)
　使用：_____喷/片　　　每日_____次
　□ 使用储雾罐吸入你的控制药物　□ 联系你的医生
其他药物：_____(名称)_____(规格)_____(使用频率)

哮喘发作严重

每隔3~4小时需要重复使用缓解药物；呼吸困难；夜间经常咳嗽或憋醒(如果使用，峰流速低于____升/分)
使用你的缓解/急救药物：_____(名称)_____(规格)_____(使用频率)
使用泼尼松/甲泼尼龙_____(名称和规格)
　使用：_____片　　　每日_____次
今日即联系医生或去看急诊

补充信息：_____
_____

第四篇

老年常见消化系统疾病的科学管理

第一章　消化性溃疡

第一节　疾病常识

一、消化性溃疡的定义

消化性溃疡主要指发生在胃和十二指肠的慢性溃疡，因酸性胃液对黏膜的消化作用而得名，是日常生活中常见的消化系统疾病，具有慢性、反复发作的特点。胃部疼痛可能是由慢性胃炎引起，但是疼痛症状持续未缓解或反复发作，且常伴有嗳气、反酸、恶心、呕吐等其他胃肠道症状时，就不再只是单纯的慢性胃炎而是消化性溃疡。也有少数患者无症状，或以出血、穿孔等并发症为首发表现。此病经常是在连续熬夜、不规律饮食、服用大量止痛药、感染幽门螺杆菌之后出现胃肠道不适，甚至出现腹痛难忍。

二、消化性溃疡的流行病学

消化性溃疡发病率较高，不同国家和地区的消化性溃疡发病率有较大差异，且我国南北气候温度不同，又是一个多民族国家，消化性溃疡的流行病学资料尚不完整。据部分研究报道估计，普通人群中消化性溃疡的终身患病率为5%～10%。2019年全球约有809万例消化性溃疡患者，相比1990年增加了25.82%。但在亚洲，随着生活水平的提高以及人们对生活质量的重视，过去20年里不同人种（包括马来西亚人、中国人和印度人）的患病率均稳步下降。H_2受体拮抗药和质子泵抑制药分别于20世纪70～80年代广泛应用于临床，消化性溃疡的治愈率明显提高。相较于胃溃疡，十二指肠溃疡的病例较多见，患者群以男性青壮年为主，女性、儿童较为少见，老年患者由于风湿、心血管疾病等高发，广泛使用消炎止痛药、抗栓药及年龄所致胃黏膜屏障功能受损，均使消化性溃疡逐年增多。

三、消化性溃疡的常见病因

1. 遗传因素

本病可能与遗传因素相关。有研究报道，分居两地的双生子也有可能出现同时患有消化性溃疡的情况；十二指肠溃疡患者的子女溃疡发病率较无溃疡病患者的子女高3倍；消化性溃疡患者的后代更易罹患消化性溃疡；单卵双胎发生溃疡的一致性高达53%，双卵双胎发病的一致性也可达36%；另外，消化性溃疡患者尤其是胃溃疡男性患者的亲属，其患病概率明显高于其他人，有部分消化性溃疡患者存在较为显著的家族遗传史。O型血者的溃疡发生率高于其他血型，非血型物质分泌者患消化性溃疡危险性比血型物质分泌者高1.5倍。人类白细胞抗原（HLA）是一种遗传的多态系统，基因位点在第6对染色体的短臂上，现已发现多种疾病与HLA抗原有相关性。HLA-B5、HLA-B12、HLA-BW35型人容易罹患十二指肠溃疡。有效地避免消化性溃疡发病的相关危险因素，对于预防消化性溃疡发生和复发具有重要意义。

2. 年龄

消化性溃疡的发病和复发与年龄的增长有相关性。国内的研究也显示，随着年龄的增长，胃溃疡相对发病率也显著上升，发病年龄高峰为51～60岁，20岁以前十二指肠溃疡是胃溃疡的6.75倍，以后随年龄增长，十二指肠溃疡与胃溃疡的相对比呈逐渐下降的趋势。其机制可能与胃溃疡主要是由于保护因素下降不同，十二指肠溃疡主要是由于侵袭因素增强所致。由于老年人胃黏膜普遍呈退行性变，且多合并不同程度的动脉硬化，黏膜血流减少，呈慢性进行性营养不良，容易导致胃溃疡的复发。

3. 性别

消化性溃疡的发病和复发在不同性别中也有不同的表现。消化性溃疡复发患者以男性居多，男女之比为3.03∶1。可能是因为正常男性壁细胞数约10亿个，而女性约8亿个，因而男性胃酸分泌量大于女性。加之，男性饮酒、吸烟多于女性，胃黏膜屏障容易受到破坏，从而引起溃疡易复发。

4. 地理环境与气候变化

此病分布情况存在明显的地理环境差异，例如美国、英国等地区的十二指肠球部溃疡患病率明显高于胃溃疡；日本等地区的胃溃疡发病群体则显著多于十二指肠球部溃疡。在不同的国家及种族中，消化性溃疡的发病率有很大差异。消化性溃疡在丹麦格陵兰岛的因纽特人及美国西南部的土著人中的发病率很低；在非洲，西海岸消化性溃疡的发病率高，而东海岸的发病率低；在印度，南方的发病率较北方高。这种发病率的差异也说明了环境因素在消化性溃疡的发病中具有重要作用，也与饮食习惯的不同有关，例如印度南方人喜食米饭，而北方人喜食面食。此外，消化性溃疡发病还与气候与季节的变化存在一定相关性，如在我国，秋末、春初时期本病患病率偏高。

5. 心理应激因素

人长期处于精神紧张、忧虑、焦虑、愤怒、沮丧等情绪，更容易引发消化性溃疡；存在过度用脑情况，未能合理进行休息与调节，也容易造成胃溃疡的病情进一步加重；在战争年代，军人持续高强度军事训练、驾驶战斗车辆、经常精神紧张等与消化性溃疡症状发生的关系较大；重大灾难事件如地震、海啸、洪涝发生后，溃疡发病率上升，提示心理因素对消化性溃疡特别是十二指肠溃疡的发生有明显影响。中医认为忧伤恼怒、情志不遂，可导致肝失疏泄，引发肝胃不和情况，长此以往，会造成消化道部位的气血瘀滞，引起疼痛。

6. 饮食

各种强刺激性的食物容易使胃酸分泌增多、黏膜屏障受损，对人体消化道造成生理性损害或化学性腐蚀。暴饮暴食、不按时吃饭、吃饭速度过快等不良进食习惯，喜欢吃过烫、过冷的饭菜或喜爱食用辛辣调料、泡菜等过辣过酸食物、高浓度盐食物均可诱发消化性溃疡症状。酒、咖啡、浓茶、可口可乐等能刺激胃酸分泌增多，可能加剧已患有的溃疡，长期多量饮用可能增加发生消化性溃疡的危险性。流行病学调查资料中发现吃高纤维膳食的人群中，溃疡病患病率低于吃精制的低纤维素食物者，其原因不清楚，有人认为多渣食物或许有促使表皮生长因子或前列腺素释放增多的作用。

食物中缺乏必需脂肪酸被认为是十二指肠溃疡的发病因素，因可能导致黏膜前列腺素类似物不足，而增加多种不饱和脂肪酸有抵抗幽门螺杆菌感染的作用。大量摄入蔬菜、水果及高纤维食物以及维生素 A 可减少消化性溃疡发生的危险性。

7. 吸烟

吸烟者消化性溃疡高于不吸烟者，发生率为 2 倍，吸烟者更容易发生溃疡且更难愈合、更易复发，增加溃疡并发症发生率，这是由于吸烟增加胃酸/胃蛋白酶原分泌，降低幽门括约肌张力导致十二指肠胃反流，减少胃十二指肠黏膜血流、可使十二指肠内容物回流到胃中等原因导致。吸烟不仅危害心血管、脑和支气管、肺等器官，而且对胃肠道功能产生很大影响，明显增加了常见胃肠道疾病的流行。

8. 饮酒

酒精能刺激胃酸分泌增多。另外，高浓度酒精的急性作用还可破坏黏膜黏液屏障，导致黏膜下血管损伤、通透性增加、黏膜充血及黏膜下出血，最终导致黏膜深层坏死；酒精还导致自由基大量产生，从而导致胃肠黏膜损伤。此外，中至高浓度的酒精还会导致胃排空延迟，进而导致溃疡形成。

9. 幽门螺杆菌感染

幽门螺杆菌是一种革兰氏阴性微需氧细菌，凭借其螺旋状菌体在胃黏膜上皮定植，诱发局部免疫和炎症反应，同时增加胃泌素释放，刺激胃酸、胃蛋白酶原分泌增强了侵袭因素，共同造成了胃十二指肠黏膜损伤和溃疡形成。

幽门螺杆菌的发现使消化性溃疡病因学和治疗上发生了重大变革。发达国家与发展中国家幽门螺杆菌感染率差异很大，幽门螺杆菌感染情况各国家与地区各有差异，与社会经济水平、人口密集程度、公共卫生条件以及水源供应有较密切的关系。在我国，虽然幽门螺杆菌感染率从 1983 至 1994 年的 58.3% 降至 2015 至 2019 年的 40.0%，但感染率仍然很高。消化性溃疡与幽门螺杆菌感染关系密切，国外有研究报道，幽门螺杆菌阳性者一生中患消化性溃疡风险是阴性者的 3~10 倍。15%~20% 的幽门螺杆菌感染患者可发生消化性溃疡，尽早根除幽门螺杆菌可有效预防消化性溃疡的发生。

10. 药物

非甾体抗炎药（NSAID）能有效缓解疼痛，减少局部和全身炎症反应，改善肌肉骨骼功能和生活质量，用于治疗冠心病、脑梗死、骨关节炎、类风湿关节炎及缓解发热和疼痛症状，常用药物包括阿司匹林、对乙酰氨基酚、吲哚美辛、萘普生、萘丁美酮、双氯芬酸、布洛芬、尼美舒利等，占每年所有药物处方的 5%~10%。

NSAID 引发胃部疾病与药物抑制前列腺素分泌、胃肠蠕动增强和黏膜通透性增加有关，这些因素导致黏膜发生病变。长期使用 NSAID 可诱发消化性溃疡，影响溃疡愈合，并增加溃疡复发率和出血、穿孔等并发症发生率。与未使用者相比，使用 NSAID 的患者消化性溃疡并发症发生风险可增加 4 倍；危险性的大小与服用的剂量大小和疗程长短有关，也与个体对药物的敏感性有一定关系。在使用阿司匹林或其他 NSAID 时，同时使用糖皮质激素或抗凝血药，会明显增加上消化道出血的风险。因此，开具 NSAID 处方时须识别发生消化性溃疡的高风险患者。长期应用肾上腺皮质激素可以诱发溃疡病，其原因或许是这类药物可使黏液生成减少，从而影响了黏膜的防御功能。以往使用的抗高血压药利血平有类似组胺的作用，可使胃酸分泌量增多，从而可能有致溃疡病的潜在危险，但尚缺乏确凿的证据。

四、消化性溃疡的分类

1. 按照发生部位分类

消化性溃疡可发生于食管、胃及十二指肠，也可发生于胃-空肠吻合口附近，或含有胃黏膜的 Meckel 憩室内。其中胃溃疡和十二指肠溃疡最常见，一般消化性溃疡是指胃溃疡和十二指肠溃疡。

2. 按照病因分类

幽门螺杆菌感染及阿司匹林和其他非甾体抗炎药是消化性溃疡最主要的危险因素，并由此引发了消化性溃疡处理策略的重大变革。根据是否口服非甾体抗炎药，可分为非甾体抗炎药相关性溃疡和非非甾体抗炎药溃疡。

3. 特殊类型的消化性溃疡

（1）复合性溃疡 指胃与十二指肠同时存在活动性溃疡，多见于男性，多数十二指肠溃疡发生在先，其幽门狭窄、梗阻发生率较高。

（2）难治性溃疡　难治性溃疡指正规治疗 8 周（十二指肠溃疡）或 12 周（胃溃疡）后，经内镜检查确定未愈合或愈合缓慢、频繁复发的溃疡。

（3）吻合口溃疡　一般是指胃切除术后在吻合口及其邻近胃空肠黏膜出现的溃疡病灶，需要与恶性溃疡鉴别。

（4）幽门管溃疡　较为少见，常伴胃酸分泌过高。其主要表现有：①餐后立即出现中上腹疼痛，其程度较为剧烈而无节律性，并可使患者惧食，制酸药物可使腹痛缓解；②好发呕吐，呕吐后疼痛随即缓解。腹痛、呕吐和饮食减少可导致体重减轻。此类消化性溃疡内科治疗的效果较差。

（5）球后溃疡　约占消化性溃疡 5% 即溃疡多位于十二指肠乳头的近端。球后溃疡的夜间腹痛和背部放射性疼痛更为多见，并发大量出血者亦多见，内科治疗效果较差。

（6）儿童消化性溃疡　分为四种类型即婴儿型、慢性型、继发型、并发于内分泌腺瘤的溃疡。婴儿型溃疡以急性溃疡为主，主要见于新生儿和 2 岁以下的婴儿，发病原因未明。慢性型溃疡主要发生于学龄儿童。随着患儿年龄的增长，溃疡的表现逐渐与成年人相近。但在幼儿，疼痛比较弥散，多在脐周，与进食无关。时常出现呕吐，这可能是由于幼儿十二指肠较小，容易因水肿和痉挛而出现梗阻的缘故。至青少年才呈现典型的局限于上腹部的节律性疼痛。十二指肠溃疡较胃溃疡多，男孩较女孩多。此型溃疡的发病与成年人溃疡病的基本原因相同。继发型小儿溃疡的发生与一些严重的系统性疾病，如脓毒病、中枢神经系统疾病、严重烧伤和皮质类固醇的应用有关。它还可发生于先天性幽门狭窄、肝脏疾病、心脏外科手术以后，此型溃疡在胃和十二指肠的发生频率相等，可见于任何年龄和性别的儿童。

五、消化性溃疡的临床表现

1. 典型症状

腹痛：典型者可表现为慢性、节律性、周期性的上腹部疼痛。

慢性特点：由于溃疡发生后可自行愈合，但每于愈合后又好复发，故常有上腹疼痛长期反复发作的特点，表现为慢性病程。除了少部分患者在发病初期阶段就进行及时治疗之外，大部分患者胃溃疡疾病的病程达到几年甚至是几十年的时间。

节律性特点：消化性溃疡出现的情况主要是与患者自身胃酸的分泌存在较大的关联，所以使得不同溃疡疾病呈现出不同的规律性。溃疡疼痛与饮食之间的关系具有明显的节律性，典型的十二指肠溃疡疼痛常在两餐之间或餐前发生，进食或服用抗酸药后可缓解，可发生夜间疼痛；胃溃疡疼痛多在餐后 1 小时内出现，

1~2小时后逐渐缓解。

周期性特点：上腹疼痛呈反复周期性发作，中上腹疼痛发作可持续几天、几周或更长，继以较长时间的缓解，全年都可发作，但每年春秋季节变化时易发病。大部分的患者会在日常生活中出现反复发作的现象，并且发作期会随着季节因素、患者自身心理因素、饮食因素的变化而发生变化。这就体现出溃疡疾病的急性活动期特点，并逐渐愈合，形成瘢痕的反复性过程。

疼痛多位于上腹中部，可偏右或偏左；后壁溃疡特别是穿透性溃疡疼痛可放射至背部。疼痛严重程度、性质不一，可呈隐痛、钝痛、胀痛、烧灼样痛或饥饿样痛。饮食不当、精神紧张、过度疲劳、药物影响、气候变化等因素诱发或加重，可因休息、进食、服制酸药、以手按压疼痛部位、呕吐等方法而减轻或缓解。

2. 伴随症状

可伴随反酸、嗳气、烧心、上腹饱胀/不适、恶心、呕吐、食欲减退等症状。

3. 并发症症状

出血、穿孔和幽门梗阻是消化性溃疡的主要并发症，部分首发以并发症症状为主。合并消化道出血的患者常表现为贫血、呕血或黑便，可在无任何预警症状的情况下突然出血，多见于服用NSAID导致的消化性溃疡患者。尽管全世界范围内因消化性溃疡出血入院的患者数正逐步下降，但患者死亡率仍高达5%~10%。穿孔通常表现为突然发生的上腹部剧烈疼痛，取决于患者年龄和合并症，并发穿孔后患者的死亡率可达20%。幽门梗阻表现为腹部疼痛、腹部饱胀感、反复呕吐。

4. 无任何症状

15%~35%消化性溃疡无任何症状，多在健康体检接受上消化道内镜检查时发现，任何年龄均可发生，多见于老年人群。

六、消化性溃疡的危害

消化性溃疡的常见并发症包括上消化道出血、穿孔、幽门梗阻等，消化性溃疡仍是上消化道出血最常见原因。因此，需要重视消化性溃疡的危害。

（1）穿孔　急性穿孔是胃溃疡常见的并发症之一，分为急性、慢性两种，其中急性穿孔危险性极大，是导致胃溃疡患者死亡的重要原因，而慢性穿孔若控制不理想，随着溃疡加深，会对浆膜层胃壁造成损伤，甚至会发生粘连。

（2）出血　约30%的胃溃疡患者会出现出血史，且在活动期大多数患者存在轻微出血，但若出血过量或者速度过快，不容易控制，则会危及生命。

（3）幽门梗阻　胃黏膜和十二指肠溃疡瘢痕挛缩后，胃肠道不通畅引起幽门管狭窄、梗阻，可出现腹痛、呕吐、恶心，呕吐物为隔夜宿食，呕吐后腹痛明显缓解的症状。

（4）癌变　有慢性溃疡史、年龄较大的患者是癌变发生的主要人群，若胃溃疡反复发作，则会增加癌变发生风险性。

（5）消化性溃疡会出现干扰到生活质量的疼痛；消化性溃疡影响人群范围广，发病率高，医疗支出大；消化性溃疡患者合并有幽门螺杆菌感染，幽门螺杆菌感染通过系统性的治疗可以治愈，但中老年人易通过唾液传播给儿童，从而造成儿童幽门螺杆菌感染，考虑到对家庭的影响，需要注意饮食及规范化治疗。

七、幽门螺杆菌的危害

（1）胃炎　人体在感染幽门螺杆菌之后，胃黏膜就会受到大肆的破坏，从而引发胃炎。

（2）十二指肠炎　幽门螺杆菌感染也可能导致十二指肠炎。十二指肠炎是指十二指肠黏膜发生炎症，症状包括腹痛、恶心、呕吐、食欲缺乏等。幽门螺杆菌感染会使十二指肠黏膜受到损害，引发炎症反应。

（3）消化性溃疡　幽门螺杆菌进入人体之后会寄生在胃部，从而破坏胃黏膜的自我保护能力和修复能力，最终引发消化性溃疡疾病。

（4）引发口臭　幽门螺杆菌不仅寄生在胃黏膜上，也可以寄生在口腔位置，它所含的尿素酶能够分解口腔尿素，从而产生难闻的氨臭味，形成顽固性口臭。

（5）消化不良　幽门螺杆菌感染患者中，有 $5\%\sim10\%$ 的患者有消化不良的症状。

（6）胃癌　这一点是幽门螺杆菌感染最大的危害。幽门螺杆菌产生的代谢产物能够直达病变黏膜位置，从而引发炎症反应，而幽门螺杆菌内本身所具有的基因毒性作用能够引发胃黏膜的恶性转变，最终发展成胃癌。

（7）其他疾病　比如胃黏膜肥大症、增生性胃息肉等胃部疾病，还可引发胃肠外的疾病，比如血小板减少症、缺铁性贫血等，同时还与皮肤、心血管、内分泌、免疫、儿童和胎儿生长发育迟缓等有密切关系。

第二节　消化性溃疡的诊断与治疗

一、消化性溃疡的诊断

1. 既往史、药物应用史、吸烟史、有无应激和心理因素

需仔细询问既往胃病和治疗史、幽门螺杆菌感染史、胃十二指肠手术史、消化道出血史、消化道穿孔病史及幽门梗阻史。重点询问患者 NSAID、糖皮质激素、华法林、氯吡格雷、西洛他唑、利伐沙班等药的使用史。了解有无吸烟史及有无应激和心理因素如休克、创伤、手术、全身严重感染等。

2. 临床表现

本病的主要症状为上腹部疼痛，有时也表现为上腹部不适或腹胀等消化不良症状。但腹痛缺乏敏感性和特异性，功能性消化不良或胃癌患者也可有类似疼痛，且溃疡愈合的部分患者仍可有上腹部疼痛。疼痛多位于上腹中部，可偏右或偏左；后壁溃疡特别是穿透性溃疡疼痛可放射至背部。疼痛严重程度、性质不一，可呈隐痛、钝痛、胀痛、烧灼样痛或饥饿样痛。典型的十二指肠溃疡疼痛常在两餐之间或餐前发生，进食或服用抗酸药后可缓解，可发生夜间疼痛；胃溃疡疼痛多在餐后 1h 内出现，1～2h 后逐渐缓解。除上腹疼痛外，还可有反酸、嗳气、烧心、上腹饱胀/不适、恶心、呕吐、食欲减退等症状。

也有少数患者无症状，或以出血、穿孔等并发症为首发表现。合并消化道出血的患者常表现为贫血、呕血或黑便，多见于服用 NSAID 导致的消化性溃疡患者。穿孔通常表现为突然发生的上腹部剧烈疼痛，取决于患者年龄和合并症，并发穿孔后患者的死亡率可达 20%。

3. 体征

消化性溃疡缺乏特异性体征。在溃疡活动期，多数患者有上腹部局限性轻压痛，十二指肠溃疡压痛点常偏右。少数患者可因慢性失血或营养不良而有贫血。如伴有幽门梗阻并发症，可见胃型，振水音阳性；如出现穿孔并发症，体检时可以发现腹卫，甚至呈板状腹，腹部压痛、反跳痛。

4. 辅助检查

（1）胃镜检查　是诊断消化性溃疡最主要的方法。内镜下消化性溃疡可分为 3 个病期，其中每一病期又可分为 2 个阶段，分别为 A_1 期、A_2 期、H_1 期、H_2 期、S_1 期、S_2 期。A_1 期：溃疡呈圆形或椭圆形，中心覆盖厚白苔，可伴有渗血或血痂，周围潮红，充血水肿明显。A_2 期：溃疡覆盖黄色或白色苔，无出血，周围充血水肿减轻。H_1 期：溃疡处于愈合中，其周围充血、水肿消失，溃疡苔变薄、消退，伴有新生毛细血管。H_2 期：溃疡继续变浅、变小，周围黏膜皱襞向溃疡集中。S_1 期：溃疡白苔消失，呈现红色新生黏膜，称红色瘢痕期。S_2 期：溃疡的新生黏膜由红色转为白色，称白色瘢痕期。

（2）钡餐检查　消化性溃疡的主要钡餐下影像是壁龛或龛影，是钡悬液填充溃疡的凹陷部分所造成。在正面观，龛影呈圆形或椭圆形，边缘整齐。因溃疡周围的炎性水肿而形成环形透亮区。胃溃疡的龛影多见于胃小弯，且常在溃疡对侧见到痉挛性胃切迹。十二指肠溃疡的龛影常见于球部，通常比胃的龛影小。

（3）幽门螺杆菌检测　包括侵入性和非侵入性方法。侵入性方法需要通过胃镜获取胃黏膜标本进行检测。非侵入性方法为尿素呼气试验。^{14}C 有一定放射性，不适合准备妊娠、妊娠期妇女、哺乳期女性及儿童。^{13}C 呼气试验几乎没有放射性，适合于任何人群。

（4）CT 检查　对于穿透性溃疡或穿孔，CT 检查可发现穿孔周围组织炎症、包块、积液，且对游离气体的显示优于立位腹部平片；CT 检查对幽门梗阻也有鉴别诊断意义；口服对比剂后，CT 可显示出胃壁中断、穿孔周围组织渗出、增厚等改变。

（5）粪便隐血及血常规检查　以消化道出血表现为主诉的患者，需要行粪便隐血及血常规检查，以评估是否有活动性消化道出血，以及是否需要转诊。对于临床考虑消化性溃疡诊断的患者，需询问是否有黑便，必要时行粪便隐血和血常规检测以评估有无并发症。

二、消化性溃疡的治疗

1. 治疗目的

除去病因（根除幽门螺杆菌、尽可能停服阿司匹林或其他 NSAID、戒烟等），消除症状，愈合溃疡，防止溃疡复发和避免并发症。不同患者消化性溃疡的病因不尽相同，发病机制亦可能各异，处理应个体化，采用综合性治疗。除了生活方式干预外，药物治疗中抑制胃酸分泌、根除幽门螺杆菌感染是治疗的主要策略。

2. 非药物治疗

（1）生活　由于消化性溃疡发病发展与精神及情绪因素存在密切联系，故日常生活中尽可能减少一些不良的精神刺激，保持开朗性格、乐观心态，如有焦虑不安，应予以心理疏导和评估，必要时可给予抗焦虑药物治疗；合理安排工作与生活，作息规律，工作宜劳逸结合，制定规律生活起居，注意避免过度疲劳；尽可能不吸烟或少吸烟；通过开展慢跑、打太极拳等体育锻炼以增强自身体质，减少本病的发生。

（2）饮食　注意定时、定量吃饭，对胃具有强烈刺激性的食物或药品、饮料等（如辛辣食物、油煎食物、腐乳、浓茶、咖啡）尽量少吃或不吃，忌酗酒，避免空腹饮酒或饮烈性酒。细嚼慢咽，避免急食，餐间避免零食，睡前不宜进食。在急性活动期，以少吃多餐为宜，每天进餐 4～5 次，当症状得到控制后，应鼓励较快恢复为平时的一日 3 餐。针对已患病群体，注意合理调节自己的食谱，多吃质地软糯的米饭、面条、馒头、稀粥类，选择营养丰富、易消化的食物（如瘦猪肉、菜叶、菜泥等），并适量喝牛奶，促进溃疡愈合。

（3）避免滥用药物　应尽可能停服 NSAID，若病情不允许，应根据病情决定替代方案。如果风湿病或类风湿病必须用上述药物，应当尽量采用肠溶剂型或小剂量间断应用，同时进行充分的抗酸治疗和加强黏膜保护药。

（4）戒烟　吸烟一方面减少胰腺碳酸盐的分泌，干扰抗分泌药物对夜间胃酸分泌的抑制作用；另一方面降低幽门括约肌和食管下端括约肌的张力，导致胆汁和胃酸的反流。抽烟时间越久，数量越多，消化性溃疡的发生率也越高，故戒烟可改善消化性溃疡。

3. 药物治疗

药物的选用原则：组胺 H_2 受体拮抗药可作为胃、十二指肠溃疡的首选药物。抗酸药和硫糖铝也可用作第一线药物治疗，但疗效不及 H_2 受体拮抗药。前列腺素类似物主要预防非甾体抗炎药相关性溃疡的发生。奥美拉唑可用作第一线药物，但在更多的情况下，用于其他药物治疗失败的顽固性溃疡。幽门螺杆菌阳性的病例，应采用铋剂四联方案根除幽门螺杆菌感染。

（1）抑制胃酸分泌　H_2 受体拮抗药可较好地抑制基础胃酸及夜间酸分泌，并能短时间内起作用，其抑制胃酸分泌的作用不如质子泵抑制药（PPI）充分，特别适用于根除幽门螺杆菌后的后续治疗和使用半量作长程维持治疗。常用的有西咪替丁、雷尼替丁、法莫替丁、尼扎替丁等。质子泵抑制药作用于壁细胞胃酸分泌终末步骤中的关键酶 H^+-K^+-ATP 酶，使其不可逆失活，因此抑酸作用较 H_2 受体拮抗药强而持久。特别适用于难治性溃疡或非甾体抗炎药相关溃疡但不能停用非甾体抗炎药时的治疗；且为根治幽门螺杆菌的基础药物。常用药物有奥美拉唑、兰索拉唑、泮托拉唑、雷贝拉唑、埃索美拉唑、艾司奥美拉唑和艾普拉唑等。治疗溃疡的疗程，通常十二指肠溃疡为 4～6 周，胃溃疡为 6～8 周。

PPI 一般为常规剂量 1 次/天，饭前口服。以奥美拉唑为代表的第一代 PPI 主要经由细胞色素氧化酶 P450（CYP2C19）代谢，如患者同时口服经 CYP2C19 酶代谢的药物（如氯吡格雷），应该避免使用这类 PPI。常用药物：奥美拉唑 20mg/次，1 次/天、兰索拉唑 30mg/次，1 次/天、泮托拉唑 40mg/次，1 次/天、雷贝拉唑 10mg/次，1 次/天、埃索美拉唑 20mg/次，1 次/天。这类药物不良反应很少。

H_2 受体拮抗药治疗消化性溃疡为常规剂量 2 次/天，口服，常用药物有法莫替丁等；维持治疗为 1 次/天，口服。常用药物：西咪替丁 400mg/次，2 次/天或 800mg 睡前顿服；雷尼替丁 150mg/次，2 次/天或 300mg 睡前顿服；法莫替丁 20mg/次，2 次/天或 40mg 睡前顿服；尼扎替丁 150mg/次，2 次/天或 300mg 睡前顿服。主要不良反应有白细胞减少、乏力、头痛、精神异常、性功能减退等，但法莫替丁、尼扎替丁不良反应较少。

钾离子竞争性酸阻滞药（P-CAB）是新型抑酸药，具有起效更快、抑酸持久、服用不受进餐影响等特点。目前有伏诺拉生、替戈拉生、凯普拉生，伏诺拉生、替戈拉生已在我国上市，是治疗消化性溃疡的新一代药物，服用方法为 1 片/次，1 次/天。

（2）胃黏膜保护药　常用药物：替普瑞酮 100mg/次，3 次/天；瑞巴派特 100mg/次，3 次/天；复方谷氨酰胺 0.67g/次，3 次/天；硫糖铝 1.25g/次，3～

4次/天，两餐之间服用；果胶铋100mg/次，3次/天；米索前列醇200μg/次，4次/天。铋剂除了有胃黏膜保护作用外，还有较强抗幽门螺杆菌作用，目前主要用于根除幽门螺杆菌联合治疗。短期服用舌苔发黑、粪便变黑，很少出现不良反应；为避免铋在体内过量积蓄导致神经毒性，目前较少应用于消化性溃疡的治疗。前列腺素具有细胞保护作用，能加强胃肠黏膜的防卫能力，但其抗溃疡作用主要基于其对胃酸分泌的抑制。

（3）**抗酸药** 抗酸药主要与其黏附、覆盖在溃疡面上阻止胃酸及胃蛋白酶侵袭溃疡面和促进内源性前列腺素合成等有关，其促进溃疡愈合的疗效与H_2受体拮抗药相似，可用于胃溃疡的治疗。抗酸药能迅速中和胃酸，缓解疼痛症状，但需大剂量每日多次服用，故目前作为加强止痛的辅助治疗。常用的有铝碳酸镁和磷酸铝，便秘或腹泻是其主要不良反应。

（4）**促进胃动力药物** 在消化性溃疡病例中，如见有明显的恶心、呕吐和腹胀，实验室检查见有胃潴留、排空迟缓、胆汁反流或胃食管反流等表现，应同时给予促进胃动力药物，如甲氧氯普胺、多潘立酮和西沙必利。

4. 根除 Hp 治疗

推荐铋剂四联方案，即1种PPI/P-CAB和1种铋剂联合阿莫西林、克拉霉素、呋喃唑酮、甲硝唑、左氧氟沙星及四环素等抗菌药物中的两种，组成四联疗法。目前采取选择已知耐药率低的抗菌药物（如阿莫西林、四环素、呋喃唑酮、克拉霉素）可获得高根除率。疗程推荐为14天。抗菌药物组合：阿莫西林1.0g、2次/天联合克拉霉素500mg、2次/天；阿莫西林1.0g、2次/天联合左氧氟沙星500mg、1次/天或200mg、2次/天；甲硝唑400mg、3～4次/天联合四环素500mg、3～4次/天；阿莫西林1.0g、2次/天联合甲硝唑400mg、3～4次/天；阿莫西林1.0g、2次/天联合四环素500mg、3～4次/天；阿莫西林1.0g、2次/天联合呋喃唑酮100mg、2次/天；四环素500mg、3～4次/天联合呋喃唑酮100mg、2次/天。铋剂四联方案中的标准剂量质子泵抑制药包括奥美拉唑20mg、艾司奥美拉唑20mg、雷贝拉唑10mg、兰索拉唑30mg、泮托拉唑40mg、艾普拉唑5mg，餐前半小时口服；不同铋剂的用法略有区别，如枸橼酸铋钾220mg、2次/天，餐前半小时口服。高剂量双联方案：阿莫西林（3.0g/d，如1.0g、3次/天或0.75g、4次/天）联合PPI，如艾司奥美拉唑或雷贝拉唑（双倍标准剂量2次/天或标准剂量4次/天）也是合理选择。

5. NSAID 溃疡的治疗

（1）**改变非甾体抗炎药的使用方式** 非甾体抗炎药引起消化性溃疡时最好是停用非甾体抗炎药，停药后多数患者需要替代治疗，否则如骨关节炎患者的运动和行为当受限制，为了单纯止痛可选用对胃肠毒性较低的药物，如乙酰氨基酚。如果必须用非甾体抗炎药治疗，应尽可能减少药物剂量。不要长期用此类药物治疗，因持续治疗直接与毒性有关。因非甾体抗炎药使细胞保护药前列腺素合成减少而引起胃损伤，以致发生胃溃疡，应用米索前列醇对酸的抑制，可预防非甾体抗炎药引起溃疡，但米索前列醇可引起腹泻，影响患者的生活质量和降低患者的依从性，用小剂量或逐渐增加剂量或与牛奶同服可减少腹泻的发生率。

（2）选择特异性抑制环氧化酶2的非甾体抗炎药 部分非甾体抗炎药相关性溃疡的患者需要继续服用药物，可选用特异性抑制环氧化酶2的药物，如塞来昔布和罗非昔布，通过抑制环氧化酶2减少前列腺素的合成，在治疗浓度时对环氧化酶1完全无抑制作用，此高度选择性具有消炎、止痛作用，同时可避免胃肠道不良反应发生。

（3）抗溃疡药物治疗 服用非甾体抗炎药患者为减少消化性溃疡的发生，常用酸抑制治疗，如 H_2 受体拮抗药或质子泵抑制药，一般推荐后者，因其副作用发生率低，且复发的可能性小。

6. 难治性溃疡的治疗

坚持规范用药，按规律服药，兼顾耐药菌，彻底根除幽门螺杆菌；溃疡难以治愈时，应排除药物因素或其他原因，所有未愈合的溃疡在治疗2~3个月后必须反复进行溃疡部位活检；及时追踪观察病情变化，不能仅根据症状得到改善就立即停药，治疗期间要复查胃镜；尽量减少或消除精神心理因素；对于球后溃疡、幽门管溃疡等几种非常位置的溃疡，要加强检查，仔细发现，注重相关鉴别诊断，减少漏诊、误诊，同时做好患者的思想工作，坚持治疗，一定会取得很好的疗效。

7. 消化性溃疡的维持治疗

由于消化性溃疡治愈停药后复发率甚高，并发症发生率较高，而且自然病程长达8~10年，因此药物维持治疗是个重要的实施。有下列三种方案可供选择。①正规维持治疗：适用于复发、症状持久不缓解、合并存在多种危险因素或伴有并发症者。维持方法：西咪替丁400mg，雷尼替丁150mg，法莫替丁20mg，睡前一次服用，也可口服硫糖铝1g，每日2次。正规长程维持疗法的理想时间尚难定，多数主张至少维持1~2年，对于老年人、预期溃疡复发可产生严重后果者，可终身维持。②间隙全剂量治疗：在患者出现严重症状复发或内镜证明溃疡复发时，可给予疗程全剂量治疗，据报告约70%以上患者可取得满意效果。这种方法简便易行，易为多数患者所接受。③按需治疗：本法系在症状复发时，给予短程治疗，症状消失后即停药。对有症状者，应用短程药物治疗，目的在于控制症状，而让溃疡自发愈合。事实上，有相当多的消化性溃疡患者在症状消失后即自动停药。按需治疗时，虽然溃疡愈合较慢，但总的疗效与全程治疗并无不同。

8. 中医药治疗

在中医学中，消化性溃疡属于"胃脘痛"等范围，对患者实施治疗主要是针对患者的机体血液循环系统实施治疗，要及时将出现的瘀阻清除掉，使患者的胃黏膜屏障能力不断升高，治愈溃疡症状，并且使患者在接受治疗后疾病不会再复发。在中医方药治疗中，所应用的中药是很多的，其中应用的白及具有去除水肿、促进组织再生的作用，白及对胃黏膜具有较强的保护功能；黄连的作用为清火解毒，能够泻胃火、心火等；川贝母能够起到化痰止咳、清热润肺的功效；黄芩有去湿热、抗炎的作用；丹参、三七等活血化瘀药能扩张胃黏膜血管、改善胃黏膜血供、促进溃疡周围炎症吸收、加快胃黏膜生长及上皮细胞修复，对溃疡愈合有明显的促进作用。

用餐前培养食欲，引起胃的蠕动与分泌活跃，等于在就餐前做胃的准备活动，方法为叩齿、舌搅动，喝少量饮品等，感到口腔内有唾液分泌后开始用餐。饭前或饭后半小时自己用手按摩腹部。手法顺时针或逆时针旋转揉动，轻重以舒适为度，每次5～10分钟。同时还可结合穴位按摩。按压中脘、足三里、胃俞等。请家人帮助做捏脊疗法，按压脊柱棘突旁2cm处，平脐部的反应点和压痛点，要适当用力深压。

9. 并发症的治疗

（1）大出血 消化性溃疡病并发大量出血，常可引起周围循环衰竭和失血性贫血，应当进行紧急处理：①输血输液补充血容量、纠正休克和稳定生命体征是重要环节；②同时给予全身药物止血，如生长抑素、法莫替丁，也可选用质子泵抑制药奥美拉唑滴注；生长抑素 25μg 稀释后静脉滴注，以后每小时注入 250μg，治疗 24～48 小时有止血作用；西咪替丁 0.8g/d 或法莫替丁 40mg/d，溶于 500mL 葡萄糖中，静脉滴注；奥美拉唑 40mg/d 加入补液中滴注；③内镜下局部止血，可选用局部喷洒 1‰肾上腺素液、5％孟氏液、凝血酶 500～1000u 或巴曲亭 1～2ku。或者应用电凝、微波、激光止血，常可获得良好的疗效。

（2）急性穿孔 一旦并发急性穿孔时应禁食，放置胃管抽吸胃内容物，防止腹腔继发感染。无腹膜炎发生的小穿孔，可采用非手术疗法。饱食后发生穿孔，常伴有弥漫性腹膜炎，需在 6～12 小时内施行急诊手术。慢性穿孔进展较缓慢，可引起粘连和瘘管形成，必须外科手术。

（3）幽门梗阻 治疗方法包括：①静脉输液，以纠正水、电解质代谢紊乱或代谢性碱中毒；②放置胃管连续抽吸胃内潴留物 72 小时后，于每日晚餐后 4 小时行胃灌洗术，以解除胃潴留和恢复胃张力；③经胃灌洗术后，如胃潴留已少于 200mL，表示胃排空已接近正常，可给流质饮食；④消瘦和营养状态极差者，宜及早予以全肠外营养疗法；⑤口服或注射组胺 H_2 受体拮抗药；⑥应用促进胃动力药如多潘立酮或西沙必利，但禁用抗胆碱能药物如阿托品、颠茄类，因此类药物能使胃松弛和胃排空减弱而加重胃潴留。

10. 外科治疗

大多数消化性溃疡经过内科积极治疗后，症状缓解，溃疡愈合，如能根除幽门螺杆菌感染和坚持药物维持治疗，可以防止溃疡复发。外科治疗主要适用于：①急性溃疡穿孔；②穿透性溃疡；③大量或反复出血，内科治疗无效者；④器质性幽门梗阻；⑤胃溃疡癌变或癌变不能除外者；⑥顽固性或难治性溃疡，如幽门管溃疡、球后溃疡多属此类。

第三节　消化性溃疡的科学管理

一、科学管理的原则

管理原则：提高自我管控，分级预防，合理情绪管理，养成良好饮食习惯，坚持服用药物，防止复发。

1. 提高自我管控

个体作为健康的主要管理者，其健康程度取决于是否具备健康自我管理能力，患者的自我健康管理水平在疾病的转归中具有非常重要的作用。加强健康知识教育，培养良好的生活方式与健康行为，提高消化性溃疡疾病认知水平。消化性溃疡的治疗应该规律、按疗程服药，才能从根本上消除幽门螺杆菌，降低消化性溃疡复发率。许多患者在临床症状减轻后便自主停药或减药，导致受损的胃黏膜没有完全修复，引起消化性溃疡复发。60％以上消化性溃疡出血患者出院3个月内遵医行为良好，随着出院时间延长，其原来不良的生活方式开始逐渐恢复，将医嘱抛诸脑后，成为诱发疾病复发的主要因素。对于消化性溃疡患者来说，自我管控可以有效地影响在医嘱遵守、按时服药以及自身习惯的控制上有效实行，使其自觉的改变不健康、影响身体的生活方式。多数消化性溃疡患者的自护能力处于较低水平，消化性溃疡患者的自护知识和自护技能亟待提高。

2. 注重筛查

建议在口服非甾体抗炎药人群中进行筛查，高危因素为高龄，既往有消化性溃疡病史，消化性溃疡并发症病史，合并使用激素、抗凝血药等药物，尤其是合并幽门螺杆菌感染者。筛查的方法包括临床症状、幽门螺杆菌检测和粪便隐血试验。

3. 分级预防

筛查出患消化性溃疡的高发人群进行一级预防，对于生活方式、饮食因素、应激及心理因素进行干预，是否罹患幽门螺杆菌感染，避免滥用非甾体抗炎药。而已患消化性溃疡的患者，进行二级预防，了解有无幽门螺杆菌感染，内镜规律随访复查。治疗后防溃疡复发，监测是否有并发症的发生，如有发生及时转诊。

4. 合理情绪管理

消化性溃疡是消化系统疾病中比较典型的一种心身疾病，负性情绪会影响患者治疗的主动性和依从性，不良情绪对病情控制会产生不利影响。患者要充分认识到消化性溃疡这种疾病虽然难以彻底治愈，但做好日常保健，养成良好的生活习惯，也是能让病情得到有效控制。为此，患者要保持乐观、积极的心态，待出现紧张、焦虑、失眠等问题时可通过深呼吸、听音乐、局部按摩，以分散自己的注意力，缓解情绪。在日常生活中可多与朋友聊天，积极参与一些健身运动，合理安排工作与生活，做到劳逸结合，使自己有一个乐观积极的心态。加强患者心理干预，提高患者对疾病知识的认知水平，改变患者心理状态，消除患者负性情绪，提高患者正性情绪，提高患者的自我意识和自我管理能力，这些对于疾病治疗效果和复发是十分必要的。

5. 养成良好饮食习惯

定时进餐，少食多餐，避免过饱。吃饭要细嚼慢咽，促进唾液分泌，使胃酸得到中和。选择清淡、易消化的温热饮食，不吃过冷过热的食物。禁抽烟、禁喝酒、禁饮茶、咖啡类，不吃高纤维食物，坚硬、酸辣、生冷、油炸、烧烤类食物。

6. 坚持服用药物

作为多发病，消化性溃疡具有治愈难度大、经常反复发作的特点。为了提高疗效、控制好病情，必须坚持按医嘱用药，要明白长期、规律、定时、全程的用药是控制病情，降低复发率的关键，在用药过程中切不可自行停药或换药。

部分患者在消化性溃疡治疗期间由于所服用的药物价格昂贵，而擅自减少药物的用量，导致治疗效果不明显，消化性溃疡时而好转，时而复发。所以为了减轻患者的经济负担，药物选择上以经济实惠的消化性溃疡药物为优先选择，对于中老年人来说，由于视力以及身体素质的原因，患者家属可以将药物上面的药品名、用药规格、服用时间等信息用大字体标出，方便老人识别。

7. 防止复发

预防溃疡复发是降低消化性溃疡发病率和相关死亡率最重要的长期目标，明确溃疡复发病因至关重要。成功根除幽门螺杆菌感染后1～2年，患者的溃疡复发率将降至20%以下。经抗生素治疗的消化性溃疡复发的最常见原因是未能成功根除，幽门螺杆菌根除延迟会增加复杂消化性溃疡发生和复发风险，故建议早期治疗。需要注意的是，仍有一部分患者，包括对反复尝试根除却未成功的幽门螺杆菌阳性消化性溃疡患者，有幽门螺杆菌阳性病史但在成功根除后仍复发的消化性溃疡患者，均需长期使用质子泵抑制药以防止溃疡复发。此外，在所有消化性溃疡复发患者中，应排除非甾体抗炎药的使用。同时采取有效措施防止复发。

（1）增加患者对消化性溃疡的认知　医护人员应向患者讲述消化性溃疡的病因和发病机制，对患者讲解疾病病因、临床表现及诊治等方面知识，可提高患者对疾病的认识程度，提高他们对防护治疗的依从性。另外，应采取积极措施指导患者应对疾病带来的精神和生活困扰，帮助其以平和的心态应对疾病。

（2）用药指导　消化性溃疡一般呈慢性过程，治愈率高，容易复发。应嘱患者坚持疗程用药，不应随意停药，不要认为没有症状就是治愈，从而不注意用药时间、疗程与剂量，引起疾病复发。并教会患者注意药物的疗效及不良反应。

（3）提高自我护理能力　医护人员应向患者说明精神心理压力对疾病的影响，对不同年龄患者采用不同的沟通方式，鼓励其表述出内心的焦虑情绪，从而进行有针对性的心理疏导。指导患者建立合理的饮食习惯及生活方式，患者应进食营养丰富、清淡、易消化的食物，避免进食刺激性强的食物。进食宜少量多餐，忌暴饮聚食。另外患者应改掉不良的生活习惯，如吸烟、饮酒等。患者应学会各种并发症的预防、识别和处理措施，防止疾病恶变。患者在病情愈后恢复阶段，应严格注意腹痛以及大便的颜色等变化，学会根据病情改变判断是否发生出血、穿孔、梗阻、癌变等并发症。一旦发生，应及时处理并救治，以免贻误病情。

（4）指导患者定期复诊　在向患者介绍诊疗常识的同时还应强调定期复诊的重要性，指导患者出院后定期复查，以便了解疾病的恢复情况，并及时调整用药，促使疾病早日治愈，预防复发。

二、消化性溃疡的科学饮食管理

1. 定时定量

发作期少量多餐，缓解期和恢复期定时定量，每日 5~7 餐，每餐饮食量不宜过多。少量多餐可中和胃酸，减少胃酸对溃疡面的刺激，又可供给营养，有利于溃疡面的愈合。

2. 食物易消化

选择营养价值高的食物，经加工烹调使其变得细软易消化、对胃肠无刺激。同时补充足够热量，蛋白质和维生素。①食物应富含蛋白质。如鸡蛋、豆浆、鱼、瘦肉等。②不须严格限制脂肪，选择易消化吸收的脂肪，如奶油、蛋黄、奶酪等，及适量植物油。③多食碳水化合物，既无刺激胃酸分泌作用，也不抑制胃酸分泌。如稀粥、面条、馄饨、馒头等，蔗糖不宜过多。④选择富含B族维生素、维生素A和维生素C的食品。⑤每日食盐摄入量控制在 6g 左右，尽量选用植物油进行烹饪。

3. 细嚼慢咽，食物不宜太烂

细嚼慢咽，使唾液分泌增加，唾液不仅能帮助消化。而且有中和胃酸和提高胃黏膜屏障的作用。食物被切得细碎、煮得软烂，一方面会造成许多营养素被破坏，从而造成机体营养的缺乏，机体免疫力下降，溃疡越容易复发；另一方面细软食物在口腔中咀嚼减少甚至不需要咀嚼，唾液未能充分分泌，不利于溃疡愈合。

4. 恢复期多进食粗纤维食物

纤维素可以增加食物的黏稠度，减少胃酸分泌并能直接中和胃酸，且能降低胃内胆酸浓度，加速胃排空；纤维素中有一种脂溶性保护因子，而且含有较多的营养因子，具有防止溃疡发生和复发的作用。然而，在消化性溃疡急性发作期，尤其有上消化道出血倾向时不宜摄入大量纤维素。

5. 食物应无刺激性

（1）粗粮、芹菜、韭菜、雪菜、竹笋及干果类等应避免食用，避免机械性刺激对黏膜的损伤。

（2）咖啡、浓茶、烈酒、浓肉汤等应避免食用，因化学性刺激会增加胃酸分泌，诱发消化性溃疡或使消化性溃疡患者的疼痛发作。此外水温过烫也会损伤胃黏膜。

（3）地瓜、土豆、过甜点心和糖醋食品等避免食用，避免进食产酸食物。

（4）生葱、生蒜、生萝卜、蒜苗、洋葱等避免食用，因可产生气体。

（5）腌制的食物如腊肉、火腿、香肠等避免食用。

（6）生冷食物如大量冷饮、凉拌菜等避免食用。

（7）强烈的调味品如胡椒粉、咖喱粉、芥末、辣椒油等避免食用。

（8）饮食不宜过咸，食盐的渗透压高，一方面对胃黏膜会造成直接损害，如广泛弥漫性充血、水肿、糜烂、出血和坏死。另一方面摄入过多盐会使胃酸增加，降低胃黏膜抵抗力，使胃黏膜易受损而产生溃疡。

6. 多吃富含锌的食物

微量元素锌是人体所必需的，它是溃疡修复的重要因子，好转期可多进食富含锌的食物，如瘦肉、虾、鱼、苹果等。

7. 牛奶疗法不提倡

以前消化性溃疡发作时停止一般治疗，改为频饮牛奶，认为可保护溃疡面，减少胃酸刺激和控制出血。牛奶含丰富的蛋白质和钙，均能促进胃酸分泌，尤其是高浓度的钙，促进胃泌素分泌，进一步促进胃酸的分泌。消化性溃疡患者饮牛奶后暂感舒适，过不久牛奶缓冲胃酸的作用被其明显刺激胃酸分泌的作用抵消，反而出现反酸，不利于溃疡愈合。因此认为牛奶不宜多饮，250mL/d 即可。

8. 加强饮食心理护理

消化性溃疡患者有上腹痛，伴或不伴有嗳气、反酸、胸骨后烧灼感、流涎、恶心、呕吐、便秘等其他胃肠道症状。这些症状经常与饮食的摄入有明显的关系，消化性溃疡本身属于典型的身心疾病范畴，受生物、心理、社会的综合作用，消化性溃疡患者易激动、紧张，在饮食上不能配合，甚至偏执于不良的饮食习惯及摄食行为，出现畏食现象。指导患者正确的饮食可以减轻食物对溃疡面的直接刺激，抑制并中和胃酸，促进愈合，并对其饮食方面的心理顾虑进行针对性的疏导。进食时应心情舒畅，以利于消化。睡前加餐对十二指肠溃疡尤为适宜。可减少饥饿性疼痛，有利于睡眠。

三、消化性溃疡的幽门螺杆菌科学管理

近年来，我国有超过 7 亿的幽门螺杆菌感染者，感染呈现"三高一低"的现状，即感染率高、致病力高、耐药率高和根除率低。家庭中的密切接触、家庭成员接触共同的传染源，使幽门螺杆菌容易在家庭内传播。幽门螺杆菌感染的家庭聚集性是导致根除治疗失败和复发的重要原因之一，进一步加大了治疗的难度。

因此，国内专家建议采用对幽门螺杆菌感染者的全家庭进行筛查和治疗，不仅可以减少疾病传播的风险，防控早期胃黏膜病变和胃癌发生，还可以降低医保支出和社会卫生健康负担。积极控制传染源，从源头上治疗幽门螺杆菌，进行根除治疗可以防止在人群内传播。推荐含铋剂的四联疗法作为幽门螺杆菌的根除治疗方案，疗程也由过去的 7～10 天延长为现在的 10～14 天。

目前公认幽门螺杆菌的传播途径是人与人之间通过口—口、粪—口途径传播。家庭成员间共用餐具、共餐饮食、口对口喂食、咀嚼喂食、母亲对婴幼儿及儿童进行口试奶嘴温度、口嚼食物喂食、共床等使幽门螺杆菌从感染者口腔经餐具、奶嘴→菜、汤或奶→未感染者口腔，幽门螺杆菌从胃内反流到口腔，唾液可成为其传播媒介，进一步引起家庭内交叉感染。儿童时期是幽门螺杆菌感染高危时期，正确的喂养方式对避免家庭内儿童感染至关重要，应避免对儿童进行口口喂食，每次喂食儿童前清洁双手，食物和餐具进行定期消毒灭菌处理，提供清洁的水源。

中国特有"共餐"的文化传统，筷子的不当使用也使幽门螺杆菌感染的家族聚集特点尤为明显。因此，预防感染最简单的做法就是使用"公筷公勺"并进一步推行分餐制，这样就可以有效避免通过碗筷直接口—口传播，同时需注意饮食卫生，降低粪—口途径传播风险。"公筷行动"有助于提高公众对幽门螺杆菌的危害及其预防策略的认知度，强化居民的分餐意识，养成良好的卫生习惯。要做到吃饭分餐，使用公筷，不要互相夹菜，这样能够在一定程度上阻断交叉感染的风险，保护自身健康的同时也能保护他人健康。如果可以的话，最好家中每个人都能够拥有一双自己专属的筷子，家中有感染幽门螺杆菌的，要分餐吃饭。

要学会洗筷子，幽门螺杆菌能够在筷子上附着很长时间，尤其是带有沟壑、使用时间较长的竹木筷子，所以在每餐食用之后要立即彻底进行清洗和消毒，定期使用开水煮筷子，这样做能够在最大程度上消除筷子上的细菌。另外，在放置筷子时筷子的头部应处在上方，让其自然风干。

最后就是饮食卫生的问题，饭前、便后要洗手。食物在食用之前要将其彻底清洗或是削皮，半生不熟的食物尽量不要吃，生水、冷水、火锅、烧烤等刺激性

食物要减少食用的次数，避免刺激（损伤）胃黏膜造成抵抗力低下，增加幽门螺杆菌入侵的机会。除此之外，建议大家减少外出就餐的次数。平时在家中也可以多吃一些大蒜、蜂胶等食物，有助于预防幽门螺杆菌。

幽门螺杆菌感染者治疗后，需个体化随访，停药4周行呼气试验明确幽门螺杆菌是否根除。胃溃疡患者需要1年内内镜随访以证实溃疡愈合，并排除恶性溃疡可能。

幽门螺杆菌感染是慢性胃炎、消化性溃疡和胃癌的主要致病因素，还被世界卫生组织公认为一级致癌物，希望大家能从自身做起，做好预防工作，尽量远离幽门螺杆菌。大家不要为此而感到恐慌，此病是可防可控的，尽早发现，尽早治疗，会让我们有一个健康的胃。

四、消化性溃疡与吸烟的科学管理

香烟烟雾中有害物质超过4000种，其中主要包括一氧化碳、尼古丁（烟碱）和焦油等有毒复合物，其中危害最大的就是尼古丁。吸烟不仅能够造成慢性呼吸道疾病，越来越多的研究者证实了吸烟和消化性溃疡之间的相关性。吸烟能够导致胃酸和胃蛋白酶分泌显著增加。尤其是在睡前吸烟，能够导致夜间分泌增多，比平时增加约91.5%，并且其胃蛋白酶也会上升。同时，吸烟还能够导致对十二指肠黏膜和前列腺素合成起到很大的抑制作用。在胃腔前列腺素的威胁下，黏膜失去抗损害的功能，从而促成溃疡产生。同时有研究发现，吸烟能够对胃黏膜的血流量造成影响，从而大大降低了胃的抵御能力。并且，吸烟也能够造成幽门括约肌的松弛，导致十二指肠内中容物胆汁和其他的胰液的反流，流入胃中，胆汁内的胆盐能够直接损伤胃黏膜。

吸烟本身虽然并不是溃疡形成的独立危险因子，但是它可以通过损害上消化道黏膜和增加幽门螺杆菌的感染概率而增加幽门螺杆菌的损害。众所周知，幽门螺杆菌感染明显地增加了发生十二指肠和胃溃疡的危险性，是消化性溃疡的主要病因，治疗幽门螺杆菌感染可加速溃疡的愈合和大大降低溃疡的复发率。因此，戒烟不仅可以减少烟草中有害物质对胃肠道保护屏障的损害，还可以减少幽门螺杆菌感染的可能性，降低消化性溃疡的发病率并加速治疗中溃疡的愈合。

对于消化性溃疡者，最为主要的还是不断进行思想工作，让患者能够主动认识到戒烟的重要性，尤其是老年患者，本身动脉硬化，再吸烟能够促进胃黏膜血流量减少，使得他们的溃疡久久不愈，或者是容易复发。在选择的药物上，不但需要常规的制酸药和H_2受体拮抗药外，还需要进行胃黏膜保护药的选择，从而增强胃黏膜的功能，提高其抵御能力，从而减少黏膜血流。因此，吸烟者在溃疡愈合之后，还需要利用前列腺素或其合成衍生物一段时间，这样才能有效防止溃疡复发。

五、消化性溃疡合理用药管理

消化性溃疡患者逐渐采用联合用药的方式进行治疗，来提高临床治疗效果和降低复发率，由于患者不了解联合用药需要注意各种药物的搭配，不良反应情况明显增多，因此合理用药及安全用药管理对消化性溃疡患者健康极其重要。

（1）掌握消化性溃疡治疗药物的作用机制、适应证、注意事项与不良反应　消化性溃疡是常见、多发病，用药不当会恶化病情。医院应严格对医护人员进行药物作用机制、适应证、注意事项与副作用的培训，避免因药物知识匮乏导致的医疗事故，如胆碱药物的抗溃疡剂量易产生副作用，前列腺增生、心血管疾病、青光眼、幽门梗阻、胃排空延缓等患者慎用或忌用 H_2 受体拮抗药；不宜同时服用克拉霉素和阿莫西林，由于快速抑菌药克拉霉素阻止细菌进入繁殖期，使繁殖期杀菌药阿莫西林无从发挥作用，两者不能发挥协同作用。

（2）为患者制定合理的治疗方案　消化性溃疡的治疗方案目的是消除病因、愈合溃疡、防止复发和避免并发症，因此安全用药管理对溃疡病治疗更科学、合理、有效十分重要。为患者制定最佳服药时间、合理安排用药疗程与联合用药方法，合理的用药方案需要考虑药物的治疗作用以及药物带来的不良反应，避免不当用药导致医药资源浪费以及增加患者治疗费用。

（3）建立健全考核制度　首先每个环节工作进行科学合理的分配，建立健全工作标准，使医护人员清楚各岗位职责和工作要求；建立健全考核制度，并奖罚分明。

（4）培养风险意识　加强医护人员的风险意识教育，建立健全的风险管理制度，举办给药差错案例分析讨论会，树立风险意识，减少甚至消除风险性事件的发生率。

（5）发挥职能监督功能　充分发挥医院相关管理委员会的监督职能和技术指导作用，有利于组织协调医院内各部门，避免、减少药害事件发生。

六、消化性溃疡社区科学管理

（1）建立个人档案　由于消化性溃疡疾病具有病情隐匿、早期无法诊断的临床特点，给临床治疗带来困难。因此，社区应建立个人档案，包括：社区成员一般情况、健康情况及既往病史、家庭资料、危险性因素等，通过对其疾病史的掌握进行综合性分析，便于专案管理疾病患者。

（2）随访管理　老年人消化性溃疡疾病缓解期以预防和治疗为主，所以，应建立随访制度，给予患者针对性管理和干预，主要包括：①充分了解患者疾病、危险性因素等相关内容，根据患者实际情况制定饮食方案；②讲解疾病病发内容；③制定健康教育方案；④密切观察患者病情变化，实施实时监测；⑤行针对性用药指导，根据患者临床用药情况判定治疗效果，针对效果明显患者按时服用，效果不明显患者回院调整治疗计划；⑥叮嘱患者按时回院检查，一旦发现可疑性病症后及时回院治疗。

（3）健康教育管理

① 饮食管理：根据患者病情变化、身体现状等制定饮食方案，叮嘱患者养成良好生活习惯，禁止吸烟、喝酒，禁止暴饮暴食，禁止食用辛辣、刺激性食物，严格遵循少食多餐的饮食原则，每餐八分饱即可。

② 健康教育：耐心向患者讲解消化性溃疡疾病病发原因、预防措施、治疗方法等相关内容，并叮嘱患者疾病治疗期间积极配合治疗，加快康复进度。

③ 心理疏导：帮助患者找寻疾病病发原因，采取针对性措施进行预防，强化治疗效果；叮嘱老年患者正确对待自身疾病，利用日常时间多和患者交流，充分了解其心理特征，从而制定个性化措施缓解负性情绪，帮助患者树立战胜病魔信心，提高疾病治愈率。

（4）药物治疗管理　消化性溃疡疾病治疗过程中，需叮嘱其养成按时服药习惯，根据临床医师叮嘱合理用药，禁止出现随意更改药物或增减药物剂量现象，彻底根除幽门螺杆菌感染。及时观察患者病情变化，禁止出现单纯性根据疾病症状改善情况停用药物服用现象，应结合胃镜检查结果决定是否继续服用药物。此外，还应强化患者自我管理，便于更好地提高疾病治愈率。

（丁红英　罗新伟）

第二章 便秘

第一节 疾病常识

一、便秘的定义

便秘是一种常见的消化道系统症状，是指当肠内容物以正常速度抵达直肠，刺激直肠及肛门引起排便反射，在盆底肌协调活动下完成排便中的任何一个环节出现故障时引起的一种疾病。它是由社会经济的发展、人们生活节奏的加快、生态环境的恶化、饮食结构的改变等多种因素影响导致的。以大便干硬、排便次数减少、排便困难为表现，不同程度影响患者的日常生活、身心健康和生命质量，造成明显的经济和社会负担。排便困难包括排便费力、排出困难、肛门直肠堵塞感、排便不尽感、排便费时以及需手法辅助排便。排便次数减少指每周排便<3次。慢性便秘是指便秘病程至少达6个月。

二、便秘的流行病学

由于便秘是一个复杂的多因素参与的过程，近些年，受到社会心理因素、生活节奏加快和饮食结构改变的影响，便秘患病率有上升趋势。我国地域辽阔、民族众多，不同性别、诊断标准、地区、年龄、教育程度、民族、各地文化、人口学特征等情况下，文献报道的患病率存在一定的差异。且随着年龄的增长，便秘患病率有所升高。在亚洲地区，伊朗的便秘患病率波动在1.4%~37.0%；韩国、新加坡普通人群患病率分别是3%~9%、4%~7%。亚洲人中黄种人居多，与欧洲、北美、大洋洲相比，亚洲的便秘流行病的患病率处于较低水平，可能与亚洲人的基因及饮食习惯有关。有国内一项针对5个地区共16078例成人慢性便秘患者的流行病学调查结果显示，北京、上海、西安、武汉、广州功能性便秘的患病率分别为4.0%、7.0%、6.0%、7.0%和6.0%。据国内的有些研究报道，我国成人患病率为7.0%~20.3%，我国老年人患病率为15%~20%，其中70岁以上人群慢性便秘的患病率达23.0%，80岁以上可达38.0%，在接受长期照护的老年人中甚至高达80.0%。农村患病率高于城市，经济地位和文化水平的不同对便秘的影响也有可能是由于不同阶层的饮食习惯和生活方式的差异所导致。北方患病率高于南方，可能与南北的气候、饮食习惯、生活水平等有关，南方空气湿润，四季新鲜蔬菜、水果较多，饮食中含纤维素及果胶较多，南方气候宜人，老年人可进行较多的户外活动有关。女性患病率高于男性，国内大部分相关研究结果均显示，男女患病率之比为（1∶1.22）～（1∶4.56），这是由于一方面女性更能意识到并愿意倾诉自己的症状，另外女性孕激素受体过度表达、妊娠及分娩过程会造成对盆底组织的损失，女性总的肠道传输时间较男性长，女性的激素在月经周期中不同的时期对肠道的功能影响有所改变以及盆腔手术所致的盆底神经肌肉受损、一些女性易焦虑紧张等都是导致易患便秘的重要原因。

三、便秘的易患人群

除了大家所熟知的老年人和女性外，便秘还易发生在易感受到紧张、疲劳情绪及罹患焦虑、抑郁等精神心理疾病的人群，同时高脂饮食、低体重指数、文化程度低者也容易得便秘。另外，服用某些药物的人群也易患此病，包括抗胆碱能药物、阿片类药、抗抑郁药、抗癫痫药、抗组胺药、抗精神病药、抗震颤麻痹药、解痉药、钙通道阻滞、钙剂、铁剂、止泻药、非甾体抗炎药等。其中，经济地位和文化水平的不同对便秘的影响可能是由不同阶层的饮食习惯和生活方式的差异所致，有研究显示，农村地区便秘患病率高于城市。低体重指数和生活在人口密集区的人群更易发生便秘。低纤维食物、液体摄入减少和较少的体力活动均可增加便秘发生的可能性。有便秘家族史较无家族史的个体发生便秘的可能性明显升高，便秘存在一定的家族聚集性，可能与遗传易感性和生活环境相似有关。目前便秘与职业的关系说法不一。

四、便秘的病因

1. 生理因素

老年人年老体衰，体力不支，脾胃运化功能及肠蠕动减弱，肛提肌和肛门括约肌的肌张力低下，致使排便无力，导致粪便不易排出。而如果本身体质比较差，患有糖尿病、冠心病及一些代谢性疾病，都会成为便秘易发人群。孕妇是多见的便秘高发人群。由于在妊娠之后，体内激素分泌会发生变化，再加上胎儿不断生长发育，会对肠道产生一定压迫力，从而影响肠道正常蠕动，出现排便困难等便秘症状。另外，孕期运动量减少和胎位不正等都可成为诱因。儿童由于体内相对缺乏水分、饮食缺少纤维素、肠道蠕动减慢、感染后继发肠道功能紊乱等，也易患便秘。

2. 不良生活习惯

没有定时排便的习惯，忽视正常的便意，有便意时由于环境或个人的原因不能排便、工作过于忙碌、排便注意力不集中（如排便时玩手机），使得排便反射受到抑制，日久则易引起便秘。

3. 饮食不合理

饭量太少，食物的热量太低，不吃早餐，偏食精细食物，低渣饮食，不爱食水果、蔬菜，不喜欢喝水。丰富的膳食纤维饮食可以增加肠道蠕动，促进肠道内水分分泌，软化大便，增加大便量，反之由于肠道缺乏水分及粗纤维对肠道的刺激，易致肠道内水分过量被吸收或肠内运动减慢，而导致大便干结，不易排出。这主要是由于膳食纤维能通过刺激肠道蠕动，保护胃肠道，增加粪便容积和排便次数，有效预防便秘。另外，当大脑长期有意抑制排便时，就会影响正常排便功能，导致粪块滞留、直肠扩张、排便失禁等。

4. 活动量减少

老年人机体功能减弱，社交圈减小，可参加的运动有限，使得活动量减小的便秘发生率较高。久坐不动的人群，长期缺乏运动的人群，往往也是便秘的高危人群。因疾病影响采用轮椅或卧床不起者由于缺乏活动，可使肠道肌肉松弛，肌力减退，肠蠕动减少而引发或加重便秘。

5. 精神心理因素

不良的心理状态可能会诱发便秘，忧愁思虑过度，性格急躁，抑郁等因素可影响排便反射，心理障碍尤其焦虑可增加盆底肌群的紧张度，从而引起排便时肛门直肠矛盾运动导致便秘。便秘与精神症状之间存在的相互影响的关系，长期的严重便秘容易引发患者的焦虑、抑郁等状态，而焦虑及抑郁等状态的患者更容易出现便秘症状。便秘患者具有明显的内向和神经质、焦虑、抑郁个性，并与负性生活事件有关。

6. 药物影响

长期服用钙剂、缓泻药等使肠道失去自行排便的功能，加重便秘。有部分药物服用后，可能会刺激胃肠道，导致胃肠道功能出现紊乱，引起肠道干燥，出现便秘的现象。某些药物可能会抑制肠道肌肉收缩，引起肌肉松弛，使肠蠕动减慢，从而出现便秘的情况。部分药物会引起代谢紊乱，从而出现便秘。

7. 排便环境的影响

卫生间较远、卫生不良、如厕环境缺乏隐私性、不能独立如厕等可能与功能性便秘的发生有关。

8. 饮水量减少

习惯性少喝水，每天总液体量（包括食物内的水分）摄入少于1.5L时，肠道内水分减少，可造成粪便干结及粪便量减少而发生便秘。老年人口渴感觉功能下降，即便体内缺水也不一定会感到口渴。喝水方式不正确，应该每次一口喝下150mL左右的温开水，而不是一口一口喝。

9. 肠道有益菌不足

过量服用抗生素，又或者是其他药物会导致患者肠道中有益菌群被破坏，继而诱发了消化不良的发生，导致了便秘的出现。

五、便秘分类

1. 根据病因分类

分为原发性便秘（也称特发性便秘或功能性便秘）、继发性便秘。

功能性疾病所致便秘主要由于结肠、直肠肛门的神经平滑肌功能失调所致，包括功能性便秘、功能性排便障碍和便秘型肠易激综合征等。

继发性便秘与多种因素有关，主要是器质性疾病和药物相关的原因。引起便秘的器质性疾病主要包括代谢性疾病、神经源性疾病、结肠原发疾病（如结肠癌）等。例如：①结肠肿瘤、炎症或其他原因引起的肠腔狭窄或梗阻；②肠扭转、肠套叠、巨结肠、便秘型肠易激综合征、肠管平滑肌或神经源性病变；③直肠脱垂、直肠膨出、痔、肛裂等。④神经系统疾病：如骶副交感神经损伤、多发性硬化、脊髓损伤、周围神经病变等。⑤代谢性疾病和内分泌疾病如糖尿病、甲状腺功能减退、甲状旁腺功能亢进、电解质紊乱（高钙血症、低钾血症）。

药物性便秘主要由长期服用诱发便秘的药物，如镇痛药、抗惊厥药、抗酸药、抗胆碱能药、钙通道阻滞药、阿片类、铁剂、利尿药等；或者是滥用泻药，早已证明滥用含有蒽醌类及其衍生物等接触性泻药可以形成"泻药结肠"。

2. 按照病理生理学机制分类

将功能性疾病所致的便秘分为 4 个亚型。

（1）慢传输型便秘　特点是肠内容物从肠近端到直肠远端的通过时间较正常减慢，主要表现为排便次数减少、粪便干硬、排便费力；可能与结肠动力障碍有关，与肠神经损伤、卡哈尔间质细胞减少等有关。

（2）排便障碍型便秘　特点是肠内容物在全结肠传输时间正常或轻度减慢，但残余物在直肠停留时间延长。主要表现为排便费力、排便不尽感、排便时肛门直肠堵塞感、排便费时，甚至需要手法辅助排便等；可能由直肠平滑肌动力障碍、肛门内括约肌功能不良、盆底肌协调障碍、排便推进力不足所致。

（3）混合型便秘　患者同时存在结肠传输延缓和肛门直肠排便障碍的证据。

（4）正常传输型便秘　结肠传输功能检测正常，但存在便秘症状。多见于便秘型肠易激综合征，腹痛、腹部不适便秘相关，排便后症状可缓解。多由直肠顺应性和直肠敏感性异常所致。

六、便秘的临床表现

（1）便秘主要症状　每周排便<3 次，排便困难，每次排便时间长，每次排便时间大于 5 分钟，部分甚至在 30 分钟以上，排出粪便干结如羊粪状且数量少，排便后仍有粪便未排尽感，可有下腹胀痛或绞痛、食欲减退、疲乏无力、头晕、烦躁、焦虑、失眠等症状。

大便次数减少：出现便秘后患者会因为长时间的便秘导致排便次数明显减少，由一天一次大便，逐渐就会转变为每周排便次数小于3次。

排便困难：患者常常感到排便困难，需要用力或过长时间才能完成排便。这是因为便秘导致肠道蠕动减慢，粪便在结肠内停留时间较长，使得粪便变得更加干燥和坚硬，增加了排便的阻力。

大便干结：便秘患者的大便通常呈干燥和坚硬的形状，有时甚至成为小颗粒状。这是因为便秘使得结肠吸收水分过多，使粪便变得干燥。此外，肠道蠕动减慢也导致粪便在肠道内停留时间较长，使得水分进一步被吸收，进而加剧了大便的干燥程度。

排便不畅：便秘患者常常感到排便不畅，即感觉肠道内有大量的粪便未能排出。这是因为便秘导致肠道蠕动减慢，粪便在结肠内停留时间过长，积累下来的粪便堵塞了肠道，使得排便困难并且不畅。

（2）部分患者可因用力排硬粪块而伴肛门疼痛、肛裂、痔疮和肛乳头炎。空排和缺乏便意是我国功能性便秘患者最常见的困扰患者的症状。

（3）部分功能性便秘患者可在左下腹乙状结肠部位触及条索状物。

（4）便秘患者出现报警征象，包括便血、粪便隐血试验阳性、贫血、消瘦、腹痛持续加剧、腹部包块等以及有结直肠息肉史和结直肠肿瘤家族史等情况时，应与器质性疾病鉴别。便秘伴有便血、粪便隐血试验阳性、贫血和体质量减轻者在常规结肠镜筛查中检出可疑肿瘤或直径>9mm息肉的概率增加。我国尚缺乏完善的结直肠癌筛查制度，建议对年龄>40岁的慢性便秘初诊患者，特别是对伴有警报征象或在随诊中出现警报征象的患者有针对性地选择辅助检查，包括结肠镜检查，以明确排除器质性疾病。

（5）辅助检查　肛门直肠指诊简便易行，通过指诊可了解有无肛门直肠肿物等器质性疾病，对评估肛门括约肌和耻骨直肠肌功能也非常重要。肛门直肠指诊时嘱患者做用力排便的动作，正常情况下肛门口松弛，如手指被夹紧，提示可能存在肛门括约肌不协调收缩；对合并肛门直肠疼痛的患者，通过检查耻骨直肠肌触痛可以鉴别是肛提肌综合征还是非特异性功能性肛门直肠疼痛。

肛门直肠压力测定能评估肛门直肠的动力和感觉功能，了解用力排便时肛门括约肌或盆底肌有无不协调性收缩，是否存在直肠压力上升不足，是否缺乏肛门直肠抑制反射和直肠感觉阈值。

排粪造影是评估模拟排便过程中直肠和盆底活动的影像学技术，通常采用增稠的钡糊，能同时观察直肠的形态结构异常（如直肠前突、直肠脱垂、肠疝、巨结肠等）和排出功能异常（如静息和力排时肛门直肠角变化、耻骨直肠肌痉挛、直肠排空等）。磁共振排粪造影能实时显示直肠肛门的运动和排空情况，同时能清晰显示耻骨直肠肌、肛提肌、肛门内括约肌以及直肠和肛门周围的软组织，且无辐射。

七、便秘的危害

1. 加重心血管疾病

便秘排便时费时费力，腹压增高、血压升高、心肌耗氧量增加，易诱发脑出血、心绞痛、心肌梗死而危及生命。慢性便秘对心血管系统的影响主要是由便秘导致的血流动力学改变所致。有研究报道，老年人如厕过程中，排便前血压升高15mmHg，排便时血压持续升高29mmHg，排便后1小时血压仍升高11mmHg。排便频率与心血管疾病总体死亡率风险显著相关，当排便频率小于1次/天时，心血管疾病的总死亡率风险增加20%~40%。

2. "粪石性"肠梗阻、肠壁溃疡、肠穿孔、假性腹泻

粪便长时间停滞在乙状结肠或直肠壶腹部，水分被吸收，粪块变硬，甚至形成"粪石"，可堵塞肠腔导致肠梗阻，长时间压迫肠壁导致肠壁缺血甚至坏死，可形成肠壁溃疡，在用力排便、肠内压力增高时偶可导致肠穿孔而发生粪汁性腹膜炎可危及生命。在一些高龄、衰弱的便秘人群，粪便长时间滞留在直肠壶腹部形成较硬且体积较大粪块，由于直肠壶腹部长时间扩张，失去顺应性，在粪块与直肠壶腹部肠壁之间形成间隙，来自结肠的稀便或粪水通过间隙自肛门流出，易误诊为腹泻，这其实是假性腹泻或称为矛盾性腹泻。

3. 诱发或加重痔疮、肛裂

便秘者排便用力屏气，肠腔内压力增高，阻断静脉回流，形成静脉丛瘀血、扩张、融合，最后形成痔；原有痔疮者，则会因便秘而加重。痔疮和肛裂是老年人常见肛肠疾病，慢性便秘是其主要发病因素，有效治疗便秘、保持排便通畅是治疗痔疮和肛裂并预防复发的关键。

4. 增加结肠癌、结肠息肉、结肠黑变病风险

便秘患者粪便滞留在结肠，以致使粪便中各种致癌物质浓度升高，与结肠黏膜接触时间延长，增加患结肠癌的风险。慢性便秘本身及治疗便秘常用的含蒽醌类药物导致慢性便秘患者并发结肠黑变病的比例较高。我国珠海一项对3年内结肠镜检查结果的回顾性研究显示：大肠黑变病患者发生增生性息肉和低级别腺瘤的风险增高。

5. 精神心理障碍

慢性便秘可导致患者坐立不安，精神萎靡，注意力不集中，甚至失眠、焦虑、抑郁，从而影响工作和生活，降低工作效率和生活质量。便秘经常面临多重用药、共病、社会支持不足等问题，容易产生焦虑、抑郁、失眠等精神心理障碍。日本的研究显示，焦虑、抑郁和失眠是慢性便秘患者较常发生的精神心理问题。国内也有类似的调查研究，慢性便秘患者处于焦虑和抑郁比例分别为

28.7%和49.2%，且随着便秘严重程度增加而加重。

6. 尿潴留及尿道感染

从解剖上看，直肠与尿道和膀胱毗邻，便秘患者直肠壶腹部滞留的粪块压迫其前方尿道，导致排尿不畅或急性尿潴留，增加尿路感染风险，尤其是合并有前列腺增生症的老年男性便秘患者。在临床上遇到急性尿潴留的老年患者，在紧急处理（如导尿、膀胱穿刺）前，应行直肠指检，排除直肠壶腹部滞留的粪块压迫所致，如为后者所致，清除粪块即可解除急性尿潴留。

7. 慢性便秘对神经系统的影响

慢性便秘与老年人神经系统疾病关系密切，是帕金森病和阿尔茨海默病的常见临床表现或并发症。便秘是帕金森病最常见的非运动症状之一，也是帕金森病患者的早期临床表现之一，帕金森病患者便秘的发生率高达61.4%。阿尔茨海默病患者便秘的发生率为28.2%。这些神经系统疾病导致便秘的机制甚为复杂，主要是与这些疾病直接或间接损伤排便反射相关调节机制有关。这类便秘即使经过规范治疗，大多数患者仍难以恢复正常排便，成为难治性便秘，从而加重病情，降低生活质量。

8. 便秘对生活质量的影响

虽然大多数便秘为功能性疾病，一般不会威胁到患者生命或使患者身体衰弱，但仍对许多患者造成较大的困扰。因为便秘症状的存在明显地降低了健康相关的生活质量，而且对患者个人及社会也是一项重大的经济负担。便秘常伴随有腹痛、腹胀、恶心、呕吐、疲倦和头痛等症状，若持续进展，也可导致一系列并发症（如肛裂、直肠脱垂、粪便嵌顿、大便失禁及泌尿系统功能紊乱等）。这些都在不同程度上影响了患者的身心健康。慢性便秘人群除情感职能外，在生理功能、生理职能、社会功能、躯体疼痛、一般状况、精神健康、健康变化等方面均有明显下降。

第二节 便秘的诊断与治疗

一、便秘的诊断

凡有排便困难费力、排便次数减少（每周<3次），粪便干结、量少，可诊断为便秘，时间≥6个月为慢性便秘。慢性功能性便秘诊断前症状出现至少6个月，且近3个月症状符合以下诊断标准。

（1）必须包括以下2项或2项以上：至少25%的排便感到费力；至少25%的排便为干球粪或硬粪；至少25%的排便有不尽感；至少25%的排便有肛门直肠梗阻感和（或）堵塞感；至少25%的排便需手法辅助，每周自发排便<3次。

（2）不用泻药时很少出现稀便。

（3）不符合肠易激综合征的诊断标准。

二、便秘的治疗

1. 治疗的原则

根据便秘严重程度、病因、发作频率选择合适的治疗方案，纠正原发病，采取针对性措施，遵循个体化综合治疗，以缓解症状，恢复正常的排便功能。若能确定原发病时，一时难以发现或原发病未能有效治疗之前，调整饮食结构生活规律，给予适当的药物，以缓解便秘的症状。药物治疗应选择毒性小、不良反应小、药物依赖性小为原则。治疗的目标不仅仅是使大便通畅、调节粪便性状及消除便秘引起的不适感，还应去除病因，建立正常的排便规律和行为，恢复正常的胃肠转运和排空。

2. 生活方式干预

① 膳食：调整饮食结构，采取合理的饮食习惯，增加纤维素（20～35g/d，推荐使用可溶性膳食纤维）和水分（1.5～2.0 L/d）的摄入，每日6～8杯，忌烟酒和辛辣食物。鲜、嫩的蔬菜瓜果富含可溶性纤维、维生素和水分，应成为慢性便秘老年人膳食的重要组成部分。膳食纤维对小肠中某些酶具有抗水解作用，且不会被结肠吸收，因此可留住肠腔水分并增加粪便体积。应养成定时和主动饮水的习惯，不要在感到口渴时才饮水，推荐饮用温开水或淡茶水。

② 适度运动：散步、拳操等形式不限，以不跌倒、不感觉劳累为原则。规律的体育运动可缩短肠道传输时间、利于通便，有氧运动如步行、骑车等对改善便秘有效。对卧床患者，即便是坐起、站立或能在床边走动，对排便都是有益的。除了运动受限外，便秘患者参与其他运动项目的频次和程度无严格限制，一般推荐运动量为30～60min/d，至少2次/周。

③ 排便习惯：每天定时排便，培养良好的排便习惯，结肠活动在晨醒和餐后最为活跃。大部分人群的排便行为在早晨，男性一般在上午7：00至8：00之间，女性则较男性晚1h左右。另外，进餐后胃窦扩张、食物进入十二指肠诱发的胃结肠反射和十二指肠结肠反射均可促进结肠的集团蠕动，产生排便反射，有利于成功排便，因此建议便秘患者在晨起和餐后2h内尝试排便。将双手压住腹部，做咳嗽动作，增加腹压以助排便，排便时集中注意力，减少外界因素的干扰，不要阅读或吸烟；每次排便时间在10min内。相较于坐位排便，蹲位时腹压并无明显增加，蹲位排便可缩短排便时间，改善排便费力，提高患者排便满意度，因此推荐便秘患者采取蹲位排便姿势。

3. 调节菌群失调

不同年龄层次的便秘患者肠道菌群种类均不同于健康人群，便秘患者肠道菌群如双歧杆菌属、变形杆菌、普氏菌属、乳球菌属等减少，而拟杆菌、丁酸单胞菌、苏特菌、梭状杆菌等增加。粪便在肠道内滞留时间过长改变肠道菌群的数量和种类；菌群的代谢物（甲烷和短链脂肪酸）、细菌的细胞成分（脂多糖）或细菌与宿主免疫系统之间的相互作用影响多种肠道功能。通过调整肠道菌群，对便秘症状改善具有作用。目前临床上主要使用双歧杆菌、乳酸杆菌或其复合制剂，分为益生菌、益生元和合生元3类。近年来，粪菌移植对于便秘的治疗也是一大热点。

（1）益生菌及益生元　指摄入足够数量后，能对宿主起有益健康作用的活的微生物，推荐其作为慢性便秘的长期辅助用药。补充含双歧杆菌、乳杆菌、枯草杆菌等益生菌的制剂，尤其是双歧杆菌四联活菌、枯草杆菌二联活菌等复合制剂，可通过调节肠道菌群失衡，刺激肠壁神经，改变肠腔分泌功能，促进肠道蠕动和胃肠动力恢复改善便秘症状。

（2）合生元　同时含有益生菌和益生元的制剂。有研究应用合生元制剂（车前草纤维和5种益生菌，均属于双歧杆菌和乳酸杆菌属）治疗慢性便秘患者8周后，患者粪便性状恢复至正常水平，肠道传输时间显著缩短。

（3）粪菌移植　将健康人粪便中的功能菌群，移植到患者胃肠道内，重建新的肠道菌群，实现肠道及肠道外疾病的治疗。有研究表明通过粪菌移植联合乳果糖，对顽固性功能性便秘有效。大多研究均表明采用粪菌移植后患者便秘症状有所缓解，粪菌移植可能是通过改善肠道微环境，促进肠道菌群和（或）肠道细胞分泌某些物质，促进肠道的蠕动及肠道分泌，从而改善便秘。

4. 药物治疗

（1）容积性泻药　此类药物不能被肠道吸收，通过滞留粪便中的水分，增加粪便含水量和粪便体积，并轻度刺激肠蠕动而利于排便，主要包括麦麸（非比麸）、欧车前（艾者思）、甲基纤维素、聚卡波非钙等。此类药物不良反应包括腹胀、食管梗阻、结肠梗阻，以及钙和铁吸收不良。因此，建议慢性便秘患者在服用容积性泻药的同时应摄入足够水分。

欧车前：可改善慢性便秘患者的排便频率，且不增加药物不良反应。

聚卡波非钙：在肠道形成亲水性凝胶，参与粪便形成，使粪便蓬松柔软易于排出，该药在消化道不被吸收，长期使用安全，有助于患者建立良好的排便习惯。

（2）高渗性泻药　主要在肠道内形成高渗环境，增加粪便内液体容量和渗透压，从而起到软化粪便的作用，进而刺激排便，缩短结肠运输时间，提高结肠运动能力，以此减少食物残渣在肠道中存留的时间。在改善每周排便频率、粪便性状和便秘相关症状等方面的疗效具有独特优势。此类药物如聚乙二醇-400（福松）、乳果糖（杜密克），总体来说，疗效可靠安全，耐受性好及不影响脂溶性维生素的吸收，且能避免如恶心、呕吐、腹痛和腹胀等不良反应发生。

聚乙二醇4000散：适用于成人及≥8岁的儿童便秘的症状治疗。口服：10g/次、1~2次/天，或20g/次、顿服，每袋内容物溶于一杯水中后服用。可用于糖尿病或需要无糖饮食的患者。禁用于小肠或结肠器质性疾病患者、未诊断明确的腹痛症状、对药物过敏者以及果糖不耐受患儿。

乳果糖口服溶液：主要用于慢性或习惯性便秘，同时在肝性脑病中也用于治疗和预防肝昏迷或昏迷前状态。乳果糖除了具有渗透性泻药的作用，同时还通过调节肠道菌群的平衡起到治疗作用。禁用于半乳糖血症、肠梗阻、急腹症等，与其他导泻药同时使用需谨慎。

（3）刺激性泻药　能直接刺激肠蠕动和黏液分泌，促进排便，短期效果明显，长期使用不仅易出现药物依赖、吸收不良、电解质紊乱，亦会损害肠壁神经，甚至导致结肠黑变病。如番泻叶、大黄、麻仁丸、蓖麻油、比沙可啶、酚酞等。因此，建议短期、间断使用刺激性泻药。

比沙可啶肠溶片：用于急慢性便秘和习惯性便秘，短期、间断服用。6岁以上儿童1片/次，成人1~2片/次，1次/天，整片吞服。服药前后2h不得服牛奶或抗酸药。禁用于＜6岁儿童及孕妇、急腹症、炎症性肠病患者。

（4）润滑性泻药　阻通过局部滑润并软化粪便而发挥作用，如栓剂及灌肠，可促进排便和防止粪便嵌塞。主要包括石蜡油、甘油、开塞露等。但长期使用可引起脂溶性维生素缺乏，肛门瘙痒，骨软化症等；对严重出口梗阻的患者，无法促进排便，只会产生更多的待排粪便，反而会加重患者症状，甚至出现肠梗阻等急腹症。

开塞露：用于小儿、老年体弱便秘者的治疗。成人1支/次，儿童0.5支/次，纳肛使用。对此药物过敏者禁用，过敏体质者慎用，应放在儿童不能接触的地方，儿童必须在成人监护下使用。

（5）胃肠动力药　经一般治疗及轻泻药治疗后症状无明显缓解的便秘患者，尤其是慢传输型者，可加用肠道促动力药联合治疗。西沙比利发生尖端扭转型室性心动过速伴Q-T间期延长，因其在心血管方面的不良反应已停用。莫沙比利能刺激肠肌间神经丛释放胆碱能及非胆碱能非肾上腺素能神经递质，推动结肠运动，莫沙比利仍应用于临床。普芦卡必利为苯并呋喃类甲酰胺类化合物的衍生物，是一种高选择性和高亲和力的5-HT$_4$受体激动药，与肠肌间神经丛5-HT$_4$受体结合后，可增加胆碱能神经递质的释放，刺激结肠产生高幅推进性收缩波，使不伴有肛门直肠功能障碍的便秘患者胃排空、小肠传输和结肠传输加快。美国FDA和欧洲药品管理局已批准将普芦卡必利用于成人患者慢性原发性便秘的治疗。

琥珀酸普芦卡必利片：用于常规泻药无法改善便秘症状的患者，当服用普芦卡必利4周仍无疗效时，需重新评估患者的病情和是否继续服用该药。可在一天中任何时间服用，餐前餐后均可。成人1次/天、2mg/次。老年患者（>65岁）起始剂量为1次/天、1mg/次，如有需要，可增加至1次/天、2mg/次。禁用于对该药过敏者、透析患者、有严重肠道疾病者或近期接受肠道手术者。主要不良反应有恶心、腹泻、腹痛和头痛等。

（6）促分泌剂　通过刺激肠液分泌，促进排便。代表药物：利那洛肽、鲁比前列酮。

利那洛肽：目前可用于治疗便秘的新药，为鸟苷酸环化酶C激动剂，增加环鸟苷单磷酸水平，导致氯化物和碳酸氢盐分泌到肠腔，从而增加液体分泌，促进肠道运输。主要用于便秘型肠易激综合征的治疗，也证实其在难治性便秘患者中有较好的疗效和安全性。利那洛肽可显著增加患者每周自发排便次数，改善排便费力和粪便性状，并可有效缓解腹胀等腹部不适症状。成人口服1次/天，每次剂量290μg，至少餐前30min服用。不建议18岁以下儿童应用。

鲁比前列酮：是一种二环脂肪酸类前列腺素E1衍生物，可选择性激活位于肠上皮细胞顶膜的2型氯离子通道，促进肠上皮细胞的氯离子分泌入肠腔，肠液分泌增加可疏松粪便，从而加快排便频率，改变粪便性状，减轻排便费力感，缓解排便的总体症状。2006年美国FDA批准鲁比前列酮上市，推荐用于治疗慢性便秘，剂量为24μg/次，2次/天。随后2008年美国FDA又相继批准将其用于18岁以上的女性便秘型肠易激综合征患者，剂量为8μg/次，2次/天。药品不良反应方面，鲁比前列酮主要表现为恶心、腹泻、腹胀、腹痛和头痛。

5. 精神心理治疗

心理因素与便秘的发病明显相关，心理障碍越严重，肛门直肠动力和感觉异常越显著。使患者认识到便秘是可防可治的，加强心理疏导，提高对便秘的认知水平。良好的心理状态、睡眠及饮食习惯有助于缓解便秘。对于以便秘症状为主、精神心理症状较轻的患者可采用一般心理治疗，以健康教育和心理疏导为主。对于伴有明显的抑郁、焦虑障碍和睡眠障碍的患者，进行精神心理治疗，包括健康教育、心理治疗、认知行为治疗。严重者可予抗抑郁、焦虑药物治疗和（或）转至精神心理科接受专科治疗。尽量避免选用多靶点作用的抗抑郁、抗焦虑药物。

6. 中医中药治疗

中医的辨证施治有可能对便秘的症状有所改善，中医将老年人慢性便秘分为肠道实热证、肠道气滞证、肺脾气虚证、脾肾阳虚证及津亏血少证等证型，中成药制剂、汤剂等中药以及手法按摩、推拿、针灸可以改善便秘的症状。

（1）中药内服　中药的选择需根据患者综合情况辨证，使用合适的中药改善便秘。如养阴通窍胶囊可用于治疗便秘，有研究显示养阴通窍胶囊通过调节肠内激素和神经递质含量以及结肠内相关蛋白的表达，对二苯氧基所致小鼠便秘有缓解作用。补中益气汤与单独的渗透泻药、促动力剂和单独的生物反馈相比，更能显著改善功能性便秘的症状。也有研究表明中药胶囊（内含丁香、八角茴香、紫罗兰花、诃子和鲜绿葡萄干等）对绝经便秘患者症状有明显改善。中药麻子仁丸对功能性便秘有效，具有持久的效果，可能通过下调烯酰胺改善的肠道运动。但须谨防长期服用中药可能发生的药物性肝损伤以及其他不良反应。

（2）中药外用　选择相应药物磨成粉末，调成糊状敷于患处或相应的穴位，经皮肤吸收，随气血归经入脏，可治疗便秘。中药膏药联合生物反馈治疗慢性传输型功能性便秘患者排便次数、排便不适感均改善明显。

（3）针灸按摩　按摩推拿可促进胃肠蠕动，刺激迷走神经，促进局部血液循环等，有助于改善便秘症状。针灸治疗便秘应用最多的穴位是天枢、足三里和上巨虚，针灸可有效治疗慢性便秘，增加排便次数，改善伴随症状，缓解焦虑和抑郁状态，提高患者的生命质量。

7. 认知功能训练

慢性便秘的危险因素包括高龄、女性、经济状况、文化程度、生活方式、饮食习惯和精神、心理因素等。对存在认知功能障碍的便秘患者，进行认知功能训练，不仅可改善认知功能，还间接提高了日常生活能力，有利于便秘治疗，提高患者的生活质量。

8. 生物反馈治疗

通过反复训练患者排便时腹肌、盆底肌和肛门括约肌的适时舒张和收缩，消除两者在排便过程中的矛盾运动，促进排便，改善患者的便秘症状、心理状况和生活质量。生物反馈可改善功能性排便障碍患者的排便次数、盆底功能失调、球囊逼出时间、结肠转运时间，其疗效优于饮食、运动、泻剂等治疗方法，并且该疗效可维持2年以上。推荐生物反馈治疗的频率为每周2次至隔日1次，每次30～60min，每例患者至少完成4～6次。

通过特制装置，记录正常生理活动时肛门括约肌的活动、肛管内压等情况，定期定时予以生理心理暗示、强化，反复的神经肌肉训练及视觉语言反馈使排便功能障碍者改善肛门直肠协调能力、力量及感觉。依据仪器不同主要分为腹壁肌电生物反馈和压力生物反馈，腹壁肌电生物反馈应用更为广泛。依据训练场所的不同，分为医疗机构训练和家庭训练。在医疗机构训练时，患者在医院特定的治疗场所、在医务人员指导下完成每次训练。家庭训练指患者在医院接受正规的治疗训练后，回家应用便携式生物反馈治疗仪进行自我训练。

9. 骶神经刺激治疗

骶神经刺激用于常规内科治疗无效的难治性便秘。是一种微创手术，通过将能连续发出一定频率的脉冲装置植入人体内，调节迷走神经和躯体神经的传入神经，改善肠道感觉和运动功能，影响盆底器官和低位肠段（主要影响左半横结肠、降结肠和直肠肛管），促进排便。刺激部位一般选择 S2 至 S4 之间的骶神经根，选用的刺激参数为脉冲宽度 210μs，频率 10～15Hz，一般 2～4 周起效。骶神经刺激主要有局部感染、电极移位和刺激部位疼痛等并发症，目前尚未发现威胁生命或者不可逆转的不良事件。

10. 手术治疗

手术治疗主要用于经规范的非手术治疗无效的顽固性重度便秘患者。如经严格的非手术治疗后仍收效不大，且各种特殊检查显示有明确的病理解剖和确凿的功能异常部位，可考虑手术治疗。但便秘的外科治疗是起步较慢的一个领域，其治疗便秘的地位有待长期实践结果确定，近年来，对于慢性便秘的治疗又更多地恢复到以非手术治疗为主，包括药物和生物反馈治疗等，对其手术适应证的把握越来越严。外科治疗为有创方式，并发症多，如腹泻、肛门失禁及粘连性肠梗阻、感染等，且需要根据不同类型便秘，合理选择手术方式。其实，在临床上真正需要手术治疗的顽固性便秘并不多见。老年人手术风险大，术后并发症多，因此，老年人慢性便秘患者采取手术治疗应持谨慎态度，术前必须充分权衡利弊，必须经生理学和心理学等多方面的严格评价后慎重选择。

对于慢传输型便秘患者，手术首先选择包括结肠次/全切除术和（或）回肠直肠吻合术，通过切除传输延迟的结肠，减少食物残渣在结肠中存留时间，从而减少肠道对食物残渣的水分吸收，加快其排泄。手术适应证：同时具备以下要求：①症状严重、病程长且对非手术治疗无效的慢性顽固性便秘患者；②结肠慢传输型便秘；③经放射学检查及测压研究证实无假性肠梗阻的便秘；④进一步排除可能引起便秘的腹部器质性疾病。

对于出口梗阻型便秘，通常因耻骨直肠肌矛盾收缩、会阴部下降过深、直肠肠套叠、直肠前突和直肠脱垂所致，故根据具体情况选择手术方式，如直肠黏膜纵行折叠术加硬化剂注射、吻合器痔上黏膜环切钉合术、直肠黏膜切除肌层折叠术、经肛门吻合器直肠部分切除术，通过手术处理异常结构，从而改善便秘。

第三节　便秘的科学管理

一、便秘的科学管理原则

明确病因，积极治疗原发病，制定个体化治疗方案。

二、便秘的科学分级管理

1. 一级预防

适用于多数轻至中度慢性便秘患者。首先应详细了解病史（特别注意用药史）、体格检查，行肛门直肠指诊、粪常规检查和隐血试验。对于年龄＞40 岁、有报警征象、对疾病过度担心者，可进行辅助检查以明确是否存在器质性疾病，并做相应处理，否则可选择经验性治疗。强调生活方式调整、认知疗法，慎用引起便秘的药物。

（1）养成定时排便的习惯，睡醒和餐后是便意最强烈的时候，最容易将粪便排出体外，故晨起后和餐后是排便的最佳时机。

（2）每天摄入 1.5~2.0L 水，坚持适当锻炼，合理安排工作和生活，避免久坐不动。

（3）多进食高纤维含量的食物，避免进食过少或食物过于精细。

（4）外出旅行、生活节奏发生变化时，不要压制自身的便意，一有便意应及时如厕。

（5）出现负面情绪时及时调整心理状态，严重时可咨询心理或精神疾病相关门诊。

（6）避免滥用药物，尤其避免与便秘相关的药物。

2. 二级预防

早发现、早诊断、早治疗。询问有无致便秘的危险因素及目前是否有便秘的症状，有危险因素者，应进行相关的健康教育，如有便秘症状，及早进行干预。

3. 三级预防

主要对象是二级诊治无效的患者，进行全面评估（包括生活习惯、饮食结构、精神心理状态、排除可能引起便秘的腹部器质性疾病等），采用多学科综合治疗。对功能性便秘患者，对症治疗的同时，需要长期随访评估，防止转为慢性便秘，可隔 2~4 周进行经验评估，如治疗无效，应积极查明病因，必要时转诊。器质性疾病导致的便秘，需防止因便秘加重病情。评估时间因病因及病情严重程度不同而有差异，如急性心肌梗死患者不稳定期，每天均需关注患者大便情况。对顽固性重度便秘患者可考虑采取手术治疗。对于仍无效的患者，需评估手术风险和患者的获益，严格掌握适应证，慎重选择手术治疗。

三、便秘的科学健康教育管理

1. 生活方式

（1）良好的环境　创造安静、舒适、凉爽、隐蔽的排便环境，选择舒适的排便姿势，如使用蹲便器或排便椅，重建良好的排便习惯。

（2）如厕训练　告知保持大便通畅的重要性，无论有无便意，每天都应坚持定时排便，宜选在早餐后 2 小时左右进行排便，一般如厕时间以 10~20 分钟为宜。一有便意，立即如厕，绝对不可任由便意消失。

（3）避免意外发生　大便干结难解时勿怒责，以免诱发或加重痔疮、肛裂等疾病或致急性心肌梗死、猝死的发生。

（4）学会观察　指导患者自行观察饮食及排便情况，如粪便的性质、量及伴随症状，寻找病因与诱因，因人制宜辨证施护。

2. 饮食指导

（1）饮食宜忌　宜食清淡、富含纤维素的水果及蔬菜蔬，如香蕉、西瓜、柚子、苹果、韭菜、芹菜、苦瓜等。多食坚果，可食芝麻、核桃、松子仁等。少食或忌食油炸、辛辣、刺激之品，如炸肉干、烧烤、咖啡、浓茶等。

（2）补充水分　鼓励多饮水，每日饮水量在1500～2000mL。可在晨起时空腹大口饮入温凉水300～400mL，利于刺激肠道，促进肠蠕动。也可每日服蜂蜜水2～3次起润肠通便作用。

3. 情绪管理

通过与老年人多交流，消除其陌生感，增强信任感和安全感。耐心听其倾诉，及时答疑解难，了解心理动态，并与家属沟通，有针对性给予心理疏导。排除不良情绪，主动交谈，消除烦恼，及时疏泄，讲解便秘原因及预防措施，消除思想顾虑。缓解其焦虑、抑郁和不良情绪有助于便秘的治疗。培养兴趣爱好，鼓励参加集体活动，树立信心，充实生活。

4. 运动指导

（1）餐后1～2小时可行散步30～60分钟，也可打太极拳、气功等适宜老年人的活动。不熬夜，不睡日上三竿，早睡早起。

（2）每天平卧、坐位或站立时进行收缩肛门运动10～20次，以提高大脑皮质对肛门随意肌的控制能力，促进肛门括约肌收缩，促进便意，改善或缓解便秘。

（3）排空小便，清晨、餐后2小时或睡前取仰卧位，双腿屈曲，放松腹肌，双手手掌重叠顺时针方向按摩腹部10～20分钟，以刺激肠蠕动，促进排便。

5. 用药指导

（1）正确选用药物　选用肛门栓剂或缓泻药，如开塞露、果导片等，中草药制剂在医师指导下使用，可用开水冲泡代茶饮用。告知患者大多数泻药均有副作用，避免使用刺激性泻药如大黄、番泻叶等，润滑性泻药如液体石蜡、甘油拴等，易造成肠道微生物生态紊乱，诱发心、肾功能不全等。

（2）服用泻药后要观察排便次数、便量及性质，如有大便次数增多时需保持肛周皮肤清洁干燥，可使用软纸巾或湿纸巾。若有腹痛、腹泻等情况立即停药，请医生处理。不可长期服用泻药，否则易造成依赖性，一旦停药，排便会更加困难。

（3）便秘易引起粪便干结嵌顿，可行人工取便法或遵医嘱灌肠，操作前向老年人及其家属解释清楚，操作时动作宜轻柔，观察有无胸闷、心悸、腹痛等反应，必要时中止灌肠，灌肠排便后观察有无腹痛、胸闷、心悸等情况。

6. 健康宣教

在健康教育中，应首先对患者的健康素养状况进行评估，根据其健康素养水平对患者实施个体化宣教，选择难度、可读性及内容均适宜的健康教育材料，并要考虑教育材料的文化特色。尤其对于健康素养低的患者，在宣教内容上应图文并茂、通俗易懂，同时加强家庭支持及监督，以提升宣教效果，改善患者健康结局。还应注意采用专门的教育和沟通策略来防止老年患者因认知不足或遗忘而导致的健康素养低下。同时，可采取多种形式的健康教育，注意内容和形式上的知识性、科学性、趣味性及通俗性，可针对不同的个体采用一对一的健康教育，也可根据共性问题采取集体健康教育，以使患者更好地配合医护工作，提高治疗的成效。

充分告知便秘相关的危险因素，尤其对于女性、老年人、体重偏低者、文化程度低者、人口密集区居住者、滥用泻药者，并且将便秘可能造成的危害告知居民，有利于提高居民对便秘防治的依从性。

教会大家识别便秘，告知便秘治疗的基本原则、药物的选择方法、药物的不良反应，以提升患者自我管理的能力，避免滥用药物，知道何时该寻求医生的帮助，配合便秘的科学管理。

四、阿片类药物性便秘的科学健康教育管理

阿片类药物引起便秘的特点是患者不会因长期用药而对阿片类药物的便秘产生耐受，便秘不仅出现于用药初期，而且还会持续存在于阿片类药止痛治疗的全过程。便秘如得不到及时控制，可引起严重并发症，成为有效缓解疼痛的最大障碍。同时便秘可严重影响疾病的治疗，使治疗中断大大延长患者住院时间，严重影响患者的生活质量。因此，预防和治疗便秘不良反应始终是阿片类药物止痛治疗期不容忽视的问题。

1. 便秘的预防

开始服用阿片类药物时，患者要增加液体摄入、增加活动量或食用含纤维素的饮食，建立和保持规律的排便习惯，配合安静的排便环境和充足时间。然而，这些措施对每天服用阿片类药物的患者作用有限，最好的方法是在采用这些方法的同时，每天预防性地服用一些软化剂、润滑剂或缓泻药，如石蜡油、番泻叶、麻仁丸、便乃通等。

2. 选择合适的阿片类药物

不同的阿片类药物在中枢与胃肠道的药物分布比例也不同，例如：芬太尼在中枢与胃肠道的药物分布比例是 1：1.1，而吗啡为 1：3.4。与吗啡和氢吗啡酮相比，芬太尼透皮贴剂和美沙酮引起的便秘程度要轻一些。而吗啡经不同给药途径给药（口服/皮下）所引起便秘的严重程度无明显差别。

3. 阿片受体拮抗药

拮抗胃肠道内的 μ 受体可逆转阿片类药物引起的便秘。因此寻找一种既能阻断外周 μ 受体而又不影响阿片类中枢镇痛效果的药物，成为人们追求的目标。纳洛酮是一种非选择性阿片受体拮抗药，可对抗阿片类药物的胃肠道副作用。虽然有一些作研究者将纳洛酮用于治疗阿片类药物引起的便秘，但研究结论很不一致。

甲基纳屈酮是美国公司开发的第一个外周阿片受体拮抗药。目前有很多研究报告其治疗阿片类药物引起便秘的有效性和安全性，结论认为甲基纳屈酮可缓解阿片类药物引起的便秘，且不影响止痛效果及不引起戒断症状。可经口服、静脉及皮下给药等多种途径给药。对胃肠功能紊乱的患者，口服到达吸收部位慢，影响疗效，胃肠外给药途径比较受欢迎。甲基纳曲酮有以下特点：①作用于外周 μ 受体，并不激活中枢阿片受体，可能是竞争性拮抗；②安全，一系列试验均没发现其有严重毒副作用，常见不良反应为腹痛、腹泻、胃肠胀气及眩晕；③作用快，数分钟可起效；④治疗便秘比大便通泻药和软化剂疗效好；⑤作用途径不唯一，可直接与胃肠道上阿片受体结合起效，也可经血液分布全身与阿片受体结合。因此，甲基纳曲酮不仅可治疗阿片类的胃肠副作用，也可治疗胃肠外不良反应；⑥不通过血脑屏障，不减弱阿片剂的中枢镇痛作用。

爱维莫潘是另一种外周阿片受体拮抗药。其与甲基纳曲酮的组织分布形式不同，仅可与胃肠壁上的阿片受体结合，且由于只能口服才能起效而仅有口服剂型。研究显示爱维莫潘可缓解阿片类药物引起的肠功能紊乱且不影响阿片类药物的止痛效果。

4. 缓泻药

需要常规使用刺激性泻药。特别是每天液体摄入量少于 2L 时，不宜提倡单纯应用大剂量缓泻药和仅增加食入纤维素。关于不同缓泻药治疗阿片类药物引起便秘的疗效，目前缺乏对照研究。一种常用的方法是联合使用含有番泻叶的药物，可解除肠蠕动缓慢、粪便干燥、硬结，大多数患者在给药后 8~12 小时引起肠蠕动和排便。这些缓泻药的作用不仅无特异性，效果也无法预测，而且经常会引起腹泻和痛性痉挛，临床上某些患者即使大量使用缓泻药，便秘仍然持续存在。因此治疗方法有限。

（丁红英　姚慧玲　梁海艳）

第五篇

老年常见肾脏疾病的科学管理

第一章　肾脏疾病相关常识

第一节　肾脏概述及其功能

一、肾脏概述

人的肾脏是一对蚕豆状器官,位于腹腔内、腹膜后脊柱两旁的浅窝中。每个肾脏长10~12cm、宽5~6cm、厚3~4cm、重120~150g;左肾较右肾稍大,位置稍高。肾脏有外囊和内质两个部分。肾脏的外囊是由结缔组织构成的,它起到保护和支持肾脏的作用。内质是肾脏的主要功能区域,包括肾小球、肾小管和肾盏等结构。

二、肾脏的功能

肾脏主要负责排除废物和调节体内的水和电解质平衡,具体如下。

(1) 过滤血液　肾脏通过肾小球和肾小管系统过滤血液中的废物、代谢产物和多余的物质,将其中有用的物质重新吸收,形成尿液。

(2) 调节水和电解质平衡　肾脏通过调节尿液中的水分和电解质的浓度,维持体内的水和电解质平衡。它可以根据身体的需要排出多余的水分和电解质,或者保留体内所需的水分和电解质。

(3) 排泄废物和毒素　肾脏通过尿液排泄体内的废物和毒素,如尿素、尿酸和药物代谢产物等。

(4) 调节血压　肾脏通过调节体液中的水分和电解质含量,以及产生一种叫作肾素的激素,参与调节血压。

(5) 促进红细胞生成　肾脏产生一种叫作促红细胞生成素的激素,它促进骨髓产生红细胞,维持正常的血红蛋白水平。

肾脏是人体重要的排泄器官,对维持身体的内环境稳定起着重要的作用。如果肾脏功能受损,可能会导致尿液异常、水电解质紊乱和废物积聚等问题。

第二节　肾脏疾病常见症状

肾脏疾病的症状可以因疾病类型和严重程度而有所不同。以下是一些常见的肾脏疾病症状:尿液变化、蛋白尿、血尿、脓尿、水肿、疲劳和体力下降、高血压、骨质疏松、食欲减退和体重下降、肌肉痉挛和抽筋、皮肤瘙痒和干燥等等。这些症状并不一定都是肾脏疾病的特定症状，也可能是其他疾病的表现。如果出现这些症状，建议及时就医进行进一步的评估和诊断。只有经过医生的检查和诊断，才能确定是否存在肾脏疾病，并制定相应的治疗方案。

一、蛋白尿

蛋白尿是指尿液中蛋白质的含量异常增加。正常情况下，肾脏会过滤血液中的废物和多余物质，同时保留有用的物质，如蛋白质。然而，当肾脏功能受损或受到其他因素的影响时，蛋白质可能从血液中泄漏到尿液中，导致蛋白尿。

蛋白尿可以是暂时性的，也可以是长期存在的。它可能是肾脏疾病的早期症状，也可能是其他疾病的表现，如糖尿病、高血压、肾小球肾炎、肾血管疾病、肾小管疾病等。

蛋白尿的程度可以有所不同，可以是微量蛋白尿（尿液中蛋白质含量轻微增加，通常只能通过尿液检查才能发现）、中量蛋白尿或大量蛋白尿。大量蛋白尿可能会导致水肿和其他相关症状。根据蛋白质的类型和数量，可以将蛋白尿分为以下几种类型。

（1）生理性蛋白尿　生理性蛋白尿是指在特定的情况下（如剧烈运动、发热、情绪激动等）短暂出现的蛋白尿，通常是临时性的，不需要特殊治疗。

（2）临床性蛋白尿　临床性蛋白尿是由疾病引起的蛋白尿，通常需要进一步的评估和治疗。根据蛋白质的数量和类型，临床性蛋白尿可以进一步分为以下几种类型。

① 微量蛋白尿：指尿液中蛋白质含量较低，通常在每天排尿中蛋白质的排泄量小于150mg。微量蛋白尿可能是早期肾脏疾病的标志。

② 中量蛋白尿：指尿液中蛋白质含量较高，通常在每天排尿中蛋白质的排泄量介于150mg至3.5g之间。中量蛋白尿可能与多种肾脏疾病相关。

③ 大量蛋白尿：指尿液中蛋白质含量非常高，通常在每天排尿中蛋白质的排泄量超过3.5g。大量蛋白尿通常与严重的肾脏疾病相关。

（3）特殊类型蛋白尿　除了根据蛋白质的数量进行分类，蛋白尿还可以根据蛋白质的类型进行分类。例如，根据尿液中蛋白质的电泳图谱，可以将蛋白尿分为多发性骨髓瘤蛋白尿、轻链型蛋白尿等特殊类型。

医生通常会进行尿液检查，以确定蛋白尿的程度和可能的原因。治疗蛋白尿的方法取决于其原因。对于肾脏疾病引起的蛋白尿，治疗的目标通常是减轻疾病的进展，保护肾脏功能。治疗方法可能包括药物治疗、控制原发疾病、饮食调整等。在治疗过程中，定期随访和监测蛋白尿的程度非常重要。

二、血尿

血尿是指尿液中出现血液，可以是肉眼可见的红色或棕色尿液，也可以是肉眼看上去正常、在显微镜下检查时才能发现的微量血尿。需要注意的是尿液呈红色不一定就是血尿，某些食物或药物可以导致尿液呈红色，肉眼看上去会误认为是血尿，例如食用红心火龙果和服用药物利福平都可以导致尿液呈红色。

血尿可能是由于泌尿系统或其他系统的某种问题导致的，包括肾脏、膀胱、尿道或其他相关器官如血液系统的疾病。血尿的原因可以是多种多样的，包括以下一些可能的情况。

（1）尿路感染　尿路感染是最常见的引起血尿的原因之一。感染可以发生在膀胱、尿道、肾脏等部位，导致尿液中出现血液。

（2）结石　尿路结石是形成于肾脏、膀胱或尿道中的固体物质，当结石移动或刺激尿路时，可能导致血尿。

（3）肾脏疾病　肾脏疾病，如肾结核、肾囊肿、肾血管疾病、肾小球肾炎等，可能导致血尿。

（4）膀胱疾病　膀胱炎、膀胱结石、膀胱肿瘤等膀胱疾病也是常见的血尿原因。

（5）尿道问题　尿道炎、尿道结石、尿道损伤等可能导致血尿。

（6）其他原因　还有一些其他原因可能导致血尿，如肾损伤、肾血管瘤、药物副作用等。

对于出现血尿的人，建议尽快就医进行评估和诊断。医生可能会进行尿液检查、血液检查、影像学检查（如超声、CT扫描等）等，以确定血尿的原因。治疗方法会根据具体原因而定，可能包括抗生素治疗、药物治疗、手术治疗等。

请注意，血尿并不总是表示严重问题，但它可能是某种潜在疾病的标志，因此及早就医是很重要的。只有医生进行评估和诊断，才能确定最适合的治疗方案。

三、脓尿

脓尿是指尿液中存在脓液，通常表现为浑浊的尿液，其中含有白细胞、脱落的上皮细胞和细菌。脓尿通常是尿路感染的症状之一，尿路感染是由细菌感染引起的尿路疾病。

尿路感染可以发生在任何尿路部位，包括膀胱、尿道、肾脏等。常见的尿路感染包括膀胱炎和尿道炎，这些感染通常由细菌从尿道进入尿路引起。尿路感染的常见症状包括脓尿、尿频、尿急、尿痛、尿道灼热感、下腹部疼痛等。有时还可能伴有发热、寒战和腰痛等全身症状。如果出现脓尿的症状，建议及时就医进行评估和治疗。医生可能会进行尿液检查，以确定是否存在感染和脓尿。在诊断尿路感染后，常规的治疗包括抗生素治疗，以消灭感染的细菌。医生可能会根据感染的严重程度和细菌的敏感性选择适当的抗生素。

此外，保持良好的个人卫生习惯也是预防尿路感染的重要措施，如保持尿道清洁、避免憋尿、充足饮水等。

四、水肿

水肿是指体内过多的液体在组织间隙积聚，导致局部或全身组织肿胀的情况。水肿可以发生在身体的各个部位，常见的包括脚踝、腿部、手腕、腹部和面部。

1. 原因

（1）静脉循环问题　静脉回流障碍、静脉血栓形成或静脉曲张等问题可能导致血液在组织中滞留，引起水肿。

（2）淋巴循环问题　淋巴管阻塞、淋巴结肿大或淋巴系统功能障碍可能导致淋巴液在组织中积聚，引起水肿。

（3）肾脏问题　肾脏疾病导致体内水分和电解质平衡失调，可能引起水肿。

（4）心脏问题　心脏疾病导致心脏泵血功能减弱，血液回流受阻，可能导致水肿。

（5）肝脏问题　肝脏疾病导致肝功能减弱，可能引起水肿。

（6）药物不良反应　某些药物，如钙通道阻滞药、激素类药物等，可能导致水肿。

（7）妊娠　妊娠期间，体内激素水平和体液容量增加，可能引起水肿。

（8）其他原因　还有一些其他原因可能导致水肿，如营养不良、过度摄盐、过度饮水、炎症反应、过敏反应等。

2. 特点

（1）以面部和眼睑水肿为主　肾脏疾病所致的水肿通常首先出现在面部和眼睑，这是因为这些区域的皮肤比较薄，容易受到液体积聚的影响。

（2）晨起时水肿明显　由于体位改变和长时间卧床，肾脏疾病所致的水肿在早晨通常会更为明显。这是因为在平卧位时，液体更容易积聚在身体的下半部分，而在站立位时，液体更容易被排出。

（3）水肿常伴有其他症状　肾脏疾病所致的水肿通常伴随着其他症状，如尿量减少、尿液变化（如颜色变浅、泡沫增多）、蛋白尿（尿液中出现蛋白质）、高血压、疲劳和体力下降等。

（4）水肿可波及全身　随着肾脏疾病的进展，水肿可能波及全身，包括腿部、手臂、腹部和胸部等部位。水肿可能会导致体重增加。

(5) 水肿与排尿相关　肾脏疾病所致的水肿通常与尿液排出减少或异常有关。尿液中的废物和液体无法有效排出，导致液体在体内积聚，引起水肿。

3. 肾脏疾病所致水肿的形成原因的有关因素

（1）肾小球滤过率下降　肾小球是肾脏的基本过滤单位，负责将血液中的废物和多余液体过滤出来形成尿液。如果肾小球滤过率下降，即肾小球滤过功能减弱，废物和液体无法有效排出，导致液体在体内积聚，引起水肿。

（2）肾小管重吸收功能异常　肾小管是负责在尿液中重吸收有用物质的部分，包括水分和电解质。如果肾小管的重吸收功能受损，导致过多的水分和电解质被排出，引起尿液中的浓度下降，进而影响体内液体平衡，导致水肿。

（3）蛋白尿　肾脏疾病导致肾小球滤过膜的破损或损伤，使得尿液中的蛋白质无法有效保留在血液中，而被排出体外。蛋白质在血液中起到维持血浆渗透压的作用，当蛋白质丢失过多时，血浆渗透压降低，液体从血管内渗出到周围组织，引起水肿。

（4）钠潴留　肾脏疾病导致肾小管对钠的排泄功能减弱，使得体内的钠离子无法有效排出，导致钠潴留。钠离子是体内维持液体平衡的关键，当钠离子过多时，会引起体内水分的潴留，导致水肿。

（5）肾素-血管紧张素-醛固酮系统（RAS）激活　肾脏疾病导致肾小球滤过率下降，刺激肾素-血管紧张素-醛固酮系统的激活。醛固酮是一种激素，能够增加肾小管对钠的重吸收，导致体内钠潴留和水肿的形成。

这些因素导致肾脏疾病所致的水肿。具体导致水肿的原因可能因疾病类型和病情严重程度而异。如果出现水肿以及其他症状，建议及时就医进行评估和诊断，以确定肾脏是否存在问题，并制定相应的治疗方案。

五、高血压

高血压的诊断是基于多次（不同时间、地点和测量人员）测量的血压值，安静状态下使用血压计测量上臂，收缩压/舒张压$\geq 135/85$mmHg 称之为高血压。高血压可分为原发性和继发性两类。原发性高血压是指没有明显原因或疾病引起的高血压，占所有高血压患者的大多数。继发性高血压是由其他疾病或药物引起的高血压，如肾脏疾病、内分泌紊乱等。

1. 关于测量血压的特别提示

① 准备一台准确可靠的血压计：传统的血压计是汞柱血压计，但由于环境和健康安全的考虑，现在更常用数字式电子血压计。确保血压计的袖带（袖带的宽度应该能够覆盖至少 80% 的上臂周长）和气袋适合你的臂围。

② 准备测量环境：找一个安静、舒适的环境进行测量。坐在椅子上，保持放松和舒适的姿势，将脚平放在地面上，不要交叉腿。避免剧烈运动、吃饭、喝

咖啡或吸烟等刺激性活动至少 30 分钟。

③ 安装袖带：将袖带绕在无毛病的上臂上，袖带底部应该与肘关节对齐。袖带应该紧贴皮肤，但不要过紧，留下一个手指的宽度的间隙。

④ 测量血压：打开血压计，按照设备说明进行操作。通常是按下开始按钮，血压计会自动充气和放气。当袖带充气时，你可能会感到一些紧迫感或轻微的不适，但不会疼痛。血压计会显示收缩压（最高压）和舒张压（最低压）的数值，以及脉搏心率。

⑤ 记录结果：记录测量结果，包括日期、时间、收缩压和舒张压的数值。如果你需要多次测量，通常建议在两次测量之间间隔 1～2 分钟。

请注意，血压的测量结果可能会受到多种因素的影响，如情绪、体位、活动、时间等。为了获得准确的血压测量结果，建议在医生或专业人士的指导下进行测量，并遵循设备的使用说明。定期测量血压有助于监测血压水平的变化，并及早发现高血压或其他血压异常。

2. 肾性高血压

肾性高血压是指由肾脏疾病引起的高血压。肾脏在维持血压平衡方面起着重要作用，因此肾脏疾病可以导致血压升高。肾性高血压的发生机制有多种可能，包括以下几种情况。

（1）肾素-血管紧张素-醛固酮系统（RAAS）激活　肾脏疾病导致肾小球滤过率下降，刺激肾素的分泌，进而激活 RAAS 系统。RAAS 系统的激活会导致血管收缩和体液潴留，从而升高血压。

（2）目标器官损害　肾脏疾病导致肾小球滤过功能下降，尿液中蛋白质丢失增加，血浆容积减少，引起血管收缩和体液潴留，进而导致血压升高。

钠潴留：肾脏疾病导致肾小管对钠的排泄功能减弱，使得体内的钠离子无法有效排出，导致钠潴留。钠潴留会引起体液潴留和血容量增加，从而导致血压升高。

3. 肾性高血压的治疗

需要针对肾脏疾病本身进行治疗，并控制血压水平。治疗的目标是降低血压，减轻肾脏的负担，并防止或延缓肾脏疾病的进展。常用的肾性高血压的治疗方法如下。

（1）药物治疗　根据具体情况，医生可能会开具抗高血压药物，如血管紧张素转换酶抑制药（ACEI）、血管紧张素受体拮抗药（ARB）、钙通道阻滞药、利尿药等。

（2）控制饮食　限制钠盐摄入，控制体重，适量增加膳食纤维摄入，避免高脂、高胆固醇饮食。

（3）改变生活方式　戒烟限酒，增加体力活动，保持适当的体重，减少压力。

(4) 控制血糖和血脂　对于患有糖尿病或高血脂的患者，还需要控制血糖和血脂水平，以减少肾脏的进一步损害。

治疗肾性高血压需要个体化的方案，根据患者的具体情况进行调整和管理。如果你怀疑自己患有肾性高血压，建议咨询医生进行评估和诊断，并根据医生的建议进行治疗和管理。

六、高血脂

高血脂（高脂血症）是指血液中脂质（脂肪）含量异常升高的情况。主要包括胆固醇和甘油三酯两种脂质。高血脂是一种常见的代谢性疾病，与心血管疾病的发生和发展密切相关。

胆固醇是一种脂类物质，分为高密度脂蛋白胆固醇（HDL-C）和低密度脂蛋白胆固醇（LDL-C）。HDL-C 被认为是"好胆固醇"，其作用是从动脉壁中清除胆固醇，具有保护血管的作用。而 LDL-C 则被称为"坏胆固醇"，其过多地积聚在动脉壁上，容易形成动脉粥样硬化斑块，增加心血管疾病的风险。

甘油三酯是一种体内能量储备的脂类物质，过高的甘油三酯水平与心血管疾病的发生和胰腺疾病等相关。

1. 高血脂的治疗

(1) 改变生活方式　采取健康的饮食习惯，减少饱和脂肪和胆固醇的摄入，增加膳食纤维的摄入，适量增加体力活动，控制体重，戒烟限酒等。

(2) 药物治疗　对于血脂异常较为严重或无法通过生活方式改变控制的患者，医生可能会考虑开具药物治疗。常用的药物包括他汀类药物（如辛伐他汀、阿托伐他汀等）用于降低 LDL-C，以及纤维酸类药物（如贝特类药物）用于降低甘油三酯。

(3) 定期监测　定期进行血脂检查，以了解血脂水平的变化，并根据检查结果进行调整和管理。

2. 肾病所致高脂血症

是指由于肾脏疾病导致血液中脂质含量异常升高的情况。肾脏在体内的脂质代谢中起着重要作用，包括胆固醇、甘油三酯等脂质的合成、分解和排泄。当肾脏功能受损时，会影响脂质的正常代谢，导致高脂血症的发生。

肾病所致高脂血症的发生机制主要包括以下几个方面。

(1) 肾小球滤过功能下降　肾脏疾病导致肾小球滤过率下降，使得血液中的脂质无法正常排泄，从而导致血液中脂质含量升高。

(2) 肾脏合成异常　肾脏疾病可能会导致肾小管上皮细胞的功能异常，影响脂质的合成和代谢，从而导致血脂异常。

（3）肾脏激素异常　肾脏疾病可能会导致肾素-血管紧张素-醛固酮系统（RAAS）的紊乱，进而影响脂质代谢。

此外，肾病综合征时低蛋白血症可以导致高脂血症。肾病综合征是一种肾脏疾病，其特征是尿蛋白排泄增多，导致血液中蛋白质的丢失。低蛋白血症是指血液中蛋白质含量降低，其中包括血浆中的脂蛋白。低蛋白血症会影响血液中脂质的代谢和运输。正常情况下，蛋白质在血液中与脂质结合形成脂蛋白，包括高密度脂蛋白（HDL）和低密度脂蛋白（LDL）。脂蛋白在体内起着运输和代谢脂质的重要作用。

3. 治疗肾病所致高脂血症的方法

（1）控制肾脏疾病　治疗的首要目标是控制和管理肾脏疾病本身，通过保护和改善肾脏功能来减轻高脂血症的症状和风险。

（2）改变生活方式　采取健康的饮食习惯，限制饱和脂肪和胆固醇的摄入，增加膳食纤维的摄入，适量增加体力活动，控制体重，戒烟限酒等。

（3）药物治疗　对于血脂异常较为严重或无法通过生活方式改变控制的患者，医生可能会考虑开具药物治疗。常用的药物包括他汀类药物（如辛伐他汀、阿托伐他汀等）用于降低胆固醇，以及纤维酸类药物（如贝特类药物）用于降低甘油三酯。

（4）定期监测　定期进行血脂检查，以了解血脂水平的变化，并根据检查结果进行调整和管理。

如果你怀疑自己患有肾病所致的高脂血症，请咨询医生进行评估和诊断，并根据医生的建议进行治疗和管理。及早发现和控制高脂血症，有助于降低心血管疾病的风险，提高生活质量。

第三节　肾脏疾病常见的检测方法和手段

肾脏疾病的检测方法和手段通常包括以下几种。

（1）尿液分析　尿液分析是最常用的肾脏疾病筛查方法之一。通过检查尿液中的蛋白质、红细胞、白细胞、细菌等指标，可以评估肾脏的功能和是否存在炎症或感染。

（2）血液检查　血液检查可以评估肾脏的功能和疾病的程度。常见的血液指标包括肌酐、尿素氮、尿酸、电解质（如钠、钾）、血红蛋白等。这些指标可以反映肾脏的滤过功能、排泄功能以及电解质平衡等情况。

（3）肾功能评估　肾功能评估是通过血液和尿液检查来评估肾脏的滤过功能、排泄功能和浓缩功能。其中，肾小球滤过率（glomerular filtration rate，GFR）是评估肾小球滤过功能的重要指标。

（4）影像学检查　影像学检查可以提供关于肾脏结构和异常的信息。常用的影像学检查包括超声检查、CT 扫描、磁共振成像（MRI）等。这些检查可以帮助发现肾脏肿瘤、肾囊肿、肾结石等病变。

（5）肾活检　肾活检是通过取得肾脏组织样本进行病理学检查，以确定肾脏疾病的类型和严重程度。肾活检通常在临床需要明确诊断时进行，例如对于肾小球肾炎、肾脏肿瘤等疾病的确诊和分级。

这些检测方法和手段可以帮助医生评估肾脏的功能和健康状况，对于早期发现和诊断肾脏疾病非常重要。具体的检测方法和手段的选择将根据患者的具体情况和医生的判断来确定。

第四节　老年常见肾脏疾病

老年人常见的肾脏疾病有慢性肾脏病（CKD）、肾盂肾炎、肾结石、肾小球肾炎、肾囊肿、肾癌等。

（1）慢性肾脏病（CKD）　慢性肾脏病是老年人最常见的肾脏疾病之一。它是指肾脏逐渐失去功能，无法有效地滤清废物和液体，导致体内废物和液体潴留。最常见的原因是高血压和糖尿病。

（2）肾盂肾炎　肾盂肾炎是一种由细菌感染引起的肾脏炎症，常伴有腰痛、尿频、尿急、尿痛等症状。老年人由于免疫力下降和尿路结构改变，更容易患上肾盂肾炎。

（3）肾结石　肾结石是在肾脏内形成的固体结晶物质，可以引起腰痛、血尿和尿路感染等症状。老年人由于代谢变化和饮水不足等因素，更容易患上肾结石。

（4）肾小球肾炎　肾小球肾炎是一种肾小球炎症的疾病，老年人也可能患上。可能由感染、免疫反应、药物或其他病因引起。肾小球肾炎可能导致尿蛋白、血尿、水肿等症状。

（5）肾囊肿　肾囊肿是肾脏中的液体或囊肿的形成。老年人中常见的是多囊肾，它是一种遗传性疾病，会导致肾功能逐渐下降。

（6）肾癌　肾癌是一种恶性肿瘤，起源于肾脏组织。老年人中肾癌的发病率较高。

除了上述疾病，老年人还可能患上其他肾脏疾病，如肾血管性疾病、肾小管间质性肾炎等。因此，老年人应定期进行体检，包括肾功能检查，以及注意保持健康的生活方式，如合理饮食、充足的水分摄入、控制血压和血糖等，以预防和管理肾脏疾病。如果出现任何肾脏相关的症状，建议及时就医咨询专业医生的建议。

（李丽珍　刘姣　王欣荣）

第二章 慢性肾脏病

第一节 疾病常识

一、慢性肾脏病的定义

慢性肾脏病（chronic kidney disease，CKD）是一种进展缓慢、长期持续存在的肾脏疾病，其特征是肾小球滤过率（glomerular filtration rate，GFR）持续低于正常水平，导致肾脏功能逐渐丧失，最终发展成为终末期肾病（ESRD）也就是俗称的尿毒症。

二、慢性肾脏病的发病率

1. 慢性肾脏病在成年人中的发病率

慢性肾脏病（CKD）是全球范围内的公共卫生问题，其发病率随着年龄的增加而增加。根据世界卫生组织（WHO）的数据，截至2020年，全球已有超过7亿人患有慢性肾脏病，占全球成年人口的9.1%。有学者进行的调查研究发现，我国约有14%的成年人患有慢性肾脏病。

2. 慢性肾脏病在老年人中的发病率

随着年龄的增长，人体的肾脏功能会逐渐下降，因此老年人更容易患上慢性肾脏病。根据一些研究数据和流行病学调查，老年人群中慢性肾脏病的患病率普遍较高。根据美国国家卫生和营养调查（National Health and Nutrition Examination Survey，NHANES）的数据，65岁及以上的老年人群中，慢性肾脏病的患病率约为33%。根据中国CKD流行病学调查的结果，中国老年人群中CKD的患病率约为30%。

三、慢性肾脏病的常见原因

包括高血压、糖尿病、肾小球肾炎、肾囊肿、肾血管疾病等。其他因素如长期使用肾毒性药物、遗传性肾脏疾病、慢性尿路梗阻及严重的心脏病和肝脏疾病等也可能导致慢性肾脏病的发生。

四、慢性肾脏病的临床表现

1. 慢性肾脏病的临床症状

慢性肾脏病（CKD）的早期阶段通常没有明显的症状，因此很多患者可能在疾病进展到晚期时才察觉到问题，这些症状可能会随着慢性肾脏病的进展而加重。以下是慢性肾脏病晚期可能出现的一些临床症状。

（1）疲劳和体力下降　慢性肾脏病患者常常感到疲劳和虚弱，即使在休息充足的情况下也可能感到无力。

（2）食欲缺乏和体重下降　肾脏疾病可能导致食欲减退和体重下降，患者可能对食物失去兴趣。

（3）水肿　肾脏的功能受损可能导致体内水分和盐类潴留，引起水肿，特别是在脚踝、腿部和眼睑部位。

（4）尿量和尿频变化　慢性肾脏病可能导致尿量减少或增多，以及尿频的改变。

（5）尿液异常　尿液中可能出现异常，如泡沫尿、血尿、蛋白尿（尿液中蛋白质含量增加）等。

（6）高血压　慢性肾脏病可以导致高血压，也可以是高血压的原因之一。

（7）贫血　肾脏病可能导致贫血，患者可能出现疲劳、气短和头晕等症状。

（8）皮肤问题　慢性肾脏病可能导致皮肤瘙痒、干燥、色素沉着和易受伤等问题。

2. 慢性肾脏病的体征

慢性肾脏病（CKD）的体征是指医生在体格检查中可以观察到的肾脏病变所引起的一些身体特征。以下是一些可能出现在慢性肾脏病患者身上的体征。

（1）高血压　慢性肾脏病是引起高血压的常见原因之一。在体格检查中，医生可能会测量您的血压，并观察是否存在高血压的体征。

（2）水肿　慢性肾脏病导致的水分和盐类潴留可能会引起水肿。医生可能会检查您的四肢、腹部和面部是否有水肿的迹象。

（3）贫血　慢性肾脏病可以导致贫血，医生可能会观察您的皮肤和黏膜是否苍白，并检查您的红细胞计数和血红蛋白水平。

（4）骨骼问题　肾脏功能受损可能导致骨骼问题，如骨质疏松和骨折的风险增加。医生可能会检查您的骨骼状况，观察是否有骨疼痛或骨折的征象。

（5）心血管问题　慢性肾脏病与心血管疾病风险增加有关。医生可能会检查您的心脏和血管状况，观察是否有心脏杂音、心脏扩大或其他心血管异常的体征。

需要注意的是，慢性肾脏病早期通常没有明显的体征，因此很多患者可能在疾病进展到晚期时才出现明显的体征。

五、慢性肾脏病患者的检查

慢性肾脏病（CKD）患者需要进行一系列的检查，以评估肾脏功能、监测疾病进展和指导治疗。以下是一些常见的检查项目。

1. 血液检查

① 肾功能：肌酐（Cr）和尿素氮（BUN）：用于评估肾脏滤过功能；血尿酸（UA）：用于评估尿酸代谢和痛风风险。

② 血常规：血红蛋白（Hb）和红细胞计数（RBC）及血细胞比容（Hct）：用于评估贫血程度。

③ 血电解质：如钠、钾、钙和磷等，用于评估电解质平衡。

④ 血清铁蛋白和铁测定：用于评估体内铁贮备。

⑤ 血清白蛋白及前白蛋白：用于评估体内营养状态。

⑥ 血清甲状旁腺激素（iPTH）：用于评估慢性肾脏病所致的骨矿物质代谢紊乱情况。

2. 尿液检查

① 尿常规：包括尿液的外观、比重、pH、蛋白质、红细胞、白细胞和管型等指标。

② 尿蛋白定量：评估蛋白尿的程度。

③ 尿肌酐：在尿液中测量的肌酐的浓度，用于评估肾小球滤过率（eGFR）、监测肾脏疾病进展、指导药物治疗。需要注意的是，尿肌酐的测量结果受到多种因素的影响，如尿液稀释、饮食和身体活动等。因此，尿肌酐的结果应综合考虑，并结合其他临床和实验室检查结果进行综合评估。

3. 影像学检查

① 超声检查：用于评估肾脏的大小、形态和结构，检测肾脏囊肿或肿瘤等。

② CT扫描或MRI：更详细地评估肾脏结构和异常。

③ 肾活检（如有需要）：肾活检是通过取得肾脏组织样本，进一步评估肾脏病变的类型和程度。

此外，根据患者的具体情况，医生可能还会进行其他特定的检查，如心电图（ECG）和心脏超声检查（心脏病与CKD相关）、眼底检查（评估高血压引起的眼底病变）等。

这些检查有助于医生评估患者的肾脏功能、疾病进展和并发症风险，并制定相应的治疗方案。具体的检查项目和频率应根据个体情况和医生的建议进行确定。

第二节 慢性肾脏病的诊断与治疗

根据国际CKD工作组（KDIGO）的指南，CKD的诊断标准是：持续3个月以上的肾脏结构或功能异常，包括肾小球滤过率（eGFR）＜60mL/(min·

1.73m^2）或尿蛋白/肌酐比值≥30mg/g 或有肾移植病史。

慢性肾脏病（CKD）的诊断通常包括以下几个方面的评估：临床症状和体征评估、血液和尿液检查（血肌酐和尿素氮、血红蛋白和红细胞计数、尿常规、尿蛋白定量、影像学检查（超声检查、CT 扫描或 MRI）、肾活检（如有需要）。

需要注意的是，CKD 的诊断需要综合考虑多个因素，包括临床症状、体征和实验室检查结果。

慢性肾脏病通常分为五个阶段，根据肾小球滤过率（GFR）的不同来进行分级。这些阶段如下。

① CKD1 期：肾小球滤过率正常或轻度减少 [≥90mL/(min·1.73m^2)]。

② CKD2 期：肾小球滤过率轻度减少 [60～89mL/(min·1.73m^2)]。

③ CKD3 期：肾小球滤过率中度减少 [30～59mL/(min·1.73m^2)]。G3 期又分为 CKD3a 和 CKD3b 两个亚阶段。

④ CKD4 期：肾小球滤过率重度减少 [15～29mL/(min·1.73m^2)]。

⑤ CKD5 期：肾衰竭阶段，肾小球滤过率严重减少 [＜15mL/(min·1.73m^2)] 或需要肾替代治疗。

慢性肾脏病（CKD）的治疗旨在延缓疾病的进展、控制症状、预防并处理并发症，并保护肾脏功能。具体的治疗方案会根据病情的严重程度和个体化的需求而有所不同。常见的治疗措施有控制基础疾病、饮食调整、药物治疗（降血压药物、贫血药物、骨代谢调节剂、控制尿蛋白药物）和肾脏替代治疗等，另外患者还应积极采取健康的生活方式，包括戒烟、限制饮酒、适度锻炼、保持健康体重等。此外，定期随访和监测肾功能也是非常重要的，以及遵循医生的建议和处方药物。

慢性肾脏病在五个不同的阶段其治疗目的和方式有不同的侧重点，下面分阶段来详细叙述慢性肾脏病的治疗。

1. CKD1 期的治疗

CKD1 期是慢性肾脏病的最早期阶段，此时肾脏功能仍然相对正常，但可能存在一些肾脏结构的异常。在 CKD1 期，治疗的主要目标是延缓疾病的进展，并控制可能出现的症状和并发症。以下是一些常见的 CKD1 期治疗措施。

（1）控制基础疾病　如果 CKD1 期是由其他疾病引起的，如高血压或糖尿病，控制这些疾病是至关重要的。遵循医生的建议，按时服用处方药物，保持血压和血糖水平在目标范围内。

（2）饮食调整　饮食调整在 CKD1 期的治疗中非常重要。建议采取以下措施。

① 限制盐的摄入：减少加工食品、罐头食品和咸味零食的摄入，以控制血压和水肿。

② 控制蛋白质的摄入：适量限制蛋白质的摄入，以减轻肾脏的负担。具体的蛋白质摄入量应根据个人情况和营养需求进行调整。

③ 限制磷的摄入：减少含磷食物的摄入，如奶制品、豆类、坚果和加工食品等。高磷血症可能加速 CKD 的进展。

（3）健康的生活方式　保持健康的生活方式对于 CKD1 期的治疗非常重要。以下是一些建议。

① 戒烟：吸烟会对肾脏健康产生负面影响，因此应尽量戒烟。

② 限制饮酒：过量饮酒可能对肾脏产生损害，建议限制饮酒量。

③ 适度锻炼：适度的体育锻炼有助于保持身体健康和心血管健康。

④ 控制体重：保持健康的体重有助于控制血压和血糖水平。

（4）定期随访和监测　CKD1 期的患者应定期进行肾功能和相关指标的监测。这有助于评估疾病的进展，并及早采取必要的治疗措施。

请注意，CKD1 期的治疗主要是预防和延缓疾病的进展，因此重点是控制基础疾病、饮食调整和健康的生活方式。如果您被诊断为 CKD1 期，建议与您的医生讨论最适合您的治疗计划，并定期进行随访和监测。

2. CKD2 期的治疗

CKD2 期是慢性肾脏病（CKD）的较早期阶段，此时肾脏功能轻度受损，但仍能正常完成大部分功能。在 CKD2 期，治疗的主要目标是延缓疾病的进展，控制症状和并发症，并保护肾脏功能。以下是一些常见的 CKD2 期治疗措施。

（1）控制基础疾病　如果 CKD2 期是由其他疾病引起的，如高血压或糖尿病，控制这些疾病是至关重要的。遵循医生的建议，按时服用处方药物，保持血压和血糖水平在目标范围内。

（2）饮食调整　饮食调整在 CKD2 期的治疗中非常重要。建议采取以下措施。

① 限制蛋白质的摄入：适量限制蛋白质的摄入，以减轻肾脏的负担。根据个人情况和营养需求，医生可能会建议适量的蛋白质摄入量。

② 控制盐和液体的摄入：限制盐和液体的摄入，以控制血压和水肿。

③ 限制磷的摄入：减少含磷食物的摄入，如奶制品、豆类、坚果和加工食品等。高磷血症可能加速 CKD 的进展。

（3）药物治疗

① 血压控制：高血压是 CKD2 期患者常见的并发症之一，因此降低血压至目标水平非常重要。常用的药物包括 ACE 抑制药、ARB、钙通道阻滞药等。

② 贫血治疗：CKD2 期患者可能伴随轻度贫血，可能需要补充铁剂、维生素 B_{12} 和叶酸，或者使用人工红细胞生成素（EPO）或者使用 HIF-PHI 抑制剂如罗沙司他。

③ 骨代谢调节剂：根据具体情况，可能需要使用磷酸盐结合剂、活性维生素 D 或钙剂来维持骨骼健康。

（4）定期随访和监测　CKD2 期的患者应定期进行肾功能和相关指标的监测。这有助于评估疾病的进展，并及早采取必要的治疗措施。

除了上述治疗措施，患者还应积极采取健康的生活方式，如戒烟、限制饮酒、适度锻炼和保持健康体重等。此外，遵循医生的建议和处方药物也是非常重要的。

请注意，CKD2 期的治疗主要是延缓疾病的进展和控制并发症，因此重点是控制基础疾病、调整饮食和药物治疗。

3. CKD3 期的治疗

CKD3 期是慢性肾脏病（CKD）的中期阶段，此时肾脏功能进一步受损，可能出现一系列症状和并发症。在 CKD3 期，治疗的主要目标是控制症状和并发症，延缓疾病进展，并保护肾脏功能。以下是一些常见的 CKD3 期治疗措施。

（1）控制基础疾病　如果 CKD3 期是由其他疾病引起的，如高血压或糖尿病，控制这些疾病是至关重要的。遵循医生的建议，按时服用处方药物，保持血压和血糖水平在目标范围内。

（2）饮食调整　饮食调整在 CKD3 期的治疗中非常重要。建议采取以下措施。

① 控制蛋白质的摄入：限制蛋白质的摄入，以减轻肾脏的负担。根据个人情况和营养需求，医生可能会建议更具体的蛋白质摄入量。

② 控制盐和液体的摄入：限制盐和液体的摄入，以控制血压和水肿。

③ 限制磷和钾的摄入：减少含磷和钾的食物的摄入，如奶制品、豆类、坚果、香蕉和土豆等。高磷和高钾血症可能加速 CKD 的进展。

（3）药物治疗

① 血压控制：高血压是 CKD3 期患者常见的并发症之一，因此降低血压至目标水平非常重要。常用的药物包括 ACE 抑制药、ARB、钙通道阻滞药等。

② 贫血治疗：CKD3 期患者常伴随贫血，可能需要补充铁剂、维生素 B_{12} 和叶酸，或者使用人工红细胞生成素（EPO）或者使用 HIF-PHI 抑制剂如罗沙司他。

③ 骨代谢调节剂：根据具体情况，可能需要使用磷酸盐结合剂、活性维生素 D 或钙剂来维持骨骼健康。

（4）控制症状和并发症

① 控制水肿和尿量：根据医生的建议，可能需要限制液体摄入、使用利尿药来控制水肿和尿量。

② 控制高磷血症：除了饮食控制外，可能需要使用磷酸盐结合剂来控制高

磷血症。

③ 骨矿物质紊乱的治疗：根据具体情况，可能需要使用药物来维持骨骼健康。

（5）定期随访和监测　CKD3 期的患者应定期进行肾功能和相关指标的监测。这有助于评估疾病的进展，并及早采取必要的治疗措施。

除了上述治疗措施，患者还应积极采取健康的生活方式，如戒烟、限制饮酒、适度锻炼和保持健康体重等。此外，遵循医生的建议和处方药物也是非常重要的。

请注意，CKD3 期的治疗主要是控制症状和并发症，延缓疾病的进展。

4. CKD4 期的治疗

CKD4 期是慢性肾脏病（CKD）的较晚期阶段，此时肾脏功能进一步受损，可能出现更严重的症状和并发症。在 CKD4 期，治疗的主要目标是控制症状和并发症，延缓疾病的进展，并保护肾脏功能。以下是一些常见的 CKD4 期治疗措施。

（1）控制基础疾病　如果 CKD4 期是由其他疾病引起的，如高血压或糖尿病，控制这些疾病是至关重要的。遵循医生的建议，按时服用处方药物，保持血压和血糖水平在目标范围内。

（2）饮食调整　饮食调整在 CKD4 期的治疗中非常重要。建议采取以下措施。

① 限制蛋白质的摄入：进一步限制蛋白质的摄入，以减轻肾脏的负担。根据个人情况和营养需求，医生一般会建议更具体的蛋白质摄入量。

② 控制盐和液体的摄入：限制盐和液体的摄入，以控制血压和水肿。

③ 限制磷和钾的摄入：减少含磷和钾的食物的摄入，如奶制品、豆类、坚果、香蕉和土豆等。高磷和高钾血症可能加速 CKD 的进展。

（3）药物治疗

① 血压控制：高血压是 CKD4 期患者常见的并发症之一，因此降低血压至目标水平非常重要。常用的药物包括 ACE 抑制药、ARB、钙通道阻滞药等。

② 贫血治疗：CKD4 期患者常伴随贫血，可能需要补充铁剂、维生素 B_{12} 和叶酸，或者使用人工红细胞生成素（EPO）或者使用 HIF-PHI 抑制剂如罗沙司他。

③ 骨代谢调节剂：根据具体情况，可能需要使用磷酸盐结合剂、活性维生素 D 或钙剂来维持骨骼健康。

（4）控制症状和并发症

① 控制水肿和尿量：根据医生的建议，可能需要限制液体摄入、使用利尿药来控制水肿和尿量。

②控制高磷血症：除了饮食控制外，可能需要使用磷酸盐结合剂来控制高磷血症。

③骨矿物质紊乱的治疗：根据具体情况，可能需要使用药物来维持骨骼健康。

④透析治疗：在CKD4期，肾脏功能可能已经严重受损，可能需要进行透析治疗，以替代肾脏的排毒和调节功能。透析可以通过血液透析或腹膜透析来进行。

（5）定期随访和监测　CKD4期的患者应定期进行肾功能和相关指标的监测。这有助于评估疾病的进展，并及早采取必要的治疗措施。

除了上述治疗措施，患者还应积极采取健康的生活方式，如戒烟、限制饮酒、适度锻炼和保持健康体重等。此外，遵循医生的建议和处方药物也是非常重要的。

请注意，CKD4期的治疗主要是控制症状和并发症，延缓疾病的进展。

5. CKD5期的治疗

CKD5期，也被称为终末期肾脏疾病（ESRD），是慢性肾脏病的最后阶段，此时肾脏功能严重受损，无法维持正常的生理功能。在CKD5期，治疗的主要目标是替代肾脏功能，以维持患者的生命和提高生活质量。以下是一些常见的CKD5期治疗措施。

（1）透析治疗

①血液透析：通过将患者的血液引导到透析机中，清除体内的废物和多余液体。血液透析通常需要每周3～4次，每次4～5小时。

②腹膜透析：通过将透析液注入腹腔，利用腹膜进行废物和多余液体的过滤。腹膜透析可以在家中进行，每天需要多次进行。

（2）肾移植　肾移植是CKD5期患者的另一种治疗选择。这是将健康的肾脏从供体移植到患者体内，以替代功能丧失的肾脏。肾移植通常可以提供更好的生活质量和长期生存率，但需要进行免疫抑制治疗以防止排斥反应。

（3）对症治疗

①贫血治疗：CKD5期患者常伴随贫血，可能需要补充铁剂、维生素B_{12}和叶酸，或者使用人工红细胞生成素（EPO）或者使用HIF-PHI抑制剂如罗沙司他。

②骨代谢调节剂：根据具体情况，可能需要使用磷酸盐结合剂、活性维生素D或钙剂来维持骨骼健康。

③心血管管理：CKD5期患者常伴随心血管疾病的风险增加，因此需要定期监测和管理血压、血脂和血糖等。

（4）营养支持　CKD5期患者可能需要专业的营养支持，以确保摄入足够的营养物质，并避免营养不良。

（5）心理支持　CKD5期治疗过程中，患者可能面临心理和情绪上的挑战。提供心理支持和咨询服务有助于应对这些问题。

治疗选择应根据患者的个体情况和健康状况来确定。患者应与肾病专家和肾脏移植团队合作，制定最适合自己的治疗计划，并定期进行随访和监测。

第三节　慢性肾脏病的科学管理

慢性肾脏病（CKD）是一种进展缓慢的疾病，如果不进行科学管理，可能会导致疾病进展加速，从而导致慢性肾功能衰竭，需要进行透析或肾移植等治疗。CKD患者面临较高的心血管疾病风险，如高血压、冠心病、脑卒中等。科学管理可以帮助控制这些并发症的风险，减少相关的健康风险。CKD可能导致营养不良和贫血，这会进一步影响患者的生活质量和身体健康。CKD患者可能面临骨质疏松和骨骼异常的风险，这可能导致骨折和疼痛。通过科学管理CKD，可以延缓疾病的进展，减少并发症的风险，提高患者的生活质量。

科学管理通常涉及早期筛查和诊断、控制基础疾病、饮食调整、药物治疗、控制症状和并发症、定期随访和监测等措施。

1. 早期筛查和诊断

慢性肾脏病通常在早期没有明显症状，因此早期筛查对于及早发现疾病非常重要。CKD的早期筛查和诊断通常包括以下具体措施。

（1）高风险人群筛查　对于高风险人群，如糖尿病患者、高血压患者、家族中有CKD的人等，应定期进行尿液分析和肾功能的检查。这些人群更容易患上CKD，所以早期筛查对于发现疾病非常重要。

（2）测量血压　高血压是CKD的常见原因之一，而CKD本身也可以导致高血压。测量血压可以评估是否存在高血压，并确定是否需要进一步检查肾脏功能。

（3）尿液检查　尿液检查可以评估肾功能和健康状况。常见的尿液检查包括测量尿蛋白（尿白蛋白/肌酐比值）和尿液沉渣镜检查。尿蛋白的异常水平可能是CKD的指示标志。

（4）血液检查　血液检查可以评估肾功能和其他相关指标。常见的血液检查包括测量肌酐、尿素氮、尿酸、血红蛋白、血钙、血磷等指标。这些指标可以帮助评估肾功能和可能的并发症。

（5）影像学检查　影像学检查可以提供有关肾脏结构和异常的信息。常见的影像学检查包括超声检查和CT扫描。这些检查可以帮助评估肾脏形态和异常情况。

以上措施是 CKD 早期筛查和诊断的常见方法。如果以上检查结果异常或存在疑点，可能需要进一步的评估和检查，如肾活检等。

重要提示：早期筛查和诊断对于及早发现 CKD 非常重要。

特别提示：目前我国最常见慢性肾炎仍然是 IgA 肾病。而 IgA 肾病最常见于 15～35 岁的人群。随着疾病的进展，患 IgA 肾病的患者到老年甚至还未进入老年阶段即出现慢性肾衰竭需要透析或肾移植治疗。因为家族中有 IgA 肾病的人和反复上呼吸道感染史的人更容易患上该病所以这部分成年人和青少年也应该早期进行尿液分析进行肾病的早期筛查。

2. 控制基础疾病

如果 CKD 是由其他疾病引起的，如高血压、糖尿病、高尿酸血症、结石梗阻等，控制这些基础疾病对于延缓 CKD 的进展非常重要。

（1）高血压的控制　一项调查了中国 31 个省、自治区、直辖市共 61 所三级医院 CKD 患病情况的多中心研究结果显示，CKD 伴高血压患病率为 67.3%，其中 CKD 1 期、CKD 2 期、CKD 3a 期、CKD 3b 期、CKD 4 期及非透析 CKD 5 期患者高血压患病率分别为 44.2%、65.2%、75.6%、81.2%、86.1% 和 91.0%，随着肾功能减退，CKD 患者高血压患病率也逐渐增加。CKD 合并高血压患者降压治疗的目的是通过控制血压，预防及延缓肾功能进展，减少心血管疾病（冠心病、心力衰竭、心律失常、脑卒中）等并发症的发生，降低死亡风险，提高生存率和生存质量。

2021 年 2 月 23 日，改善全球肾脏病预后组织（KDIGO）发布最新版慢性肾脏病（CKD）血压管理指南，将 CKD 高血压患者的目标收缩压（systolic blood pressure，SBP）从以往的＜130mmHg 降到＜120mmHg，其中不包括已经接受透析、肾移植或者儿童患者。2023 年发布的《中国慢性肾脏病患者高血压管理指南》推荐 CKD 患者 SBP≥140mmHg 和（或）DBP≥90mmHg，推荐在生活方式干预的同时启动抗高血压药物治疗。推荐 CKD 患者高血压的降压总体目标为＜140/90mmHg。尿白蛋白排泄＜30mg/24h 的 CKD 患者，推荐血压控制目标为＜140/90mmHg。在可耐受的前提下，尿白蛋白排泄≥30mg/24h 的 CKD 患者，建议血压控制目标为＜130/80mmHg。

对于老年患者推荐的血压控制意见如下。

年龄 65～79 岁的 CKD 患者，血压≥140/90mmHg，在生活方式干预的同时需开始抗高血压药物治疗，血压控制目标为＜140/90mmHg，有白蛋白尿者推荐血压降至 130/80mmHg 左右。

年龄≥80 岁的 CKD 患者，血压≥150/90mmHg，可开始抗高血压药物治疗，血压控制目标为＜150/90mmHg，如能耐受，可将血压控制在＜140/90mmHg。

值得注意的是：老年 CKD 合并高血压患者在可耐受的前提下，应逐步调整抗高血压药剂量及给药频次，实施个体化降压方案，使其血压平稳达标。年龄≥80 岁 CKD 合并高血压患者，需特别强调缓和医疗方式，提高患者整体生活质量。

（2）血糖的控制　根据国际糖尿病联合会估计，2021 年有 5.37 亿人患有糖尿病，预计到 2045 年将增加到 7.84 亿。慢性肾脏病（CKD）在糖尿病患者中的发病率＞25%，据估计，有 40% 的糖尿病患者最终可能会发展为 CKD。糖尿病是导致肾衰竭患者肾移植或透析的常见原因，CKD 是糖尿病患者动脉粥样硬化性心血管疾病、心力衰竭、心血管死亡和全因死亡率显著增加的高危因素。

ADA 和 KDIGO 均建议对达到治疗要求的稳定型 2 型糖尿病患者使用糖化血红蛋白（glycated hemoglobin，HbA1c）评估血糖，2 次/年，对接受强化治疗、治疗方案改变或未达到治疗目标的患者应每季度进行血糖评估。同时 ADA 和 KDIGO 均指出，HbA1c 无法充分反映血糖变异性和低血糖事件，尤其是在晚期 CKD 和接受透析治疗的肾衰竭患者中，而连续血糖监测（continuous glucose monitoring，CGM）作为识别和纠正血糖紊乱、预防低血糖、指导药物管理和指导医学营养治疗和体育活动的工具，在改善糖尿病管理方面发挥着重要作用。因此，该共识强调将 HbA1c 作为评估指标的同时，也应将 CGM 和自我血糖监测纳入监测管理，尤其是接受胰岛素治疗的患者。

同时，与其他指南一样，该共识再次强调了血糖控制的个性化目标，KDIGO 建议糖尿病合并 CKD 患者的个体化 HbA1c 目标为＜6.5%～8.0%；ADA 建议起始 HbA1c 目标为＜7.0%，但对于预期寿命有限且治疗危害大的患者，可接受更高目标（如 HbA1c＜8.0%）。糖尿病患者在确诊 CKD 后，应根据肾小球滤过率（G1、G2、G3a、G3b、G4、G5）及尿白蛋白水平（A1、A2、A3）进一步判断 CKD 分期，同时评估 CKD 进展风险及明确复查频率，图 5-2-1 中数字代表每年的随访次数。

（3）血尿酸的控制　高尿酸血症是指成人在正常嘌呤饮食情况下，不分男女，非同日 2 次空腹血尿酸水平超过 420μmol/L。近年来 HUA 患病率呈现增长趋势，男性高于女性，城市高于农村，沿海高于内陆，患病率较前呈年轻化趋势。2018～2019 年中国慢性病及危险因素监测数据表明，我国成人居民 HUA 患病率为 14.0%，男性与女性患病率分别为 24.5% 和 3.6%，患病高峰年龄段为：18～29 岁、30～39 岁及≥70 岁。

高尿酸血症和慢性肾脏病密切相关。一方面，高尿酸血症时尿酸盐晶体沉积在肾脏可直接导致慢性尿酸盐肾病、急性尿酸性肾病和尿酸性肾结石；另一方面，肾脏疾病影响尿酸的排泄，引起继发性高尿酸血症，高尿酸血症又可导致和（或）加重肾脏疾病。对于慢性肾脏病（CKD）患者，血尿酸的控制目标是降低

GFR分类/[mL/(min·1.73m²)]			蛋白尿分类		
			A1	A2	A3
			正常至轻度升高	中度升高	严重升高
CKD分类依据： • 病因(C) • 肾小球滤过率GFR(G) • 蛋白尿(A)			<30mg/g <3mg/mmol	30~299mg/g 3~29mg/mmol	≥300mg/g ≥30mg/mmol
G1	正常或高	≥90	筛查 1	治疗 1	治疗并转诊 3
G2	轻度下降	60-89	筛查 1	治疗 1	治疗并转诊 3
G3a	轻中度下降	45-59	治疗 1	治疗 2	治疗并转诊 3
G3b	中重度下降	30-44	治疗 2	治疗并转诊 3	治疗并转诊 3
G4	严重降低	15-29	治疗并转诊 3	治疗并转诊 3	治疗并转诊 4+
G5	肾衰竭	<15	治疗并转诊 4+	治疗并转诊 4+	治疗并转诊 4+

■ 低风险（如果无其他肾脏疾病的标志物，无CKD）　■ 高风险
■ 中风险　■ 极高风险

图 5-2-1　CKD进展风险及明确复查频率

血尿酸水平，以减少痛风和尿酸肾病的发作风险，并减轻肾脏负担。以下是一般情况下，对于CKD患者血尿酸的控制目标建议如下。

① 血尿酸在正常范围：一般来说，血尿酸的正常范围在男性为3.4~7.0mg/dL，女性为2.4~6.0mg/dL。对于CKD患者，尽量将血尿酸水平控制在正常范围内是重要的。

② 高尿酸血症：对于CKD患者伴有高尿酸血症（血尿酸水平超过正常范围），血尿酸的控制目标是将其降至正常范围内。这可以通过药物治疗来实现，如利尿药（促进尿液排尿酸）、尿酸合成抑制剂或尿酸排泄增加剂等。

③ 痛风和尿酸肾病：对于CKD患者合并痛风或尿酸肾病，血尿酸的控制目标更为重要。除了药物治疗，还需要注意饮食控制，限制高嘌呤食物的摄入（如肉类、内脏器官、海鲜等），增加水果、蔬菜和全谷物的摄入。

（4）泌尿系结石　慢性肾功能不全合并泌尿系结石需要综合考虑患者的肾功能状况和结石的特点来制定治疗方案。对于老年人还需要综合考虑老年人的整体健康状况。以下是一些常见的处理方法。

① 药物治疗：根据结石的类型和大小，可以考虑使用药物来帮助溶解结石

或预防结石的形成。例如，对于尿酸结石，可以使用碱化尿液的药物来增加尿液的 pH，从而促进结石的溶解。对于钙结石，可以考虑使用某些药物来减少尿液中的钙的浓度。

② 维持适当的水化：老年人通常容易出现脱水的情况，因此需要保持足够的水分摄入，但要避免水分过多导致液体潴留。保持适当的水化有助于稀释尿液中的物质，减少结石的形成。

③ 手术治疗：对于较大或无法通过非手术方法处理的结石，可能需要进行手术治疗。手术选项包括体外冲击波碎石术（ESWL）、腹腔镜手术和经皮肾镜手术等。由于慢性肾功能不全可能增加手术风险，因此在决定手术治疗前，需要评估患者的整体健康状况和肾功能。

④ 营养调理：饮食对于预防结石的形成和管理也有一定的影响。根据结石的成分，可以调整饮食中的摄入量，例如限制高钙或高尿酸食物的摄入。此外，遵循肾脏友好的饮食原则，如低盐、低蛋白质饮食，有助于保护肾功能。另外，老年人通常需要注意饮食均衡和营养摄入，以满足身体的需求。

重要的是，对于慢性肾功能不全患者尤其是老年人，建议咨询专业的医生，根据具体情况制定适合自己的治疗方案。医生会根据患者的肾功能、年龄、健康状况和结石的特点来进行评估，以确保安全有效的治疗策略。

3. 饮食调整

慢性肾脏病患者的饮食十分重要，《慢性肾脏病患者膳食指导》推荐的饮食方案是优质低蛋白饮食，这种饮食可以减轻肾脏的负担，并且减少尿素氮等代谢产物的积累。优质低蛋白饮食的关键是保证足够的热量摄入，同时摄入的蛋白质中 60%～70% 应为高生物效价蛋白。

优质蛋白会强调蛋白质的质量而非数量，建议患者摄入高生物利用度的蛋白质，如牛奶、鸡蛋、鱼类、家禽、瘦肉、乳制品等。这些蛋白质的消化吸收率更高，对肾脏的负担较小。

低蛋白指的是限制蛋白质摄入：适量限制蛋白质摄入，以减轻肾脏负担。在低蛋白饮食中，每天蛋白质的摄入量一般被限制在每千克体重 0.6～0.8g 范围内。这需要精确计算个体的膳食需求，以确定适当的蛋白摄入量。

需要注意的是，低蛋白饮食并不是完全排除蛋白质的摄入，而是要在不引起营养不良的前提下，减轻肾脏的负担。蛋白质的摄入量应根据患者的年龄、性别、体重、身高、肾功能以及生理和病理状态来确定。总结而论，低蛋白饮食在慢性肾脏病的干预措施中是一种有效且安全的方法。通过遵循优质低蛋白饮食的细则，患者可以延缓肾功能的损害，并减轻相应的症状。

另外对于 CKD 的患者，根据患者不同的情况还需要控制盐、磷、钾和液体的摄入。

4. 药物治疗

（1）血压控制　控制血压至目标水平，通常包括使用 ACE 抑制药、ARB、钙通道阻滞药等药物。

（2）贫血治疗　根据贫血程度，可能需要补充铁剂、维生素 B_{12} 和叶酸，或者使用人工红细胞生成素（EPO）。

（3）骨代谢调节剂　根据具体情况，可能需要使用磷酸盐结合剂、活性维生素 D 或钙剂来维持骨骼健康。

5. 控制症状和并发症

（1）控制水肿和尿量　根据医生的建议，可能需要限制液体摄入、使用利尿药来控制水肿和尿量。

（2）控制高磷血症　除了饮食控制外，可能需要使用磷酸盐结合剂来控制高磷血症。

（3）控制骨矿物质紊乱　根据具体情况，可能需要使用药物来维持骨骼健康。

6. 定期随访和监测

CKD 患者应定期进行肾功能和相关指标的监测，以评估疾病的进展，并及早采取必要的治疗措施。

除了上述治疗措施，患者还应采取健康的生活方式，如戒烟、限制饮酒、适度锻炼和保持健康体重等。

重要提示：以上信息仅供参考，具体的 CKD 管理应根据患者的具体情况和医生的建议来制定个性化的治疗方案。

（李丽珍　刘姣　王欣荣）

第三章 尿路感染

第一节 疾病常识

1. 正常的尿液

正常情况下，人的尿液中应该是无细菌或细菌数量极少的。正常的尿液在排尿时会将尿道中的细菌冲刷出来，从而减少细菌的存在。然而，即使在健康的人体内，也可能存在少量的细菌。这种情况下，尿液中的细菌数量通常很低，不足以引起感染或疾病。

2. 尿路感染定义

尿路感染（urinary tract infection，UTI）是指细菌或其他病原体感染泌尿系统的一种常见感染，通俗地说就是在尿液分析中可以检测到大量的细菌。泌尿系统包括尿道、膀胱、尿道球腺（男性）和肾脏。尿路感染通常由细菌从尿道进入并繁殖引起，但也可能由其他病原体引起，例如真菌或病毒。

3. 尿路感染易患人群

尿路感染可以发生在任何人身上，但以下人群更容易患上尿路感染。

（1）女性　女性比男性更容易患尿路感染，这主要是因为女性的尿道较短，使得细菌更容易从外界进入尿道和膀胱。此外，女性的尿道口靠近肛门，使得细菌更容易从肛门传播到尿道。

（2）性生活活跃的女性　性行为可以导致细菌进入尿道，增加尿路感染的风险。这种感染称为新婚膀胱炎或膀胱炎性尿道炎。

（3）孕妇　孕期女性的泌尿系统发生生理性变化，包括尿道扩张和尿液滞留增加，这可能增加尿路感染的风险。

（4）老年人　老年人的免疫系统功能较弱，尿液排泄功能可能下降，容易引发尿液滞留，从而增加尿路感染的发生率。

（5）患有尿路结石或其他尿路异常的人　尿路结石、尿道狭窄、前列腺增生等尿路异常情况可以导致尿液滞留，为细菌繁殖提供了条件，增加尿路感染的风险。

（6）免疫功能低下的人　例如接受器官移植、化疗、患有艾滋病等情况的人，其免疫系统功能受损，抵抗细菌感染的能力较弱。

除了上述人群外，任何人在特定情况下都可能患上尿路感染，例如长时间憋尿、尿道插管、使用避孕套时的不适当清洁等。保持良好的个人卫生，充足的水分摄入，及时排尿，可以帮助降低尿路感染的风险。

4. 老年人尿路感染发病率

老年人尿路感染的发病率相对较高。具体的发病率会受到多种因素的影响，包括老年人的生理变化、免疫系统功能下降、慢性疾病的存在以及生活方式等。

根据一些研究数据，老年人尿路感染的发病率在 10%~20%，这取决于不同的研究人群和定义尿路感染的标准。在住院的老年人中，尿路感染的发病率可能更高，尤其是那些需要导尿或存在尿液滞留的患者。

5. 老年人易患尿路感染的原因

老年人患上尿路感染的风险因素包括免疫系统功能下降、尿液滞留、尿路结石、泌尿系统畸形、尿道狭窄、使用尿管等。此外，老年人常常伴随多种慢性疾病，如糖尿病、前列腺增生、神经系统疾病等，这些疾病也可能增加尿路感染的风险。

6. 尿路感染临床症状和体征

尿路感染可以分为下尿路感染和上尿路感染两种类型。

（1）下尿路感染　下尿路感染主要涉及膀胱和尿道，称为膀胱炎和尿道炎。常见症状包括尿频、尿急、尿痛、尿道灼热感、尿中带血等。下尿路感染在女性中较为常见，因为女性的尿道较短，较容易被细菌感染。

（2）上尿路感染　上尿路感染涉及肾脏，称为肾盂肾炎。除了下尿路感染的症状外，上尿路感染还可能伴有发热、腰痛、恶心、呕吐等全身症状。上尿路感染较下尿路感染更为严重，可能需要及时治疗以防止感染进一步扩散。

老年人尿路感染的症状可能与其他年龄段的人有所不同，他们可能出现非典型症状，如低热、全身不适、认知功能改变等。因此，对于老年人，及早识别和治疗尿路感染非常重要，以避免并发症的发生。如果您或您身边的老年人出现尿频、尿急、尿痛、尿色混浊、尿量减少、腰痛等尿路感染症状，建议及时就医进行诊断和治疗。

7. 尿路感染的化验和检查

尿路感染的诊断通常需要进行以下化验和检查。

（1）尿液分析　尿液分析是最常用的检查方法之一。医生会收集您的尿液样本，并进行显微镜检查和化学分析。这可以帮助确定是否存在白细胞、红细胞、细菌、蛋白质等异常，以及尿液的 pH 值和浓度等指标。

（2）尿培养　如果尿液分析显示可能存在尿路感染，医生通常会进行尿培养。尿培养是将尿液样本放入培养基中，培养细菌以确定是否存在细菌感染，并确定感染的细菌类型以及对抗生素的敏感性。

（3）尿道分泌物培养　对于女性患者，医生有时会采集尿道分泌物样本进行培养，以确定是否存在尿道感染。

(4) 血液检查　在某些情况下，医生可能会建议进行血液检查，以评估感染的严重程度和检查炎症指标。

此外，根据病情和需要，医生可能还会进行其他检查，如盆腔超声、膀胱透视、尿路造影等，以帮助评估尿路感染的病因和严重程度。

需要注意的是，如果出现尿路感染的症状，建议及时就医，并按照医生的建议进行相应的化验和检查。这将有助于确诊尿路感染，并确定最合适的治疗方案。

第二节　尿路感染的诊断与治疗

一、尿路感染的诊断

尿路刺激征、伴或不伴全身中毒症状、腰部不适等，结合尿沉渣镜检白细胞数＞5个/HP，尿细菌学检查提示真性菌尿可以确诊。

真性菌尿是指：① 新鲜中段尿沉渣革兰染色后，细菌＞1个/HP；② 新鲜中段尿细菌培养计数$\geqslant 10^5$/mL；③ 膀胱穿刺尿细菌培养阳性。

二、尿路感染定位诊断

（1）根据临床表现定位　上尿路感染常有发热、寒战，伴明显腰痛、输尿管点和（或）肋脊点、肋腰点压痛、肾区叩击痛。急性膀胱炎则常常以膀胱刺激征为突出表现，很少有发热、腰痛等。

（2）根据实验室检查定位　出现下列情况提示上尿路感染：尿白细胞管型；尿 N-乙酰-β-D-氨基葡萄糖苷酶（NAG）升高；尿 β_2 微球蛋白升高；尿渗透压降低。

（3）确定病原体　清洁中段尿培养结合药敏试验，不仅可明确诊断，对治疗也有指导意义。

（4）慢性肾盂肾炎的诊断　长期反复发作的上尿路感染不一定就是慢性肾盂肾炎。诊断需有诱因（易感因素），包括尿路畸形，尿路梗阻如结石、肿瘤等，机体免疫功能降低如糖尿病患者或应用糖皮质激素者，尿道口及其周围炎症患者等。在此基础上反复尿路感染病史超过半年，有以下数条中一条者即可诊为慢性肾盂肾炎。

① 静脉肾盂造影有肾盂肾盏狭窄变形者（此项检查阳性率不高）。

② 肾外形表面凹凸不平、两个肾脏大小不等。

③ 持续性肾小管功能受损，如尿浓缩功能减退、夜尿增多、晨尿比重和渗透压降低、肾小管酸化功能减退等。

三、尿路感染的鉴别诊断

（1）尿道综合征　常见于妇女，有尿路刺激征，但多次检查尿常规无白细胞尿，尿细菌培养无真性菌尿。可能与神经焦虑等因素有关。

（2）泌尿系结核　膀胱刺激症状更为明显，一般抗生素治疗无效，尿沉渣可找到抗酸杆菌，尿培养结核分枝杆菌阳性，而普通细菌培养为阴性。静脉肾盂造影可发现肾实质虫蚀样缺损等表现。

（3）慢性肾小球肾炎　有明确蛋白尿、血尿和水肿病史，双肾同时受累；而慢性肾盂肾炎常有尿路刺激征，细菌学检查阳性，影像学检查双肾不对称性缩小。

（4）全身感染性疾病　急性肾盂肾炎全身症状明显时易被误诊为其他感染性疾病。通过这些疾病特异的临床特征及实验室检查异常可以鉴别。

需要注意的是，有时在尿液样本收集或处理过程中可能发生细菌污染，导致尿液分析结果出现假阳性。因此，在评估尿液分析结果时，医生通常会结合患者的症状、体征和其他相关检查结果来做出准确的诊断。

四、尿路感染的治疗

尿路感染会导致严重的健康问题，且花费很高的社会成本，也是最常见的感染之一，老年人高发。管理方案有两项：第一项，遵从抗生素使用原则；第二项，制定符合患者病情的个性化治疗方案。另外还有增加饮水、缓解症状药物的使用和采取预防措施。

抗菌治疗方案包括抗菌药物的选用品种、剂量、给药次数、给药途径、疗程等，需综合考虑病原菌、感染部位、感染程度。

1. 品种选择

抗菌药物品种的选用原则上应根据病原菌种类及病原菌对抗菌药物的敏感性，即细菌药物敏感试验的结果而定。因此有条件的医疗机构，对临床诊断为尿路感染的患者应在开始抗菌治疗前，及时留取合格尿标本，在怀疑存在血流感染时应留取血标本送病原学检测，以尽早明确病原菌和药敏试验结果，并据此调整抗菌药物的治疗方案。

对于临床诊断为细菌性感染患者，在未获知病原菌药敏试验结果前，可根据患者的感染部位（上尿路还是下尿路）、发病情况、发病场所（医院感染还是社区感染）、既往抗菌药物用药史及其治疗反应等推测可能的病原体，并结合当地细菌耐药性监测数据，先给予抗菌药物经验性治疗。待获知病原学检测及药敏试验结果后，结合先前的治疗反应调整用药方案；对培养结果阴性的患者，应根据经验治疗的效果和患者情况采取进一步诊疗措施。

此外，应根据不同药物的代谢动力学特点并结合患者感染部位选择抗菌药物。对于下尿路感染，应选择尿中药物能达到有效浓度的抗菌药物，否则即使体外药敏试验显示为敏感，但尿中药物浓度不足，也不能有效清除尿中病原菌。如卡泊芬净、米卡芬净和伏立康唑，尿标本分离的真菌通常对这些药物有很高的敏感性，但因这些药物尿中浓度低，不能用于治疗真菌所致尿路感染。而对于上尿路感染患者，因不能除外血流感染，故所选择抗菌药物不仅需要在尿中有高浓度，血液中也需要保证较高浓度。呋喃妥因和磷霉素氨丁三醇等药物可在尿液中具有很高的浓度，但其血药浓度较低，故仅用于治疗下尿路感染，而不能用于治疗上尿路感染。左氧氟沙星和 β-内酰胺类抗菌药物的血药浓度和尿药浓度均高，既可用于治疗下尿路感染，又可用于治疗上尿路感染。

2. 给药剂量

按各种抗菌药物的治疗剂量范围给药。治疗上尿路感染，尤其是严重感染时，抗菌药物剂量宜使用较大剂量（治疗剂量范围高限）；而治疗单纯性下尿路感染时，由于多数药物尿中药物浓度远高于血药浓度，则可应用较小剂量（治疗剂量范围低限）。同时，要根据肝肾功能情况调整给药剂量。

3. 给药途径

对于下尿路感染的患者，应予口服治疗，选取口服吸收良好的抗菌药物品种，不必采用静脉或肌内注射给药。仅在下列情况下可先予以注射给药：①不能口服或不能耐受口服给药的患者（如吞咽困难者）；②患者存在可能明显影响口服药物吸收的情况（如呕吐、严重腹泻、胃肠道病变或肠道吸收功能障碍等）；③所选药物有合适抗菌谱，但无口服剂型；④患者对治疗的依从性差。

对于上尿路感染，初始治疗多选用静脉用药，病情稳定后可酌情改为口服药物。

抗菌药物的局部应用如前列腺注射和膀胱灌注抗菌药物宜尽量避免。目前有循证医学证据的膀胱灌注给药只有对氟康唑耐药念珠菌导致的膀胱炎，可膀胱灌注两性霉素 B。

4. 给药次数

为保证药物在体内能发挥最大药效，杀灭感染灶病原菌，应根据药代动力学/药效动力学原理、患者病情严重程度和肝肾功能状况等决定给药次数。抗菌药物分为时间依赖性抗菌药物和浓度依赖性抗菌药物。时间依赖性抗菌药物的浓度达到一定程度后再增加浓度抗菌作用无明显增强，其抗菌效果与药物浓度高于最低抑菌浓度（T>MIC）相关，即感染部位游离药物浓度高于 MIC 时间越长，抗菌效果越好。这一类药物包括 β-内酰胺类和碳青霉烯类等，除半衰期长的头孢曲松和厄他培南等外，大多一日多次给药。浓度依赖性抗菌药物如喹诺酮类和氨基糖苷类，药物浓度越高抗菌效果越好，因此这类药物大多一日一次给药。

5. 疗程

抗菌药物疗程因感染不同而异，对于急性单纯性下尿路感染，疗程基本少于7天，但上尿路感染，如急性肾盂肾炎，疗程一般为2周。对于反复发作尿路感染，可根据情况进行长期抑菌治疗。

6. 其他

（1）增加饮水量　增加饮水量可以帮助稀释尿液，促进细菌排出，并减少尿路感染的症状。建议每天饮水量应保持在足够的水平，以保持尿液的充分排尿。

（2）使用缓解症状的药物　对于尿频、尿急和尿痛等症状，医生可能会建议使用一些药物来缓解不适，如利尿药、解痉药和止痛药。

（3）采取预防措施　为了预防尿路感染的复发，可以采取一些预防措施。这包括保持良好的个人卫生习惯，如勤洗手、避免尿液滞留、避免过度清洁阴部等。对于特定的患者群体，如妊娠妇女或存在尿路结石的患者，可能需要额外的预防措施或治疗。

五、特殊类型的尿路感染

特殊类型的尿路感染的治疗方案是不一样的，与老年人相关的特殊类型感染主要有无症状菌尿、反复发作性尿路感染和泌尿生殖系真菌感染。

1. 无症状菌尿

（1）定义　无症状菌尿又称无症状尿路感染，即尿标本中分离出一定量的细菌，而患者无任何尿路感染的症状或体征。无症状菌尿的诊断标准为：对无症状女性患者或留置尿路导管的患者，尿培养细菌菌落计数$\geqslant 10^5$CFU/mL；男性患者清洁尿标本培养出1种菌株菌落计数$\geqslant 10^3$CFU/mL；男性或女性患者的导尿标本，1次菌落计数$\geqslant 10^2$CFU/mL。

（2）患病率　健康的绝经前女性无症状菌尿的患病率为1.0%～5.0%，妊娠期女性为1.9%～9.5%，绝经后女性（50～70岁）为2.8%～8.6%，糖尿病患者群女性为9.0%～27.0%，男性为0.7%～1.0%，社区老年女性＞15.0%，社区老年男性为3.6%～19.0%，长期护理的老年女性为25.0%～50.0%，男性为15.0%～40.0%，对脊髓损伤人群，间断导尿管导尿者为23.0%～89.0%，括约肌切开术后者为57.0%，血液透析人群为28.0%，短期留置导尿管者为9.0%～23.0%，长期留置导尿管者达100.0%。

（3）无症状菌尿和脓尿的关系　无症状菌尿患者同时伴发脓尿的发生率从年轻女性的30%至留置尿路导管患者的100%，需要指出的是，脓尿不是应用抗菌药物的指征。

（4）治疗

① 不需要筛查和治疗的情况有：绝经前、未孕女性、糖尿病女性、老年人、

脊髓损伤的患者、留置导尿管的患者和儿童的无症状菌尿。

② 需要筛查和治疗的情况：需要泌尿道手术操作的患者术中有黏膜破溃、细菌入血出现菌血症的风险，需要进行筛查和治疗。以前列腺增生为例，术前的无症状菌尿如果不被控制，经尿道前列腺电切术后出现菌血症的概率高达60%，有6%~10%的患者会出现尿源性脓毒血症，而术前适当的抗菌药物治疗可以大大减少这些感染性并发症的发生概率。具体抗菌药物的应用应参照药敏试验结果。

应用方案：术前1天或手术前即刻应用均可，术后如果未留置尿路导管可以不再使用，如果仍有导尿管留置，术后直至导尿管拔除方可停用抗菌药物。

2. 反复发作性尿路感染

反复发作性尿路感染（recurrent urinary tract infections，RUTI）必须符合：尿路感染6个月内发作≥2次，或1年内发作≥3次。即使对于尿路解剖和功能正常的健康成年女性，RUTI也是很常见，约27%的尿路感染患者可在6个月之内发生再次感染，而6个月内3%的患者感染可超过3次。

（1）分类

① 细菌持续存在：由同一种细菌引起，并且在较短的时间内复发，患者在使用敏感性抗菌药物治疗2周后，尿中仍可培养出同种细菌即可诊断。这种情况常见于合并泌尿系统解剖或功能异常，属于复杂性尿路感染。

② 再感染：是指患者由不同种类的微生物引起的再次感染。患者属于非复杂性尿路感染，感染的原因是自身抵抗力低下出现的新的感染而不是首次感染治疗的失败。

（2）诊断　诊断反复发作尿路感染最为重要的是其发病的次数必须满足诊断标准。发作时的症状、体征和实验室检查均与一般尿路感染类似。影像学检查主要包括腹部X线平片、静脉尿路造影、膀胱尿道造影、泌尿系B超、CT、MRI等。其目的是发现泌尿系统可能存在的解剖结构异常和（或）合并疾病。女性患者要行妇科检查，排除妇科畸形及妇科生殖道感染等疾病。

（3）治疗　应区分患者是细菌持续存在还是再感染，如果是细菌持续存在，则患者多为复杂性尿路感染，参照复杂性尿路感染治疗原则，采取外科手术方式去除或治疗感染灶并给予相应的抗菌药物治疗；再感染患者，通常尿路解剖和功能是正常的，治疗主要分为以下两个方面。

① 急性发作期的治疗：同急性非复杂性膀胱炎的抗菌药物短程疗法。

② 发作间期的预防：a. 行为治疗，包括多饮水、性生活后排尿、排便后从前向后擦肛门等；b. 使用OM-89（Uro-Vaxom®）疫苗（大肠埃希菌溶解物）治疗可以明显减少疾病反复发作，但国内目前尚无此药物；c. 植物药预防，主要指通过口服蔓越莓制品减少尿路感染复发，疗效有争议；d. 低剂量、长疗程

抗菌药物治疗，在急性发作治疗后 1～2 周，尿培养阴性后可以开始此抗菌药物预防疗法。

持续预防性使用抗菌药物、性交后 2 小时内单次使用抗菌药物可预防尿路感染的反复发作。用药方案包括：甲氧苄啶/磺胺甲噁唑（TMP/SMX）40～200mg 口服，每 24 小时或 48 小时 1 次，甲氧苄氨嘧啶 100mg 口服，每 24 小时 2 次，头孢氨苄 125～250mg 口服，每日 1 次，头孢克洛 250mg 口服，每 24 小时 1 次，呋喃妥因 50～100mg 口服，每 24 小时 1 次或磷霉素氨丁三醇 3g 口服，每 10 天 1 次，以上所有药物疗程为长期服用 3～6 个月。另一种方案是性生活后单次服用，包括：TMP/SMX 40～200mg 口服，环丙沙星 125mg 口服，头孢氨苄 250mg 口服，诺氟沙星 200mg 口服，氧氟沙星 100mg 口服或呋喃妥因 50～100mg 口服或磷霉素氨丁三醇 3g 口服。

3. 泌尿生殖系真菌感染

念珠菌属是原发性累及泌尿生殖道最常见的真菌，其中白色念珠菌是最常见的医院内真菌尿路感染病原体。在美国，念珠菌属在院内获得性菌血症病因中占第 4 位，病死率高达 40%，为所有菌血症中病死率之首。危险因素和诱因主要有糖尿病、肾移植、高龄、尿路有创操作、女性性生活、伴随细菌尿、长期住院、先天性尿路畸形或结构异常、住 ICU 病房、广谱抗菌药物的使用、尿路内置导管、膀胱功能障碍、尿路梗阻性疾病、肾结石等。

（1）临床评估　膀胱和前列腺真菌感染多无症状，仅 4% 的患者会出现尿频、排尿困难、血尿等症状，膀胱镜检查可发现膀胱壁白色斑片、黏膜水肿和红色斑点等；肾脏是念珠菌血症侵犯的主要靶器官，肾脏念珠菌感染表现为肾盂肾炎的症状，有腰部疼痛和发热，并可能产生输尿管梗阻，形成念珠菌感染性肾周脓肿或脓肾等。

念珠菌尿的诊断主要依据尿液真菌涂片及尿液真菌培养，但标本易污染。B 超和 CT 检查有可能发现集合系统的真菌感染相关变化，并对尿路梗阻进行评估。

（2）治疗

① 抗菌治疗原则及常用抗菌药物

A. 无症状念珠菌尿的治疗：同无症状菌尿。

B. 有症状念珠菌尿均需要接受治疗，需要参照标本培养结果和药敏试验结果选择药物。

a. 膀胱炎和肾盂肾炎：氟康唑 400mg 口服，每天 1 次，2～4 周；氟胞嘧啶 25mg/kg 口服，每天 4 次，7～10 天；两性霉素 B 0.3～1.0mg/kg，静脉滴注，每天 1 次，1 周。服用免疫抑制药患者需适当延长治疗疗程。两性霉素 B 膀胱冲洗（5～7d）对氟康唑耐药的念珠菌属有效，可有效清除念珠菌尿，但很快复发。

b. 前列腺炎和睾丸附睾炎：氟康唑 400mg 口服，每天 1 次，4 周；有脓肿形成需进行外科引流。

　　c. 真菌球：氟康唑 400mg 口服，每天 1 次，2～4 周；氟胞嘧啶 25mg/kg，口服，每天 4 次，2～4 周；两性霉素 B 0.3～1.0mg/kg，静脉滴注，每天 1 次，1～7 天；结合外科引流。

　　d. 多数光滑念珠菌和克柔念珠菌对氟康唑敏感性低，推荐两性霉素 B 治疗；有肾功能不全患者需根据肾小球滤过率和肌酐清除率调整抗真菌药物剂量，氟康唑可经常规血透清除，需血透后给药或追加剂量，两性霉素 B 不被血透清除。

　　② 手术及外科干预：留置导尿管或肾脏输尿管内支架管患者予以拔除或更换新的导尿管和内支架管，需永久性尿流改道者选择耻骨上膀胱穿刺造口；B 超及 CT 等影像学检查明确有泌尿系梗阻性疾病需手术治疗解除梗阻者，有真菌球或局部脓肿形成需手术引流；有先天性畸形或结构异常在感染控制后进行手术矫形。

第三节　老年尿路感染的科学管理

　　老年人尿路感染发病率相对较高，其风险因素包括免疫系统功能下降、尿液滞留、尿路结石、泌尿系统畸形、尿道狭窄、使用尿管等。此外，老年人常常伴随多种慢性疾病，如糖尿病、前列腺增生、神经系统疾病等，这些疾病也可能增加尿路感染的风险。

　　老年人尿路感染的症状可能与其他年龄段的人有所不同，他们可能出现非典型症状，如低热、全身不适、认知功能改变等，而且更容易出现肾周脓肿、败血症等并发症。因此，对于老年人，及早识别和治疗尿路感染非常重要，以避免并发症的发生。以下是老年尿路感染的科学管理建议。

　　（1）及早就医　老年人出现尿路感染症状时，应及早就医。由于老年人的免疫系统可能较弱，感染可能会迅速恶化，因此及时得到医生的评估和治疗非常重要。

　　（2）尿液培养和敏感性测试　对老年人尿路感染的治疗，尿液培养和敏感性测试是非常重要的。这有助于确定感染的细菌类型和选择适当的抗生素治疗。

　　（3）抗生素选择　尿路感染时必须按时、按量、按疗程服药，勿随意停药，并按医嘱定期随访。在选择抗生素时，应考虑老年人的肾功能、药物相互作用和耐药性情况。一般来说，对于轻度尿路感染，口服抗生素治疗通常是有效的。对于严重感染或有其他并发症的患者，可能需要静脉抗生素治疗。

　　（4）饮水　多饮水，勤排尿是预防尿路感染最简便而有效的措施，每天应摄入足够水分，一般情况下保证每天尿量不少于 1500mL。但老年人常常合并冠心病、心力衰竭等情况，故建议每天饮水量应保持在足够的水平，具体量需要根据个体情况而定。

（5）药物管理　老年人常常同时使用多种药物，因此需要注意药物之间的相互作用。某些药物可能增加尿路感染的风险，或者与抗生素相互作用。在治疗尿路感染时，医生应评估老年人正在使用的药物，并根据需要进行调整。

（6）预防措施　老年人应注意保持良好的个人卫生习惯，包括勤洗手、避免尿液滞留、避免过度清洁阴部等。对于特定的患者群体，如长期导尿的患者，可能需要额外的预防措施或治疗。另外，老年人还需要保持规律生活，避免劳累，坚持体育运动，增加机体免疫力等。

总之，老年人尿路感染的管理需要综合考虑老年人的整体情况。及早就医、合理使用抗生素、保持充足的饮水量和注意药物管理是科学管理老年尿路感染的重要措施。同时，预防措施的采取也有助于降低尿路感染的发生率。建议老年人在发现尿路感染症状时，尽早咨询医生并按照医生的建议进行治疗。

（李丽珍　刘姣　王欣荣）

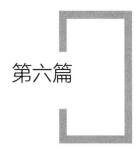

第六篇

老年常见神经系统疾病的科学管理

第一章 缺血性脑血管病

第一节 疾病常识

脑血管病是由于脑部血管突然破裂或因血管阻塞造成血液循环障碍而引起脑组织损害的一组疾病,又称脑血管意外或脑卒中,俗称脑中风。脑卒中是人类死亡率最高的三大疾病之一(恶性肿瘤、脑卒中、心血管疾病),具有四高一多的特点:发病率高、复发率高、致残率高、死亡率高和并发症多,其中缺血性脑血管病所占比例为70%~80%。

一、缺血性脑血管病定义及分类

缺血性脑血管病是指在供应脑的血管管壁病变或血流动力学障碍的基础上发生脑部供血障碍,导致相应供血区脑组织缺血、缺氧而出现脑组织坏死或软化,并引起短暂或持久、局部或弥散的脑损害,造成一系列神经功能缺损的综合征。常见于老年人,其病因多为高血压、动脉粥样硬化。缺血性脑血管病分类如下。

(一)短暂性脑缺血发作

为脑血循环障碍病因导致的突发、短暂(数分钟至数十分钟多见)的脑功能缺损,影像学无新的局灶性脑梗死病灶。短暂性脑缺血发作是缺血性脑血管病的一个亚型,病理生理过程与脑梗死相似,治疗上也与脑梗死相似。短暂性脑缺血发作是脑梗死的预警信号,包括颈动脉系统短暂性脑缺血发作和椎基底动脉系统短暂性脑缺血发作。

(二)缺血性脑卒中(脑梗死)

指脑血循环障碍病因导致脑血管堵塞或严重狭窄,使脑血流灌注下降,进而缺血、缺氧导致脑血管供血区脑组织死亡。临床上表现为突发局灶性或弥散性的神经功能缺损,头颅CT或磁共振成像(MRI)上形成新的局灶性脑梗死病灶,24小时之后往往留有后遗症。其病程分期如下。

1. 急性期

一般是指发病后2周内,重者可达1个月,此期病情不稳定,以抢救生命、稳定病情为主,需密切监测生命体征,积极治疗,尽可能减少神经功能缺损。

2. 恢复期

一般是指发病后2周~6个月,此期病情逐渐趋于稳定,是功能康复的重要时期，需积极进行康复治疗，以恢复患者功能。

3. 后遗症期

一般是指发病后6个月以上，此期病情康复速度转为缓慢，但仍需要积极进行康复锻炼，促进患者功能进一步恢复。在整个病程中不仅要积极康复，还应注意预防缺血性脑卒中再次发生。

二、缺血性脑血管病的危险因素

缺血性脑血管病的危险因素分为可干预性和不可干预性两类。可干预性危险因素是脑卒中一级预防主要针对的目标，包括高血压、心脏病、糖尿病、血脂异常、高同型半胱氨酸血症、短暂性脑缺血发作、吸烟、喝酒、肥胖等，其中控制高血压是预防卒中发生的最重要环节。不可干预性危险因素包括年龄、性别、种族、遗传因素等。

（一）可干预性危险因素

是指可以控制或治疗的危险因素，包括以下几项。

（1）高血压　是公认的脑血管病最重要的独立危险因素。血压越高，脑卒中风险就越大。高血压患者群的脑卒中危险性是正常人群的3~6倍。

（2）糖尿病　糖尿病也是脑血管病最常见的独立危险因素。糖尿病患者发生脑血管病的危险性是普通人群的2~3倍。

（3）高脂血症　是脑血管病的重要危险因素，高血脂可导致动脉管腔狭窄。

（4）心脏病　各种心脏病，如心房纤颤、急性心肌梗死等均可引起缺血性脑血管病。

（5）短暂性脑缺血发作（TIA）　既是一种脑血管病，也是一种危险因素。30%脑梗死患者在发病前曾有过短暂性脑缺血发作的病史，33%短暂性脑缺血发作患者迟早要发展或再发生完全性卒中。

（6）颈动脉狭窄　是脑血管病潜在性危险因素。当狭窄程度加重或发生血流动力学改变时，可发生缺血性脑血管病。

（7）脑血管疾病史　曾患过脑血管疾病者的复发率明显升高。

（8）吸烟　吸烟是最容易预防的危险因素。吸烟可导致脑血管疾病的危险性与吸烟的量成正比，最高可达不吸烟人群的6倍。

（9）酗酒　也是最容易预防的危险因素。长期大量饮酒可引起脑动脉硬化或颈动脉粥样硬化，最终可导致缺血性脑血管病。

（10）肥胖　肥胖也是导致心血管疾病发生的重要因素，同样也是病死率比正常人群明显增加的重要因素之一。

（11）高同型半胱氨酸血症　是独立的心血管疾病最新监测指标，会大幅增加冠心病、外周血管疾病及脑血管疾病的发病风险，主要原因为B族维生素缺乏

（维生素 B_6、B_{12}、叶酸缺乏）。H 型高血压：伴有血浆同型半胱氨酸升高的原发性高血压。因同时存在高血压和高同型半胱氨酸两种危险因素，发生心血管病的危险性男性比普通人群升高 12 倍，女性升高 28 倍。

（二）不可干预危险因素

不可干预危险因素是指不能控制和治疗的危险因素，包括以下几项。

（1）年龄　最重要的脑血管病独立危险因素。55 岁以后每增加 10 岁脑血管病发病率增加 1 倍以上。

（2）性别　男性脑血管病的危险性比女性高，且男性脑血管病的病死率也比女性高。

（3）遗传　家族中有脑血管病的，子女发生脑血管病的可能性明显升高。

（4）种族　黑人脑血管病的发生率明显高于白种人。中国人和日本人的脑血管病发病率也明显高。

三、缺血性脑血管病的发病原因及发病机制

（一）发病原因

造成脑缺血的病因是复杂的，归纳起来有以下几类。

1. 大动脉粥样硬化

大脑由两侧颈内动脉和椎动脉供血，两侧颈内动脉供血占脑的总供血量的 80%～90%，椎动脉占 10%～20%。当其中一条动脉发生足以影响血流量的狭窄或闭塞时，若是侧支循环良好，可以不发生临床缺血症状，如果侧支循环不良，或有多条动脉发生足以影响血流量的狭窄时，则会使局部或全脑的脑血流（CBF）减少，当全脑的脑血流减少到发生脑缺血的临界水平以下时，就会产生脑缺血症状。造成脑动脉狭窄或闭塞的主要原因是动脉粥样硬化，而且绝大多数（93%）累及颅外段大动脉和颅内的中等动脉，其中以颈动脉和椎动脉起始部受累的机会最多。轻度的动脉狭窄不至于影响其血流量，一般认为必须缩窄至原有管腔横断面积的 80% 以上才足以使血流量减少。从脑血管造影片上无法测出其横断面积，只能测量其内径。动脉内径狭窄超过其原有管径的 50% 时，相当于管腔面积缩窄 75%，即可认为是足以影响血流量的狭窄程度。多条脑动脉狭窄或闭塞对脑血流的影响更大，因为可能使全脑血流处于缺血的边缘状态，此时如有全身性血压波动，即可引发脑缺血。

2. 心源性栓塞

主要为非瓣膜性心房颤动，也包括其他心脏病，如卵圆孔未闭、房间隔缺损（反常栓子）、心肌梗死（附壁血栓）、无菌性血栓性心内膜炎（瓣膜赘生物）等。

3. 小血管闭塞

主要是穿支动脉（直径 200～300μm）或其远端微动脉（直径＜50μm）闭

塞，常见的病理生理改变包括动脉粥样硬化、脂质透明变性和纤维素样坏死；其他病因如遗传性脑小血管病，包括线粒体脑肌病伴乳酸中毒及卒中样发作，伴皮质下梗死和白质脑病的常染色体显性遗传性脑动脉病等。

4. 其他可确定的病因

（1）血管源性　动脉夹层；脑血管畸形，包括肌纤维发育不良、动脉瘤、动脉扩张变长、烟雾病（moyamoya 病）、颈动脉蹼等；其他非动脉粥样硬化性动脉疾病，如动脉炎、巨细胞动脉炎（颞动脉炎）、大动脉炎（Takayasu 病）、白塞病、颈椎骨质增生压迫椎动脉等；脑静脉源性缺血性卒中，脑静脉窦或脑静脉血栓形成可以导致脑动脉血流通过障碍，进而导致缺血性卒中，广义讲也属于缺血性卒中范畴。

（2）血液源性　高凝状态可以增加缺血性卒中的发病风险。

（3）药物滥用　包括可卡因、安非他明等。上述物质有拟交感作用，可能通过增高血压导致卒中风险增高，主要为出血性卒中，但也可增加缺血性卒中的发生风险。

（4）系统性疾病的神经系统并发症　除心脏疾病、血液疾病等系统疾病之外，肺动静脉畸形等也可以因反常栓子导致缺血性卒中。

5. 病因不能确定

包括以下 3 种情况。

（1）多病因　发现 2 种以上病因，但难以确定哪一种与该次缺血性卒中有关。

（2）无确定病因　辅助检查结果阴性，或有可疑病因但证据不够强。

（3）检查欠缺　辅助检查不充分。

（二）发病机制

1. 栓塞机制

（1）动脉源性栓子　动脉粥样硬化斑块除可造成动脉管腔狭窄外，在斑块上的溃疡面上常附有血小板凝块、附壁血栓和胆固醇碎片。这些附着物被血流冲刷脱落后形成栓子，被血流带入颅内动脉，堵塞远侧动脉造成脑栓塞，使供血区缺血。最常见的栓子来源是颈内动脉起始部的动脉粥样硬化斑块，被认为是引起短暂性脑缺血发作最常见的原因。栓子可很快分裂成碎片后溶解，或向远侧动脉移动。颈内动脉内的栓子有大多数（3/4）随血液的主流进入大脑中动脉，引起相应的临床症状。最常见，占栓子来源的 $60\%\sim70\%$。

（2）心源性栓子　患有风湿性心瓣膜病、亚急性细菌性心内膜炎、先天性心脏病、人工瓣膜和心脏手术等形成的栓子随血流进入脑内造成栓塞。占栓子来源的 $25\%\sim35\%$。

（3）反常栓子　脓毒性栓子、脂肪栓子、空气栓子等也可造成脑栓塞，比较少见，占栓子来源的 5% 左右。

2. 血流动力学机制

（1）在脑大动脉严重狭窄（≥70%）或闭塞的基础上，当出现低血压（根据基础血压不同有所差别，一般<90/60mmHg为血压偏低，也可为不可耐受的血压水平，临床表现主要为头晕；或血容量降低时，病变脑血管供血区出现脑血流灌注不足的现象，最终导致缺血性卒中。

（2）盗血综合征 是一种特殊形式的血流动力学危象，主要指脑动脉严重狭窄或闭塞后，其供血区的脑血流需要从别的脑血管"盗取"，最后导致被"盗取"血流的脑血管供血区发生脑血流灌注不足，甚至导致神经功能缺损，临床上较为多见的有以下几种。

① 锁骨下动脉盗血综合征：因动脉粥样硬化、大动脉炎及先天性锁骨下动脉闭锁狭窄等原因引起锁骨下动脉起始段或头臂干近心段发生狭窄或闭塞后，对侧椎动脉血流经过基底动脉反流至患侧椎动脉，再流入锁骨下动脉远端，从而导致椎基底动脉供血不足所产生的综合征。

② 颈动脉盗血综合征：当一侧颈内动脉闭塞时，可引起对侧颈内动脉血流经前交通动脉分流入患侧，或椎基底动脉血流经同侧后交通动脉分流入颈内动脉，从而产生与闭塞血管同一侧的肢体瘫痪或感觉障碍，或椎基底动脉供血不足的临床表现。

③ 椎基底动脉盗血综合征：当椎基底动脉明显狭窄或闭塞时，可引起颈内动脉血流经后交通动脉逆流，如果颈内动脉血流供应不能满足椎动脉"盗血"时，可出现颈内动脉系统缺血表现如偏瘫、失语等。

3. 其他发病机制

（1）血管痉挛 如偏头痛性偏瘫、蛛网膜下腔出血后血管痉挛、血管内介入手术时导管对血管壁的刺激等。

（2）血液学异常 主要指高凝状态，又称为血栓前状态，是多种因素引起的凝血、抗凝及纤溶功能失调的一种病理生理过程，具有易导致血栓形成的多种血液学变化。高凝状态的诊断条件是有特异性的实验室检查指标阳性依据；采取针对性的治疗后能降低血栓发生率，异常的实验室检查指标恢复正常。

（3）机械压迫 如血管型颈椎病，转头时可因为骨质增生压迫一侧椎动脉，导致椎基底动脉（后循环）供血区脑血流灌注不足。

四、快速识别缺血性脑血管病

缺血性卒中识别可以分为简易识别法、专科识别法和影像识别法。

（一）简易识别法

1. BEFAST 试验

B（balance），指平衡，表现为平衡或协调能力丧失，突然出现行走困难；E

(eye)，指眼睛，表现为突发的视力变化，视物困难；F（face），指面部，表现为面部不对称，口角歪斜；A（arm），指手臂，表现为手臂突然无力感或麻木感，通常出现在身体一侧；S（speech），指语言，表现为言语困难、理解困难；T（time），指时间。上述症状可能意味着出现了脑卒中，请勿等待症状自行消失，应立即拨打"120"获得医疗救助。

2. FAST 试验（面-臂-语言试验）

F（face），出现面瘫、口角歪斜；A（arm），出现肢体无力；S（speech），出现言语困难；T（time），指要有"时间就是大脑"的理念，一旦怀疑脑卒中，应尽快转诊。

3. "中风 1-2-0"

"中风 1-2-0"是 FAST 试验的中国表述方法。"1"为看一张脸，出现口角歪斜；"2"为看两只手，出现肢体无力；"0"为聆听语音，出现言语困难。"120"则代表一旦怀疑脑卒中的诊断，需要启动急救响应流程，及时转诊。

（二）专科识别法

神经科医生对于脑卒中的识别与诊断需要掌握 5 个方面的内容。

（1）神经功能缺损

① 高级皮质功能受损：可出现昏迷、言语不流利和认知功能障碍等症状。

② 运动功能受损：可出现视物成双、口角歪斜、饮水呛咳、肢体无力、行走不稳等症状。

③ 感觉功能受损：可出现视物模糊、面部和（或）肢体麻木等症状。

（2）起病突然，表现为神经功能缺损出现的时间可以精确到小时甚至分钟。

（3）脑卒中最常发生于有血管疾病危险因素及病因的人群中。

（4）脑卒中有容易在激动、活动、寒冷、熬夜中发病的诱因；发生前可能会出现头晕、头痛等先兆。

（5）脑卒中是脑血液循环障碍病因导致的神经功能缺损，需要与导致突发神经功能缺损的其他病因鉴别，如低血糖发作、电解质紊乱、脑炎等疾病。

（三）影像识别法

缺血性脑卒中 CT 影像上显示为低信号，新的脑梗死病灶往往颜色偏灰色，超早期脑梗死可表现为皮质边缘以及豆状核区灰白质分界不清。但由于 CT 的分辨率低，所以对于发病 24 小时内、小面积及脑干的脑梗死病灶显示不清楚，需要行头部 MRI 进一步证实。出血性脑卒中在 CT 影像上显示为高信号，即白色。神经科医生应该熟悉所有缺血性脑卒中的影像学检查方法，基层医生根据所在医疗卫生机构的条件掌握相应的影像识别法。

第二节 缺血性脑血管病的诊断与治疗

一、如何诊断缺血性脑血管病

缺血性脑血管病是指脑血管供血不足引起的脑功能障碍,包括短暂性脑缺血发作、缺血性脑卒中(脑梗死)等。目前缺血性脑血管病已成为危害我国中老年人身体健康和生命的主要疾病,发病率、病死率和致残率均很高。

(一)诊断流程

① 是否为脑血管病,注意发病形式、发病时间,排除脑外伤、中毒、癫痫后状态、瘤卒中、高血压脑病、血糖异常、脑炎及躯体重要脏器功能严重障碍等引起的脑部病变。进行必要的实验室检查。

② 是否为缺血性脑血管病,除非特殊原因不能检查,所有疑为脑卒中者都应尽快进行脑影像学(CT或MRI检查),排除出血性脑卒中。

③ 脑血管病严重程度,根据美国国立卫生研究院卒中量表(NIHSS)进行评估。

④ 能否进行溶栓治疗,发病时间是否在3小时、4.5小时或6小时内,有无溶栓适应证。

⑤ 病因分型,结合病史、实验室及其他相关检查资料确定病因。

(二)诊断标准

1. 短暂性脑缺血发作

(1)起病突然。

(2)临床表现取决于受累血管的分布,症状多样。有局灶性脑或视网膜功能障碍的症状。根据受累血管,分为以下两型。

① 颈内动脉短暂性脑缺血发作:多表现为单眼(同侧)或大脑半球症状。视觉症状表现为一过性黑矇、视物模糊、视野中有黑点、阴影摇晃;大脑半球症状多为一侧面部或肢体的无力或麻木、失语、认知的改变。

② 椎基底动脉短暂性脑缺血发作:多表现为眩晕、头晕、构音障碍、跌倒和共济失调。

(3)持续时间短暂,一般10~15分钟,多在1小时内,最长不超过24小时。

(4)恢复完全,不遗留神经功能缺损体征。

(5)多数病例就诊前有反复发作病史。

(6)检查颈动脉超声常可显示动脉粥样硬化斑块。

2. 缺血性脑卒中(脑梗死)

(1)起病突然,往往有缺血性脑卒中发病前的诱因、先兆(也可没有);常伴有血管疾病危险因素及病因，是血管疾病高危人群。

（2）有明确的神经功能缺损的症状和体征，持续不缓解。但也可以仅仅出现非定位症状，如头晕、头痛、疲乏、记忆力下降等。

（3）头部 CT 或 MRI 检查，有和症状、体征相一致的新的脑梗死责任病灶（也可以出现不一致的脑梗死病灶，可称为"静区"脑梗死）。头部 CT 对 24h 内、小的或脑干区的脑梗死病灶有可能不能识别，可以借助临床表现做出临床诊断，进一步明确诊断需行头部 MRI 检查。

（4）如果做腰椎穿刺检查，穿刺脑脊液一般为非血性。

（5）排除其他亚型的脑卒中或卒中样发作的系统性疾病（如低血糖等）、症状性癫痫或脑部疾病（如颅内肿瘤、脑炎等）。

（6）进一步病因学检查可以发现导致缺血性脑卒中的病理生理学证据，但也有一部分缺血性卒中病因不明。

二、缺血性脑血管病治疗

（一）短暂性脑缺血发作

对于高危患者应给予有效的抗栓治疗。

1. 抗血小板聚集药物

对短暂性脑缺血发作尤其是反复发生短暂性脑缺血发作的患者应首先考虑选用抗血小板药物。

（1）肠溶阿司匹林　小剂量阿司匹林能一定限度降低卒中再发。

（2）氯吡格雷　对阿司匹林不能耐受者可选用。

（3）其他　还包括双嘧达莫、噻氯匹定。静脉注射的抗血小板药物，如奥扎格雷目前尚缺乏大规模临床试验证实。

2. 抗凝血药物

抗凝治疗不作为非心源性短暂性脑缺血发作的常规治疗，对伴发房颤、风湿性二尖瓣病变、人工机械瓣膜的短暂性脑缺血发作患者（感染性心内膜炎除外）建议选用华法林抗凝治疗，目标国际标准化比值（INR）在 $2.0\sim3.0$。也可选用新型口服抗凝血药如利伐沙班等。

3. 降纤药物

短暂性脑缺血发作患者有时存在血液成分改变，如纤维蛋白原含量明显增高或频繁发作，可考虑选用巴曲酶或降纤酶治疗。

（二）缺血性脑卒中（脑梗死）

脑梗死的治疗应根据病因、发病机制、临床类型、发病时间等制定治疗方案，实施以分型、分期为核心的个体化治疗。在进行脑梗死治疗的讲解前，首先需了解正常脑血流、脑缺血阈值及缺血半暗区的概念。

1. 正常脑血流和脑缺血阈值

由于神经元本身储存的能量物质 ATP 或 ATP 代谢底物很有限,大脑需要持续的脑血流来供应葡萄糖和氧。正常脑血流值为每 100g 脑组织每分钟 45～60mL。当脑血流下降时,脑组织通过自动调节机制来调节血流,最大限度地减少脑缺血对神经元的影响。

但当脑血流(CBF)下降到一定阈值,脑自动调节机制失代偿,脑最低能量需求得不到满足,则可引起脑功能性或器质性改变。当 CBF≤20mL/(100g·min) 时,引起神经功能障碍和电生理变化,此为脑缺血阈值。当 CBF 为 15～18mL/(100g·min) 时,神经递质耗竭,突触传递停止,电活动消失,此为神经元电活动缺血阈值。如此时迅速恢复脑血流,可使脑功能恢复。但当 CBF 进一步下降至 15mL/(100g·min) 时,脑诱发电位可消失。CBF＜10～12mL/(100g·min) 时,ATP 耗竭,离子稳态破坏,膜磷脂降解,钾离子(K^+)从神经元释放到细胞外,钙离子(Ca^{2+})大量进入神经元内,引起后者钙超载,伴胶质细胞内钠离子(Na^+)、氯离子(Cl^-)和水分异常增加,细胞破坏死亡,此为离子稳态阈值。通常低于此阈值,脑损害为不可逆性。

但脑梗死的发生,除了与脑血流量有关外,还与脑缺血时间相关。在猴脑缺血模型中,如缺血时间为 1～3h,则造成脑梗死的脑血流极限水平为 10～12mL/(100g·min);如缺血为永久性,17～18mL/(100g·min) 的脑血流就可引起脑梗死。

2. 脑缺血半暗区

相对缺血核心区,在其周围的脑组织缺血后,血供减少,但依靠脑侧支循环,神经元尚未发生不可逆死亡,在一定时限内恢复血流,神经元可恢复功能。虽然细胞电活动消失,但仍维持细胞的离子稳态。在解剖结构上,严格区别半暗区较为困难,主要指通过药物治疗或恢复脑血流后能够挽救的脑组织。但如果脑缺血进一步发展,半暗区内细胞可死亡。半暗区是脑缺血后病理生理的研究重点,也是脑缺血治疗的核心部分。

3. 脑梗死分期治疗策略

(1) 急性期 急性缺血性脑卒中溶栓治疗的时间窗非常短暂,在时间窗内迅速明确诊断,没有禁忌证者应予溶栓治疗。

(2) 恢复期 以康复锻炼,改善功能为目标,并进行心血管疾病的二级预防。

(3) 后遗症期 护理和功能代偿,并进行心血管疾病的二级预防。

4. 急性期治疗

(1) 一般处理

① 呼吸与吸氧:无低氧血症的患者不需常规吸氧,必要时吸氧,应维持氧

饱和度＞94%。气道功能严重障碍者应给予气道支持（气管插管或切开）及辅助呼吸。

② 心脏监测与心脏病变处理：脑梗死后 24 小时内应常规进行心电图检查，根据病情，有条件时进行持续心电监护 24 小时或以上，以便早期发现阵发性心房颤动或严重心律失常等心脏病变；避免或慎用增加心脏负担的药物。

③ 体温控制：对体温升高的患者应寻找和处理发热原因，如存在感染应予抗感染治疗；对体温＞38℃的患者应给予退热措施。

④ 血压控制：缺血性脑卒中后 24 小时内血压升高的患者应谨慎处理。应先处理紧张焦虑、疼痛、恶心呕吐及颅内压增高等情况。血压持续升高至收缩压≥200mmHg 或舒张压≥110mmHg，伴有严重心功能不全、主动脉夹层、高血压脑病的患者，可予较快速降压治疗，并严密观察血压变化，避免不良反应。可选择静脉应用抗高血压药物，建议使用微量输液泵给予抗高血压药物，避免使用引起血压急剧下降的药物。准备溶栓及桥接血管内取栓者，血压应控制在收缩压＜180mmHg、舒张压＜100mmHg。对未接受静脉溶栓而计划进行动脉内治疗的患者血压管理可参照该标准，根据血管开通情况控制术后血压水平，避免过度灌注或低灌注，具体目标有待进一步研究。对接受 rt-PA 静脉溶栓的患者早期降压治疗是安全的（收缩压 130～140mmHg），可以降低颅内出血的发生率，但并不能改善患者的功能预后。脑卒中后病情稳定，若血压持续≥140mmHg/90mmHg，无禁忌证，可于起病数天后恢复使用发病前服用的抗高血压药物或开始启动降压治疗。脑卒中后低血压的患者应积极寻找和处理原因，必要时可采用扩容升压措施。可静脉输注 0.9%氯化钠溶液纠正低血容量，处理可能引起心排血量减少的心脏问题。

⑤ 血糖：血糖超过 10mmol/L 时可给予胰岛素治疗。应加强血糖监测，可将高血糖患者的血糖控制在 7.8～10.0mmol/L；血糖＜3.3mmol/L 时，可给予 10%～20%葡萄糖口服或注射治疗，目标是达到正常血糖。

（2）特异性治疗　特异性治疗包括改善脑血液循环（静脉溶栓、血管内治疗、抗血小板、抗凝、降纤、扩容等方法）、他汀及神经保护等。

① 静脉溶栓：静脉溶栓的意义是恢复梗死区血流灌注，减轻神经元损伤，挽救缺血半暗带。对缺血性脑卒中发病 3 小时内和 3.0～4.5 小时的患者，应按照适应证、禁忌证和相对禁忌证严格筛选患者，尽快静脉给予阿替普酶溶栓治疗。使用方法：阿替普酶 0.9mg/kg（最大剂量为 90mg）静脉滴注，其中 10%在最初 1 分钟内静脉推注，其余持续滴注 1 小时，用药期间及用药 24 小时内应严密监护患者。发病在 6 小时内，可根据适应证和禁忌证标准严格选择患者给予尿激酶静脉溶栓。使用方法：尿激酶 100 万～150 万 IU，溶于生理盐水 100～200mL，持续静脉滴注 30 分钟，用药期间应严密监护患者。小剂量阿替普酶静

脉溶栓（0.6mg/kg）出血风险低于标准剂量，可以减少死亡率，但并不降低致残率，可结合患者病情严重程度、出血风险等个体化因素确定。对发病时间不明或超过静脉溶栓时间窗的急性缺血性脑卒中患者，如果符合血管内取栓治疗适应证，应尽快启动血管内取栓治疗；如果不能实施血管内取栓治疗，可结合多模影像学评估决定是否进行静脉溶栓治疗。对于轻度神经功能缺损且不伴有颅内大血管闭塞的患者，可以考虑应用替奈普酶。静脉溶栓治疗是实现血管再通的重要方法，静脉溶栓应尽快进行，尽可能减少时间延误，尽可能缩短时间。静脉溶栓治疗过程中，医师应充分准备应对紧急的不良反应，包括出血并发症和可能引起气道梗阻的血管源性水肿。患者在接受溶栓治疗后尚需抗血小板或抗凝治疗，应推迟到溶栓24小时后开始，如果患者接受了血管内取栓治疗，应评估获益与风险后决定是否使用。

②血管内治疗：遵循静脉阿替普酶溶栓优先原则，静脉溶栓是血管再通的首选方法。如果患者符合静脉溶栓和血管内机械取栓指征，应该先接受阿替普酶静脉溶栓治疗。对存在静脉溶栓禁忌的部分患者可评估直接使用机械取栓治疗。缩短发病到接受血管内治疗的时间，有利于显著改善预后，在治疗时间窗内应尽早实现血管再通，不应等待观察其他治疗的疗效而延误机械取栓。结合发病时间、病变血管部位、病情严重程度综合评估后决定患者是否接受血管内机械取栓治疗。对发病后不同时间窗内的患者（发病后6小时内可以完成股动脉穿刺者、距最后正常时间6~16小时及距最后正常时间16~24小时者），经严格临床及影像学评估后，可进行血管内机械取栓治疗。发病6小时内由大脑中动脉闭塞导致的严重脑卒中且不适合静脉溶栓或未能接受血管内机械取栓的患者，经过严格选择后可在有条件的医院进行动脉溶栓。由后循环大动脉闭塞导致的严重脑卒中且不适合静脉溶栓或未能接受血管内机械取栓的患者，经过严格选择后可在有条件的单位进行动脉溶栓，虽目前有在发病24小时内使用的经验，但也应尽早进行避免时间延误。对于静脉溶栓或机械取栓未能实现血管再通的大动脉闭塞患者，可考虑进行补救性动脉溶栓（发病6小时内）。

③抗血小板治疗：对于不符合静脉溶栓或血管内取栓适应证且无禁忌证的缺血性脑卒中患者，应在发病后尽早给予口服阿司匹林150~300mg/d治疗。急性期后可改为预防剂量（75~150mg/d）。溶栓治疗者，阿司匹林等抗血小板药物应在溶栓24小时后开始使用，如果患者存在其他特殊情况（如合并疾病），在评估获益大于风险后可以考虑在阿替普酶静脉溶栓24小时内使用抗血小板药物。对不能耐受阿司匹林者，可考虑选用氯吡格雷等抗血小板治疗。对于未接受静脉溶栓治疗的轻型脑卒中患者（NIHSS≤3），在发病24小时内应尽早启动双重抗血小板治疗（阿司匹林和氯吡格雷）并维持21天，有利于降低发病90天内的脑卒中复发风险，但应密切观察出血风险。

④ 抗凝治疗：对大多数急性缺血性脑卒中患者，不推荐无选择地早期进行抗凝治疗。对少数特殊的急性缺血性脑卒中患者（如放置心脏机械瓣膜）是否进行抗凝治疗，需综合评估（如病灶大小、血压控制、肝肾功能等），如出血风险较小，致残性脑栓塞风险高，可在充分沟通后谨慎选择使用。特殊情况下溶栓后还需抗凝治疗的患者，应在 24 小时后使用抗凝血药。

⑤ 降纤治疗：对不适合溶栓并经过严格筛选的脑梗死患者，特别是高纤维蛋白原血症者可选用降纤治疗。

⑥ 扩容治疗：对大多数缺血性脑卒中患者，不推荐扩容治疗。对于低血压或脑血流低灌注所致的急性脑梗死如分水岭梗死可考虑扩容治疗，但应注意可能会加重脑水肿、心力衰竭等并发症，对有严重脑水肿及心力衰竭的患者不推荐使用扩容治疗。对于大多数缺血性脑卒中患者，不推荐扩血管治疗。

⑦ 他汀治疗：急性缺血性脑卒中发病前服用他汀类药物的患者，可继续使用他汀治疗。根据患者年龄、性别、脑卒中亚型、伴随疾病及耐受性等临床特征，确定他汀治疗的种类及他汀治疗的强度。

⑧ 神经保护治疗：目前常用的有胞磷胆碱、依达拉奉、钙通道阻滞药等。

⑨ 中药治疗：一些中药如丹参、川芎嗪、三七、葛根素、银杏叶制剂等单药或多药联合应用可有降低血小板聚集、抗凝、改善脑血流、降低血黏滞度等作用。

（3）并发症的治疗

① 脑水肿颅内压增高：脑水肿一般在发病后 3～5 天达到高峰，需要控制脑水肿，降低颅内压，预防脑疝。避免和处理引起颅内压增高的因素，如头颈部过度扭曲、激动、用力、发热等；急性期应限制液体入量，5% 的葡萄糖液体可能加重脑水肿，应慎用。抬高患者头位，通常抬高床头 15°～30°。可使用甘露醇静脉滴注减轻脑水肿，降低颅内压，必要时也可用甘油果糖、呋塞米或白蛋白等。对恶性缺血性卒中（大动脉闭塞导致的大面积缺血性卒中）经积极药物治疗后病情仍恶化的患者，可请神经外科会诊，选择去骨瓣减压术和（或）脑室引流术。

② 脑梗死后出血（出血转化）：脑梗死出血转化发生率为 8.5%～30.0%，其中有症状的为 1.5%～5.0%。90% 的自发性出血转化发生在发病后的 7 天内，88% 的溶栓后出血发生在溶栓后 24 小时内。症状性出血转化，停用抗栓（抗血小板、抗凝血、降纤）等致脑出血药物。缺血性卒中出血转化后开始抗栓治疗（抗凝血和抗血小板）的时间：对需要抗栓治疗的患者，可于缺血性卒中出血转化病情稳定后数天至数周后开始抗栓治疗，关键是权衡利弊，经神经科专科医生严格评估后确认。对于再发血栓风险高者，如心脏机械瓣膜或严重二尖瓣狭窄等，在严密观察病情变化的基础上可考虑维持抗凝血治疗；对于再发血栓风险相对较低或全身情况较差者，可用抗血小板药物代替华法林等抗凝血药物。

③ 癫痫：缺血性脑卒中后癫痫的早期发生率为 2%～33%，晚期发生率为 3%～67%。是否预防性应用抗癫痫药，尚有争论，一般不推荐预防性使用抗癫痫药。一旦出现痫性发作，可以给予丙戊酸钠或苯妥英钠、卡马西平等一线抗癫痫治疗。

④ 肺炎：约 5.6% 的脑卒中患者合并肺炎，误吸是主要原因。意识障碍、吞咽困难是导致误吸的主要危险因素，其他包括呕吐、不活动等。肺炎是脑卒中患者死亡的主要原因之一，15%～25% 的脑卒中患者死于细菌性肺炎。疑有肺炎的发热患者应给予抗感染治疗，但不推荐预防性使用抗感染药物。

⑤ 排尿障碍与尿路感染：有排尿障碍者，应早期评估和康复治疗。尿失禁者应尽量避免留置尿管，可定时使用便盆或便壶。尿潴留者应测定膀胱残余尿，可配合物理按摩、针灸等方法促进恢复排尿功能，必要时可间歇性导尿或留置导尿。有尿路感染者根据病情决定抗感染治疗，但不推荐预防性使用抗生素。

⑥ 深静脉血栓形成和肺栓塞：鼓励患者尽早活动、抬高下肢，尽量避免下肢（尤其是瘫痪侧）静脉输液。对于发生深静脉血栓形成及肺栓塞高风险且无禁忌证者，可给予低分子肝素或肝素，有抗凝禁忌证者给予抗血小板治疗。可联合加压治疗（长筒袜或交替式压迫装置）和药物治疗预防深静脉血栓，不推荐常规单独使用加压治疗；但对有抗栓禁忌证的缺血性脑卒中患者，可单独应用加压治疗预防深静脉血栓和肺栓塞。对于无抗凝和溶栓禁忌的深静脉血栓或肺栓塞患者，首先建议肝素抗凝治疗，症状无缓解的近端深静脉血栓或肺栓塞患者可给予溶栓治疗。

⑦ 压疮：尽量避免皮肤与黏膜的损伤。对活动受限的瘫痪患者定期翻身，防止皮肤受压；保持良好的皮肤、黏膜卫生，保持营养充分；易出现压疮者建议使用特定的器物保护易损部位，直到恢复行动功能。

⑧ 吞咽功能障碍：患者开始进食前，采用饮水试验进行吞咽功能评估评估吞咽功能，伴吞咽困难者应在发病 7 天内接受肠内营养支持，吞咽困难短期内不能恢复者可早期放置鼻胃管进食，长期不能恢复者可行胃造口进食，尽量保证营养物质足质、足量、均衡。

⑨ 精神心理及认知功能障碍：缺血性脑卒中后焦虑、抑郁、认知功能下降严重影响患者预后，应尽早评估，积极干预。

第三节　缺血性脑血管病的科学管理

一、缺血性脑血管病院前救护指导

① 脑梗死的黄金急救时间是 4.5 小时，怀疑脑卒中应果断拨打 120。不建议用私家车运送患者去医院，一旦中途遇到堵车或患者病情突然加重，私家车里的

家人是无法处理的。且一般家属很难分辨哪些是有卒中绿色通道的医院。

② 不要擅自吃抗高血压药物，因脑卒中急性发作时，血压过低可能导致脑缺血加重。

③ 阿司匹林肠溶片对预防脑梗死有很重要的意义，但在就医前并不能百分百确定是脑梗死还是脑出血，所以不能服用阿司匹林肠溶片，对于脑出血可能加重病情。

④ 等待救护车期间不乱喂药物、食物、水，也不要用指尖放血等。让患者平躺，头转向一侧（避免如发生呕吐导致窒息），清除口鼻内的异物保证患者呼吸通畅，等待救护车即可。

二、缺血性脑血管病一级预防

尽管近年脑血管病的诊疗技术已有很大进展，并较大程度地改善了患者的预后，但是由于绝大部分脑卒中患者的病理生理过程无法逆转，因此，减少脑卒中疾病负担的最佳途径还是预防，特别应强调一级预防。一级预防指发病前的预防，即通过早期改变不健康的生活方式，积极主动地控制各种危险因素，从而达到使脑血管病不发生或推迟发病年龄的目的，主要是针对脑卒中的危险因素积极地进行早期干预预防，减少脑卒中的发生。脑卒中的危险因素分为可干预与不可干预两种，年龄和性别是两个不可干预的危险因素。随着年龄的增长，脑卒中的危险性持续增加，脑卒中的发病率男性高于女性。此外，不可干预的危险因素还有种族和家族遗传性等。可干预的一些主要危险因素包括高血压、吸烟、糖尿病、心脏病、血脂异常、大量饮酒、缺乏体力活动、颈动脉狭窄等。

（一）改良生活方式

1. 精神心理健康管理

规律的生活对情绪的稳定很重要，情绪不稳定可使血压波动。长期慢性心理应激状态增加脑卒中的发生风险，需要重视精神心理健康管理。有资料显示，不良情绪可以增加缺血性脑卒中的发生率。建议对社区居民定期进行精神心理状况的评定，特别是有相关主诉者，必要时可转诊到相关专科进一步诊治。

2. 饮食和营养

每日饮食种类应多样化，使能量和营养的摄入趋于合理。采用包括水果、蔬菜和低脂奶制品以及总脂肪和饱和脂肪含量较低的均衡食谱。降低钠摄入量和增加钾摄入量，有益于降低血压，从而降低脑卒中的危险性。推荐的食盐摄入量≤6g/d，钾摄入量≥4.7g/d。每日总脂肪摄入量应＜总热量的30%，饱和脂肪小于10%；每日摄入新鲜蔬菜400~500g，水果100g，肉类50~100g，鱼虾类50g；蛋类每周3~4个；奶类每日250g；食油每日20~25g；少吃精制糖类和甜食。

3. 吸烟

吸烟者应戒烟，不吸烟者应避免被动吸烟。

4. 身体活动

身体活动可降低脑卒中发生风险，且不受性别或年龄的影响。建议选择适合自己的身体活动来降低脑卒中的发生风险。老年、高血压及心脏病患者进行身体活动前，应全方位考虑患者的运动限度，个体化制定运动方案。健康成人每周应至少有3~4次、每次至少持续40分钟中等或中等以上强度的有氧身体活动（如快走、慢跑、骑自行车等）。但对久坐的人来说，即使数分钟的身体活动也是有益的。

5. 戒酒

不提倡用少量饮酒的方法预防缺血性脑卒中，饮酒者应戒酒。

（二）控制危险因素

1. 高血压

国内外几乎所有研究均证实，脑卒中发病率、死亡率的上升与血压升高有着十分密切的关系。收缩压每升高10mmHg，脑卒中发病的相对危险增加49%；舒张压每增加5mmHg，脑卒中发病的相对危险增加46%。控制高血压是预防脑卒中的核心环节，降压一定要达标。健康的生活方式对预防高血压非常重要，是防治高血压必不可少的组成部分，对血压水平在正常高值的人群尤为重要。早期或轻度高血压患者应首先采用改变生活方式治疗，3个月效果仍不佳者，应加用抗高血压药物治疗。一旦患者开始应用抗高血压药物治疗，多数需要按时随诊，及时调整用药或剂量，直至达到目标血压水平。

（1）降压目标

① 老年高血压患者血压应该控制在150/90mmHg以下。

② 冠心病、糖尿病、肾脏病、心衰患者血压应降至130/80mmHg以下。

③ 高血压伴脑卒中患者，血压应控制在140/90mmHg以下。

④ 老年人舒张压不要<70mmHg，否则可能有低灌注表现，如乏力、眩晕、嗜睡及短暂性脑缺血发作等。

⑤ 单纯颈动脉狭窄>70%，收缩压不要低于130mmHg，双侧颈动脉狭窄>70%，收缩压不要低于140mmHg，否则有增加脑缺血的风险。

（2）降压治疗四项原则

① 小剂量开始：开始治疗时，使用小剂量药物以减少不良反应。

② 联合用药：合理的药物联合，以达到最大的降压效果。

③ 适时调整方案：初始治疗方案无效，或有明显不能耐受的不良反应，可改用另一种治疗方案。

④ 平稳降压：尽可能使用长效抗高血压药，以提高治疗依从性和减轻血压

波动。

高血压一旦确诊，终身治疗。降压治疗开始以后，在 3～6 个月内患者要定期随诊，根据血压情况适时调整治疗方案。合理的治疗方案和良好的治疗依从性，可使患者的血压长期控制在目标值以下。控制血压切忌经治疗后血压下降就停止治疗，或治治停停。患者对治疗的依从性十分重要，应与医生之间保持经常性的良好沟通，包括家属在内，应尽可能了解治疗计划，并学会自测血压。

2. 糖尿病

大量研究表明，糖尿病是缺血性脑卒中的独立危险因素，而针对糖尿病患者多种危险因素进行有效的干预治疗后，其脑卒中风险是可以降低的。有脑血管病危险因素的人应定期检测血糖，必要时测定糖化血红蛋白和糖化血浆白蛋白或做糖耐量试验。糖尿病患者应改进生活方式，首先控制饮食，加强体育锻炼。2～3 个月血糖控制仍不满意者，应选用口服降糖药或使用胰岛素治疗。糖尿病合并高血压患者应严格控制血压在 130/80mmHg 以下。糖尿病患者在严格控制血糖、血压的基础上，联合他汀类调脂药可有效降低卒中的风险。有效控制血糖的常见方法如下。

（1）严格控制饮食　患者需摄入低糖、低脂食物，避免食用高糖水果及饮品包括含糖点心等，还需少食多餐，以避免刺激胰岛分泌胰岛素。

（2）加强体育锻炼　患者需进行 20 分钟/天或 150 分钟/周锻炼。

（3）监测血糖　糖尿病患者空腹血糖控制＜7mmol/L，随机血糖＜11.1mmol/L，需利用血糖仪随时监测空腹及三餐后血糖，根据自身情况及时询问医生调整治疗方案。

（4）降糖药物治疗　临床常用药物包括双胍类、格列奈类、磺脲类、噻唑烷二酮类药物与 α-糖苷酶抑制剂。此外，还有新型降糖药物，如 SGLT-2 类药物、GLP-1 受体激动剂，还包括胰岛素等。

3. 血脂异常

血脂异常与缺血性脑卒中发生率之间存在着明显的相关性。研究发现，总胆固醇每升高 1mmol/L，脑卒中发生率就会增加 25%。高密度脂蛋白胆固醇每升高 1mmol/L，缺血性脑卒中事件的发生可以减少 47%。因此，对于血脂，有如下建议。

（1）40 岁以上男性和绝经期后女性应每年进行血脂检查；有缺血性脑血管病等高危人群，有条件者建议定期（6 个月）检测血脂。

（2）血脂异常患者依据其危险分层决定血脂的目标值。首先应进行治疗性生活方式改变，包括：减少饱和脂肪酸和胆固醇的摄入、选择能加强降低低密度脂蛋白胆固醇效果的食物，如植物甾醇和可溶性黏性纤维、戒烟、减轻体重、增加有规律的体力活动等,并定期复查血脂。改变生活方式无效者采用药物治疗,药物选择应根据患者的血脂水平以及血脂异常的分型决定。治疗过程中严格监测药物不良反应,包括肝肾功能,必要时测试肌酶,避免发生肌纤维溶解症的副作用。

(3) 糖尿病伴心血管病患者为脑血管病极高危状态,此类患者不论基线低密度脂蛋白胆固醇(LDL-C)水平如何,均提倡采用他汀类药物治疗,将低密度脂蛋白胆固醇降至 2.07mmol/L 以下或使低密度脂蛋白胆固醇水平比基线时下降 30%～40%。

4. 心脏疾病

(1) 心房颤动　缺血性脑卒中约有 20% 为心源性栓塞,其中以心房颤动最为重要。非瓣膜性房颤发生卒中的危险每年约 5%,是同年龄组的 6 倍,风心病房颤卒中危险增加 17 倍。对于房颤脑栓塞低危患者,可不用抗栓治疗,对于中危患者,可用抗血小板治疗或抗凝治疗,对于高危患者应抗凝治疗。

(2) 其他心脏病除心房颤动外,其他类型心脏病也可能增加血栓性卒中的危险。因此,成年人应定期体检,早期发现心脏病。确诊为心脏病的患者,应积极找专科医师治疗。

5. 吸烟

研究表明,经常吸烟是缺血性脑卒中的危险因素。吸烟者与不吸烟者相比,缺血性脑卒中的相对危险度(RR 值)是 1.9。近期许多研究显示长期被动吸烟同样是脑卒中的危险因素。最有效的预防措施是不吸烟并且避免被动吸烟,同时动员全社会参与,在社区人群中采用综合性控烟措施对吸烟者进行干预,继续加强宣传教育,提高公众对主动与被动吸烟危险性的认识。

6. 饮酒

大多数研究表明,饮酒会使脑卒中风险升高。男性每天较适宜的饮酒量为高度数白酒不超过 50mL(酒精含量小于 25g)、葡萄酒不超过 200mL、啤酒不超过 640mL(女性饮酒量需减半)可能会减少心血管病的发生。对于不饮酒者,不提倡用少量饮酒的方法预防心血管疾病。

7. 肥胖

有研究证据显示肥胖人群易患心血管病,这与肥胖可导致高血压、高血脂、高血糖风险是分不开的。因此,肥胖和超重者可通过健康的生活方式、良好的饮食习惯、增加体力活动等措施减轻体重,以降低脑卒中。

8. 缺乏体力活动

体力活动能够降低不同性别、种族和不同年龄层次人群的脑卒中风险。应采用适合自己的体力活动来降低脑卒中的危险性。中老年人和高血压患者进行体力活动之前,应考虑进行心脏应激检查,全方位考虑患者的运动限度,个体化制订运动方案。成年人（部分高龄和身体因病不适合运动者除外）每周至少有 5 天、每天 30～45 分钟的体力活动（如快走、慢跑、骑自行车或其他有氧代谢运动等）。

9. 无症状颈动脉狭窄

无症状颈动脉狭窄患者应积极筛查其他可治疗的脑卒中危险因素，并应对已确定的危险因素进行生活方式改变和药物治疗。除有禁忌证外，无症状的颈动脉狭窄患者推荐使用阿司匹林治疗。脑卒中高危患者（狭窄＞70%、预期寿命＞5 年），在有条件的医院可以考虑行颈动脉内膜切除术。对于行颈动脉内膜切除术风险较高的患者，可以考虑做颈动脉支架血管成形术，但颈动脉支架血管成形术替代颈动脉内膜切除术治疗的可用性目前尚不明确。选择此类治疗前，必须根据患者和家属的意愿、有无其他合并症、患者的身体状况以及手术风险和获益等进行全面评估。

10. 高同型半胱氨酸血症

高同型半胱氨酸血症是脑卒中的独立危险因素，当同型半胱氨酸高于 16μmol/L 时应予干预。一般人群以饮食调节为主，也可采取叶酸、维生素 B_6、维生素 B_{12} 联合治疗。普通人群（非妊娠、非哺乳期）应通过食用蔬菜、水果、豆类、肉类、鱼类和加工过的强化谷类满足每日推荐摄入量叶酸（400μg/d）、维生素 B_6（1.7mg/d）、维生素 B_{12}（2.4μg/d），可能有助于降低卒中的发病风险。已诊断为高同型半胱氨酸血症的患者，可以给予叶酸和 B 族维生素治疗，预防缺血性卒中。

11. 代谢综合征

代谢综合征包括腹型肥胖、血脂异常、高血压、糖尿病、胰岛素抵抗等。应从改变生活方式和药物治疗两个方面给予积极主动干预，实施个体化治疗（包括降低血压、调节血脂、控制血糖以及抗血小板治疗等）。

12. 睡眠呼吸紊乱

有流行病学调查研究表明，习惯性打鼾是缺血性脑卒中的独立危险因素。成年人（尤其是腹型肥胖、心脏病和高血压人群）应注意有无睡眠呼吸紊乱症状。如有症状，应进一步请有关专科医师对其进行远期评估。

三、缺血性脑血管病二级预防

二级预防指对已经发生缺血性脑血管病的患者采取的防治措施，其目的是预防或降低再次发生卒中的危险，减轻残疾程度，主要措施为改良生活方式、控制危险因素、可靠持续的药物治疗。其中改良生活方式、控制危险因素与一级预防一样，二级预防主要是进行可靠持续的药物治疗。

(一) 抗栓治疗

动脉粥样硬化血栓形成与血小板的激活、聚集有密切关系，抑制血小板降低无疑可降低血栓形成的风险，从而预防脑卒中的远期复发，所以，在缺血性脑血管病的二级预防中抗血小板治疗是重中之重。

1. 非心源性栓塞性缺血性卒中

（1）阿司匹林或氯吡格雷单药治疗均可以作为首选抗血小板药物。经大量国内外临床研究证实，抗血小板聚集药物阿司匹林是防治脑卒中的有效药物，它使急性缺血性脑卒中病死率、复发率显著下降。然而，阿司匹林在我国心血管病患者中的预防使用率仅为14%。用阿司匹林进行二级预防的有效剂量为75～150mg/d，需要长期服用。每天治疗剂量低于75mg，对于多数人不能达到有效的抗血小板聚集、预防血栓的目的；每日超过150mg，不但不能增大其预防血栓作用，反而会增加其毒副作用。

（2）发病在24小时内，具有缺血性脑卒中高复发风险的急性非心源性轻型缺血性脑卒中患者，应尽早给予阿司匹林联合氯吡格雷治疗21天，同时严密观察出血风险。此后可单用阿司匹林或氯吡格雷作为缺血性脑卒中长期二级预防的一线用药。

（3）发病30天内伴有症状性颅内动脉严重狭窄（狭窄率70%～99%）的缺血性脑卒中患者，应尽早给予阿司匹林联合氯吡格雷治疗90天。此后可单用阿司匹林或氯吡格雷作为长期二级预防一线用药。

（4）伴有主动脉弓动脉粥样硬化斑块证据的缺血性脑卒中患者，推荐抗血小板及他汀类药物治疗。

（5）不推荐常规长期应用阿司匹林联合氯吡格雷抗血小板治疗。

2. 心源性栓塞性缺血性脑卒中

（1）对伴有心房颤动（包括阵发性）的缺血性脑卒中 推荐使用适当剂量的华法林口服抗凝治疗，华法林的目标剂量是维持INR在2.0～3.0。除机械心脏瓣膜和风湿性心脏瓣膜病中重度二尖瓣狭窄合并心房颤动患者之外，对于其他非瓣膜性心房颤动患者的抗凝治疗，新型口服抗凝血药可作为华法林的替代药物，包括达比加群、利伐沙班、阿哌沙班以及依度沙班，应考虑个体化因素选择药物。伴有心房颤动的缺血性脑卒中患者，若不能接受口服抗凝血药物治疗，推荐应用阿司匹林单药治疗，也可以选择阿司匹林联合氯吡格雷抗血小板治疗。有心房颤动的缺血性脑卒中患者，应根据缺血的严重程度和出血转化的风险，选择抗凝时机。建议在出现神经功能症状14天内给予抗凝治疗，预防缺血性脑卒中复发。对于出血风险高的患者，应适当延缓启动抗凝时机。缺血性脑卒中患者尽可能接受24小时的动态心电图检查。对于原因不明的缺血性脑卒中患者，建议延长心电监测时间，以确定有无阵发性心房颤动。

（2）其他不伴心房颤动的心源性栓塞　伴有急性心肌梗死的缺血性脑卒中患者，影像学检查发现左心室附壁血栓形成，推荐给予至少 3 个月的华法林口服抗凝治疗（目标 INR 值为 2.5，范围 2.0～3.0）。如无左心室附壁血栓形成，但发现前壁无运动或异常运动，也应考虑给予 3 个月的华法林口服抗凝治疗（目标 INR 值为 2.5，范围 2.0～3.0）。对于有风湿性二尖瓣病变但无心房颤动及其他危险因素（如颈动脉狭窄）的缺血性脑卒中患者，推荐给予华法林口服抗凝治疗（目标 INR 值为 2.5，范围 2.0～3.0）。对于已使用华法林的患者，不应常规联用抗血小板治疗，但在使用足量的华法林治疗过程中仍出现缺血性脑卒中时，可加用阿司匹林。不伴有心房颤动的非风湿性二尖瓣病变或其他瓣膜病变（局部主动脉弓、二尖瓣环钙化、二尖瓣脱垂等）的缺血性脑卒中患者，可以考虑抗血小板治疗。对于植入人工心脏机械瓣膜的缺血性脑卒中患者，推荐给予长期华法林口服抗凝治疗。

（二）他汀类药物治疗

血液中的低密度脂蛋白胆固醇沉积引起动脉粥样硬化是引发脑梗的关键致病因素。他汀类药物是目前最有效的降低低密度脂蛋白胆固醇、抗动脉粥样硬化、防治脑梗心梗等事件的药物。其作用机制为阻断细胞内羟甲戊酸代谢途径以达到抑制胆固醇合成发挥降脂作用，在急性期还具有神经保护作用。

四、康复训练指导

缺血性脑卒中致残率与病死率均较高。迄今为止，脑卒中的康复是经循证医学证实的降低致残率最有效的方法。脑卒中的康复目标是身体、活动、参与的全面康复，包含三个层面的含义：在身体水平上，改善运动感觉、言语吞咽、认知以及其他受损的功能；在活动水平上，提高患者的日常生活活动能力；在参与水平上，提高社会参与能力和患者的生命质量。

（一）康复治疗原则

① 早期开始康复治疗：早期康复的目的在于最大限度地保留患者尚存的功能，避免由于卧床制动或活动过少造成的废用综合征。一般来说，一旦患者的生命体征平稳、48 小时内病情无进展后，即使意识障碍尚未恢复，康复治疗就应予以考虑并实施。

② 主动性康复：康复强调主动性和互动性，以最大限度提高康复效果。

③ 个体化、阶段性康复训练：不同患者的功能障碍不同，同一患者的不同阶段康复的时间和强度亦有所不同，应根据具体情况制订合理的康复方案。

④ 持续性康复：康复治疗需要较长期的坚持，只是治疗频度、训练强度在不同时期需要适当调整。

⑤加强日常生活活动能力的训练和社会职业康复。

如上所述，神经康复的目标不仅是改善疾病所导致的功能障碍，还应最大限度地提高个体独立生活、学习、工作和参与社会的能力，以最终改善生命质量。

（二）康复治疗方法

脑卒中的康复是根据患者的具体功能障碍开展多种康复技术相结合的综合治疗过程，常用的康复治疗方法包括运动疗法、作业疗法、言语治疗、吞咽功能训练、认知和心理行为治疗、排尿排便功能训练等。在脑卒中康复的实际运用过程中，以上各种康复治疗方法不能截然分开，它们之间是相互渗透的。应强调根据不同个体功能障碍特点进行有针对性的、优化组合的康复训练。

1. 运动疗法

运动疗法是指应用各种运动训练手段来治疗肢体功能障碍，矫正运动姿势异常的方法。包括传统运动疗法和神经生理学方法，前者主要针对关节活动度、肌力和肌肉耐力、肌肉协调能力、平衡功能、步行能力、心肺功能训练等，后者主要针对中枢神经系统损伤引起的功能障碍。在运动疗法中，有几个需要特别关注的关键点。

（1）良肢位的摆放　在缺血性脑卒中的早期，尤其要注意良肢位摆放的问题，因为保持患者床上以及坐位时的正确姿势关系到康复的成败，不良姿势会加重痉挛程度，甚至会造成关节挛缩的严重后果。良肢位的根本目的在于预防，也就是在早期痉挛没有出现的时候，把患者摆成一种"抗痉挛"体位，即对抗偏瘫的异常运动模式。当患者保持卧位姿势时，因患侧卧位强化患侧伸肌优势，可预防痉挛，且增加患肢感觉刺激，故鼓励患侧卧位，适当健侧卧位，尽可能少采用仰卧位（因仰卧位强化伸肌优势，加重异常运动模式，且易引起骶尾部、足跟和外踝处压疮），避免半卧位（可引起对称性颈紧张性反射，增加上肢屈曲、下肢伸直的异常痉挛模式）。良肢位摆放的同时还应进行体位转移及关节活动度的训练，可预防坠积性肺炎、深静脉血栓形成和压疮等并发症的发生。

（2）痉挛的处理　脑卒中后的肌痉挛非常多见，是影响患者运动功能恢复的重要因素之一。首先应去除引起痉挛的因素，如疼痛、发热、膀胱和直肠充盈、心理因素等；其次要保持良肢位，即从急性期开始采取抗痉挛的良肢位，可使异常增高的肌张力得到抑制，并使肌肉保持一定的长度，以缓解肌痉挛。常用的局部缓解痉挛的手法包括被动牵拉、肌腱挤压、关节活动度训练、轻刷法和振动法等。缓慢的主动、被动关节活动和痉挛肌肉的静力牵张是处理痉挛的最常用手法。此外，口服或局部药物治疗也是治疗痉挛的常用手段。口服药物包括替扎尼定、乙哌立松、巴氯芬等；局部肉毒毒素注射治疗是目前应用最为广泛和有效的局部神经阻滞方法。其他还可根据患者具体情况采用神经肌肉电刺激、肌电生物反馈、体外冲击波治疗、水疗等。鞘内注射巴氯芬和选择性脊髓后根切断术目前不作为常规的痉挛治疗手段。痉挛的治疗是阶梯式的,首先采用保守疗法,逐渐过渡到侵入式的疗法。

(3) 肌力和步行能力训练　脑卒中早期即应开始进行肌力训练,可采用辅助主动运动、被动运动、抗阻训练和等速肌力训练等。同时可结合功能性电刺激治疗、肌电生物反馈疗法、运动想象等以提高瘫痪肢体的肌力。早期开始站立训练及步行训练有利于步行能力的恢复。

(4) 感觉障碍的康复　感觉障碍特别是深感觉的障碍影响脑卒中患者的功能恢复,目前尚无统一的训练方法,一般多进行与运动功能训练相结合的深感觉及复合感觉功能的训练。对于深感觉、浅感觉完全消失或严重受损时,为避免患者受伤,应考虑使用代偿疗法,即充分利用视觉、听觉、护理等进行代偿。

2. 作业疗法

这是将作业作为一种康复治疗的方式,从日常生活、娱乐休闲及社会交往等活动中有针对性地选择和设计一些作业活动,使患者在日常生活能力和独立性方面尽可能达到最高水平。因此,作业疗法是以提高日常生活活动能力为目标的康复训练。训练内容包括以下几项。

(1) 运动与转移训练　如床上翻身、坐起训练,上、下床运动,室内、室外运动等。

(2) 个人日常生活活动能力训练　如饮食训练、更衣训练、如厕训练、个人卫生训练等。

(3) 家务活动和社会活动指导和训练。

(4) 职业康复训练和指导等。

3. 吞咽功能康复训练

脑卒中病损累及脑干、双侧大脑半球或双侧皮质脑干束时可出现球麻痹或假性球麻痹,表现为吞咽障碍和构音障碍,患者常因此而导致误吸,引起呼吸道感染,进而使脑卒中病情加重,甚至由此而导致死亡。吞咽障碍时,须鼻饲饮食,首先进行间接训练,包括颈部活动训练、口腔周围和舌肌运动训练、鼓腮及面部按摩,并进行呼吸训练和咳嗽训练。有一定成效后再进行直接吞咽训练,是在口咽腔清洁的情况下练习吞咽动作,也可用冰块刺激口腔、舌根及咽部以提高吞咽肌的反射功能。吞咽训练时使患者取坐位,头颈稍向前屈,以提高吞咽肌功能。每次吞咽前吸足气,有意识地屏住呼吸,封闭喉部,吞咽后轻轻咳嗽,有助于保持呼吸道清洁。早期选择有适当黏性、不易松散的糊状有味食物,避免米粒分散的食物,吞咽功能好转后转为流质饮食,如饮水仍不呛咳则可拔胃管逐渐转为正常饮食。在吞咽功能训练中始终注意口咽腔清洁,每次进餐前后均进行口咽清洁护理,如有呼吸道感染现象,则暂停吞咽功能训练。

4. 言语功能训练

失语和构音障碍等语言障碍是脑卒中患者常见的症状和体征,其康复训练主要包括以下几项。

① 利用听觉刺激等多途径的语言刺激，即在听觉刺激同时给予视、触、嗅等刺激，最大程度地促进其语言功能的恢复和再建，其内容包括听、说、读、写等多种训练。

② 认知、记忆、思维刺激法，包括语义认知作业、语义记忆作业和语义思维作业等。

③ 口形发音训练和唇舌功能训练。

④ 手势交流的训练。

⑤ 阅读、书写训练。

⑥ 构音障碍的康复训练，包括舌、唇、下颌运动功能训练，鼻咽腔闭锁功能训练和呼吸发音训练等。

5. 认知、心理障碍的康复训练

认知、心理障碍的康复训练与运动功能、语言功能训练同时结合起来进行。给患者看实物，讲述图片内容，或阅读、看电视后与患者交谈，帮助其加深理解并回忆其主要内容，促进其认知和记忆的康复。脑卒中后的心理障碍主要表现为情绪障碍、焦虑和抑郁。情感改变表现为易激动、强哭、强笑等。脑卒中后抑郁较为多见，表现为淡漠、言语减少、声音低微、对周围事物不感兴趣、食欲及性欲减退，除了药物治疗，心理治疗包括对患者讲清疾病的性质，功能恢复的过程以及康复训练中如何配合医师尽快恢复神经功能，鼓励患者积极主动地配合康复治疗。

6. 排尿排便障碍的康复

脑卒中后便秘的发生率较高，老年人胃肠蠕动缓慢，长期卧床、少渣饮食、食量减少以及脑卒中后精神心理等因素均可诱发便秘。多渣饮食、腹部活动、腹部按摩可对便秘有一定作用，能离床活动患者尽量多做活动，以促进其胃肠蠕动。脑卒中后的排尿障碍少数为尿失禁，多为尿潴留。对尿失禁患者可用男女不同形式的收尿器，防止尿床并诱导其排尿。对尿潴留患者应在膀胱内达到一定尿量时即诱导、促进其排尿，因膀胱内尿量过多会加重其排尿困难，采取适当体位，可用热敷、听流水声等方法诱导其排尿。

此外，随着科学技术的发展，近年来也逐渐产生了一些神经康复的新技术，如强制性运动疗法、运动再学习方案、减重平板步行训练、反馈式功能性电刺激、重复经颅磁刺激、音乐治疗、康复机器人、运动想象、脑机接口、虚拟现实技术等。这些康复新技术均强调患者的主动参与和实时反馈，强调训练的实用性和趣味性，大大提高了脑卒中患者的康复效果。

总之，缺血性脑卒中的康复是改善脑卒中所致功能障碍和提高生命质量最有效的方法之一。在进行全面、规范的康复评定的基础上开展有针对性的康复治疗，有助于脑卒中患者的功能恢复。在康复治疗的过程中，应注意对相关危险因素和合并症的治疗与监控，同时也应重视患者及其家庭成员的心理问题，应让他们参与整个康复计划，这对患者的康复效果十分重要。

五、缺血性脑血管病健康教育

健康教育能够最大程度地使患者或家属掌握疾病相关知识，调动配合治疗的积极性，改变不健康行为，增强保健意识，减少并发症，是提高缺血性脑血管病患者生活和生命质量的有效途径。

（1）一旦疑似脑卒中，即刻送往医院，争取溶栓治疗（有效的时间窗为6小时，3小时内最佳）。

（2）结合患者个体因素，详细讲解缺血性脑血管病的发病原因、治疗护理方法及预后等知识，寻求患者和家属的配合。

（3）饮食指导　低盐、低脂、低胆固醇、适量碳水化合物、丰富维生素为原则。食物以清淡、无刺激性为宜，避免过饥、过饱，勿暴饮暴食，不宜过食油腻、生冷和刺激性食物，保持大小便通畅，多食新鲜蔬菜，多食营养丰富的食物，戒烟酒，忌浓茶、咖啡。吞咽困难患者应予坐位或头高侧卧位喂食为宜，应缓慢喂入，不催促患者加快吞咽速度，起病24~48小时仍不能自主进食或反呛明显、吞咽困难者应予鼻饲流质饮食，防止误吸引起窒息或肺部感染。偏瘫患者应向健侧送入食物，以流质或糊状物为宜。

（4）用药指导　向家属及患者介绍药物名称，口服药物的方法、剂量和注意事项，必须严格遵医嘱用药，不擅自停药或不规则服药或调药。服药时还应注意药物的毒副反应，及时向医生反映，医生可考虑换药并给予处理。服用阿司匹林、华法林等抗血小板凝集或抗凝血药物时，应注意观察有无牙龈出血、皮肤瘀斑、小便发红、黑便等出血表现。使用调脂药物（阿托伐他汀、瑞舒伐他汀等），应定期复查肝肾功能、血脂及肌酶谱。

（5）康复指导　树立超早期康复的观念，生命体征平稳后，患者应早期康复训练，尽早进行床上、床边及床下活动，主动运动患肢。不能自主活动者，家属应注意保持患者瘫痪肢体功能位置并适当被动运动患肢与关节。告知患者与家属本病的康复治疗知识与自我护理方法，帮助分析和消除不利于疾病康复的因素，落实康复计划。偏瘫康复和语言康复都需要较长的时间，致残率较高，而且容易复发。在康复过程中，应经常与康复治疗医师联系，以便及时调整治疗方案。

（6）休息和活动指导　急性期卧床休息，为防止脑血流减少，应取平卧位，头部不宜过高。神志不清、躁动及合并精神症状的患者，应加护栏，必要时给予约束，防止跌伤、伤人或自伤。绝对戒烟、戒酒，防止激动或生气以及疲劳过度等。另外，尽量少看电视，少玩游戏，少使用电脑、手机，不长时间下棋、打麻将等。

（7）心理指导　鼓励患者积极配合医生治疗，掌握必要的有关知识，明确自己的病情。指导患者保持乐观情绪，避免情绪激动，学会自我调整心情，消除恐惧、紧张、焦虑、抑郁等不良心理，树立战胜疾病的信心。医护人员及家属应关心体贴患者，给予精神上的支持和生活上的照顾，避免养成患者的依赖心理，鼓励和督促患者坚持锻炼，增强自我照顾的能力。

（8）保持大便通畅　便秘患者可多食水果、蔬菜、糙米，保持大便通畅，如大便干结，不易排出，可遵医嘱给予缓泻药（乳果糖、滋阴润肠、开塞露等）。

缺血性脑血管病患者需要遵循上述指导，保持身体健康，控制病情发展。同时，还需要积极配合医生的治疗，按时复查，及时调整治疗方案。只有这样，才能更好地控制病情，提高生活质量。

（杨雪琴　刘美蓉　许江林）

第二章 脑出血

第一节 疾病常识

脑卒中是导致人类死亡的三大主要原因之一,其中脑出血所占比例为20%~30%,急性期病死率为30%~40%,大脑半球出血约占80%,脑干和小脑出血约占20%。根据流行病学数据显示,脑出血多见于45岁以上中老年人群,特别是患有"三高"疾病的中老年患者。然而近年来,随着社会竞争压力的增加,生存环境的变化,昼夜颠倒的作息规律、吸烟、酗酒等不健康生活习惯,以及对身体健康的忽视,脑出血发患者群呈年轻化趋势。一旦发病身体则会承受疾病带来的巨大伤害,即使经过了有效的治疗,也有可能会留下后遗症,例如口眼歪斜、半身不遂等,已严重影响了中老年患者的日常生活以及身体健康。

一、脑出血的定义

医学上脑出血是指大脑中脑血管破裂,然后血液从破裂的血管中流出。通常说的脑出血是指自发性脑出血,是指非外伤原因引起的成人颅内大、小动脉、静脉和毛细血管自发性破裂所致的脑实质内出血,属于脑卒中的一种,多发生于40~70岁的中老年人。近年来,其发病年龄有愈来愈年轻的趋势。其中原发性脑出血在脑出血中占80%~85%,主要包含高血压脑出血(50%~70%),淀粉样血管病脑出血(20%~30%),和原因不明脑出血(10%)。如果说脑梗死是暗流涌动的话,脑出血就是暴风骤雨,发病突然,致死率和致残率都很高,有时往往会在发病数小时或几天之内夺走患者的生命,是一种可怕的疾病。

二、脑出血的诱因

(1)情绪因素　情绪的变化是引发脑出血最常见的因素,也就是说,如果大家经常有过度兴奋、过度悲伤、过度焦虑或害怕的话,那么脑出血就会因为情绪过激而发生。因为短时间的情绪过激变化,容易使交感神经过于兴奋,导致心跳加快、血压升高,从而使得血管破裂,引发脑出血。

(2)外界因素　根据诸多的临床研究数据显示,天气的变化是引发脑血管疾病的主要因素之一,特别是春夏交替以及秋冬交替时,因为气候温差变化较大,从而影响了身体神经内分泌代谢,导致血液的黏稠度增高、毛细血管的脆性增加,进而使得颅内的血管无法适应,最终引发脑出血。

(3) 不良生活习惯　经常喝酒、抽烟的人群，发生脑出血的概率要比正常人高出很多。因为长期抽烟会增加血管的脆性，导致血管无法承受血压的波动，而长期喝酒则容易导致血管收缩，使血管受到损伤，从而引发脑出血。

(4) 超量运动、过度劳累、用力过猛。

(5) 服抗高血压药不当（如抗高血压药服用不当，导致血压不降或降得过低）。

(6) 老年人起床时突然坐起。

(7) 妊娠、口服避孕药。

三、脑出血易患人群

1. 高血压患者

无论是出血性脑卒中还是缺血性脑卒中，高血压是最主要的独立危险因素，高血压患者都有动脉硬化的病理存在，如脑动脉硬化到一定程度时，再加上一时激动或过度兴奋，如愤怒、剧烈运动等，使血压急骤升高，脑血管破裂出血而发病。

2. 糖尿病患者

糖尿病血糖长期控制不好，导致血糖、血脂紊乱形成动脉粥样硬化，损害全身大血管，从而引起脑出血。

3. 心脏病患者

有心房颤动的患者长时间服用抗血小板药物、抗凝血药物，如华法林、阿司匹林等，亦可能引起脑出血。

4. 血脂代谢紊乱者

研究认为，高血脂与动脉粥样硬化有重要关系。正是动脉硬化，血管内皮细胞受损，斑块形成，血管管腔狭窄等，促进了动脉血栓的形成，或可因血管硬化，在血压骤升的情况下，引起脑出血。

5. 吸烟与酗酒者

吸烟是脑卒中的主要危险因素，这已经是肯定的结论。吸烟越多、吸烟年龄越早，发生脑卒中的机会越多。吸烟可以使血管痉挛，血压升高，还能加速动脉硬化、促使血小板聚集，从而导致血液黏稠，血流缓慢，为脑卒中创造了条件。经常喝酒的人，心跳加快，血压升高，一旦脑血管破裂就会出现出血性脑卒中。如此说来，酒还是越少越好，最好是不喝酒，特别是不要喝烈酒。

6. 长期疲劳、精神紧张者

脑过度劳累时，脑部血流量增加，容易促发脑卒中，过度疲劳也是脑卒中的常见诱因。

此外，年龄和性别因素中，年龄是动脉粥样硬化的重要危险因素。粥样硬化程度随年龄增高而增加，50岁以上随着年龄增加脑卒中发病率亦增加，一般来说女性脑卒中发病率低于男性。

四、脑出血的分型

1. 按出血部位分型

根据脑出血的部位，可分为以下几种类型：①基底核区出血；②丘脑出血；③脑叶出血；④脑干出血；⑤小脑出血；⑥脑室出血。其中丘脑出血常合并侧脑室出血，小脑出血可合并四脑室出血，严重者可铸形。

2. 按病因分型

脑出血的危险因素及病因以高血压、脑淀粉样血管病（CAA）、脑动静脉畸形、脑动脉瘤、肿瘤卒中、凝血功能障碍等多见。目前国内外尚无统一的脑出血病因分型标准，主要有按血压分型（高血压脑出血和非高血压脑出血）、按血管病变和发病机制分型、按病因分型（原发性脑出血和继发性脑出血）等多种分型。其中以原发性脑出血和继发性脑出血分型较为公认。

（1）原发性脑出血　主要是高血压脑出血，少数为脑淀粉样血管病及不明原因的脑出血。根据现有文献资料分析，我国原发性脑出血合并高血压者高达70%～80%。原发性脑出血约占所有脑出血的80%～85%。

（2）继发性脑出血　一般指有明确病因的脑出血，多由脑动静脉畸形、脑动脉瘤、抗凝血药物、溶栓治疗、抗血小板治疗、凝血功能障碍、脑肿瘤、脑血管炎、硬脑膜动静脉瘘、烟雾病、静脉窦血栓形成等引起，占脑出血的15%～20%。

五、脑出血的病因和发病机制

（一）脑出血的主要病因

1. 高血压脑出血

在自发性脑出血中，最常见的原因为高血压，约占全部自发性脑出血的60%。

（1）50岁以上者多见。

（2）有高血压病史。

（3）常见的出血部位是壳核、丘脑、小脑和脑桥。

（4）无外伤、淀粉样血管病等脑出血证据。

2. 非高血压脑出血

非高血压性出血最常见的出血原因为海绵状血管瘤和淀粉样血管病变，其他原因有抗凝血药物或者纤溶药物的应用、血管畸形等。其中，抗凝血药物或者纤溶药物的应用是脑出血不可忽视的病因之一。此类药物引起的出血一般出血量大，而且出血以后不容易止血，血肿扩大比较常见。非高血压脑出血的患者要考虑以下病因。

(1) 脑血管畸形出血

① 年轻人多见。

② 常见的出血部位是脑叶。

③ 影像学可发现血管异常影像。

④ 确诊需依据脑血管造影。

(2) 脑淀粉样血管病出血

① 多见于老年患者或家族性脑出血患者。

② 多无高血压病史。

③ 常见的出血部位是脑叶，多发者更有助于诊断。

④ 常有反复发作的脑出血病史。

⑤ 确定诊断需做病理组织学检查。

(3) 溶栓治疗所致脑出血

① 近期曾应用溶栓药物。

② 出血多位于脑叶或原有的脑梗死病灶附近。

(4) 抗凝治疗所致脑出血

① 近期曾应用抗凝血药治疗。

② 常见脑叶出血。

③ 多有继续出血的倾向。

(5) 瘤卒中

① 脑出血前即有神经系统局灶症状。

② 出血常位于高血压脑出血的非典型部位。

③ 影像学上早期出现血肿周围明显水肿。

(二) 脑出血的发病机制

1. 脑出血的发生机制

在发生机制上，实际上每一例脑出血并不是单一因素引起，而是几种综合因素所致。高血压形成脑出血的机制有许多说法，比较公认的是微动脉瘤学说。一般认为单纯的血压升高不足以引起脑出血，脑出血常在合并脑血管病变的基础上发生。

(1) 微动脉瘤破裂　颅内细小动脉壁一般有内、中、外三层结构。内层有内皮，内皮下层和内弹力膜，内弹力膜较其他部位同口径的内弹力膜要厚，并在此膜上有许多小孔，在血管口径 $50\mu m$ 以上的小动脉都有这样的内弹力膜。中层主要为血管平滑肌，而外层较为薄弱，肌层相对较强。因脑内小动脉壁长期受高血压引起的张力影响，使血管壁薄弱部位形成动脉瘤，其直径一般 $500\mu m$。高血压患者的脑内穿通动脉上形成许多微动脉瘤，多分布在基底核的纹状动脉、脑桥、大脑白质和小脑中直径在 100～300μm 的动脉上，这种动脉瘤是在血管壁薄弱部位形成囊状，当血压突然升高时，这种囊性血管容易破裂造成脑出血。

（2）脂肪玻璃样变或纤维坏死　长期高血压对脑实质内直径 100～300μm 小穿通动脉管壁内膜起到损害作用，血浆内的脂质经损害的内膜进入内膜下，使管壁增厚和血浆细胞浸润，形成脂肪玻璃样变，最后导致管壁坏死。当血压或血流急剧变化时容易破裂出血。

（3）脑动脉粥样硬化　多数高血压患者的动脉内膜同时存在多样病变，包括局部脂肪和复合糖类积聚，出血或血栓形成，纤维组织增长和钙沉着。脑动脉粥样硬化患者易发生脑梗死，在大块脑缺血软化区内的动脉易破裂出血，形成出血性坏死病灶。

（4）脑动脉的外膜和中层在结构上薄弱：大脑中动脉与其所发生的深穿支豆纹动脉呈直角，这种解剖结构在用力、激动等因素使血压骤然升高的情况下，该血管容易破裂出血。

2. 脑出血的病理生理机制

（1）早期血肿扩大　传统认为，活动性脑出血是一次性的，其血肿的形成是一短促的过程。但近年来，随着 CT 和 MRI 的广泛应用，人们发现许多病情进行性加重的脑出血患者在病后有血肿的扩大。因此，目前认为脑出血患者在发病后仍有继续出血的危险。早期血肿扩大主要发生在病后 24 小时内，而绝大多数在 6 小时内，极少数发生在 2～14 天。血肿扩大多与早期病情恶化有关。早期血肿扩大常发生于以下情况。

① 年龄较轻。

② 血压未能得到有效控制，当收缩压在 200～250mmHg 时，其血肿扩大的发生率为 17%。

③ 有凝血功能障碍或病前服用阿司匹林及其他抗血小板药。

④ 血肿部位靠近中线（如丘脑、壳核、脑干），这是因脑室压力低于周围脑实质压力，血肿容易向脑室扩展。

⑤ 急性过度脱水，造成脑组织的移位、牵拉。

⑥ 不规则或分隔型血肿。

脑出血血肿的形成和扩大不仅造成脑组织的急性膨胀、颅内压增高、机械性压迫、脑组织移位，而且继发脑水肿、血肿周边脑组织缺血、血管运动麻痹、血脑屏障受损、代谢功能紊乱及血液分解产物释放多种生物活性物质对脑组织损害，甚至因脑疝而死亡。

（2）局部脑血流量的变化　近年来，人们注意到大约有 1/3 的脑出血患者在病后一段时间内仍出现进行性神经功能恶化，即使早期手术清除血肿，也不能显著改善患者的预后。这表明脑出血除了引起急性神经组织损害外，可能在血肿周边存在有继发性损害。动物实验表明,脑出血后血肿周边和远隔部位可出现不同程度的局部脑血流量下降,这可能是导致脑出血后继发性神经损害的一个重要原因。局部脑血流量下降程度可能与血肿的大小、部位及出血时间有关。一般来讲,血肿越大,局部脑血流量下降越明显,尤其是额区和运动区。不同部位的出血,局部脑血流量下降程度和范围不同。丘脑出血局部脑血流量下降程度比壳核出血更明显,基底节出血除血肿区局部脑血流量下降外,常引起双侧半球局部脑血流量下降,且持续时间长,这表明出血部位越靠近中线,局部脑血流量下降越明显。局部脑血流量下降常在发病1小时后开始,其后有数次波动,但下降高峰期在15天以后,1个月左右达到最低点,并持续一段时间后恢复。脑出血后周边局部脑血流量下降的原因有以下几方面。

① 血肿占位压迫周边脑组织,造成微循环障碍,这是引起继发性脑缺血的主要原因。

② 血液成分及活性物质的释放,引起血管痉挛,导致脑缺血加重。

③ 再灌注期的"不再流"现象。也就是说,在缺血区由于白细胞的浸润,血浆中水分子和离子移出血管外,导致血管腔狭窄和血流阻塞。

④ 脑出血引起颅内压增高、脑水肿形成,造成血管自动调节功能障碍,加重脑缺血,形成恶性循环。

尽管目前认为脑出血后局部脑血流量下降对血肿周边组织水肿的形成、组织功能的维持、临床症状的演变及患者的预后均有重要影响,但缺血不等于梗死,梗死的出现主要还取决于缺血程度和持续时间,目前动物实验和临床研究还没有确切证据证明脑出血后继发缺血性损害,今后研究的主要方向需要进一步明确脑出血后局部脑血流量下降的程度、分布的范围、持续的时间、演变的结果以及与其他病理损害的相互关系。由此才能在恰当的时机,选择正确的治疗方法进行干预,改善脑出血患者的预后。

(3) 脑水肿的形成 脑出血后脑水肿的形成机制十分复杂,涉及诸多因素。既往认为,脑出血后脑水肿的形成主要是由于血肿周围局部缺血所引起的,近年来的研究更多地集中在脑出血后局部血肿在脑水肿形成中的作用,其中凝血过程所产生的各种酶及血肿自身释放的各种活性物质在脑水肿形成中起关键作用。在脑出血后不同时期,脑水肿的形成机制目前主要集中在以下几个方面。

① 在脑出血后的数小时,由于血肿腔内大量的蛋白及大分子物质渗入血肿周边脑组织间隙,导致渗透压升高,同时血凝块回缩,引起血肿腔内静脉压的降低,促使血液中的水渗入脑组织内,这是脑出血后早期脑水肿形成的一个主要原因。

② 脑出血后血块中释放大量的凝血酶,引起神经元去极化、细胞毒性作用和血脑屏障的破坏,因此,目前认为凝血酶是导致脑出血后中期脑水肿形成的一

个关键因素。

③ 脑出血后补体系统的激活，通过形成膜攻击复合物，引起红细胞溶解、血红蛋白释放及代谢产物的毒性作用，导致脑出血后迟发性脑水肿的形成。

④ 脑出血后脑细胞间可存在高浓度的细胞间质金属蛋白酶，它与纤溶酶原激活因子一起，可损伤血管的基底膜，使血管通透性增加，导致血管源性脑水肿。

⑤ 脑出血患者存在血管升压素与心房钠尿肽的水平失衡，尿中白三烯含量升高，可加重脑水肿的形成。

⑥ 血肿周边缺血再灌注损伤是早期脑水肿的形成的原因之一。

（4）血脑屏障的破坏　实验研究表明，脑出血血肿形成 24 小时后，同侧大脑半球血脑屏障的渗透性明显增高。正常动物注入凝血酶可产生程度相同的血脑屏障破坏，提示凝血酶在血脑屏障破坏中起直接作用。目前凝血酶破坏血脑屏障的确切机制尚不清楚，最近研究显示脑血管内皮细胞缺乏密集的凝血酶受体，这可能与受体介导的途径无明显关系。此外，脑出血后 4 小时即可出现脑水肿，而此时血脑屏障的破坏尚不明显。因此，脑出血后早期（24 小时内）脑水肿的形成是由于凝血酶对脑细胞毒性作用所致，而后期（24 小时后）脑水肿的形成是凝血酶破坏血脑屏障所致。

（5）白细胞浸润　实验研究发现，脑出血后血肿周边有明显的白细胞聚集，构成一条反应带，这种现象在病后 2～3 天达到高峰。白细胞的浸润促使脑组织损伤的加重，主要表现在以下几方面。

① 白细胞阻塞毛细血管或释放内皮素等血管收缩物质，使局部脑血流进一步受阻。

② 白细胞损伤血管壁，增加血管通透性，破坏血脑屏障，加重脑水肿。

③ 白细胞产生自由基、神经毒素或释放蛋白水解酶、脂类物质、氧化产物等活性物质损害脑组织。

④ 白细胞通过细胞因子诱导或促使血肿周边细胞凋亡的发生。因此，使用抗炎药物可减轻脑组织损害。

（6）凝血纤溶系统的变化　脑出血急性期脑组织损伤后释放组织凝血活酶使血中凝血活性升高，抗凝血酶消耗性降低，纤溶活性代偿性升高。

（7）血肿周边代谢变化　脑出血血肿周边水肿区存在有明显的组织代谢紊乱，主要特点是局部代谢减慢，氧和糖的利用率下降，表现在局部糖原、葡萄糖、磷酸肌酸含量有不同程度的增加，磷酸果糖激酶的活性降低，乳酸含量明显增加。目前认为，局部能量利用障碍与血肿成分如凝血酶、白蛋白、谷氨酸等的毒性作用有关。而血肿周边区乳酸含量增加的原因不明，可能与糖无氧酵解和有氧糖酵解启动有关。

综上所述，尽管脑出血的病理生理机制十分复杂，了解并掌握脑出血时脑损害的病理过程将有助于药物治疗及促进血肿的吸收和神经功能的恢复。同时对脑出血的病理生理机制的认识有待进一步深入研究。

六、脑出血识别

当突然出现以下症状时，要立即警惕脑出血的发生。

（1）突然出现运动和语言障碍　运动障碍以偏瘫较为多见，言语障碍表现为不能讲话和言语含糊不清。

（2）呕吐　约一半的患者发生呕吐，可能与脑出血时颅内压增高、眩晕发作、脑膜受到血液刺激有关。

（3）意识障碍或抽搐　表现为嗜睡或昏迷，甚至出现抽搐。

（4）眼部症状　双眼向一侧凝视、双眼视力丧失或视物模糊。

（5）既往少见的严重头痛、头晕。头痛也可以是脑出血的首发症状，常常位于出血一侧的头部；有颅内压力增高时，疼痛可以发展到整个头部。头晕常与头痛伴发，特别是在小脑和脑干出血时。

七、怀疑脑出血的处理

① 立即拨打 120 急救电话。

② 脑出血的最初几分钟，对生命至关重要。在救护车来到之前，若患者鼾声明显，提示其气道被下坠的舌根堵住，此时采取措施保持呼吸通畅非常关键，应解开领口纽扣、领带、裤带，如有义齿也应取出。头偏向一侧，防止痰液或呕吐物回流吸入气管造成窒息，如果呕吐，及时用毛巾擦去患者的呕吐物。

③ 如果患者是清醒的，要注意安慰患者，缓解其紧张情绪。

④ 患者大小便失禁时，应就地处理，不可随意移动患者身体，以防脑出血加重。

⑤ 在患者送往医院途中，车辆应尽量平稳行驶，以减少颠簸震动；同时将患者头部稍稍抬高 20°～30°角，并随时注意病情变化。

⑥ 在没有医生明确诊断之前，切勿擅自给患者服药。

第二节　脑出血的诊断与治疗

一、脑出血诊断

脑出血是急症重症之一，我国每年脑出血死亡的患者约占全部疾病死亡的 20%，严重威胁人们的健康。所以，应尽早对脑出血患者进行全面评估，包括病史、一般检查、神经系统检查和有关实验室检查，特别是血常规、凝血功能和影像学检查。对疑似脑出血患者应尽快行脑 CT 或 MRI 检查以明确诊断。脑出血后数小时内常出现血肿扩大，加重神经功能损伤，应密切监测。脑血管 CTA 和增强 CT 的"点征"有助于预测血肿扩大风险。如怀疑血管病变（如血管畸形等）、肿瘤或脑淀粉样血管病变者，可根据需要选择行 CTA、CTV、增强 CT、增强 MRI、MRA、MRV、DSA 等检查，以明确诊断。可应用格拉斯哥昏迷量表或美国国立卫生研究院卒中量表评估病情的严重程度。根据突然发病、剧烈头痛、呕吐、出现神经功能障碍等临床症状体征，结合脑 CT 等影像学检查，脑出血一般不难诊断。

(一) 诊断流程

① 是否为脑卒中，根据发病情况、病史及体征判断。

② 是否为脑出血，脑 CT 或 MRI 检查确认。

③ 脑出血严重程度，根据影像检查显示脑出血部位、出血量，结合格拉斯哥昏迷量表（GCS）或美国国立卫生研究院卒中量表（NIHSS）进行评估。

④ 脑出血病因，结合病史、体征、实验室及影像学检查确定。

(二) 总体诊断标准

(1) 多在动态下急性起病。

(2) 突然出现局灶神经功能缺损症状（少数为全面神经功能缺损），常伴有头痛、呕吐、血压升高及不同程度意识障碍。

(3) 头颅 CT 或 MRI 显示出血灶。①头颅 CT 扫描：血肿灶为高密度影，边界清楚，CT 值为 75～80Hu；在血肿被吸收后显示为低密度影。头颅 CT 对直径大于 1.5cm 的血肿均可精确显示，可确定出血的部位、血肿大小、是否破入脑室、有无脑水肿和脑疝形成，对脑出血的诊断率几乎可达 100%。②头颅 MRI 检查：对急性期脑出血的诊断 CT 优于 MRI，但 MRI 检查能更准确地显示血肿演变过程，对某些脑出血患者的病因探讨会有所帮助，如能较好地鉴别瘤卒中，发现动静脉畸形及动脉瘤等。

(4) 脑血管造影（DSA） 可清楚地显示异常血管和造影剂外漏的破裂血管及其部位。

(5) 腰穿检查 脑出血破入脑室或蛛网膜下腔时，腰穿可见血性脑脊液。在没有条件或不能进行 CT 扫描者，可行腰穿检查协助诊断脑出血，但阳性率仅 60% 左右。对大量的脑出血或脑疝早期，腰穿应慎重，以免诱发脑疝。

(6) 排除非血管性脑部病因

(三) 各部位脑出血的临床诊断要点

1. 壳核出血

壳核出血是最常见的脑出血，占 50%～60%，出血经常波及内囊。

(1) 对侧肢体偏瘫，优势半球出血常致失语。

(2) 对侧肢体感觉障碍，痛觉、温觉减退为主。

(3) 对侧偏盲。

(4) 凝视麻痹，呈双眼持续性向出血侧凝视。

(5) 尚可出现失用、体像障碍、记忆力和计算力障碍、意识障碍等。

2. 丘脑出血

约占 20%。

(1) 丘脑性感觉障碍　对侧半身深浅感觉减退，感觉过敏或自发性疼痛。

(2) 运动障碍　出血侵及内囊可出现对侧肢体瘫痪，多为下肢重于上肢。

(3) 丘脑性失语　言语缓慢而不清、重复言语、发音困难、复述差，朗读正常。

(4) 丘脑性痴呆　记忆力减退、计算力下降、情感障碍、人格改变。

(5) 眼球运动障碍　眼球向上注视麻痹，常向内下方凝视。

3. 脑干出血

约占 10%，绝大多数为脑桥出血，偶见中脑出血，延髓出血极为罕见。

(1) 中脑出血

① 突然出现复视、眼睑下垂。

② 一侧或两侧瞳孔扩大、眼球不同轴、水平或垂直眼震、同侧肢体共济失调。

③ 严重者很快出现意识障碍。

(2) 脑桥出血　突然头痛、呕吐、眩晕、复视、眼球不同轴、交叉性瘫痪或偏瘫、四肢瘫等。出血量较大时，患者很快进入意识障碍、针尖样瞳孔、去大脑强直、呼吸障碍，多迅速死亡，并可伴有高热、大汗、应激性溃疡等；出血量较少时可表现为一些典型的综合征，如 Foville、Millard-Gubler 和闭锁综合征等。

(3) 延髓出血

① 突然意识障碍，血压下降，呼吸节律不规则，心律失常，继而死亡。

② 轻者可表现为不典型的 Wallenberg 综合征。

4. 小脑出血

约占 10%。

(1) 突发眩晕、呕吐、后头部疼痛，无偏瘫。

(2) 有眼震、站立和行走不稳、肢体共济失调、肌张力降低及颈项强直。

(3) 头颅 CT 扫描示小脑半球或蚓部高密度影及第四脑室、脑干受压。

5. 脑叶出血

占 5%~10%。

(1) 额叶出血

① 前额痛、呕吐、痫性发作较多见。
② 对侧偏瘫、共同偏视、精神障碍。
③ 优势半球出血时可出现运动性失语。

(2) 顶叶出血

① 偏瘫较轻，而偏侧感觉障碍显著。
② 对侧下象限盲。
③ 优势半球出血时可出现混合性失语。

(3) 颞叶出血

① 表现为对侧中枢性面舌瘫及上肢为主的瘫痪。
② 对侧上象限盲。
③ 优势半球出血时可出现感觉性失语或混合性失语。
④ 颞叶癫痫、幻嗅、幻视。

(4) 枕叶出血

① 对侧同向性偏盲，并有黄斑回避现象，可有一过性黑矇和视物变形。
② 多无肢体瘫痪。

6. 脑室出血

占 3%~5%。

(1) 突然头痛、呕吐，迅速进入昏迷或昏迷逐渐加深。
(2) 双侧瞳孔缩小，四肢肌张力增高，病理反射阳性，早期出现去大脑强直，脑膜刺激征阳性。
(3) 常出现丘脑下部受损的症状及体征，如上消化道出血、中枢性高热、大汗、应激性溃疡、急性肺水肿、血糖增高、尿崩症等。
(4) 脑脊液压力增高，呈血性。
(5) 轻者仅表现头痛、呕吐、脑膜刺激征阳性，无局限性神经体征。临床上易误诊为蛛网膜下腔出血，需经头颅 CT 扫描来确定诊断。

二、脑出血治疗

脑出血的治疗原则为：安静卧床、脱水降颅压、调整血压、防治继续出血、加强护理、防治并发症，以挽救生命，降低死亡率、残疾率，减少复发。脑出血的治疗包括内科治疗和外科治疗，大多数的患者均以内科治疗为主，如果病情危重或发现有继发原因，且有手术适应证者，则应该进行外科治疗。

(一) 急性脑出血的内科治疗

1. 一般治疗

(1) 卧床休息 一般应卧床休息 2~4 周，避免情绪激动及血压升高。严密观察体温、脉搏、呼吸和血压等生命体征，注意瞳孔变化和意识改变。

（2）保持呼吸道通畅　清理呼吸道分泌物或吸入物，必要时及时行气管插管或切开术。昏迷患者应将头歪向一侧，以利于口腔分泌物及呕吐物流出，并可防止舌根后坠阻塞呼吸道，随时吸出口腔内的分泌物和呕吐物。消化道出血者，禁食24~48小时，必要时应排空胃内容物。

（3）吸氧　有意识障碍、血氧饱和度下降或有缺氧现象的患者应给予吸氧。

（4）鼻饲　昏迷或有吞咽困难者在发病第2~3天即应鼻饲。注意防止水电解质紊乱，以免加重脑水肿。每日补钠、补钾，补充糖类、热量。

（5）对症治疗　过度烦躁不安的患者可适量用镇静药；便秘者可选用缓泻剂。

（6）预防感染　加强口腔护理，及时吸痰，保持呼吸道通畅；留置导尿时应做膀胱冲洗，昏迷患者可酌情用抗生素预防感染。

（7）观察病情　严密注意患者的意识、瞳孔、血压、呼吸等改变，有条件时应对昏迷患者进行监护。

2. 调控血压

脑出血患者血压的控制并无一定的标准，应视患者的年龄、既往有无高血压病、有无颅内压增高、出血原因、发病时间等情况而定。

（1）应综合管理脑出血患者的血压，分析血压升高的原因，再根据血压情况决定是否进行降压治疗。

（2）当急性脑出血患者收缩压大于220mmHg，在没有急性降压禁忌证的情况下，应积极静脉使用抗高血压药物降低血压；当患者收缩压大于180mmHg，可静脉使用抗高血压药物控制血压，根据患者临床表现调整降压速度，160/90mmHg可作为参考的降压目标值。

（3）在降压治疗期间应严密观察血压水平的变化，避免血压波动，每隔5~15min进行一次血压监测。

3. 控制血糖

对脑出血患者推荐监测血糖以降低高血糖和低血糖的风险。

（1）血糖值可控制在7.8~10.0mmol/L。应加强血糖监测并相应处理。

（2）血糖超过10mmol/L时可给予胰岛素治疗，改善预后。

（3）血糖低于3.3mmol/L时，可给予10%~20%葡萄糖口服或注射治疗。目标是达到正常血糖水平，降低死亡率。

4. 降低颅内压

必须根据颅内压增高的程度和心肾功能状况选用脱水药的种类和剂量。

（1）甘露醇　其渗透压约为血浆的4倍，用药后血浆渗透压明显增高，使脑组织的水分迅速进入血液中，经肾脏排出，大约8g甘露醇带出100mL水分。一般用药后10分钟开始利尿，2~3小时作用达高峰，维持4~6小时，有反跳现象。可用20%甘露醇125~250mL快速静脉滴注，6~8小时1次，一般情况应用5~7天为宜。颅内压增高明显或有脑疝形成时，可加大剂量，快速静推，使用时间也可延长。

(2) 呋塞米　一般用20~40mg静脉注射，每6~8小时1次，与甘露醇交替使用可减轻二者的不良反应。

(3) 甘油果糖　其渗透压约相当于血浆的7倍，起作用的时间较慢，约30分钟，但持续时间较长(6~12小时)。可用250~500mL静脉滴注，每日1~2次，脱水作用温和，一般无反跳现象，并可提供一定的热量，肾功能不全者也可考虑使用。

(4) 类固醇皮质激素　可减轻脑水肿，但易引起感染、升高血糖、诱发应激性溃疡，故多不主张使用。

(5) 大量白蛋白(20g，每日2次)，可协助脱水，但价格较贵，可酌情考虑使用。

在使用脱水药物时，应注意心肾功能，特别是老年患者大量使用甘露醇易致心肾功能衰竭，应记出入量，观察心律及心率变化；甘油果糖滴注过快时可导致溶血；呋塞米易致水电解质紊乱特别是低血钾，均应高度重视。

5. 止血药物

病情稳定时一般不用，少数患者在出血早期(多在24小时内)有可能继续出血，可用止血药；若有凝血功能障碍，可应用，时间不超过1周。

6. 亚低温治疗

亚低温治疗是辅助治疗脑出血的一种方法，初步的基础与临床研究认为局部亚低温是一项有前途的治疗措施，而且越早用越好。有条件的单位可以试用，并总结经验。

7. 神经保护药

脑出血后血肿释放和代谢产生的各种生物活性物质对神经元产生直接和间接毒性作用，最终导致神经元死亡。早期应用神经保护药，如尼莫地平、胞磷胆碱等有助于神经功能的恢复。

8. 康复治疗

早期将患肢置于功能位，如病情允许，危险期过后，应及早进行肢体功能、言语障碍及心理的康复治疗。

(二) 急性脑出血的外科治疗

1. 手术目的

手术目的主要是尽快清除血肿、降低颅内压、挽救生命，其次是尽可能早期减少血肿对周围脑组织的压迫，降低致残率。

2. 手术适应证

高血压脑出血的手术适应证迄今尚无统一标准,但有几项观点基本一致。

① 小脑出血直径大于 3cm,症状持续恶化者应尽早手术。

② 脑叶出血≥50mL,症状持续恶化的年轻患者。

③ 丘脑出血 15~30mL,症状持续恶化,但脑干无严重受压者。

④ 脑出血伴有明确动脉瘤、血管畸形等病变,且部位适于手术者。

⑤ 开颅手术主要适用于大的脑叶血肿,立体定向手术主要适用于中度脑内血肿。

3. 手术时机选择

手术时机分为超早期(<6h)、早期(6~72h)、延期(>72h)。目前国内外学者普遍认为对高血压脑出血应采用超早期手术治疗,但仍有再出血的危险性。

4. 手术方法

最理想的手术方法是无创、快速、彻底清除血肿。目前常用的手术方法如下。

(1) 去骨瓣减压术　对颅压非常高者减压较充分,但创伤较大,已经较少单独采用。

(2) 内镜血肿清除术　只有少数医院在试行阶段。

(3) 钻孔穿刺碎吸术　对脑组织损伤较大已基本不用。

(4) 小骨窗手术　止血效果较好,比较适合血肿靠外的脑出血,对深部的血肿止血往往不够彻底,对颅压较高者,减压不够充分。

(5) 微创穿刺血肿清除术　适用于各种血肿,但由于不能在直视下止血,可能发生再出血。优点是简单、方便、易行,在病房及处置室即可完成手术,同时由于不需要复杂的仪器设备,术后引流可放置时间较长,感染机会较少,现已在国内广泛开展。

既往有高血压的中老年患者,如果突然出现局灶性神经功能缺损症状,并伴有头痛、呕吐、血压增高,应考虑脑出血。首选头部 CT 扫描,明确诊断及脑出血的部位、出血量、是否破入脑室及占位效应、脑组织移位情况。内科治疗为脑出血的基础治疗,脱水降颅压、调控血压、防治并发症是治疗的中心环节,要精心组织实施。根据出血部位及出血量决定治疗方案。

① 基底节区出血:小量出血可内科治疗;中等量出血(壳核出血≥30mL,丘脑出血≥15mL)可根据病情、出血部位和医疗条件,在合适时机选择微创穿刺血肿清除术或小骨窗开颅血肿清除术,及时清除血肿;大量出血或脑疝形成者,多需外科行去骨片减压血肿清除术,以挽救生命。

② 小脑出血:易形成脑疝,出血量≥10mL,或直径≥3cm,或合并明显脑积水,在有条件的医院应尽快手术治疗。

③ 脑叶出血：高龄患者常为淀粉样血管病出血，除血肿较大危及生命或由血管畸形引起需外科治疗外，宜行内科保守治疗。

④ 脑室出血：轻型的部分脑室出血可行内科保守治疗，重症全脑室出血（脑室铸形），需脑室穿刺引流加腰穿放液治疗，即使深昏迷患者也可能取得良好的效果。

（三）脑出血的病因治疗

1. 口服抗凝血药（OAC）相关脑出血

脑出血是服用华法林的患者最严重的并发症，12%～14%的脑出血患者发病时正接受口服抗凝血药治疗。口服抗凝血药相关脑出血较自发性脑出血血肿体积更大（INR>3）、预后更差。传统上一般使用维生素 K 及新鲜冰冻血浆（FFP）来治疗华法林相关脑出血。维生素 K 使 INR 正常化需数小时，FFP 的效果受过敏、输血反应和纠正 INR 时所需容量等的限制。新型口服抗凝血药（如利伐沙班、达比加群酯等）相关脑出血逐渐受到更多重视，国内已上市一些药物的特异性逆转剂（如达比加群酯的特异性拮抗剂依达赛珠单抗）。但尚需更多证据以指导临床管理。

2. 肝素相关脑出血

关于肝素相关性脑出血目前只有流行病学资料可以参考。可以用硫酸鱼精蛋白使活化的部分凝血酶原时间恢复正常。由于肝素在体内代谢迅速，与鱼精蛋白给药的间隔时间越长，拮抗所需用量越少。

3. 溶栓治疗相关的脑出血

目前研究证实，对缺血性脑卒中患者，采用静脉重组组织型纤溶酶原激活剂（rt-PA）溶栓治疗时，症状性脑出血的发生率为 3%～9%；采用动静脉同时溶栓时为 6%；而采用动脉尿激酶溶栓时为 10.9%。因血肿有持续增大倾向且呈多位点出血，溶栓治疗相关脑出血一般预后差。目前推荐的治疗方法包括输入血小板（6～8 个单位）和包含凝血因子Ⅷ的冷沉淀物，以快速纠正 rt-PA 造成的系统性纤溶状态。

4. 抗血小板药物相关脑出血

抗血小板药物可能增加脑出血的发生。有研究发现服用阿司匹林人群中，每 10000 人中脑出血增加 12 例。老年人尤其是未经治疗的高血压患者中大剂量阿司匹林引起脑出血的风险进一步增加。长期联合使用阿司匹林和氯吡格雷可能增加脑出血的风险。

（四）脑出血并发症的治疗

1. 消化道出血

这是严重的并发症之一，常提示预后险恶。发病机制目前认为是应激性溃疡或急性胃黏膜病变。出血先兆以频繁呃逆、呕吐等最为常见，而后出现呕血，所以要求临床护理工作者要密切观察、细致护理。

治疗与护理：立即遵医嘱静滴止血药物，使用保护胃黏膜药物，随时测血压、脉搏，观察病情变化。精神紧张或躁动不安者可给予心理安慰和镇静药。出血量多者或贫血明显应立即做好输血准备，密切观察血压变化，及时输血治疗。

2. 肺部感染

因颅内高压常有呕吐物误吸呼吸道，或有些患者的痰多、不易咳出，有的患者有气管炎或肺部感染病史，很容易发生肺部感染。临床表现有不同程度的发热，体温逐渐升高，大多数患者伴有心率增快、呼吸加快、出汗及痰量增多，都应该考虑是否有肺部感染的可能性，并给予抗炎、对症治疗。

治疗与护理：立即吸痰吸氧，吸痰所用液体要经常保持无菌，一次性吸痰管用后销毁，吸痰次数要适中，及时更换吸痰瓶，保持呼吸道通畅，给予雾化吸入，每日2~3次。如呼吸道阻塞不畅，应及时考虑气管切开，并做好术后护理工作。病情平稳后，定时进行翻身，进行肺部拍打，以改善肺部循环。

3. 水电解质平衡失调

因抢救措施不得当，补液过多或液入量少，或者是过度应用脱水药。频繁呕吐、高热、出汗过多、出血等造成严重的失水、缺氧、饥饿、呼吸异常，可导致酸中毒。如大量的脱水不能进食而造成低血钾、低血钠。水电解质平衡失调不明显的临床表现，是在昏迷或合并感染的情况下，其症状更易被掩盖、易被忽视，因此对呼吸加深、心动过速、意识障碍加重、血压下降、尿量减少、肢体和面部球结膜水肿或脱水等体征都应考虑到水电解质平衡失调的可能性。

治疗与护理：测定电解质含量等。对重症昏迷患者，48小时不能进食者应鼻饲注入食物，补充足够的热量，如病情较轻或神志清醒的患者，应督促患者多吃水果和高维生素食物，少吃多餐。常规记出入量，根据出入量多少来调整进食和输液。尿量多的患者除常规补钾外，应多吃含钾食物。尿量少或无尿患者禁止补钾，并给予合理有效的输液。询问病史，通过给患者做心电图检查观察有无异常，如有心功能不全，应限制液体入量、调整好液体滴数，绝对卧床休息，保持安静，尽量不要搬动患者，避免使用过多、过强的脱水药。

4. 口腔感染

用生理盐水每天行口腔护理两次，昏迷患者应注意夹紧棉球，一次一个，避免过湿，禁止漱口。

5. 泌尿系感染

昏迷患者可保留导尿。保留导尿每日用0.9%氯化钠溶液250mL，加庆大霉素24万U进行膀胱冲洗，每日2次。

6. 压疮

压疮是局部组织长期受压，血流循环障碍，持续缺血、缺氧、营养不良而致软组织溃烂和坏死。预防压疮是临床护理工作的一项重要内容，也是护理工作的重点、难点。患者病情重、时间长，大多处于昏迷状态，营养物质靠静脉输入和鼻饲来补充。而不能翻身、大小便失禁，这都是发生压疮的原因。一旦发生压疮难以愈合，不但给医护人员带来极大的困难，更重要的是加重患者的躯体痛苦，加重病情，继发感染引起的败血症而危及生命。压疮的预防是一项重要的护理工作。

（1）加强基础护理工作，保持床铺平整、干燥、无皱褶、无渣屑，床单污染后应随时更换。避免局部长期受压，骨隆突处可垫气圈或垫海绵垫，海绵垫可增加受压面积，降低皮肤接触面压力，可延长翻身时间，既减少了护理工作量，又解决了人员不足的问题。

（2）促进血液循环，每日用红花酒精按摩骨隆突处 1～2 次，按摩时注意手法正确。床上擦浴注意防止感冒，保持皮肤干燥。

（3）发动陪护人员协助工作。压疮的预防是一项繁重而昼夜不停的工作，一个人往往难以胜任，需要陪同者协作。应主动宣传有关预防压疮的知识及其重要性，使陪护人员能积极配合工作。

第三节　脑出血的科学管理

一、脑出血院前救护指导

脑出血多在活动或情绪激动后发病，常有高血压病史，多数患者以突然头痛为首发症状，继而呕吐、瘫痪，患者出血部位、出血量不同，症状亦有差异。重症患者可在数分钟内转入意识模糊甚至昏迷。家属拨打急救电话急救人员到达后需做到以下几点。

（1）一般处理　患者取仰卧位，头偏向一侧，头部抬高 15°～30°，尽量减少头部的活动。

（2）保持呼吸道通畅　及时清除口腔分泌物及呕吐物；患者有活动性义齿应立即取出，以防误入气管。

（3）密切观察病情变化，经常呼唤患者，以了解意识情况。

（4）对躁动不安的患者，要加强保护，防止意外损伤。

（5）定时测生命体征（血压、呼吸、脉搏）及观察瞳孔大小。假设发现瞳孔不等大、意识障碍加重，是脑疝的表现，应立即进行抢救。

（6）向就近医院急诊科预报，请院内做好抢救准备，严防路途颠簸。

二、饮食指导

对于脑出血患者来说，要保证膳食合理性，并对每日摄入的总热量进行控制,服用易消化、饮食清淡的食物。另外,还要少糖少盐、戒烟戒酒,并且定时定量用餐。在患者患病之后,如果出现吞咽困难、神志不清、呕吐频繁的情况,需要禁食水,并且以静脉滴注的方式为患者补充营养。若患者3天之内不能进食,就可以留置胃管、鼻饲米汤、牛奶等流食。要注意每次喂食需要间隔超过2小时,摄入量不能超过200mL,避免发生脑水肿情况。

(1) 急性期患者应给予低脂、高蛋白、高维生素、高热量(2300~2800kJ/d)饮食。

(2) 限制钠盐摄入(少于3g/d),因为钠潴留会加重脑水肿。

(3) 食物温度适宜,过热可能烫伤口腔黏膜,过冷易致腹泻影响吸收。

(4) 对于尚能进食者,喂水时不宜过急,遇呕吐或反呛时应暂停片刻,防止食物呛入气管引起窒息或吸入性肺炎。

(5) 昏迷不能进食者鼻饲流质,4~5次/天,每次120~200mL,如牛奶、豆浆、藕粉、蒸蛋或混合匀浆等,流质应煮沸消毒冷却后再喂。

(6) 恢复期患者予以清淡、低盐、低脂、适量蛋白质、高维生素、高纤维素食物,多食蔬菜及水果,防止辛辣食物。戒烟酒,保持大便通畅。

(7) 体胖者应适当减轻体重,减少热量摄入,忌食纯糖。

三、休息活动指导

将脑出血分为急性期和恢复期。急性期又分为三期,即早期、非稳定期和相对稳定期,根据各期病情特点进行休息活动指导。

(一) 急性期

1. 早期

一般发病1~3天内,绝对卧床休息。瘫痪肢体功能位置,如:手关节轻微背屈,手中放一卷好的手帕,肘关节微屈,上肢稍高于肩关节水平、防止关节内收。下肢将足跟垫起,使足背与小腿成90°角,防止足下垂。膝关节下,放置软垫,预防膝关节伸展性挛缩。小腿微屈,以免下肢外旋,于外侧放置枕头或软物。可进行适量、短时间被动运动。从简单的屈伸运动开始,由大关节到小关节,幅度从小到大,用力适宜,每日2次。

2. 非稳定期

一般发病3~9天,此期脑水肿逐渐消退,绝对卧床休息。神志清醒者可以进行肢体的主动运动,根据患者肌力情况做肌肉收缩、关节屈伸、日常生活技巧动作,每日2次以上,每次5~10min,但仍以被动活动为主。

3. 相对稳定期

发病后10~21天,患者绝对卧床休息,但瘫痪肢体可进行较大量的主动和被动运动。被动活动先使关节屈伸,再做肌肉按摩活动,时间逐渐延长,每次

15～30min，活动量由小变大。

（二）恢复期

3～4周后血肿基本吸收，头痛头晕症状消失，肌力达到二级以上，可以帮助患者进行坐位练习、坐位的平衡、站立、站立的平衡、步行，由易到难循序渐进反复不断训练。

（三）活动时的注意事项

在训练中除注意患者躯体耐受情况外，还要注意了解患者思想情况。主动活动时，不要急于求成，即使患者有微小的进步，也要给予表扬和鼓励，增强患者康复的信心，以使患者能够不间断地积极训练。

四、疾病指导

告知患者和家属疾病的基本病因、主要危险因素和防治原则，如遵医嘱正确服用抗高血压药物，维持血压稳定。

（一）用药指导

（1）出血量少的轻症患者，以适量脱水、控制血压及应用脑细胞活化剂治疗为主。

（2）出血量大的重症患者，除手术外，还应加强脱水及控制血压、维持水盐及酸碱平衡，加强支持疗法，预防并发症。

（3）血压高的患者，遵医嘱正确服用抗高血压药，维持血压稳定。不可随意漏服或停用抗高血压药，以免血压升高导致病变的血管破裂。发现血压异常波动或无诱因的剧烈头痛、头晕、晕厥、肢体麻木、乏力或语言交流困难等症状，应及时就医。

（4）有癫痫发作史的患者服药不可中断，以免诱发癫痫大发作。

（二）护理指导

1. 一般护理

脑出血急性期应绝对卧床休息，保持安静，减少不必要的搬运，以防出血加重。大量脑出血昏迷患者，24～48小时内禁食，以防呕吐物反流至气管造成窒息或吸入性肺炎。及时清理呼吸道分泌物，保持通畅，防止脑缺氧。加强口腔护理，防止口腔细菌感染。定时翻身，保持皮肤清洁干燥，预防压疮发生。尿潴留留置导尿管者应定时放尿。便秘者用缓泻药或开塞露等协助排便。控制脑水肿、降低颅内压，患者须卧床，头抬高15°～30°，以利于静脉回流，使颅内压下降。吸氧可改善脑缺氧，减轻脑水肿。头置冰袋可降低头部温度，增加脑组织对缺氧的耐受力，甘露醇等脱水药可快速有效降低颅内压。应注意甘露醇快速静脉滴入速度，以保证降颅压效果。血压维持在适宜水平，既保证有效的灌注压，又防止由于血压高引起出血。

2. 病情观察

急性期重点动态观察生命体征，包括意识、瞳孔、血压、脉搏、呼吸，每半小时测1次，平稳后，2～4小时测1次，并认真记录。如意识障碍加重或躁动不安，双瞳孔不等大，对光反射迟钝，脉搏缓慢，血压升高，说明已有脑疝发生，立即进行抢救。

3. 自我护理

（1）低盐、低脂、易消化饮食。

（2）定时翻身，防止瘫痪侧热、凉、潮湿刺激。

（3）勿剧烈咳嗽、喷嚏、用力排便。

（4）注意保持情绪稳定。正确面对疾病，学会放松术，做到遇事不急、不怒。

（5）注意口腔卫生，定时拍背预防坠积性肺炎。

（6）瘫痪肢体功能位，主动活动和被动活动相结合。

(三) 常见并发症护理指导

1. 压疮

压疮是局部组织长期受压、血液循环障碍，持续缺血、缺氧、营养不良而致软组织溃烂和坏死。

（1）压疮的分期及临床表现

① 瘀血红肿期：为压疮的初期。受压部位出现暂时性血液循环障碍，局部皮肤表现为红、肿、热、麻木或有触痛。为可逆性改变。

② 炎性浸润期：如红肿部位继续受压，局部静脉瘀血。表现为局部皮肤紫红色，皮肤因水肿而变薄，可出现水疱，有疼痛感。

③ 溃疡期：局部瘀血至血栓形成。a. 浅度溃疡期：表皮水疱破溃，真皮层创面有黄色渗出液，感染后外表有脓液覆盖，浅层组织坏死，溃疡形成。b. 坏死溃疡期：坏死组织侵入真皮下层和肌肉层，感染向周边及深部扩展，可深达骨面，严重者可引起脓毒败血症。

（2）处理原则

① 淤血红肿期：去除危险因素，防止压疮继续发展。增加翻身的次数，防止摩擦、潮湿和排泄物的刺激。改善局部的血液循环，加强营养的摄取和增强机体的抵抗力。

② 炎性浸润期：保护皮肤，预防感染。a. 小水疱：减少摩擦，防止破裂，使其自行吸收。b. 大水疱：用无菌注射器抽出疱内液体（不必剪去表皮），外涂复方三黄酊。

③ 溃疡期：浅度溃疡期，保持局部清洁干燥。可用复方三黄酊外涂疮面，

每日数次。溃疡较深者，用3%过氧化氢冲洗，防止厌氧菌感染。采用活血去腐生肌的中草药治疗、红外线灯照射或局部高压氧治疗。

（3）预防措施　勤观察、勤翻身、勤按摩、勤擦洗、勤整理、勤更换、营养好。

① 防止局部组织长期受压；鼓励和协助患者经常更换卧位，翻身间隔一般2~3小时。有条件者使用气垫床。为患者翻身、更衣、给便盆时，防止拖、拉、推等动作。受压部位可使用保护贴如透明贴、减压贴；局部涂擦按摩油、烧伤膏、凡士林，减轻局部摩擦力。

② 防止潮湿、摩擦及排泄物的刺激，保持皮肤清洁干燥；不可使用破损便盆，以防擦伤皮肤。

③ 促进局部血液循环，手法按摩分为全背按摩和受压处局部按摩（如皮肤已有发红，不主张按摩）。

④ 增进营养的摄入：给予高蛋白、高热量、高维生素饮食，适当补充矿物质，如口服硫酸锌，促进慢性溃疡的愈合。吸收不良者给予胃肠调理；不能进食者可鼻胃管、鼻空肠管、胃造口、空肠造口、肠外营养；低蛋白血症静脉补充白蛋白；贫血者输血。尽快恢复内环境平衡是关键。

⑤ 保持平衡稳定的姿态：侧卧屈髋屈膝90°，两腿前后分开增大接触面积，床头抬高<30°，超过这个角度垫棉垫，侧卧时倾斜度30°~60°。

2. 坠积性肺炎

长时间卧床使得呼吸道分泌物难于咳出，淤积于中小气管，成为细菌的良好培养基，极易诱发肺部感染，即坠积性肺炎。

（1）表现　坠积性肺炎临床表现多没有其他肺炎所特有的发热、呼吸困难及体征。而是靠X线片或胸部CT才能帮助诊断。

（2）处理原则

① 选择有效抗生素以积极治疗。

② 协助患者翻身拍背，拍背的手法是轻握拳（注意手掌中空），有节奏地自下而上、由外向内轻轻叩打，边叩边鼓励患者咳嗽。

③ 加强口腔清洁，口腔护理每日2次；每日进食后用淡盐水或温开水漱口，以减少食物残留在口腔内，防止细菌繁殖。

④ 多饮水，可雾化吸入稀释痰液。

⑤ 对食管、胃反流者，饭后2小时勿翻动患者并抬高床头，必要时插鼻肠管进食。

（四）脑出血的转归

脑出血的预后与脑出血急性期表现、出血部位、出血量、并发症等因素有关。脑出血病后30天内病死率为35%~52%，半数以上的死亡发生在2天内。

脑水肿、颅内压增高和脑疝形成是致死的主要原因。可恢复自理能力的患者，在1个月后约为10%，6个月后约为20%，部分患者可恢复工作。急性期肢体肌力0级组的功能预后为最差。

五、康复训练指导

脑出血后的康复训练是非常重要的，它可以帮助患者恢复大脑的功能，提高生活质量。患者应该根据自己的情况选择适合自己的训练方法，并坚持进行训练，才能取得良好的康复效果。每经过一段时间的训练，要总结本人对哪个动作反应较好或较差、这个期间锻炼进步较快或较慢，从中得出改良锻炼的有效方法，以鼓励自己坚持锻炼，不断进步。家属和医生要帮助患者分析和总结康复训练的成绩，患者取得一定成绩，就要充分鼓励和肯定，以增强患者康复训练的决心。

（一）言语康复训练

脑出血后，患者可能会出现言语障碍，如失语、语言不流畅等。言语康复训练可以帮助患者恢复语言能力。训练方法如下。

（1）口语训练　让患者练习发音、模仿语音、说出简单的单词和短语。

（2）听力训练　让患者听一些简单的语音，如数字、字母、单词等，逐渐提高难度。

（3）阅读训练　让患者阅读简单的文章，逐渐提高难度。

（4）写作训练　让患者练习写简单的句子和短文。

（二）运动康复训练

脑出血后，患者可能会出现肢体运动障碍，如肢体无力、肌肉僵硬等。运动康复训练可以帮助患者恢复肢体运动能力。要全面兼顾各关节、肌肉及各种不同功能。要重视与日常自理生活密切相关的肌肉、关节和动作的训练。要掌握适当的"度"，切勿锻炼过度。要防止意外伤害，预防扭伤筋骨、撕伤肌肉和韧带等事故的发生，这些情况会使肢体功能康复锻炼中断而前功尽弃。在每次开始锻炼时，应先做些充分的准备活动，以放松肌肉、韧带。开始进行肢体功能康复锻炼的新动作时，应由家属在旁保护，以保证安全，直到患者完全适应和熟悉新的动作为止。训练方法如下。

（1）物理治疗　通过物理手段，如按摩、热敷、冷敷等，帮助患者恢复肌肉功能。

（2）运动训练　让患者进行一些简单的运动，如抬腿、握拳、伸展等，逐渐提高难度。

（3）平衡训练　让患者进行平衡训练，如单脚站立、走路等，逐渐提高难度。

（三）认知康复训练

脑出血后，患者可能会出现认知障碍，如记忆力下降、注意力不集中等。认知康复训练可以帮助患者恢复认知能力。训练方法如下。

（1）记忆训练　让患者进行记忆训练，如记忆数字、单词、图片等，逐渐提高难度。

（2）注意力训练　让患者进行注意力训练，如数学计算、找不同等，逐渐提高难度。

（3）解决问题训练　让患者进行解决问题训练，如推理、判断等，逐渐提高难度。

六、心理指导

脑出血是一种发病急、病程长的疾病，多有运动功能障碍，不能自理，对患者身心产生的压力易使其产生焦虑、抑郁、悲观等情绪，对疾病缺乏信心，以至于不能有效地应对疾病。所以要积极进行心理疏导，给患者讲解脑出血的有关知识，让患者了解本病多由高血压和动脉硬化引起，故不能急躁，要安心养病，按时用药，不要屏气用力，配合医生治疗。通过心理疏导，多数患者都会面对现实，争取好的结局，从而大大加速病情恢复。具体有以下几种心理状态：焦虑恐惧的心理和抑郁心理。疏导方法及效果评价如下。

（一）焦虑恐惧的心理

见于脑出血偏瘫后的患者，主要担忧自己生命不能保全；自己将来的生活要别人照顾，成为"废人"；自己不能胜任工作；不能负担家庭等。

1. 疏导方法

医护主动接近患者，建立良好的护患关系，耐心听取患者的倾诉，让患者把引起焦虑的事情表达出来，减轻心理压力；介绍脑出血偏瘫患者康复的实例，以缓解焦虑恐惧的心理障碍。

2. 效果评价

患者焦虑、恐惧的心理得以缓解，医患沟通良好。

（二）抑郁心理

表现为睡眠障碍（入睡困难、睡眠不深、早醒）、不思饮食、自杀念头、有罪感等。

1. 疏导方法

医护应充分了解患者的个性特征、年龄、职业、文化水平、经历、家庭状况、症状特点等，要多接触患者，对其充满爱心，诱导其倾诉内心的痛苦。主动劝慰，稳定情绪，减轻疑虑，用准确、鲜明、灵活、适当、合理的语言分析患者心理障碍发生的原因、过程，通过解释、说服、移情等方法进行心理疏导。劝说患者要开朗、正视现实，充分调动其主观能动性，使患者树立正确的人生观，增强自信心。对失语者应运用动作、手势、眼神、面部表情等身体语言给患者以鼓励和抚慰。

2. 效果评价

患者性格变得开朗，治疗信心增强。

七、脑出血健康教育

健康教育能够最大限度地使患者或家属掌握疾病相关知识，调动配合治疗的积极性，改变不健康行为，增强保健意识，减少并发症，是提高脑出血患者生活和生命质量的有效途径。

（1）平稳控制血压　高血压是脑出血的主要发病原因。因此，控制血压是非常重要的，应该定期监测血压，保持血压在正常范围。如果血压过高，应该及时服用抗高血压药物、改变饮食习惯等。

（2）规律作息，保持良好的心态，加强室内体育锻炼，注意劳逸结合，保证充足的睡眠，避免过于激动，保持乐观的心态，多运动，多锻炼，提高免疫力。

（3）合理饮食　避免过度饮食和暴饮暴食。膳食种类应多样化，饮食要注意低盐（推荐食盐摄入量≤6g/d）、低脂、低胆固醇、低糖。多吃蔬菜、薯类、水果、豆制品，配适量瘦肉、鱼、蛋类，切忌过度吸烟、酗酒，忌辛辣刺激和暴饮暴食。

（4）适当运动　适当的运动可以帮助脑出血患者保持身体健康，增强身体的抵抗力。但是，脑出血患者应该避免剧烈运动和过度疲劳，以免引起病情恶化。建议脑出血患者选择适合自己的运动方式，如散步、慢跑、太极拳等。鼓励从事力所能及的活动，日常生活不过度依赖他人，功能恢复需克服急于求成的心理，做到坚持锻炼，循序渐进。

（5）注意保暖和天气变化　寒冷是脑出血诱发因素，寒冷使血管收缩，血压容易上升。如果外出，一定需要注意保暖，并且戴口罩。

（6）预防便秘，保持大便通畅　大便秘结，排便用力，不但腹压升高，血压和颅内压也同时上升，极易使脆弱的小血管破裂而引发脑出血。要预防便秘，多吃一些富含纤维的食物，如青菜、芹菜、韭菜及水果等，适当运动及早晨起床前腹部自我保健按摩，或用相关的药物如麻仁丸、蜂蜜口服，开塞露、甘油外用，可有效防治便秘。

（7）密切注意发病预兆　无诱因的剧烈头痛、呕吐、晕厥，突感身体麻木、乏力或突发嘴角歪斜、流口水、言语含糊、语言交流困难等，需要及时拨打120

去医院。

（8）戒烟戒酒　烟酒会导致血管收缩，让人心跳加快并导致血压上升，同时还会加速动脉硬化，所以对于有高血压病、冠心病的患者，预防脑出血一定要忌烟酒。

（9）安全用药　脑出血患者需要注意安全用药，避免不必要的药物使用。如果需要用药，应该按照医生的建议进行用药，避免自行增减药量或停药。此外，还应该注意药物的副作用和不良反应，如出现不适症状应及时就医。

（10）心理调节　脑出血患者需要注意心理调节，保持心情愉悦。可以通过听音乐、看电影、读书等方式来放松自己的心情。此外，还可以参加一些社交活动，与朋友、家人交流，增强自己的社交能力。

（11）定期复查　脑出血患者应该定期复查，以便及时发现病情变化。复查内容包括血压、血糖、血脂等指标的检测，以及头颅CT、MRI等检查。如果发现病情有变化，应该及时就医治疗。

脑出血患者需要遵循上述指导，保持身体健康，控制病情发展。同时，还需要积极配合医生的治疗，按时复查，及时调整治疗方案。只有这样，才能更好地控制病情，提高生活质量。

（杨雪琴　刘美蓉　许江林）

第三章 帕金森病

第一节 疾病常识

一、帕金森病定义

帕金森病（Parkinson disease，PD），又称作特发性帕金森病或震颤麻痹，是一组多发于中老年人的中枢神经系统变性疾病，也是中老年人最常见的锥体外系疾病，主要病变在黑质和纹状体通路多巴胺生成减少。以静止性震颤、动作迟缓及减少、肌强直为主要临床表现。起病缓慢，呈渐进式发展。

该病好发于50~60岁，随着年龄增高而增多，男性稍多于女性，少数人有家族史。流行病学调查研究显示欧美国家60岁以上帕金森病患病率达到1%，80岁以上超过4%，我国65岁以上人群患病率为1.7%，与欧美国家相似，我国是世界上人口最多的国家，未来我国帕金森病患者数将从2005年的199万人上升到2030年的500万人，几乎占到全球帕金森病患者数的一半。

1817年，英国医生James Parkinson首先描述该病并命名为"震颤麻痹"，后来学者称之为"帕金森病"，并对该病进行了深入的研究。迄今为止，尚无根治帕金森病的有效药物和方法。

二、帕金森病的病因

通常所称的帕金森病是指原发性震颤麻痹，是一种慢性进行性脑变性病，至今病因尚不明，有人认为与家族遗传、年龄老化及环境因素有关。

1. 家族遗传性（35%）

医学家在长期的实践中发现帕金森病似乎有家族聚集的倾向，有帕金森病患者的家族其亲属的发病率较正常人群高一些。目前认为约有10%的患者有家族史，绝大多数为散发性。20世纪90年代，有学者发现意大利、希腊和德国的家族性帕金森病患者存在第4号染色体长臂4q21—23的α-突触核蛋白基因突变，呈常染色体显性遗传性。目前已知有6个与家族性帕金森病相关的致病基因被克隆。

2. 年龄老化（25%）

帕金森病主要发生于中老年人，40岁以前发病少见，提示老龄与发病有关。研究发现，自30岁以后，黑质多巴胺能神经元、酪氨酸氧化酶和多巴脱羧酶活力、纹状体多巴胺递质水平随年龄增长逐渐减少。然而，仅少数老年人患此病，说明生理性多巴胺能神经元退变不足以致病，年龄老化只是本病发病的促发因素。

3. 环境因素（5%）

流行病学调查结果发现，帕金森病的患病率存在地区差异，所以人们怀疑环境中可能存在一些有毒的物质，损伤了大脑的神经元。20世纪80年代发现一种嗜神经毒性的1-甲基-4-苯基-1,2,3,6-四氢吡啶（MPTP）可诱发人和其他灵长类动物出现典型的帕金森综合征表现，其临床、病理、生化及对多巴胺替代治疗的反应等特点均与人类原发性帕金森病极为相似。MPTP的化学结构与某些杀虫剂和除草剂相似，有学者认为环境中与该神经毒性结构类似的化学物质可能是诱发帕金森病的病因之一，并且通过类似的机制造成多巴胺能神经元变性、丢失。

目前普遍认为，帕金森病并非单一因素所致，而是多因素交互作用。除基因突变导致少数患者发病外，遗传易感性可使患病率增加。在环境因素及衰老的共同作用下，通过氧化应激、线粒体功能衰竭、蛋白酶体功能紊乱、免疫炎症反应、兴奋性氨基酸毒性作用、钙超载及细胞凋亡等机制导致黑质多巴胺能神经元大量变性、减少，以致发病。

三、帕金森病的病理改变

帕金森病的病理改变主要在黑质，该处神经细胞严重缺失和变性，其中多巴胺能神经元缺失最显著。黑质细胞黑色素明显减少，胞浆内可见嗜酸性同心圆形玻璃样的包含体，神经胶质细胞呈反应性增生。正常人黑质细胞随年龄增长而减少，黑质细胞80岁时从原有的42.5万个减至20万个，帕金森病患者少于10万个，出现症状时多巴胺能神经元丢失50%以上。脑干网状结构、迷走神经背运动核等也可有类似变化，苍白球、壳核、大脑皮质等处神经细胞亦减少，并可有老年性斑及Alzheimer神经原纤维缠结。

（1）出现路易（Lewy）小体　残留神经元胞浆中出现嗜酸性包含体——路易小体是本病重要病理特点。路易小体是细胞浆蛋白质组成的玻璃样团块，中央有致密核心，周围有细丝状晕圈，一个细胞有时可见多个大小不同的路易小体，见于约10%的残存细胞，黑质明显，苍白球、纹状体及蓝斑等亦可见，α-突触核蛋白和泛素是路易小体的重要组分。

（2）神经生化改变　多巴胺（DA）和乙酰胆碱（Ach）作为纹状体两种重要神经递质，功能相互拮抗，维持两者平衡对基底节环路活动起重要调节作用。脑内多巴胺递质通路主要为黑质纹状体系，黑质致密部多巴胺能神经元自血流摄入左旋酪氨酸，在细胞内酪氨酸羟化酶作用下形成左旋多巴，再经多巴胺脱羧酶作用生成多巴胺，通过黑质纹状体束，多巴胺作用于壳核、尾状核突触后神经元,最后被分解成高香草酸。

(3) 由于特发性帕金森病酪氨酸羟化酶和多巴胺脱羧酶减少,使多巴胺生成减少,单胺氧化酶 B 抑制剂可减少神经元内多巴胺分解代谢,增加脑内多巴胺含量,儿茶酚-氧位-甲基转移酶抑制剂能减少左旋多巴外周代谢,维持左旋多巴稳定的血浆浓度。

(4) 帕金森病患者黑质多巴胺能神经元变性丢失,黑质纹状体多巴胺通路变性,纹状体多巴胺含量显著降低（>80%）,使乙酰胆碱系统功能相对亢进,是导致肌张力增高、动作减少等运动症状的生化基础。近年发现中脑-边缘系统和中脑-皮质系统多巴胺含量亦显著减少,可能导致智力减退、行为情感异常、言语错乱等高级神经活动障碍。多巴胺递质减少程度与患者症状严重度一致,病变早期通过多巴胺更新率增加（突触前代偿）和多巴胺受体失神经后超敏现象（突触后代偿）,临床症状可不明显（代偿期）,随疾病进展出现典型帕金森病症状（失代偿期）,基底节其他递质或神经肽,如去甲肾上腺素、5-羟色胺、P 物质、脑啡肽及生长抑素等也有变化。

四、帕金森病的常见症状

帕金森病的病程发展比较缓慢。症状常始于一侧上肢,逐渐波及同侧下肢,再波及对侧上下肢。以静止性震颤、肌强直、姿势步态障碍和运动迟缓等运动症状为主要特征,尚包括感觉障碍、自主神经障碍及精神和认知障碍等非运动症状。

（一）运动症状

1. 静止性震颤

常为首发症状,少数患者尤其 70 岁以上发病者可不出现震颤,其机制是受累肌群与拮抗肌群规律性、交替性不协调活动所致。早期常表现在肢体远端,始于一侧,以上肢的手部震颤为多见,部分患者始于下肢的膝部。当伴有旋转的成分参与时,可出现拇指、示指搓丸样震颤,震颤频率一般在 4~8Hz,静止时出现,大力动作时停止,紧张时加剧,睡眠时消失,经数年后累及同侧上下肢或对侧,严重者可出现头部、下颌、口唇、舌、咽喉部以及四肢震颤。令患者活动一侧肢体如握拳或松拳,可引起另侧肢体出现震颤,该试验有助于发现早期轻微震颤,后期除静止性震颤外,部分患者可合并动作性或姿势性震颤。

2. 肌强直

这是帕金森病的主要症状之一,主要是由于主动肌和拮抗肌均衡性张力增高所致,如果在被动运动中始终存在,则称之为"铅管样强直",若同时伴有震颤时,被动运动时可感到有齿轮样感觉,则称之为"齿轮样强直"。肌强直最早发生在患侧的腕、踝,特别是患者劳累后,轻缓地被动运动腕关节、踝关节时可感到齿轮样肌张力增高。由于肌张力的增高，可给患者带来一系列的异常症状，如瞬目、咀嚼、吞咽、行走等动作减少。四肢、躯干、颈部肌强直可使患者出现特殊的屈曲体姿，表现为头部前倾、躯干俯屈、上肢肘关节屈曲、腕关节伸直、前臂内收、下肢髋及膝关节均略为弯曲。以下临床试验有助于发现轻微肌强直。

（1）令患者运动对侧肢体，被检肢体肌强直可更明显。

（2）头坠落试验　患者仰卧位，快速撤离头下枕头时头常缓慢落下，而非迅速落下。

（3）令患者把双肘置于桌上，使前臂与桌面成垂直位，两臂及腕部肌肉尽量放松，正常人此时腕关节与前臂约成90°屈曲，帕金森病患者腕关节或多或少保持伸直，俨若竖立的路标，称为"路标现象"。老年患者肌强直引起关节疼痛，是肌张力增高使关节血供受阻所致。

3. 姿势步态障碍

平衡功能减退，易跌跤。在疾病早期，走路时患侧下肢拖曳，逐渐变为小步态，起步困难，起步后前冲，愈走愈快，不能及时停步或转弯，称之为"慌张步态"。行走时上肢摆动减少或消失，转弯时因躯干僵硬，躯干与头部连带小步转弯，与姿势平衡障碍导致重心不稳有关，患者害怕跌倒，遇小障碍物也要停步不前。随疾病进展姿势障碍加重，晚期自坐位、卧位起立困难。目前对帕金森病患者这种固有的姿势反射障碍的机制尚无明确解释，有人认为该症状主要与苍白球经丘脑至皮质的传出环路损害有关。

4. 运动迟缓

随意动作减少，动作缓慢笨拙。早期表现为精细动作如解纽扣、系鞋带等动作缓慢，后逐渐发展为全身性动作缓慢，晚期因合并肌张力增高出现一系列特征性运动障碍症状，如起床、翻身困难，步行和变换方向时运动迟缓，面容呆板，双眼凝视，瞬目减少，俗称"面具脸"；口、咽、腭肌运动障碍，语速变慢，语音低调；写字时可呈"写字过小征"。帕金森病患者的运动缓慢或不能是致残的主要原因。

（二）非运动症状

（1）感觉障碍　疾病早期可出现嗅觉减退。中至晚期常有肢体麻木、疼痛。

（2）睡眠障碍　尤其是快速动眼睡眠期睡眠行为异常。有些患者可伴"不安腿综合征"。

（3）自主神经功能障碍　常见皮脂腺、汗腺分泌亢进引起脂颜、多汗，消化道蠕动障碍引起顽固性便秘，交感神经功能障碍导致体位性低血压等，括约肌功能一般不受累。

（4）精神和认知障碍　以抑郁多见，可出现焦虑、激动，有15%～30%的患者疾病晚期发生认知障碍乃至痴呆，以及幻觉、妄想及冲动控制障碍。

(三) 晚期并发症

1. 损伤

这是帕金森病不可忽视的并发症。随着病情的发展，震颤、僵直、协调功能障碍，会逐渐累及运动功能，路上的障碍物、冬天结冰及雨天湿滑的路面、厕所及浴室潮湿光滑的瓷砖地板，均容易跌跤，轻则软组织损伤，重则骨折甚至重要器官损伤。

2. 心理障碍和智力减退

多见于晚期患者。帕金森病表现的肢体震颤、僵直、动作笨拙以及缺乏面部表情而呈现的面具脸，兼之说话含混不清，语调单一，音量降低，流口水等，使患者感到有失大雅，心理上常有自卑感，不愿参加社会活动，不去公共场所，疏于人际交往。在治疗中及疾病发展过程中，还可见到失眠、焦虑、抑郁、痴呆等。

3. 消化系统并发症

主要由自主神经功能障碍引起，表现为：①营养障碍和水电解质紊乱，主要是咽部肌肉协调障碍导致吞咽困难、饮食及饮水减少有关。②食管扩张、假憩室形成、食管括约肌功能不良及胸骨后有烧灼感。③胃排空延迟，有人统计约占55%，表现为餐后饱胀、恶心、呕吐。④小肠运动功能不良，由此产生腹胀感。⑤结肠功能不良，主要表现为便秘，其高发生率（50%～67%）和顽固性给患者带来痛苦。

4. 尿频

这常成为帕金森患者求医的原因，尤其夜间尿频给患者带来不少麻烦。男性患者常合并前列腺增生，可导致排尿困难。女性患者因护理不周，尿便浸渍等，可造成泌尿系统反复感染直至肾功能损害。

5. 感染

这是帕金森病晚期危及生命的主要并发症。一般的呼吸道感染、发热都会使本病症状加重。患者由于免疫功能低下，感冒经常发生，并经常发展为支气管炎、肺炎、胃肠炎等。晚期卧床的患者，完全丧失生活自理能力，不能独立起坐，甚至不能自行翻身。兼之营养不良、皮肤受压，常致压疮。坠积性肺炎、吸入性肺炎、心力衰竭是晚期患者常见的并发症，最终可以导致死亡。感染、败血症是导致本病晚期死亡的重要原因。

6. 肢体挛缩、畸形、关节僵硬等

主要见于本病的晚期。故对早至中期患者应鼓励其多运动，晚期患者多做被动活动，以延缓肢体并发症。

7. 运动并发症

随着疾病进展，药物治疗效果会降低，逐渐出现剂末现象及运动波动症状。

(1) 剂末现象　服药后不久症状最轻，几小时后症状逐渐加重，一直到下一顿服药后，症状才又减轻。

(2) 开关现象　突然出现症状加重、全身僵硬、寸步难行，但未进行任何治疗，症状在数分钟后又突然消失。

(3) 异动症　出现自己无法控制的不自主动作，比如吐舌、歪嘴皱眉、甩手跺脚、扭头摆腰，甚至全身舞蹈样动作。

有资料统计，帕金森病晚期死亡的患者中，死于压疮、败血症者占50%，心力衰竭者28%，肺炎者14%，泌尿系感染者8%。

第二节　帕金森病的诊断与治疗

一、帕金森病诊断

时至今日，帕金森病仍然为一种不可治愈的疾病。但有越来越多的资料说明，对于帕金森病尽早地明确诊断并于早期进行医学、心理、社会等多方面的干预能够显著提高患者的生活质量和延长生存时间，因此对帕金森病标准的诊断和鉴别是至关重要的。诊断帕金森病，首先是症状诊断（运动或非运动），考虑是否符合帕金森综合征及其可能的原因，然后考虑是否符合帕金森病及其严重度。

(一) 帕金森综合征的诊断

帕金森综合征诊断的确立是诊断帕金森病的先决条件。必备运动缓慢，并至少存在下列一项特征。

(1) 肌肉僵直　表现于肢体、躯干、颈部等肌肉，手的轮替运动缓慢笨拙。

(2) 静止性震颤　由一侧肢体开始逐渐扩展至四肢，幅度中等以上。

(3) 姿势不稳（非原发性视觉、前庭、小脑及本体感受功能障碍造成）　头、躯干前倾，两手位置上移；当突然向后拉患者双肩时，患者后退站立不稳甚至跌倒。

(二) 帕金森病的诊断

一旦患者被明确诊断存在帕金森综合征表现，可按照以下标准进行帕金森病的临床诊断。

1. 支持诊断帕金森病必须具备下列 3 项或 3 项以上的特征

(1) 单侧起病。

(2) 静止性震颤。

(3) 逐渐进展。

(4) 发病后多为持续性的不对称性受累。

(5) 对左旋多巴的治疗反应良好（70%～100%）。

（6）左旋多巴导致的严重的异动症。

（7）左旋多巴的治疗效果持续 5 年或 5 年以上。

（8）临床病程 10 年或 10 年以上。

2. 下述症状和体征不支持帕金森病

（1）反复的脑卒中发作史，伴帕金森病特征的阶梯状进展。

（2）明确的脑炎史和（或）非药物所致动眼危象。

（3）在症状出现时，应用抗精神病药物和（或）多巴胺耗竭药。

（4）1 名以上的亲属患病。

（5）CT 扫描可见颅内肿瘤或交通性脑积水。

（6）接触已知的神经毒类。

（7）病情持续缓解或发展迅速。

（8）用大剂量左旋多巴治疗无效（除外吸收障碍）。

（9）发病 3 年后，仍是严格的单侧受累。

（10）出现其他神经系统症状和体征，如垂直凝视麻痹、共济失调，早期即有严重的自主神经受累，早期即有严重的痴呆，伴有记忆力、言语和执行功能障碍，锥体束征阳性等。

总之，帕金森病的诊断是非常困难的，不仅要有帕金森病的临床症状，还要排除其他疾病，需要经过一系列的检查，再结合患者的临床表现及病史来判断，所以建议大家怀疑是帕金森病，一定要到专业的帕金森病诊疗中心进行诊断，才能获得最准确、最有效的诊断，避免漏诊和误诊。

二、帕金森病治疗

（一）治疗原则

1. 综合治疗

帕金森病的运动症状会影响患者的工作能力和日常生活能力，非运动症状也会明显干扰患者的生活质量。因此，应对帕金森病的运动症状和非运动症状采取全面综合治疗。

2. 多学科治疗模式

帕金森病治疗方法和手段包括药物治疗、手术治疗、肉毒毒素治疗、运动疗法、心理干预、照料护理等。药物治疗作为首选，且是整个治疗过程中的主要治疗手段，手术治疗则是药物治疗不佳时的一种有效补充手段，肉毒毒素注射是治疗局部痉挛和肌张力障碍的有效方法，运动与康复治疗、心理干预与照料护理则适用于帕金森病治疗全程。

3. 全程管理

目前应用的治疗手段，无论药物或手术，只能改善症状，不能阻止病情的发展，更无法治愈。因此，治疗不仅立足当前，而且需长期管理，以达到长期获益。

(二) 药物治疗

帕金森病目前仍以药物治疗为主，恢复纹状体多巴胺与乙酰胆碱递质系统平衡。但药物治疗仅能改善症状，不能阻止疾病转归。

1. 用药原则

用药的原则以达到有效改善症状、避免或降低不良反应、提高工作能力和生活质量为目标。提倡早期诊断、早期治疗，不仅可以更好地改善症状，而且可能达到延缓疾病的进展。

(1) 从小剂量开始，缓慢递增，尽量用较小剂量取得满意疗效。

(2) 治疗方案个体化，根据患者年龄、症状类型和程度、就业情况、药物价格和经济承受能力等选择药物。

(3) 不应盲目加用药物，不宜突然停药，需终身服用。

(4) 权衡利弊，适当选择联合用药。

2. 帕金森病早期治疗

(1) 非药物治疗 早期帕金森病黑质纹状体系统存留的多巴胺神经元可代偿地增加多巴胺合成，多采用非药物治疗，包括认识和了解疾病、补充营养、加强运动康复、坚定战胜疾病的信心，以及社会和家人对患者的理解、关心与支持，尽量推迟药物治疗时间。若疾病影响患者日常生活和工作，需药物治疗。

(2) 药物治疗 一般开始多以单药治疗，但也可采用两种不同作用机制（针对多靶点）的药物小剂量联合应用，力求疗效更好、维持时间更长，而急性不良反应和运动并发症发生率更低。

① 复方左旋多巴（多巴丝肼、卡比双多巴）：左旋多巴是帕金森病药物治疗中最有效的对症治疗药物。然而，在大多数患者中，随着疾病进展和左旋多巴长期使用会产生运动并发症，包括症状波动和异动症。现有证据提示早期应用小剂量左旋多巴（400mg/d以内）并不增加异动症的产生；因此，早期并不建议刻意推迟使用左旋多巴，特别对于晚发型帕金森病患者或者运动功能改善需求高的较年轻患者，复方左旋多巴可以作为首选，但应维持满足症状控制前提下尽可能低的有效剂量。复方左旋多巴常释剂具有起效快之特点，而缓释片具有维持时间相对长，但起效慢、生物利用度低，在使用时，尤其是两种不同剂型转换时需加以注意。

② 多巴胺受体激动剂：有两种类型即麦角类和非麦角类，其中麦角类由于可能引起瓣膜病变的严重不良反应，临床已不主张使用，目前主要推崇采用非麦角类，并作为早发型患者病程初期的首选药物。包括普拉克索、罗匹尼罗、吡贝地尔、罗替高汀和阿扑吗啡。需要指出的是多巴胺受体激动药大多有嗜睡和精神

不良反应发生的风险，需从小剂量滴定逐渐递增剂量。在疾病早期左旋多巴和多巴胺受体激动药小剂量联合使用，充分利用两种药物的协同效应和延迟剂量依赖性不良反应，临床上现很常用，可能推迟异动症的发生。上述 5 种非麦角类药物之间的剂量转换为：普拉克索：罗匹尼罗：罗替高汀：吡贝地尔：阿扑吗啡＝1：5：3.3：100：10，因个体差异仅作参考。

③ 单胺氧化酶 B 型抑制药：包括第一代的司来吉兰常释片和口崩片（国内未上市）及第二代的雷沙吉兰，以及国内尚未上市的双通道阻滞剂沙芬酰胺、唑尼沙胺。对于帕金森病患者的运动症状有改善作用，同时在目前所有抗帕金森病药物中可能相对有疾病修饰作用的证据，主要推荐用于治疗早期帕金森病患者，特别是早发型或者初治的帕金森病患者，也可用于进展期的帕金森病患者的添加治疗。在改善运动并发症方面，雷沙吉兰相对于司来吉兰证据更充分。使用司来吉兰时勿在傍晚或晚上应用，以免引起失眠。

④ 儿茶酚-O-甲基转移酶抑制药：主要有恩他卡朋、托卡朋和奥匹卡朋以及与复方左旋多巴组合的恩他卡朋双多巴片。在疾病早期首选恩他卡朋双多巴片治疗可以改善症状，但是否能预防或延迟运动并发症的发生，目前尚存争议。在疾病中晚期添加该类药物治疗可以进一步改善症状。需指出的是恩他卡朋须与复方左旋多巴同服，单用无效，托卡朋每日首剂与复方左旋多巴同服，此后可以单用，一般每间隔 6 小时服用，但需严密监测肝功能。

⑤ 抗胆碱能药：国内有苯海索（安坦），主要适用于有震颤的患者，而对无震颤的患者不推荐应用。对 60 岁以下的患者，需告知长期应用可能会导致认知功能下降，所以要定期筛查认知功能，一旦发现认知功能下降则应停用；对 60 岁以上的患者尽可能不用或少用；若必须应用则应控制剂量。

⑥ 金刚烷胺：促进多巴胺在神经末梢释放，阻止再摄取，并有抗胆碱能作用，是谷氨酸拮抗药，可能有神经保护作用，可轻度改善少动、强直和震颤等，早期可单独或与安坦合用。药效可维持数月至 1 年，不良反应较少，如不安、意识模糊、下肢网状青斑、踝部水肿和心律失常等，肾功能不全、癫痫、严重胃溃疡和肝病患者慎用，哺乳期妇女禁用。也可用其衍生物盐酸美金刚烷。

3. 帕金森病中晚期治疗

对中晚期帕金森病患者的治疗，既要继续力求改善运动症状，又要妥善处理一些运动并发症和非运动症状。

（1）运动症状及姿势平衡障碍的治疗　疾病进入中晚期阶段，运动症状进一步加重，行动迟缓更加严重，日常生活能力明显降低，出现姿势平衡障碍、冻结步态，容易跌倒。力求改善上述症状则需增加在用药物的剂量或添加尚未使用的不同作用机制的抗帕金森病药物，可以根据临床症状学（震颤还是强直少动为突出），以及对在用多种药物中哪一药物剂量相对偏低或治疗反应相对更敏感的药物而增加剂量或添加药物。冻结步态是帕金森病患者摔跤的最常见原因，易在变换体位如起身、起步和转身时发生，目前尚缺乏有效的治疗措施，调整药物剂量或添加药物偶尔奏效，部分患者对增加复方左旋多巴剂量或添加单胺氧化酶 B 型抑制药和金刚烷胺可能奏效。此外，适应性运动康复、暗示治疗，例如步态和平衡训练、主动调整身体重心、踏步走、大步走、视觉提示（地面线条，规则图案或激光束）、听口令、听音乐或拍拍子行走或跨越物体（真实的或假想的）等可能有益。必要时使用助行器甚至轮椅，做好防护。随着人工智能技术的发展，智能穿戴设备以及虚拟现实技术在改善姿势平衡障碍、冻结步态方面带来益处。

（2）运动并发症的治疗　运动并发症（症状波动和异动症）是帕金森病中晚期阶段的常见症状，严重影响患者的生活质量，给临床治疗带来较棘手的难题。通过提供持续性多巴胺能刺激药物的手段可以对运动并发症起到延缓和治疗的作用。另外，调整服药次数、剂量或添加药物可能改善症状，以及手术治疗如脑深部电刺激亦有效。

（3）非运动症状的治疗　帕金森病的非运动症状涉及许多类型，主要包括睡眠障碍、感觉障碍、自主神经功能障碍和精神及认知障碍等。

① 睡眠障碍的治疗：60%～90%的帕金森病患者伴有睡眠障碍。睡眠障碍是最常见的非运动症状，也是常见的帕金森病夜间症状之一。睡眠障碍主要包括失眠、快速眼球运动期睡眠行为异常（RBD）、白天过度嗜睡和不宁腿综合征（RLS），其中约50%或以上的患者伴有睡眠行为异常。伴睡眠行为异常患者的处理首先是防护，发作频繁的话，可在睡前给予氯硝西泮或褪黑素，氯硝西泮有增加跌倒的风险，一般不作为首选。失眠和睡眠片段化是最常见的睡眠障碍，首先要排除可能影响夜间睡眠的抗帕金森病药物，如司来吉兰和金刚烷胺都可能导致失眠，尤其在傍晚服用者，首先需纠正服药时间。司来吉兰需在早、午服用，金刚烷胺需在下午 4 时前服用，若无改善，则需减量甚至停药。若与药物无关则多数与帕金森病夜间运动症状有关，也可能是原发性疾病所致。若与患者的夜间运动症状有关，主要是多巴胺能药物的夜间血药浓度过低，因此加用多巴胺受体激动药（尤其是缓释片）、复方左旋多巴缓释片、儿茶酚-O-甲基转移酶抑制药能够改善患者的睡眠质量。

② 感觉障碍的治疗：最常见的感觉障碍主要包括嗅觉减退、疼痛或麻木。90%以上的患者存在嗅觉减退，且多发生在运动症状之前多年，可是目前尚缺乏有效措施能够改善嗅觉障碍。40%～85%的帕金森病患者伴随疼痛，疼痛的临床表现和潜在病因各不相同，其中肌肉骨骼疼痛被认为是最常见的，疼痛可以是疾病本身引起，也可以是伴随骨关节病变所致。疼痛治疗的第一步是优化多巴胺能药物，特别是症状波动性的疼痛。如果抗帕金森病药物治疗"开期"疼痛或麻木减轻或消失，"关期"复现，则提示由帕金森病所致，可以调整多巴胺能药物治

疗以延长"开"期，约 30% 患者经多巴胺能药物治疗后可缓解疼痛。反之则由其他共病或原因引起，可以予以相应的治疗，如非阿片类（非甾体类抗炎药）和阿片类镇痛药（羟考酮）、抗惊厥药（普瑞巴林和加巴喷丁）和抗抑郁药（度洛西汀）。通常采用非阿片类和阿片类镇痛剂治疗肌肉骨骼疼痛，抗惊厥药和抗抑郁药治疗神经痛。

③ 自主神经功能障碍的治疗：常见的自主神经功能障碍包括便秘、泌尿障碍和体位性低血压等。对于便秘，摄入足够的液体、水果、蔬菜、纤维素或其他温和的导泻药，如乳果糖、龙荟丸、大黄片等能改善便秘；也可加用胃蠕动药，如多潘立酮、莫沙必利等；以及增加运动，同时需要停用抗胆碱能药。对泌尿障碍中的尿频、尿急和急迫性尿失禁的治疗，可采用外周抗胆碱能药，如奥昔布宁、溴丙胺太林、托特罗定和莨菪碱等；而对逼尿肌无反射者则给予胆碱能制剂（但需慎用，因会加重帕金森病的运动症状）；若出现尿潴留，应采取间歇性清洁导尿，若由前列腺增生引起，严重者必要时可行手术治疗。体位性低血压患者应增加盐和水的摄入量；睡眠时抬高头位，不要平卧；可穿弹力裤；不要快速地从卧位或坐位起立；首选 α 受体激动药米多君治疗，且最有效；也可使用屈昔多巴和选择性外周多巴胺受体拮抗药多潘立酮。

④ 精神及认知障碍的治疗：最常见的精神及认知障碍包括抑郁和（或）焦虑、幻觉和妄想、冲动强迫行为和认知减退及痴呆。首先需要甄别可能是由抗帕金森病药物诱发，还是由疾病本身导致。若是前者因素则需根据最易诱发的概率而依次逐减或停用如下抗帕金森病药物：抗胆碱能药、金刚烷胺、单胺氧化酶 B 型抑制药、多巴胺受体激动药；若仍有必要，最后减少复方左旋多巴剂量，但要警惕可能带来加重帕金森病运动症状的后果。如果药物调整效果不理想，则提示可能是后者因素，就要考虑对症用药。

（三）手术治疗

帕金森病早期对药物治疗效果显著，但随着疾病的进展，药物疗效明显减退，或并发严重的症状波动或异动症，这时可以考虑手术治疗。手术方法主要有神经核毁损术和脑深部电刺激术（DBS）。DBS 因其相对无创、安全和可调控性而成为目前的主要手术选择。手术靶点主要包括苍白球内侧核和丘脑底核，目前认为这两个靶点对震颤、强直、运动迟缓和异动症均有显著疗效，但丘脑底核-DBS 在显著减少抗帕金森病药物剂量上更具优势。术前对左旋多巴敏感可作为丘脑底核-DBS 治疗估计预后的指标，年龄和病程可作为丘脑底核-DBS 估计预后的指标，病程短的年轻患者可能较年长且病程长的患者术后改善更为显著。但同时需要强调的是，手术虽然可以明显改善运动症状，但并不能根治疾病；术后仍需应用药物治疗，但可减少剂量，同时需对患者进行优化程控，适时调整刺激参数。手术须严格掌握适应证，非原发性帕金森病的帕金森叠加综合征患者对手术无效，是手术的禁忌证。手术对肢体震颤和（或）肌强直有较好疗效，但对中轴症状如严重的语言吞咽障碍、步态平衡障碍疗效不显著，或无效，另外对一些非运动症状如认知障碍亦无明确疗效，甚至有可能恶化。

（四）康复与运动疗法

康复与运动疗法对帕金森病运动和非运动症状改善乃至对延缓病程的进展可能都有一定的帮助，特别是帕金森病患者多存在步态障碍、姿势平衡障碍、语言和（或）吞咽障碍等轴性症状，这些症状对于药物疗效甚微，但是可以从康复和运动疗法中获益。因此，康复治疗建议应用于帕金森病患者的全病程。临床上，可以根据不同的行动障碍进行相应的康复或运动训练，如健走、太极拳、瑜伽、舞蹈、有氧运动、抗阻训练等。国外已证明有效的帕金森病康复治疗包括：物理与运动治疗、作业治疗、言语和语言治疗以及吞咽治疗。需要注意的是，在进行康复和运动治疗时，安全性是第一位。另外，需要针对不同的患者特点制定个体化和适应性康复和运动训练计划；同时需要确保长期依从性，若能每日坚持，则有助于提高患者的生活自理能力，改善运动功能，并能延长药物的有效期。

（五）心理干预

临床上，除主要采用药物治疗外，心理干预十分必要。心理干预，特别是认知训练提供了一种可行的非药物治疗方案。目前，认知训练对改善帕金森病患者的认知功能障碍可能有益。认知行为治疗（CBT）对帕金森病合并抑郁治疗可能有效。同时，对于睡眠障碍，特别是失眠，认知行为治疗获得美国睡眠协会的推荐。因此，对帕金森病患者的神经-精神症状应予以有效的心理干预治疗，与药物应用并重，以减轻身体症状，改善心理精神状态，达到更好的治疗效果。

（六）照料护理

对帕金森病患者除了专业性药物治疗以外，科学的护理对维持患者的生活质量也是十分重要。科学的护理往往能对有效控制病情和改善症状起到一定的辅助治疗作用；同时更能够有效地防止误吸或跌倒等可能意外事件的发生。应针对运动症状和非运动症状进行综合护理，包括药物护理、饮食护理、心理护理及康复训练。向患者普及药物的用法和注意事项等从而有利于规范药物使用，避免药物不良反应的发生；定制针对性饮食方案改善患者营养状况和便秘等症状；及时评估患者的心理状态，予以积极引导，调节患者的负面情绪，提高患者生活质量，与家属配合，督促患者进行康复训练，以维持患者良好的运动功能，提高患者的自理能力。

第三节 帕金森病的科学管理

一、帕金森病患者的饮食管理

帕金森病多见老年人,同时合并自主神经功能紊乱,消化功能多有减退,胃肠蠕动乏力、痉挛,容易出现便秘及皮肤油脂分泌过多等症状。因此,应结合患者情况、饮食喜好,注意食品的配比结构以及花色品种的搭配。

(一)膳食结构科学合理,饮食营养均衡,保证总热量摄入

帕金森患者多为老年人,老年人基础代谢降低,对热量的总需求是逐渐下降的,但帕金森患者震颤明显时,消耗增加,所需热量常常高于同年龄段正常人,尤其是出现异动症的患者,每天需摄入热量相当于从事中等体力劳动的人所需耗能。根据患者年龄及活动量给予足够热量摄入,卧床患者一般需供给热量 1500~2000kcal,下床活动患者需 2000~2300kcal,仍从事体力劳动的轻型患者需热量 2400~3000kcal。

(1)经常适量吃奶类及豆类

① 适量蛋白质的摄入,每日每千克体重 0.8~1.0g,每日总量 40~50g。

② 蛋白质再分配饮食:对服用左旋多巴有症状波动的患者,建议将一日所需的大部分蛋白质放在晚上进食(早餐和午餐低蛋白饮食),饮食成分以 7 份碳水化合物 1 份蛋白质可提高左旋多巴的功效。

③ 老年帕金森病患者易发生骨质疏松及骨折,建议每晚喝 1 杯酸奶。

④ 经常食用蚕豆:蚕豆中含天然的左旋多巴,能延长左旋多巴药物的疗效。

(2)脂类 应以不饱和脂肪酸为主,胆固醇摄入量<300mg/d,但不需过分限制。有研究表明生酮饮食(高脂肪、低碳水化合物、适量蛋白质)对帕金森患者有改善症状、保护神经的作用,但高脂肪饮食对老年患者心脑血管系统带来了较高风险,需经过医生全面评估后,合理制定个性化方案。

(3)多吃谷物、蔬菜和瓜果 因其中含有丰富的维生素和微量元素以及促进肠蠕动的纤维素和果胶。通常每天吃 300~500g 谷物,300g 蔬菜瓜果。

(4)补充维生素 D 可根据血清总 25 羟-D 水平酌情补充。

(5)地中海式饮食 即一种富含水果、蔬菜、豆类、全谷物、家禽和鱼类,低饱和脂肪酸,适量酒精的饮食类型,可降低患者帕金森病的风险。

(6)适量喝水 建议每天摄入 6~8 杯水,总量在 2000~3000mL。可以适量喝绿茶或咖啡,因为其含有对神经分子有很强保护作用的物质,在一定程度上可以降低帕金森病发病率及延缓帕金森病症状的进展,对帕金森病患者是有益的。

(7)尽量避免刺激性食物,如辣椒等。要戒烟戒酒。

（8）食物应细软、易消化，便于咀嚼和吞咽，饮食宜清淡、少盐。

（二）注意饮食与帕金森药物代谢的关系

（1）左旋多巴（美多芭）

① 餐前1小时或餐后1.5小时服用。

② 避免高蛋白食物，服药期间若出现恶心症状，建议吃一些低蛋白质的食物如饼干、水果、果汁、干吐司、燕麦片等，喝姜汁也有缓解恶心、呕吐的效果。

（2）多巴胺受体激动药

① 多巴胺受体激动药尤其泰舒达胃肠道反应较大，建议餐后1～2小时服用。

② 避免进食时服用，老年患者胃肠道反应较敏感，可加用多潘立酮等药物以减轻胃肠道反应。

（3）单胺氧化酶-B抑制药（司来吉兰）早上和中午服用，避免同时食用咖啡。

（4）儿茶酚-O-甲基转移酶抑制剂（珂丹）

① 与美多芭同时服用，不能单独服用。

② 适当多饮水。

③ 密切监测肝功能。

（三）咀嚼、吞咽困难患者的饮食建议

（1）日常生活中可采取切碎、煮烂食物的方法，或使用料理机将食物打成糊状。

（2）咀嚼、吞咽功能训练

① 多吞咽口水，说话前记得先吞咽口水。

② 进食时少量、细嚼慢咽，每口食物吞咽2次。

③ 喝水时每次含半口水，分2～3次咽下，避免仰头饮水。

④ 使用吸管饮水时，不要吸得太急、太多，含进口内的吸管不宜过长。

⑤ 口内有食物、水时不要说话。

⑥ 患者进行进食训练时，应先从吞咽口水开始，然后少量饮水，确定无明显呛咳之后再过渡到稀汤、粥，最后尝试细软食物。

其实对于帕金森病患者饮食及生活方式方面国内外并无统一定论，具体选择哪种饮食需要结合个体的健康状况以及对食物的偏好灵活选择，营造良好饮食环境，保持心情愉悦，调整饮食及生活习惯，参加体育锻炼，从而延缓疾病进展，提高生活质量。

二、帕金森病患者的康复训练

康复训练对帕金森患者的作用是，促进神经元细胞轴突的再生、树突发芽及形成新的突触联系，从而建立起接近正常功能的新的神经网络。

（一）作业疗法

1. 目的

维持和改善上肢功能，提高日常生活自理能力，指导家属如何护理等。

2. 具体方法

（1）捏橡皮泥、编织、系绳带、螺栓和螺帽的组合再分开，使用打字机、电脑键盘等活动，能增加关节活动范围，改善手功能。

（2）训练穿衣裤、穿鞋袜、站立、行走、进食、洗脸、漱口、写字、梳头和大小便等，还有一些适当的家务劳动。

（二）运动疗法

运动疗法的原则是抑制不正常的运动模式，学会正常的运动模式。在运动疗法中，要体现个体化训练方案，训练过程中要充分调动患者的积极性，重视患者的主动参与，以提高疗效。

1. 放松和呼吸锻炼

找一个安静的地点，放暗灯光，将身体尽可能舒服地仰卧。闭上眼睛，开始深而缓慢地呼吸。腹部在吸气时鼓起，并想象气向上到达了头顶，在呼气时腹部放松，并想象气从头顶顺流而下，经过背部到达脚底，并想象放松全身肌肉。如此反复练习5～15分钟。还可以取坐位，背靠椅背，全身放松，将两手放于胸前做深呼吸。

2. 面部动作锻炼

帕金森病患者的特殊面容是"面具脸"，是由于面部肌肉僵硬，导致面部表情呆板，因此做一些面部动作的锻炼是必要的。

① 皱眉动作：尽量皱眉，然后用力展眉，反复数次。

② 用力睁闭眼。

③ 鼓腮锻炼：首先用力将腮鼓起，随之尽量将两腮吸入。

④ 露齿和吹哨动作，尽量将牙齿露出，继之做吹口哨的动作。

⑤ 对着镜子，让面部表现出微笑、大笑、露齿而笑、噘嘴、吹口哨、鼓腮等。

3. 头颈部的锻炼

帕金森病患者的颈部往往呈前倾姿势，非常僵硬，许多人以为是颈椎病造成的。如果不注意颈部的运动和康复，容易加重姿势异常，表现为驼背日益严重。

但要注意，由于帕金森病患者多为老年人，多伴有程度不同的颈椎病。因此，在进行下述锻炼时一定要循序渐进，逐步加大动作幅度，运动时动作要缓慢轻柔。

① 上下运动：头向后仰，双眼注视天花板约 5 秒，然后头向下，下颌尽量触及胸部。

② 左右转动：头面部向右转并向右后看大约 5 秒，然后同样的动作向左转。

③ 面部反复缓慢地向左右肩部侧转，并试着用下颌触及肩部。

④ 左右摆动：头部缓慢地向左右肩部侧靠，尽量用耳朵去触到肩膀。

⑤ 前后运动：下颌前伸保持 5 秒，然后内收 5 秒。

4. 腰部的锻炼

患者可以取站立位双腿分开同肩宽，左胳膊要弯曲放在腰上，而右胳膊可以高举过头，然后缓慢地向左侧弯曲，保持 5 秒再恢复，然后可以换成右胳膊来进行锻炼。

5. 上肢及肩部的锻炼

① 患者可以站立位，双手在体前交叉，手心朝里，然后两臂向身体两侧甩起，至头部上方时屈肘，使两手搭肩，然后两臂伸直，往下甩，放在体侧。

② 双手向后在背部扣住，反掌外推，同时挺胸收腹，坚持 10 秒后恢复。

③ 双手叉腰，然后缓慢地向上移动，从腰部到腋下，再从腋下到腰部。

④ 双臂伸直，向前平举，然后缓慢而有力地做水平的扩展动作，再双臂伸直上举，并缓慢而有力地向后摆动，两肩尽量向耳朵方向耸起，然后尽量使两肩下垂。

⑤ 伸直手臂，高举过头并向后保持 10 秒。

⑥ 手臂置于头顶上，肘关节弯曲，用双手分别抓住对侧的肘部，身体轮换向两侧弯曲。

以上每项动作重复 5~10 遍。

6. 手部的锻炼

帕金森患者的手部关节众多，容易受肌肉僵直的影响。患者的手往往呈一种奇特屈曲的姿势，掌指关节屈曲，导致手掌展开困难；而其他手指间的小关节伸直，又使手掌握拳困难。针对这种情况，患者应该经常伸直掌指关节，展平手掌，可以用一只手抓住另一只手的手指向手背方向掰压，防止掌指关节畸形。还可以将手心放在桌面上，尽量使手指接触桌面，反复练习手指分开和合并的动作。为防止手指关节畸形，可反复练习握拳和伸指的动作。

7. 下肢的锻炼

① 双腿稍分开站立，双膝微屈，向下弯腰，双手尽量触地。

② 左手扶墙，右手抓住右脚向后拉维持数秒，然后换对侧下肢重复。

③ "印度式盘坐"：双脚掌相对，将膝部靠向地板，维持并重复。

④ 双脚呈"V"形坐下，头先后分别靠向右腿、双脚之间和左腿，每个位置维持 5~10 秒。

8. 步态的锻炼

步态锻炼时要求患者双眼直视前方，身体直立，起步时足尖要尽量抬高，先足跟着地再足尖着地，跨步要尽量慢而大，双上肢尽量在行走时作前后摆动。其关键是要抬高脚和跨步要大。锻炼时最好有其他人在场，可以随时提醒和改正异常的姿势。

9. 平衡锻炼

帕金森病患者表现出姿势反射的障碍，行走时快步前冲，遇到障碍物或患者突然停步的时容易跌倒，通过平衡锻炼能改善症状。双足分开 25~30cm，向左右、前后移动重心，并保持平衡。躯干和骨盆左右旋转，并使上肢随之进行大的摆动，对平衡姿势、缓解肌张力有良好的作用。

10. 语言的锻炼

（1）舌运动的锻炼　舌头重复地伸出和缩回；舌头在两嘴间尽快地左右移动；围绕口唇环行尽快地运动舌尖；尽快准确地说出"拉—拉—拉""卡—卡—卡""卡—拉—卡"，重复数次。

（2）唇和上下颌的锻炼　缓慢地反复做张嘴闭嘴动作；上下唇用力紧闭数秒钟，再松弛；反复做上下唇撅起，如接吻状，再松弛；尽快地反复做张嘴闭嘴动作，重复数次；尽快说"吗—吗—吗……"；休息后再重复。

（3）朗读锻炼　缓慢而大声地朗读一段报纸或优美的散文。最好是朗读诗歌、唐诗、宋词或者现代诗歌，可以根据自己的喜好来选。

（三）理疗

1. 低频重复经颅磁刺激

帕金森病患者发生退行性变的神经核团位于黑质纹状体系统，而大脑皮质功能处于相对兴奋状态。磁刺激仪发出的刺激通过电容器快速放电至线圈时可产生时程极短的强大脉冲磁场，通过帕金森病患者的皮肤和颅骨，抑制大脑皮质，提高大脑静息阈值、降低兴奋性，从而达到治疗的目的。

2. 经颅直流电刺激

经颅直流电刺激是一种非侵入性、利用弱电流（1~2mA）调节大脑皮质神经元活动的技术。作为一种新型的技术，虽然还不是十分完善，但是其治疗帕金森病非运动症状的效果还是很明显的。经颅直流电刺激治疗帕金森病的原理，目前认为是经颅直流电刺激引起了大脑神经元的电位变化，使神经元得以修饰，从而起到调节大脑皮质神经元兴奋性、促进神经重塑和修复、改善脑部供血等作用。经颅直流电刺激方法，对于帕金森患者在睡眠、认知状态等方面的改善有很大的作用。

三、帕金森病患者的心理疏导

（一）帕金森病患者的心理问题

1. 焦虑和抑郁

抑郁是帕金森病患者主要的情绪障碍，对患者的预后、依从性、自我照料能力及生活质量等产生明显的负面影响。典型的抑郁症状是情绪低落、思维迟缓和意志活动减退，即"三低症状"。同时患者常常对自身的健康和客观情况作出过分严重的估计，认为病情严重，难以治愈，或由于长时间治疗仍未达到理想的治疗效果，急于求成，产生了焦虑情绪，表现为坐立不安，怨天尤人，反复找人诉说，有的甚至彻夜难眠。

2. 恐惧和脆弱

患者因害怕疼痛拒绝活动关节、拒绝康复锻炼，有的患者甚至在活动前就开始紧张、害怕。原因在于患者出现肢体功能障碍后，生活不能自理，大小便需要别人料理，一切求助于人，因而感到自己没有用，产生自卑，不愿别人看到自己的样子，不愿出门，怕见朋友和同事，害怕去公共场所等。同时患者的心理承受力变差，很小的一件事都能引起强烈的情绪波动，每当别人提起往事、工作及家人的情况，患者会表现出强烈的情绪波动。另外，患者在心理上对家人的情感产生很大的依赖性，每当与家人见面或分手时都有情绪波动，对家人的言行也很敏感，有时很善意的话和行为都能引起患者较强的负性情绪反应

3. 行为依赖、意志力差

帕金森病患者在单纯的药物治疗已经无法控制症状并出现严重的并发症后，家人对患者的生活过分关照和保护，导致患者在生活方面完全依赖他人，行为的主动性和积极性较差。有的患者几乎没有主动行为，甚至连吃饭，大小便这些本能行为也完全处于被动的状态，让他们去完成一个非常简单的动作都很困难，人们常把患者的这种消极、被动行为归因于帕金森病的病情所致，而忽视了心理方面的原因。

（二）如何做好心理护理

（1）积极为患者介绍相关疾病知识，帮助患者认识自己所患疾病的原因、表现、治疗和规律。将治疗、用药及有关疾病的常识告知患者，使之了解病情，配合治疗。

（2）除了合理的用药治疗，还需要家人、朋友给予患者更加充分的关心和爱护，主动与患者沟通，为他们建立愉快的工作生活氛围，让患者感到轻松。同时护理人员要加强自身的心理学修养，讲究语言艺术，在临床护理工作中要深入细致，认真观察病情变化和患者心理活动，掌握患者心理特征的形成和心理活动的

规律，有的放矢地进行心理护理。

（3）积极鼓励患者主动运动，如吃饭、穿衣、洗漱等，不要什么都替患者去做；让患者觉得自己是个有用的人，不依赖别人，减轻内心负罪和愧疚感。

（4）对于长期患病，出现抑郁、焦虑情绪的患者，进行心理量表测评。测评分值较高的患者，应给予适当的抗焦虑、抗抑郁类精神药物治疗。应积极地鼓励患者，为其创造良好的治疗和休养环境。

（5）帮助患者树立战胜疾病的信心。帕金森病的病程长，且随着时间逐渐加重，患者精神会产生一定的压力。做好心理护理，克服患者悲观失望、焦急烦恼等消极情绪，树立正确生死观，同疾病作斗争，保持心态平衡对病情的控制至关重要。

四、帕金森病患者用药管理

（一）帕金森病治疗药物的不良反应

（1）左旋多巴和复方左旋多巴的不良反应可分为周围性和中枢性两类。周围性不良反应多发生在服药后近期，表现为中枢神经以外各系统的症状，如恶心、呕吐、厌食、腹痛、心悸、心律失常、体位性低血压、尿失禁或尿潴留、血尿素氮增高等，因周围各组织中多巴胺过多引起。复方左旋多巴对周围性不良反应相对较轻。中枢性不良反应可有失眠、不安、抑郁、幻觉、妄想等精神症状；各种不随意运动，如舞蹈、手足徐动样动作以及运动症状波动现象等。后者可有开关现象是指突然的不能活动和突然的行动自如，可在几分钟至几十分钟内交替出现。以上的神经症状多在长期治疗中出现，有的患者因严重副作用而被迫停药。

（2）多巴胺受体激动药　可与左旋多巴合用或在左旋多巴失效时应用。主要不良反应有恶心、呕吐、厌食、便秘、嗜睡、失眠、心慌、体位性低血压等。

（3）金刚烷胺　能加强突触前合成和释放多巴胺，减少多巴胺的重吸收，尚有抗胆碱能作用。可与抗胆碱能药或左旋多巴合用。不良反应有恶心、失眠、头痛、精神错乱、肝肾功能损害、双下肢网状青斑、水肿等，癫痫患者忌用。

（4）抗胆碱能药物　如苯海索、东莨菪碱等，可引起头晕、口干、视物模糊、便秘、幻觉、记忆力下降等。

（二）应用帕金森病治疗药物的注意事项

（1）左旋多巴或复方左旋多巴应小剂量开始，缓慢增加剂量，一般在每天餐前1小时或餐后1.5小时服用，可以保证药物充分吸收，并发挥最大的效果。每天服药时间应该相对固定，注意避免在每次吃药之前，进食过多高蛋白食物，如牛奶、豆浆、鱼类和肉类。服药期间不宜与维生素B_6、A型单胺氧化酶抑制药如吩噻嗪类、萝芙木类以及利眠宁、地西泮等药合用。凡有严重肝、肾、心功能障碍、精神病患者、青光眼、溃疡病时忌用。

（2）服用司来吉兰应从小剂量用起，缓慢加量，因其会影响睡眠，因此应尽量在早饭后、中饭后两个时间点服用。服药期间如果出现幻觉、头晕、睡眠障碍，请及时就医。

（3）即使症状相似，每个人的病情也可能存在差异。因此，帕金森病的治疗需要严格遵照医嘱，切忌自行调整治疗药物。

（4）如果忘记服药，若及时想起，则立即补上漏服的剂量。若已经快到下次服药时间，则无需再补，只需继续服药即可。任何情况下都不要加倍服药，一定要按时服药，必须严格按照医嘱服药才有效。若经常忘记服药，一定要告诉医生。

（5）帕金森病需长期甚至终身服药以控制症状，病情平稳时可在医生指导下缓慢减少药物剂量或换用其他副作用小的药物，但不应停药，尤其服用左旋多巴不能突然停药。

（6）如果出现运动并发症，建议及时去帕金森病专科就诊。有运动并发症的，建议详细记录开始治疗时间、用药时间、药物疗效维持时间、运动并发症开始时间和变化情况，以便为医生诊疗提供线索。

(三) 患者及家属记录用药情况

包括药名、用药剂量、用药时间、症状缓解方式、症状缓解时间、药物副作用及出现时间、类型等。

五、帕金森病患者的健康教育

1. 饮食指导

给予高热量、高维生素、低盐、低脂、适量优质蛋白的易消化饮食，必要时给予流质、半流质、软食或鼻饲饮食。

2. 安全指导

指导患者避免登高和操作高速运转的机器，不要单独使用煤气及锐利器械，防止受伤。睡觉时应上好床栏，以防坠床。下床活动及如厕时穿防滑拖鞋，以防跌倒、滑倒等意外。避免让患者进食带刺的食物和使用易碎的器皿。对于有饮水呛咳、吞咽困难者，药物及食物应磨碎，以利于吞咽，进食时给予坐位或半坐位，食物可选糊状食物。外出时需要专人陪伴，尤其是精神智能障碍者，其衣服口袋内要放置写有患者姓名、住址和联系电话的"安全卡片"或佩戴手腕识别卡，以防走失。天冷时，尽量不给予热水袋，以防烫伤，可添衣保暖，或热水应低于50℃。

3. 照顾指导

帕金森病为无法根治的疾病，病程长达数十年，家庭成员身心疲惫，经济负担加重，容易产生无助感。医护人员应关心患者家属，倾听他们的感受，理解他们的处境，尽力帮他们解决困难，走出困境，以便给患者更好的家庭支持。照顾者应关心体贴患者，协助进食、服药，照顾日常生活，督促患者遵医嘱正确服药防止错服、漏服，细心观察，积极预防并发症和及时识别病情变化。

4. 生活指导

（1）穿着　选择容易穿脱的拉链衣服，拉链与纽扣可用尼龙粘链代替，尽量穿不用系鞋带的鞋子。

（2）洗浴　卫生间或浴室附近要有扶手，在浴盆内或淋浴池板上铺上一层止滑的东西如橡胶垫，并可在浴盆内放置一张矮凳，以便让患者坐着淋浴。

（3）进餐　因为患者肌肉不协调，不要催患者快吃快喝。在患者的碗或盘子下放一块橡皮垫以防滑动。

（4）姿势及转移　很多患者起床都会有困难，教会其起床时先屈起一条腿，将臀部移至床边，慢慢把两条腿放下床，然后用手支撑起躯干，在床边坐好。也可在床边绑一条布带，方便借力，将自己拉起来，再坐到床边。

（5）家具安全　常用的桌子、柜子的尖角，应该用防撞护具包起来。患者坐的椅子高度应和患者小腿接近，必须牢靠。

（6）预防感染　由于本病患者容易患支气管炎或肺炎，因此，在出现咳嗽或发热时要马上处理，免得严重感染随之而至。晚期卧床患者应定期翻身叩背，预防肺部感染。

（7）预防便秘　鼓励患者增加身体活动，饮足够的水，在每天饮食中增加纤维性物质如蔬菜等，必要时用通便药物。

（8）进行适当的体育锻炼　运动有助于提高力量、耐力、肌肉张力和灵活度，也有助于帕金森病患者保持积极健康的心态。

（9）保证充足的睡眠，预防受凉感冒。

5. 康复指导

鼓励患者维持和培养兴趣爱好，坚持适当的运动和体育锻炼，做力所能及的家务等，可以延缓身体功能障碍的发生和发展，从而延长寿命，提高生活质量，患者应树立信心，坚持主动运动，如散步、打太极拳等，保持关节活动的最大范围，加强日常生活动作训练，进食、穿脱衣服等应尽量自理，卧床患者应协助活动关节和按摩肢体，预防关节僵硬和肢体挛缩。

6. 自我修饰指导

指导患者进行如鼓腮、伸舌、噘嘴、龇牙、吹吸等面肌功能训练，可以改善面部表情和吞咽困难，协调发音，督促进食后及时清洁口腔，随身携带纸巾擦净口角溢出的分泌物，注意保持个人卫生和着装整洁等，以尽量维护自我形象。

7. 皮肤护理指导

帕金森病患者因震颤和不自主运动，出汗多，易造成皮肤刺激和不舒适感，皮肤抵抗力低，这可导致破损和继发皮肤感染，应勤洗勤换，保持皮肤卫生，中晚期患者因运动障碍，卧床时间多，应勤翻身勤擦洗，防止局部皮肤受压和改善全身血液循环，预防压疮。

8. 心理指导

创造良好的亲情和人际关系氛围，以减轻心理压力，避免情绪紧张激动。鼓励患者表达心理感受，及时了解患者的身体健康状况，对因疾病所造成的心理负担给予及时正确的疏导。

9. 就诊指导

定期门诊复查。复诊时，带齐之前病例、检查报告，及时将病情变化以及药物副作用等信息反馈给医生，如实回答医生有没有按时服药、是否服用过其他药物，与医生讨论药物治疗方案是否合理、是否需要调整治疗，动态了解病情变化。当患者出现发热、外伤、骨折和运动障碍、精神智能障碍加重时及时就诊。若无以上情况，建议每3个月复诊一次。

目前还没有彻底治愈帕金森病的方法。无论是药物治疗还是手术治疗，只能改善帕金森患者的症状，并不能阻止病情的发展，更无法治愈。因此，治疗不仅要立足当前，还需要长期管理，以达到长期获益。

（杨雪琴　刘美蓉　许江林）

第四章 阿尔茨海默病

第一节 疾病常识

痴呆是指 18 岁以后的任何原因造成的智力减退，本病在 40 岁之前发病少见，60 岁之后发病率上升。需要注意的是痴呆与精神发育迟滞的区别。痴呆是由于任何原因造成的获得性的智力减退，也就是说在 18 岁以后任何原因使原来的智力减退。而精神发育迟滞是指 18 岁以前任何原因造成的患者的智力发育不全，也就是说智力没有达到正常人的水平。一般情况下，18 岁作为一个界限，18 岁之前，任何原因出现的智力减退就是精神发育迟滞，而 18 岁之后任何原因造成的获得性的智力减退，叫作痴呆。发生于 60 岁之后的痴呆叫老年痴呆。

老年痴呆是一种综合征，主要表现为识别能力低和记忆衰退，患者神经意识清醒但精神功能衰退，是大脑退行性改变的一种疾病。越来越多的人对"老年痴呆"一词不再陌生，但很多人对该疾病的认识还不深刻，认为痴呆是自然衰老的结果，没必要治疗。其实，重视早期预防、在发病初期对患者进行干预治疗是不可忽视的。老年痴呆按病因一般可以分为阿尔茨海默型老年痴呆、血管型痴呆、混合型痴呆和一些其他原因引起的痴呆。在所有种类的老年痴呆中，以阿尔茨海默病最为常见，一直是各国研究的重点之一。

一、阿尔茨海默病的定义

阿尔茨海默病（Alzheimer's disease，AD）是一种由于大脑的神经细胞死亡而造成的神经变性疾病。多起病于老年期，潜隐起病，病程缓慢且不可逆，临床上以智能损害为主。起病在 65 岁以前者旧称老年前期痴呆，或早老性痴呆，多有同病家族史，病情发展较快，颞叶及顶叶病变较显著，常伴有失语和失用。阿尔茨海默病会严重影响患病老年人的基本生活，属于危害极大的老年精神疾病，目前还没有一种能够完全治愈阿尔茨海默病的药物和手段，所有用来治疗的药物只能是对早至中期的病情进行控制和干预，以延缓病症的加重。除了需要高昂的药物费用，还需要雇佣专业保姆护理，家属可能还需留守一人全天候照顾，避免患者出门走失、与人冲突、发生伤害或意外等，因此阿尔茨海默病也被称为最昂贵的疾病。

二、全球阿尔茨海默病现状

随着人类寿命的延长和老龄化进程的加速，阿尔茨海默病的患病率明显升高，已成为全球最为重要的公共卫生问题之一。目前全球大约有5000万的阿尔茨海默病患者，预计到2050年，这一数字可能会增加至1.5亿，阿尔茨海默病将会成为人类社会的流行病。2020年世界卫生组织发布的《2019年全球卫生估计报告》显示，在过去20年，全球十大死因中，以阿尔茨海默病为代表的痴呆症已跻身全球十大死因之第五位。《世界阿尔茨海默病2018年报告》显示，每3秒，全球就会新增一位痴呆症患者。

据不完全统计，65岁以上人群中患重度阿尔茨海默病的比率达4.8%，到80岁此比率则上升到15%~20%。据估计，我国现有900万左右的阿尔茨海默病患者，预计到2050年，我国阿尔茨海默病患者将达到4000万，给全社会带来了极其沉重的负担。此外，阿尔茨海默病患者离家后走失的情况更多，由于他们身上没有任何证件，甚至不记得自己的住址和姓名，致使不少患者在户外发生意外。由于阿尔茨海默病患者基本生活自理能力下降，他们需要长期全天候家庭照护和社会保健服务，给家庭和社会带来沉重的经济负担和照护负担。因此国家需加大相关方面的投入和支持，加强普及宣传阿尔茨海默病的相关公共卫生知识，以期预防阿尔茨海默病的发生，减轻阿尔茨海默病给我国社会和经济可持续发展带来的压力。

三、阿尔茨海默病影响因素

阿尔茨海默病是一种复杂的多因素疾病，其发病的危险性是由遗传和环境因素及其相互作用共同决定的。

（一）不可控危险因素

1. 年龄

阿尔茨海默病的患病率随年龄的增长几乎成倍的增长，这已是一个不争的事实。相关的流行病学调查已经非常清楚地显示这一点。所以年龄因素是阿尔茨海默病很重要的危险因素。但这并非意味着年龄大就一定会患阿尔茨海默病。

2. 性别

相关的流行病学调查及研究资料显示，女性患病率高于男性。但是，需要大家清楚一点，因为阿尔茨海默病的患病率的性别差异，可能部分归因于女性寿命更长的原因。

3. 遗传

痴呆的阳性家族史是阿尔茨海默病公认的危险因素，提示遗传因素在阿尔茨海默病患者中起着重要的作用。

（二）可控危险因素

1. 血管危险因素

（1）高血压病　高血压病被认为是阿尔茨海默病的独立危险因素之一，但确切机制尚不明确，多数认为高血压病能够导致多种心血管疾病，或者影响脑内病理变化，如导致神经原纤维缠结增多，进而与阿尔茨海默病的发生有关。

（2）糖尿病　糖尿病也是阿尔茨海默病的危险因素之一，糖尿病控制不佳患者及糖尿病病程较长者均与更大幅度的认知功能下降有关。此外，糖尿病相关并发症（例如糖尿病肾病、糖尿病视网膜病变）也会增加患痴呆的风险。

（3）血脂异常　流行病学研究证实中年期高胆固醇水平是痴呆的独立风险因素。中年期血清总胆固醇水平高者，阿尔茨海默病发病风险是总胆固醇水平正常者的2.8倍。同时血脂异常与脑内神经炎性斑块的形成等神经退行性病理变化以及血脑屏障的完整性有关，这些都是导致阿尔茨海默病发生的可能机制。

（4）超重或肥胖　有研究表明，与正常身体质量指数（$BMI<25kg/m^2$）者相比，中年期超重（$BMI\geqslant25$ 且 $<30kg/m^2$）使阿尔茨海默病发病风险升高了1.1倍，肥胖（$BMI\geqslant30kg/m^2$）使阿尔茨海默病的发病风险升高了2.1倍，这可能与脂肪组织产生大量细胞因子激活炎症反应以及胰岛素抵抗有关。然而老年期肥胖与阿尔茨海默病之间的关系较为复杂，多项研究认为老年期体重减轻与痴呆的发病风险升高有关，而且与正常人群相比，阿尔茨海默病患者中体重减轻的发生率更高，造成这种现象的原因目前尚未明确。

（5）吸烟与有害饮酒　有研究证实吸烟能够使阿尔茨海默病的发病风险升高56%，且多项临床研究也得出了类似的结论。出现这种现象的原因可能是，吸烟使自由基的产生增多、激活脑内的氧化应激反应从而导致脑内的病理改变。有害饮酒也与阿尔茨海默病发病有关，有研究表明中年期频繁饮酒的APOE4等位基因携带者患痴呆的风险是不饮酒的非携带者的3.6倍。

（6）多种血管危险因素的联合作用　事实上，高血压病、糖尿病、血脂异常、吸烟、超重或肥胖等血管危险因素常同时存在。有研究表明，存在3种或以上危险因素的人的阿尔茨海默病发病风险是无危险因素的人的3.4倍。

（7）心血管疾病　心血管疾病也是阿尔茨海默病的可控危险因素之一。有脑卒中史的老年人阿尔茨海默病发病风险是无脑卒中史者的2倍。心血管疾病也与阿尔茨海默病发病密切相关，其中老年期伴有房颤病史患者的阿尔茨海默病发病风险是无房颤病史者的2.5倍。

2. 社会心理因素

（1）低教育程度　文盲或者低文化程度是阿尔茨海默病患病率和发病率的重要的预测因素。一般来说，低文化程度是指受教育程度低于6～8年。通常认为早期的文化教育可能通过增强大脑的功能储备而延缓阿尔茨海默病症状的出现。

(2) 抑郁状态　有研究表明有早发抑郁症病史的患者的阿尔茨海默病发病风险是无抑郁症者的 3.8 倍，迟发性抑郁症者为 2.3 倍。这可能是由于抑郁状态过度激活下丘脑-垂体-肾上腺轴，长时间暴露在糖皮质激素中导致海马体积减小，进而促使阿尔茨海默病发生。

(3) 睡眠障碍　睡眠障碍与阿尔茨海默病的发生可能存在双向关联。失眠是阿尔茨海默病的危险因素之一，失眠患者阿尔茨海默病发病风险是无失眠者的 1.5 倍。睡眠呼吸障碍者阿尔茨海默病的发病风险是无睡眠呼吸障碍者的 1.58 倍。

(4) 其他　已有多项临床研究表明包括嗅觉、听觉和视觉系统在内的感觉系统的异常能够增加阿尔茨海默病患病风险，而且可能在阿尔茨海默病临床症状出现之前就已经存在。大量流行病学研究证实脑外伤史与阿尔茨海默病具有相关性，中重度脑外伤史是阿尔茨海默病发病的重要危险因素。其中伴有意识丧失的脑外伤可使阿尔茨海默病发病风险升高 82%，这可能与脑外伤导致的神经炎症反应、弥漫性脑损伤等有关。

(三) 保护因素

保护因素是指能够预防或者延缓痴呆出现的因素。

1. 非甾体抗炎药

阿司匹林、布洛芬等都属于非甾体抗炎药，有人发现这些药物可以提高痴呆患者的认知功能水平。这可能与这些药物减少患者的脑部的炎症有关系。

2. 雌激素

女性患者的阿尔茨海默病的发病率和患病率更高，这部分原因是女性寿命更长，同时有人推测也可能跟更年期以后女性患者体内的雌激素大幅度下降有关系。在美国有很多妇女在更年期以后为了保持自己的青春或者防止骨质疏松，采用口服雌激素的替代疗法，当然国内有人也在进行这种替代疗法。有人发现这一部分采用雌激素进行替代治疗的妇女，在一定的条件下，痴呆的发病率的确要低，这说明雌激素可能是阿尔茨海默病的保护性因素。

3. 智能型职业

智能型职业主要是因为长期大量用脑，可以增加一些智力的储备，从而延缓痴呆的出现。

四、阿尔茨海默病特征性病理改变

阿尔茨海默病病理学特征具有特征性表现，通常见于以下几种情况。

(1) 老年斑　患者脑内有类似于老年斑的病理改变，只是与体表老年斑不同，是在显微镜下观察到酷似老年斑形态。

(2) 神经纤维缠结　即神经纤维无序状缠绕，异常神经丝、神经纤维缠结，会导致脑萎缩，神经功能紊乱。

（3）Aβ 的沉积　即 β-淀粉样蛋白的积聚，同时可以观察到过度活动的磷酸化 Tau 蛋白，是阿尔茨海默氏病重要发病机制之一。正常人有 α-淀粉样蛋白、β-淀粉样蛋白、γ-淀粉样蛋白，但阿尔茨海默病患者 β-淀粉样蛋白较多，形成 Aβ 的积聚，沉积在脑实质内，激发脑萎缩，导致神经元凋亡，神经细胞减少。

其中老年斑和神经纤维缠结因为涉及阿尔茨海默病的病理生理和病因，是阿尔茨海默病研究的热点之一。

五、阿尔茨海默病的病因和可能的发病机制

阿尔茨海默病是涉及多种病理生理变化的慢性复杂疾病，发病机制多元化。主要包括基因突变假说、β-淀粉样蛋白级联假说、Tau 蛋白假说、胆碱能损伤假说、氧化应激和自由基损伤假说、线粒体损伤假说、钙代谢平衡失调假说、雌激素缺乏假说以及神经炎症假说等。

1. 基因突变假说

阿尔茨海默病根据发病原因可分为家族性阿尔茨海默病（FAD）和散发性阿尔茨海默病（SAD）。

（1）家族性阿尔茨海默病　占阿尔茨海默病的 10% 以下。目前研究发现，与家族性阿尔茨海默病相关的基因突变主要有淀粉样蛋白前体（APP）基因、早老蛋白 1（PSEN1）基因和早老蛋白 2（PSEN2）基因，这些基因突变与阿尔茨海默病的发生密切相关。

（2）散发性阿尔茨海默病　占阿尔茨海默病的 90% 以上。研究发现，位于 19 号染色体的载脂蛋白 E（ApoE）基因与散发性阿尔茨海默病关系密切。APOE4 携带者是散发性阿尔茨海默病的高危人群。根据全基因组关联分析，目前有 20 多种基因与散发性阿尔茨海默病存在关联。

综合以上分析，基因突变在阿尔茨海默病的发生发展过程中扮演着重要的角色。

2. β-淀粉样蛋白级联假说

此假说是阿尔茨海默病目前最流行的假说。该学说认为，β-淀粉样蛋白在脑内沉积，在阿尔茨海默病的发病过程中起着至关重要的枢纽作用。一般在正常生理条件下，Aβ 的生成与清除处于一个动态平衡的过程。但是在病理情况下，Aβ 生成增多或者清除减少，导致平衡被打破，Aβ 过度沉积在脑内，从而引起了一系列的病理过程，比如氧化应激、神经原纤维缠结、线粒体功能障碍等。这些病理过程反过来又可以使 Aβ 增多，如此便形成了级联式的放大效应。

3. tau 蛋白假说

神经原纤维缠结是阿尔茨海默病的主要病理改变，它是由神经原纤维异常聚

集而形成的，其主要成分是高度磷酸化的 Tau 蛋白。正常情况下，Tau 蛋白与微管蛋白相互作用从而起到稳定微管的作用。目前普遍认为，当 Tau 蛋白发生高度磷酸化时，可以从微管中解离出来，失去对微管的稳定作用，导致物质运输受损、神经纤维退化，从而引起阿尔茨海默病。

4. 胆碱能损伤假说

一般认为阿尔茨海默病的核心症状记忆减退是由于乙酰胆碱缺失引起的，这种假说的依据可能有以下几个方面。

① 阿尔茨海默病患者存在广泛的胆碱能神经元的变性和脱失。

② 很多确诊的阿尔茨海默病患者，脑中的乙酰胆碱及其合成酶乙酰胆碱转移酶水平低下。

③ 东莨菪碱和阿托品这些胆碱受体的拮抗剂可引起正常青年人记忆和认知功能的减退。

④ 胆碱酯酶抑制剂（包括毒扁豆碱）能够逆转东莨菪碱引起的记忆减退。

因为这几方面的依据，大家就推测阿尔茨海默病可能与脑内乙酰胆碱的缺失有关系。这也是目前使用多奈哌齐等胆碱酯酶抑制剂治疗阿尔茨海默病主要的理论假说。

5. 氧化应激和自由基损伤假说

氧化应激指自由基相对抗氧化防御机制过剩的一种状态，主要表现为自由基产物增多或者抗氧化能力减退。自由基具有化学活性强、连锁反应的特点，可以通过内源途径或者外源途径产生。如果自由基产生过多或者体内清除能力减弱，就会对机体造成伤害。由于大脑富含脂质而且具有高耗氧率的特点，却又缺乏高效氧化防御机制，因此对氧化损伤较为敏感。目前证实，随着年龄的增加，大脑的氧化程度也随之加剧。自由基损伤脂质、蛋白、核酸和糖类，造成脂质过氧化、蛋白氧化、核酸氧化和糖化氧化，进而导致神经细胞老化、死亡。

6. 线粒体损伤假说

有研究发现，阿尔茨海默病患者脑内线粒体结构及功能发生异常，而机体能量供应主要来源于线粒体，当线粒体中与能量产生相关的酶或者功能发生异常时，可以导致体内，尤其是脑内能量供应不足，从而引起神经元损伤。当线粒体的运输发生障碍时，能量无法从神经元的胞体运送到突触，从而导致突触可塑性发生异常，而突触可塑性与学习、记忆等密切相关。

7. 钙代谢失衡假说

近年来，钙代谢平衡失调与脑老化和阿尔茨海默病的关系已引起广泛的关注。研究发现，钙营养缺乏或者吸收障碍可以导致阿尔茨海默病。细胞内钙减少会影响细胞正常代谢，可能导致淀粉前体蛋白异常裂解和神经原纤维缠结形成。细胞内钙减少还会影响细胞的通透性、细胞间的相互作用，以致干扰细胞的生长发育。在这个时候，细胞内钙减少可使血清脂质过氧化升高，自由基生成增加，导致神经细胞发生变性，从而促进阿尔茨海默病的发生、发展。

8. 雌激素缺乏假说

雌激素缺乏可能在阿尔茨海默病的发病中起到一定作用。研究显示，雌激素可以直接促进脑内损伤神经细胞的修复，并且可以通过促进星形胶质细胞发育进而支持神经元功能。另外，雌激素也有促进乙酰胆碱、多巴胺、5-羟色胺等神经递质合成的作用。同时，雌激素还可以通过改善脑部供血、直接营养神经、抑制ApoE基因而促使淀粉样蛋白清除等途径发挥作用。

9. 神经炎症假说

近年来，越来越多的研究结果显示神经炎症参与了阿尔茨海默病的发病。

除了上述的发病机制外，其他的比如免疫失调、伽马震荡、代谢紊乱等因素也在阿尔茨海默病的发病环节中发挥了重要作用。然而目前针对这些机制开发出的药物，只能缓解症状，不能延缓进展。

六、识别阿尔茨海默病

(一) 阿尔茨海默病的症状

（1）记忆减退　主要表现为记不得前不久发生的事。比如自己讲的事刚讲完就忘，反复唠叨。

（2）曾经熟悉的事情难以完成　比如到熟悉的地方却迷失了方向；难以完成单位的日常工作；打牌、下棋等活动忘记规则。

（3）语言表达出现困难　经常词不达意，记不得常见物品的名称，用其他名词代替。比如用"手上的钟"代替"手表"。

（4）物品放错位置或找不到　比如把水果放到衣柜里。或者丢三落四，有时会怀疑或责怪别人偷自己的东西。

（5）对时间、空间、人物感到混乱　有时会分不清日期、季节、时间。有时甚至想不起来自己在哪里，为什么要过来。

（6）钱送给不熟悉的人。

（7）情绪和人格发生异常　会出现困惑、怀疑、抑郁、害怕、焦虑等不良情绪，甚至会出现幻觉、妄想，觉得有人要加害自己。性格发生改变，容易喜怒无常。

（8）逃避工作和社交活动　渐渐对原来的爱好和工作失去兴趣。变得孤僻，不爱参加各种社交活动。

(二) 阿尔茨海默病的临床分期

1. 痴呆前阶段

阿尔茨海默病是一个发展性疾病，在发展为阿尔茨海默病之前，即医学上称为痴呆前阶段，患者就可能会有一些隐匿症状，包括记忆能力、语言能力、逻辑思维能力等出现轻度下降，但还不到影响正常生活的程度。

2. 痴呆阶段

即传统意义上的阿尔茨海默病病程阶段。

（1）早期　典型的症状就是记忆力减退，表现为易遗忘，记不住最近甚至刚发生的事情。视空间障碍，表现为找不到回家的路。逻辑障碍，部分患者还会出现面对复杂和陌生的事情或事物表现出消极态度。情绪上变得暴躁、多疑、自私，生活上变得不爱干净、疏于打理。

（2）中期　相对于早期患者，症状加重，记忆进一步衰退，表现为遗忘原本已经掌握的知识和技能，如不会自己穿衣、洗脸，还有的患者会出现失认；视空间障碍严重到在家中也找不到自己的房间；逻辑思维进一步下降，表现为语言重复，计算力下降，严重的患者还会出现失语；情绪上患者出现言语增多、沉默寡言两个极端；生活上患者可能出现明显的人格改变，如随地大小便等一些丧失羞耻感的行为；有的患者还会有幻听、幻视。

（3）晚期　症状进一步加重，已进行到完全丧失生活自理能力的程度。记忆力基本完全丧失；语言功能彻底丧失；对人、对物冷漠；生理上出现吞咽困难、大小便失禁、瘫痪在床。并发一些全身疾病，如肺部感染、尿路感染、器官衰竭等，最终可能由并发症发作而导致患者死亡。

第二节　阿尔茨海默病的诊断与治疗

一、阿尔茨海默病诊断

阿尔茨海默病是以进展性认知障碍为核心临床表现的神经系统变性病。目前根据认知障碍的严重程度，一般分为临床前阶段、轻度认知障碍（MCI）和痴呆。目前，阿尔茨海默病的早期诊断仍是全球性难题。绝大多数阿尔茨海默病患者意识到记忆力减退是病、想起来看医生的时候，80%已经达到中重度痴呆阶段，错失诊治的最佳时间。所以，阿尔茨海默病的早期诊断是及早治疗的前提。如何实现阿尔茨海默病的早期诊断，甚至能在人群中进行筛查，对预防甚至治疗阿尔茨海默病都有重大意义，这也是神经病理科学家正在努力的方向。那么目前，临床上是如何对阿尔茨海默病进行诊断的呢？诊断依据包括临床症状、认知障碍的客观评定结果、脑影像学等检查提示的特征性脑损伤和神经病理依据、相关基因检测结果等；分期的主要依据包括是否存在可察觉的临床症状（临床前阶段—临床阶段）、认知障碍是否影响日常生活能力（MCI—痴呆），以及痴呆的严重程度（轻度、中度、重度）。

（一）阿尔茨海默病的临床诊断

阿尔茨海默病诊断实际上分两步，首先要确定是否痴呆，这种痴呆的确定主要通过病史回顾、临床检查，临床检查包括问诊、各种量表的评定，来确定患者临床存在痴呆。然后再区别这种痴呆到底是阿尔茨海默病、血管性痴呆或者其他的痴呆。主要通过体格检查、神经心理学测试、神经影像学检查、脑脊液分析和血液检查等）等来区别开。所以，诊断的过程主要分两大步，首先是确定痴呆，然后再把痴呆区分开，到底是哪一种痴呆。

1. 诊断要点

（1）存在痴呆，首先确定患者临床上必须有痴呆。

（2）潜隐起病，通常难以指明起病的时间，进行性加重，出现工作及日常生活功能的损害。

（3）出现人格、精神活动和行为的异常改变。没有临床依据或特殊检查的结果能够提示精神障碍是由其他可引起痴呆的全身性疾病或者脑的疾病所致，也就是说应该排除其他疾病。

（4）缺乏突然性卒中样发作，在疾病的早期无局灶性神经系统的损害的体征。就是说病程应该是缓慢进展的没有阶梯式发展的过程。同时，没有神经系统的定位性的一些症状和体征。到了疾病的晚期，也可以出现一些神经系统的症状或者体征。

2. 神经心理学评估

神经心理学的多个量表可用于检测认知功能损害及评定损害程度。

（1）MMSE　简易智力状态检查量表，是痴呆最常用的筛查量表，它的优点是操作简单方便等，适用于大样本调查，但其评价的准确性容易受到教育程度的影响。

（2）MoCA　蒙特利尔认知评估量表，对阿尔茨海默病的诊断具有更高的灵敏度，该量表强化了各项认知功能评估方法，且其评定的认知领域更为广阔，可以用于筛查有轻度认知功能下降主诉、但是MMSE得分在正常范围内的患者。

（3）MES　记忆及执行功能筛查量表，记忆评估项目全面，具有鉴别轻度认知障碍、阿尔茨海默病和正常认知群体的主要特点，耗时短，敏感度与特异性高，受教育程度影响小，易于被各种文化程度的受试者接受。

3. 神经影像学技术检查

脑成像技术可以对特殊的生物标志物进行追踪，常见的脑成像技术有下列几种。

（1）磁共振成像（MRI）　MRI是研究大脑结构变化和神经变化最广泛应用的神经成像技术，可辨别AD患者的大脑是否出现明显的萎缩，颞叶皮质、海马区域的萎缩等。

（2）电脑断层扫描（CT） CT扫描使用X射线获取大脑的横截面图像，可以根据大脑容积的萎缩变化分析大脑是否已有病变。

（3）正电子发射断层扫描（PET） PET扫描使用称为示踪剂的放射性物质来检测体内的物质，可检测与阿尔茨海默病有关的淀粉样蛋白簇（斑块）。

4. 生物学标志物检查

阿尔茨海默病的生物标记物与其病理表现以及疾病的发生发展有着密切关系，并在阿尔茨海默病的早期诊断、预测从轻度认知障碍向阿尔茨海默病进展以及治疗效果的评价中发挥重要作用，主要包括脑脊液（CSF）、外周血和尿液标志物。

（二）阿尔茨海默病的自我诊断

除了专业的临床诊断外，在生活中，如果发现自己或家人有记忆力下降、行为改变、生活能力改变等情况，可以通过下面这个简单的画钟测验进行测试。阿尔茨海默病早期多伴有空间结构功能和执行功能的减退，所以，画钟测验可以检测老人视觉记忆图形的重建能力、动作的计划性和执行功能、抗干扰能力等多方面表现。资料显示，画钟测验阿尔茨海默病的准确率高达80%~90%，在国内外已广泛应用于痴呆患者认知功能损害的筛查。

1. 画钟测验

具体可分为以下四个步骤。

第一步，成功画出一个闭合的圆（表盘），1分。

第二步，正确标出刻度的位置，1分。

第三步，按顺序将表盘上12个数字正确填写（所有数字都在圆内），1分。

第四步，按指定的时间点，画出时针和分针正确的位置，1分。

2. 测验结果判断

3~4分表明当前受试者认知水平较为正常；0~2分则表明受试者认知水平有所下降。如果在画钟测验中得分较低，那么就要尽早前往认知门诊做进一步的诊断，千万不要忽视导致病情延误。

二、阿尔茨海默病治疗

阿尔茨海默病是人类尚未突破的疾病之一，目前它仍然无法彻底治愈，只能通过药物治疗进行症状的缓解，延缓病情的发展速度，但无法中断病程。另外还有一些非药物的治疗途径。

（一）治疗原则

1. 早期干预

早期干预可提高临床治疗效果。积极干预危险因素，如防治焦虑、抑郁，戒烟，防治听力减退，稳定血压，调整血糖，合理饮食，充足睡眠，规律体育锻炼等，对减少和延缓阿尔茨海默病的发生具有重要意义。

2. 全面治疗

阿尔茨海默病患者的 ABC 症候群交互影响，应该遵循全面治疗原则，全面关注并干预阿尔茨海默病患者的 ABC 症候群，可使患者获得更好的临床治疗效果。ABC 症候群任何一种症状控制不好，均会加重或影响其他症状。

3. 规范治疗

选择合理的药物治疗。所有药物均应低剂量起始，逐渐滴定至推荐的有效剂量或维持剂量，避免药物高剂量诱发的不良反应。改善认知的药物应足量、足疗程甚至联合用药；抗精神病药物一般小剂量短期使用。

4. 药物与非药物治疗相结合

阿尔茨海默病治疗过程中，非药物治疗作为药物治疗的有效补充，可以在阿尔茨海默病患者的症候群管理中发挥一定作用，部分非药物治疗甚至还可延缓阿尔茨海默病的进展。

（二）药物治疗

1. 改善认知功能障碍的药物

（1）胆碱酯酶抑制药　证据表明，胆碱酯酶抑制药改善阿尔茨海默病患者认知功能障碍存在量-效关系，但随剂量的增加不良反应风险亦增加，临床上应兼顾疗效与不良反应的平衡。常用的有多奈哌齐、卡巴拉汀、加兰他敏和石杉碱甲等药物。

① 多奈哌齐（安理申），推荐起始剂量是 5mg/d，1 周后剂量可增加至 10mg/d。

② 卡巴拉汀，可给药 2 次/天，推荐剂量为 6～12mg/d。

③ 加兰他敏，给药 2 次/天，推荐剂量 24mg/d。

④ 石杉碱甲，常用剂量是 0.15～0.3mg/d。

（2）谷氨酸受体拮抗药　盐酸美金刚的用法为初始剂量 5mg，第 2 周加量至 10mg，第 3 周加量至 15mg，第 4 周加量至 20mg，每日 1 次口服。对中度或中重度的阿尔茨海默病患者，使用 1 种胆碱酯酶抑制药和美金刚联合治疗可以获得更好的认知、日常生活能力和社会功能，改善精神行为症状。美金刚单药治疗能有效改善阿尔茨海默病患者的认知功能，且耐受性良好，不良反应发生率低。

（3）甘露特钠胶囊　用于轻度至中度阿尔茨海默病，改善患者认知功能。用法用量：一次 450mg，一日 2 次。可空腹服用或与食物同服。服药期间注意监测肝功能。

2. 改善精神行为症状的药物

阿尔茨海默病患者的精神行为症状治疗应以抗痴呆药物为基础，必要时加抗精神病药物。胆碱酯酶抑制药和美金刚均有改善精神行为症状的作用。多奈哌齐可改善阿尔茨海默病患者焦虑、抑郁和情感淡漠,美金刚在改善患者妄想、激越、攻击、严重的刻板行为等方面疗效显著。同时,美金刚对预防阿尔茨海默病患者精神行为症状的发生亦有一定作用。在抗痴呆药物的基础上,当非药物干预无效或患者精神行为症状严重,难以服从照料或出现安全问题时,选择使用抗精神病药(针对精神病性症状,如幻觉、妄想和冲动攻击行为)、抗抑郁药、抗焦虑药、睡眠治疗药物等进一步改善患者精神行为症状。

(1) 抗精神病药　主要用于控制严重的幻觉、妄想和兴奋冲动症状。抗精神病药使用应遵循"小剂量起始,根据治疗反应以及不良反应缓慢增量,症状控制后缓慢减量至停药"的原则使用。常用的药物包括利培酮、奥氮平、喹硫平等。对于年龄大于85岁的高龄老人,起始剂量可减半。

① 利培酮:起始剂量0.25～0.50mg/d,最大剂量2mg/d,分1～2次给药。
② 奥氮平:1.25～2.50mg/d,最大剂量10mg/d,分1～2次给药。
③ 喹硫平:12.5mg/d,最大剂量200mg/d,分1～3次给药。

(2) 抗抑郁药　主要用于治疗抑郁、轻度激越和焦虑。常用的药物如曲唑酮(25～100mg)、舍曲林(25～100mg)、西酞普兰(10～20mg)、米氮平(7.5～30mg)等。

(3) 心境稳定剂　可缓解冲动和激越行为等症状。常用药物如丙戊酸钠(250～1000mg)。

3. 改善日常生活能力的药物

日常生活能力的评估是判断阿尔茨海默病严重程度的必要因素。美金刚能有效改善阿尔茨海默病患者的日常生活能力。胆碱酯酶抑制药对阿尔茨海默病患者日常生活能力改善存在差异,多奈哌齐和卡巴拉汀均能在12周改善患者日常生活能力,加兰他敏起效更慢。

(三) 非药物治疗

非药物治疗主要包括认知干预、精神行为症状的控制、日常生活活动能力的训练、物理疗法、运动疗法等,作为药物治疗的有效补充,可以改善阿尔茨海默病患者的症状。非药物治疗以其操作性强、患者及家属容易接受等特点,普及程度越来越高。

1. 认知干预

认知干预主要包括认知训练、认知刺激和认知康复等。认知训练是将心理学理论、方式与游戏化思维相结合而产生的一种治疗方式,疾病早期可修复患者消失的条件反射,同时也是照料者支持的一个组成部分。认知刺激是指在社团环境中,用思维、注意力和记忆刺激的活动,以改善患者认知和社会功能的综合性干预方法,对轻中度阿尔茨海默病患者的总体认知功能和生活质量具有持续改善的作用。认知康复是一种以识别和解决个人的需求为目标,通过辅助记忆等训练方法来代偿认知功能下降的方法，该方法能够改善患者的日常生活能力，减少照料者负担。

2. 精神行为异常的非药物治疗

精神行为异常的非药物治疗分为三类，即针对患者、照料者和环境的方法。

（1）针对患者的方法　回忆疗法（讨论过去的经历）、认可疗法（解决既往冲突）、模拟存在疗法（使用录制的家庭成员声音）、芳香疗法（使用芳香植物油）、音乐疗法、日光疗法等。

（2）针对照料者的方法　针对照料者的干预方法可以减少阿尔茨海默病患者精神行为异常的发生，缓解照料者自身压力。对照料者进行培训和支持，结合阿尔茨海默病患者的兴趣、认知、体力等情况制定个体化的非药物治疗的策略。

（3）针对环境的方法　消除精神行为异常诱发因素，如避免过度刺激（如人多音噪、刺激性颜色等）和过低刺激（如缺乏互动等），消除安全隐患（如有安全隐患的物品等）。

3. 日常生活能力训练

① 最大限度保留患者原有的技能和兴趣。
② 训练线索应简短明确。
③ 环境和设备应针对患者的具体情况。
④ 照料者的培训和参与。

4. 运动疗法

有氧训练和阻力训练等与降低认知功能下降风险相关。运动疗法能够提高阿尔茨海默病患者的神经可塑性，改善阿尔茨海默病患者的症状，延缓疾病进程。运动疗法内容多样，针对早期阿尔茨海默病患者国内外推荐的方法主要有慢跑、太极拳、体操等。

5. 物理疗法

物理疗法包括重复经颅磁刺激、经颅直流电刺激、经颅交流电刺激、光生物调节、电休克治疗等。高频重复经颅磁刺激可有助于改善认知功能，并改善阿尔茨海默病患者的淡漠、抑郁和激越等精神行为异常。

6. 其他治疗

多模式的生活方式干预可改善阿尔茨海默病的症状及预后。人工智能、游戏工具、虚拟现实，远程医疗等高新技术的应用在改善患者生活质量，减轻家庭和社会负担等方面发挥着越来越重要的作用。中医以填精益髓、补肾益智为主要治疗原则，同时联合健脾化痰开窍等，对阿尔茨海默病患者的 ABC 三大症状均有改善或调节作用。

7. 照料者支持

与其他疾病类型相比，阿尔茨海默病照料者压力更大、负担更重、抑郁倾向更高，因此，需加强对照料者的管理和支持。使照料者了解更多的阿尔茨海默病知识，制定有效的应对策略，建立相应的医疗保障系统和社会支持网络，可能有助于减轻照料者负担，提高患者照料质量，改善阿尔茨海默病患者预后。

第三节　阿尔茨海默病的科学管理

一、阿尔茨海默病相关危险因素的管理

近年来，随着我国人口老龄化趋势加快以及主要心血管疾病及相关因素流行趋势增加等多种因素的影响，我国阿尔茨海默病的患病率和患者数量呈逐年递增的趋势，给家庭和社会带来沉重的经济负担。由于目前尚无有效阻止阿尔茨海默病发生或延缓其进展的治疗药物，因此针对尚未出现阿尔茨海默病病理改变和临床症状的中老年人群，通过识别和有效管理可控危险因素及加强保护性因素的一级预防措施，可以避免或延缓阿尔茨海默病相关的病理改变，从而降低阿尔茨海默病发病风险已成为应对阿尔茨海默病挑战的主要策略。

1. 高血压管理

高血压是痴呆的重要危险因素之一，有效控制高血压，尤其是中年期高血压，对痴呆有重要防治作用。有研究表明，降压治疗具有降低阿尔茨海默病发病风险的作用。研究显示，使用抗高血压药的人群痴呆患病风险降低了12%，其中阿尔茨海默病患病风险降低了16%，这提示控制血压能有效降低认知功能障碍及痴呆发病率。其中常用的抗高血压药物包括：①利尿药，尤其是保钾利尿药可以降低阿尔茨海默病发病风险。②钙通道阻滞药，其降压治疗可以预防痴呆，包括阿尔茨海默病和血管性痴呆；但二氢吡啶类钙通道阻滞药降低痴呆发病可能与降压本身无关，其机制有待进一步研究。③肾素-血管紧张素系统阻断药，近年来，通过血管紧张素Ⅱ受体拮抗药降压，防治阿尔茨海默病的效果得到了印证。一项通过强化血管因素干预预防痴呆的研究发现，与其他抗高血压药物相比，使用血管紧张素Ⅱ受体拮抗药降压者痴呆发病风险降低更加明显，尤其是在没有心血管病史或血压控制不佳的患者中，这种关系更加显著。但目前的研究结果并不一致。④β受体阻滞药，其对于认知功能的保护作用仍知之甚少，因其通常与其他抗高血压药物联合应用，对于认知功能保护的机制仍不明确，关于β受体阻滞药降压治疗与认知功能关系的临床研究也鲜有发表。高血压人群应进行高血压管理，有利于降低痴呆患病风险，建议高血压人群都应采取生活方式干预。

2. 糖尿病管理

多项研究显示，糖耐量异常人群接受适当的生活方式干预可延迟或预防2型糖尿病的发生。糖尿病前期患者应通过饮食控制和运动以降低糖尿病的发生风险，定期监测血糖，同时密切关注其他心血管危险因素（如吸烟、高血压、血脂

异常等），并给予适当的干预措施。2型糖尿病理想的综合控制目标视患者的年龄、合并症、并发症等不同而异。对65岁以下非妊娠成年2型糖尿病患者而言，合理的糖化血红蛋白控制目标为<7%。对于65岁及以上的老年糖尿病患者，如合并较少的慢性疾病、具备完整的认知和功能状态、预期寿命较长，合理的糖化血红蛋白控制目标为<7.5%。对糖尿病患者群进行规范的生活方式和（或）降糖药物干预，这有利于降低痴呆患病风险。建议糖尿患者群都应采取生活方式干预。1型糖尿病须每日注射胰岛素治疗，二甲双胍对于体重超重及无体重超重的2型糖尿患者群均应作为首选药物。

3. 血脂异常管理

有效控制人群血清胆固醇水平的升高将对心血管病事件的防治具有重要意义，但对阿尔茨海默病疾病进程的影响仍需要更多的研究证实。早期筛查与长期合理干预是预防血脂异常的可行之策。生活方式的干预和饮食的改变是管理血脂异常的基础措施，同时健康的饮食结构也与认知功能的保护息息相关。建议血脂异常人群进行规范的饮食结构调整和生活方式干预。药物治疗可能有利于降低痴呆患病风险，临床上建议以控制血脂异常为目标。

4. 戒烟和限酒等生活方式干预

大量观察性研究表明吸烟与认知功能下降及痴呆发病相关，烟草烟雾也会对被动吸烟者的认知功能造成损害。虽然目前没有随机对照研究的数据支持，但是通过合理的健康教育宣传对认知功能仍然是有益的。对于健康老年人，提倡戒烟和少量饮酒。对吸烟和过度饮酒者采取非药物和药物干预措施，以降低认知功能下降和痴呆的风险。提倡对大多数吸烟和过度饮酒者采取生物-心理-社会干预模式，进行健康教育宣传，必要时采取药物干预方式。

5. 教育水平管理

提高教育水平对痴呆具有一定的保护作用。已有证据显示教育因素可以缓解脑损伤病理的认知障碍临床表现，其效果在早期疾病阶段较为明显，但最终会随着脑损伤病理的增加而失去作用。由此可见，提高人群教育水平可以在未病及疾病的早期起到一定的降低阿尔茨海默病发病风险的作用，然而其具体作用机制有待进一步探索研究。对老年人群进行健康宣教，鼓励老年人参加老年大学进行终身学习，提高人群认知储备，有利于降低阿尔茨海默病的发病风险。

6. 抑郁管理

研究表明，对老年抑郁症患者进行抗抑郁治疗可改善其认知功能。目前发现问题解决疗法等非药物疗法能够改善抑郁症老年人的抑郁症状，但尚缺乏非药物抗抑郁疗法降低抑郁患者阿尔茨海默病发病风险的相关研究。在患有轻到中度认知障碍的抑郁症老年人中进行认知障碍的人际心理治疗可以提高患者对疾病的认识、提高治疗的积极性，增进患者与照顾者的相互理解，提高患者解决问题和角色冲突的能力，从而使合并认知功能障碍的抑郁症患者及其照顾者更好地应对病情，提高生活质量。对阿尔茨海默病高危人群定期进行抑郁筛查。临床上严重的抑郁症患者可以应用五羟色胺再摄取抑制药进行治疗。对于合并抑郁症的阿尔茨海默病高危人群使用抗抑郁药物加多奈哌齐治疗可能会改善病情，延缓疾病进展。

7. 睡眠障碍管理

服用苯二氮䓬类药物（BZD）能够改善老年人的失眠症状，但其对认知功能的影响仍存在争议，目前没有足够的数据来确定催眠药物与认知功能减退之间的因果关系。建议对阿尔茨海默病高危人群定期进行睡眠质量评估，包括失眠、睡眠呼吸障碍等方面。对于存在睡眠障碍的老年人，首选非苯二氮䓬类药物，同时应定期评估药物的疗效及风险。推荐对合并睡眠呼吸暂停低通气综合征的患者进行长期 CPAP 治疗。

8. 特殊感觉（视听觉）障碍管理

近年来，多种类型特殊感觉（包括听觉和视觉）障碍与阿尔茨海默病发生之间的关系也受到了越来越多的关注。

（1）视觉障碍的管理　视力障碍的人患认知障碍或痴呆的风险增加 2~3 倍，保护视力可能是预防控制老年人认知下降的有效干预措施。视力障碍的主要病因是未矫正的屈光不正、白内障和与年龄有关的黄斑变性。目前已有多项研究观察白内障手术干预、视觉康复训练和棱镜镜片等方面对痴呆结局的影响，但视觉干预与痴呆结局之间的关系仍需更多的研究来证实。

（2）听觉障碍的管理　年龄相关性听力损失早于临床痴呆发病 5~10 年，可能为诱发痴呆和阿尔茨海默病的早期标志。预防或治疗听力损失可能降低 9.1% 新发痴呆，这是所有已知危险因素中减少发病比例最大的因素。与年龄相关性听力损失相关的认知能力下降可以通过早期康复和增加对老年人听力损伤的机会性筛查来预防。现阶段用于早期康复的方法主要有安装助听器和人工耳蜗两种，可以改善心理社会功能，提高整体认知能力，提高生活质量。当患者听力损失严重到助听器不能提供足够的语言清晰度，使用人工耳蜗已经成为治疗的金标准。加强宣传以提高老年人群对视觉障碍的认识，并定期筛查老年人视觉问题，及时矫正屈光不正，治疗白内障等视觉障碍，同时提高老年人群对听力损伤和听力康复的认识，建议老年人定期进行听力损伤相关筛查并佩戴助听器或使用人工耳蜗。

9. 脑外伤管理

脑外伤尤其是伴有意识丧失 30min 以上的脑外伤史能够增加阿尔茨海默病发病风险。脑外伤后及时进行认知康复训练是预防脑外伤后认知障碍的重要环节。

10. 营养干预

饮食因素可能直接或通过其在其他危险因素中的作用间接参与痴呆的发展，

而健康饮食具有预防认知障碍的巨大潜力。地中海饮食是一种以蔬菜水果、鱼类、五谷杂粮、豆类和橄榄油为主的饮食模式。研究发现地中海饮食可以降低心脏病的患病风险，还可以减少脑部血管损伤，以降低发生卒中和记忆力减退的风险。同时倡导老年人饮食多样化。中医预防保健可能不同程度地预防阿尔茨海默病。

11. 日常休闲活动干预

休闲活动作为老年人日常生活中的一部分，在预防阿尔茨海默病中起着重要的作用。我们常将其分为三大类：智力活动、体力活动和社交活动。建议老年人群进行智力活动（如书法、绘画、演奏乐器、广场舞等）、体育锻炼（推荐每周至少150min的中高强度的有氧运动、耐力训练、太极拳）和社交活动（如参加生日聚会、集体度假旅游等），有助于预防阿尔茨海默病发病。

12. 认知训练

认知储备是大脑应对或补偿神经病理损伤的能力，被认为是一种保护性因素，可以降低痴呆临床发病和认知功能下降的风险。认知训练是指通过对不同认知域和认知加工过程的训练来提升认知功能、增加认知储备，可应用计算机化训练或纸笔面谈形式，针对记忆、注意力和执行加工过程等多个认知域开展训练。认知训练可改善健康老年人的整体认知和多个分认知域水平。建议采用涵盖多认知领域的综合性、个体化的认知训练方案；联合生活方式干预、有氧锻炼和神经调控技术等其他非药物治疗，进行多形式综合干预。

二、阿尔茨海默病的饮食和营养管理

患阿尔茨海默病的老人，因逐渐失智，容易对吃饭失去兴趣和期待；嗅觉、味觉等感官功能下降，或咀嚼、吞咽功能减退，加之身体活动减少，都会造成食欲低下；身体逐渐的失能，患者从餐盘中取用食物变得困难；对于所提供的食物，老人因失去选择或拒绝的能力，甚至对家属或照护人员的负面情绪，都会造成进餐抵触。这些因素直接或间接影响着老人良好的营养摄入，而营养缺乏直接缩短老人的预期寿命。

（一）合理搭配营养及制备食物

1. 饮食搭配安排一条"主线"

每日固定3~5种主要食物，比如早餐安排鸡蛋和麦片，午餐多用虾肉（或去骨的鱼）和绿叶菜，晚餐提供杂粮米粥或软面条，围绕这个主线开展搭配，这样饮食既具有稳定性（老人有熟悉感和三餐节奏感），又具有食物多样性（保证营养素的全面摄取）。每天饮食搭配参考：首先选取20%的鱼、禽、蛋、肉等，搭配40%的新鲜蔬果（可包含15g左右的坚果），再配20%的谷物（最好能有一部分全谷物），最后辅以20%的奶类和豆制品。

2. 改变食物风味以提高食欲

老年人食欲下降的原因很多：味蕾数量明显减少，味蕾细胞更新速度变慢，造成味觉敏感性降低；伴随着年龄变化，嗅神经及其感受器改变，嗅觉减弱造成对化学风味物质的感觉能力减退；牙齿脱落造成咀嚼能力减弱；年龄增长或药物引起的唾液分泌缺乏。老人食欲下降使进餐变得困难，照护者可以尝试改变食物风味，增加一些能提高感官享受的食材，如使用自然香料、香草、彩椒、芹菜、晒干的番茄、橄榄、葱、蒜、风味醋、柑橘类水果或成熟的酸甜浆果等。对于高龄老人，经过评估后可取消烹调的限制，如限盐、忌糖、少油等，以恢复进餐的味觉体验，增添进餐愉悦感。

3. 提升饮食享受的技巧

（1）利用颜色对比将食物放在有简单图案或明亮纯色的盘子里，老人能够看清食物并记住它们摆放的位置，有助于他们"用眼睛吃食物"。

（2）提高饥饿感　在即将用餐前再揭开餐盘的盖子，以释放浓郁的香味；或在进餐前使老人闻到厨房的烹饪香味，实现刺激饥饿感、调动食欲的效果。

（3）食物的大小、形状和温度把不同大小、形状和纹理的食物配合在一起，增添进餐乐趣，减少感官疲劳，如先喝热汤、再吃嫩牛肉、脆芦笋，然后吃凉拌豆腐或小朵的黑木耳。当然，这些技巧不太适用于吞咽障碍的老人。

（4）鼓励充分咀嚼　咀嚼功能正常的老人，鼓励他们充分咀嚼，以释放出食物的风味分子，增加对食物美味的感觉。将食物切小，甚至允许老人剩下一些，也不要催促老人进餐，吃不饱可以在加餐时弥补。

（5）激活嗅觉记忆　虽然老人嗅觉会退化，但仍有嗅觉记忆，带有美好回忆的食品能让人感到慰藉。寻找老人过去熟悉的食物、做法或味道，哪怕它们没有那么健康。例如，年轻时喜欢吃辣的老人，在没有严格禁忌的情况下，可适当添加辣味；老人很喜爱红烧肉，那么不妨减少其他菜品的烹调油和糖类，适当给老人吃红烧肉，提升老人的幸福感。

4. 避免诱发或加重痴呆的食物成分

注意限制饱和脂肪和氢化植物油；如果口服补充剂，选择不含铁剂和铜剂的；虽然铝对老年痴呆的作用仍在研究，但有必要谨慎选择或避免使用铝制烹饪器具、泡打粉等，以降低铝的摄入。

5. 制备可抓取的食物，保持进餐自主性

如果老人双手颤抖明显，或失去部分运动协调能力，用餐具反而让老人感到压力和焦虑，甚至造成较为明显的心理挫折，不妨让老人用手抓取食物，既方便轻松，又可保持进餐自主性。

（二）吞咽障碍患者的饮食调整

衰老、功能衰退和疾病等会导致吞咽障碍，包括吞咽过程异常，不能安全有效地把食物输送到胃里，导致患者不能摄取足够的营养和水分。广义的吞咽障碍还包含认知、精神、心理等问题引起的行为和行动异常造成的吞咽和禁食问题。存在吞咽障碍的老人，应按照吞咽障碍的严重程度及阶段调整食物性状（黏度、硬度、体积），并兼顾食物的色、香、味、温度。用于吞咽障碍患者的食物可分为吞咽障碍普食、吞咽障碍软食、吞咽障碍半流质膳食、吞咽障碍流质膳食，营养摄入方式有正常经口、口服营养补充、管饲、鼻胃管、鼻肠管、经皮内镜下造瘘置管。对患者进行吞咽功能评级，可明确咀嚼、吞咽能力弱化的程度和阶段，以此决定患者经口进食的安全性、营养管理方式和预计营养支持时间等。当牙齿和咀嚼功能正常时，不要过早地使用糊状食物，可以让老人的咀嚼功能得到锻炼，但照护人员仍然需要观察并有意识地记录出现呛咳的情况，以及当时的食物性状。

（三）给予患者食物以外的关注

1. 让患者有权利拒绝吃某样食物

出于营养的考虑，照顾者往往会劝说患者尽量吃；当患者失去拒绝能力，情绪的波动会更大，因此不要强迫患者必须要吃。若为增加营养，可用其他食物来提供相似的营养素。例如：患者不肯食用牛奶或奶制品，可用选择蛋白、肉松或增加蛋白粉；患者若不肯吃蔬菜或肉，可用一些"跨界"食物来弥补。比如：用半蔬半果的迷你胡萝卜、水果黄瓜、水果玉米提供膳食纤维和维生素，用半荤半素的大豆或豆制品来提供蛋白质（大豆主要是指富含蛋白质的黄豆、黑豆，区别于富含淀粉的红豆、绿豆和芸豆，用大豆制作的豆腐、杂豆粥、豆乳，蛋白质的质量更高）。

2. 改变饮食的呈现方式

仪式感能烘托出进餐氛围，如果可以，尽量固定进餐时间和场所，餐具可选择颜色明亮、与周围环境有较强对比的颜色，或患者喜欢的花纹，减少对陌生餐具产生的困惑。尽可能让患者自主进餐，尽可能利用患者的现存能力，并随时做好辅助准备；除了餐具消毒清洁外，对于患者用餐时的洁净程度不予关注，鼓励自主进餐。

3. 使用适合患者使用的辅助餐具

如果是一般性状的食物，勺子不宜太深，以免患者挖舀食物角度大而费力；糊状均质食物则适合较深的勺子，减少食物洒出，保持平稳性。市面上也有专门的稳定餐勺，角度可自行弯曲。有带固定吸盘的硅胶餐具，可帮助老人稳定进餐，解放出一只手，一般来说，硅胶或实木餐具隔热防摔好，安全性较高，密胺餐具结实轻便但不防烫，木质餐具和密胺餐具不适合微波炉加热。

4. 不随便排除食物

患者的表达能力下降或丧失，对于盘子里剩下的食物，家属或照护人员需要初步判断是因为吃不下，还是不喜欢吃？是因为嚼不动，还是不知道哪些食物可以食用？又或者是进餐时忘记吃？周全的判断过后，可以再次鼓励老人尝试。除过敏和药物禁忌的食物外，尽量不随便排除食物，保证营养全面，提高配餐自由度。

5. 用餐结束后的照护

用餐结束后注意检查患者口腔，确保食物已经咽下，尤其是饭后喜欢睡觉的患者。对于中至重度失能的患者，可以在后背轻拍以促进排出胃部空气，防止呕吐、胀气等不适。照护人员需要注重老人的口腔清洁和护理，这对维持食欲有很大作用。

三、阿尔茨海默病运动管理

1. 有氧运动

有氧运动是最佳的运动方式，如慢跑、游泳、散步、负重训练等。

2. 热身

老年人骤然运动容易加重心脑血管负担，造成不良的后果，热身是非常必要的。

3. 坚持锻炼

每周4～6天，每次坚持40分钟以上。

四、阿尔茨海默病康复管理

对诊断明确的阿尔茨海默病患者，首先应进行痴呆严重程度的评定，明确目前存在的功能障碍的类型、严重程度及可能原因，以制定相应的康复目标和治疗计划，开展康复治疗。康复治疗应遵循早期、个体化和循序渐进的原则，在医院和社区由康复治疗师实施，居家的阿尔茨海默病患者可由照料者在医护人员指导下或借助远程康复系统进行干预。

（一）认知功能康复管理

认知康复旨在维持或改善患者的日常生活活动能力和社会参与能力，提高生活质量。针对具体认知域的训练方法如下。

1. 复合性注意训练

常用训练方法包括：同时性双任务（如单词朗读和字形判断）、双耳分听任务、数字或字母划销、数字顺背或倒背等。此外还可进行钓鱼游戏、拼图游戏、填色游戏、棋牌游戏、阅读图书、手工操作等方法。

2. 执行功能训练

让患者尽快列举动物、水果和鸟类等不同范畴的词汇进行快速词汇分类提取训练；将动物、植物、食品等物品或卡片按用途或相关性进行归纳和分类训练；

可用按颜色（蓝、黑、白）、形状（圆、方、三角）和大小（大、中、小）对成套卡片进行不同属性的分类和判断训练；也可利用双手进行运动执行训练，如握拳、切、拍等连续变换动作训练，或先右手握拳左手伸展，再右手伸展左手握拳等交替动作训练。

3. 学习和记忆训练

根据阿尔茨海默病患者记忆损害的类型和程度，可采取不同的训练内容和方法。根据记忆的类型进行训练，针对瞬时记忆的训练方法同注意广度训练；针对短时记忆的训练包括视觉和听觉词汇和图形记忆、故事的逻辑记忆；针对长时记忆的训练可让患者回忆最近来访的亲戚或朋友姓名、回忆看过的电视内容、背诵诗歌和谜语等。通过记忆物品和面孔等进行形象记忆训练；通过记住抽象化的符号如某个手势的意思等进行抽象记忆训练；通过让患者回忆伴有鲜明情绪体验的经历如婚礼的情景等进行情绪记忆训练；通过让患者回忆事件发生的时间、地点、人物和故事情节进行记忆训练；通过让患者记住一个概念的含义，如北京是中国的首都、地球是圆的等进行语义记忆训练；通过教会患者完成某项任务的动作步骤，如使用筷子夹菜等进行动作记忆训练；通过视觉、听觉、触觉、味觉、嗅觉等不同感觉通道进行各种感觉记忆的训练。记忆训练方法除上述传统记忆训练模式外，还可采用无错误学习法（自始至终提供给患者正确的信息）和间隔提取法（反复告知患者需要记住的信息并逐渐延长回忆间隔），带无错误学习法的间隔提取法是阿尔茨海默病患者记忆训练的有效干预措施。此外，可使用辅助记忆工具，如记事本、活动日程表、使用绘图、记忆提示工具，帮助患者保持记忆功能。

4. 语言训练

根据语言表达和理解受损程度制定不同的目标和训练方法，语言障碍较轻、基本能进行交流的患者以改善语言功能为主；语言交流较困难的患者应以恢复残存功能改善交流能力为主；针对理解和表达严重障碍而无法进行交流的重度患者，可利用残存功能或代偿方法，采用手势姿势等视觉性语言和沟通交流板等方法改善实用性交流功能，建立简单的日常交流方式。语言表达能力训练包括构音训练、口语和文字表达、口语命名、文字称呼和复述以及数数、背诗、唱歌等自动化程度较高的序列语言；语言理解能力训练包括单词与画及文字匹配、是非反应、会话、听写和执行口头指令等；阅读和书写障碍的患者应给予相应训练。随着语言功能变化，可逐渐更改训练的重点和方法。

（二）运动功能康复管理

主要包括运动疗法、体育锻炼和失用症的康复治疗。

1. 运动疗法

运动疗法是指通过徒手以及借助器械进行训练，恢复或改善其功能障碍。训练类型包括被动运动、牵张活动、主动辅助运动、主动运动、肌力增强训练、关节活动度训练、平衡训练以及步行训练等。早中期患者在保证安全的前提下，根据基础活动能力进行适合的协调和平衡功能训练非常重要。

（1）协调功能训练方法　令患者按动计数器、抓取玻璃球、穿纽扣和垒积木，记录特定时间内完成动作的次数；分别记录睁眼和闭眼前进、后退和横行5m或10m所取玻璃球、穿纽扣和垒积木，记录特定时间内完成动作的次数；分别记录睁眼和闭眼前进、后退和横行5m或10m所需时间；绕瓶步行，将10个矿泉水瓶每隔50cm放置一个，计算走完所需时间，或被碰倒的瓶子数。

（2）平衡功能训练方法　在坐位和立位下，分别训练静态（1级）、自动态（2级）和他动态（3级）平衡功能。晚期卧床患者需及时翻身和良肢位摆放，进行关节被动活动，以预防肺炎、压疮和关节挛缩等各种并发症，应对肢体的每个关节进行被动活动，作各关节轴向全范围活动，每个关节活动3~5次，每日1~2遍。

2. 体育锻炼

定期的体育锻炼可以改善阿尔茨海默病患者在日常生活活动中的表现，并可以改善认知水平和平衡能力。体育锻炼具有延缓各种并发症发生的作用。早期患者可以打乒乓球、门球、跳舞以及做体操等。中期患者由家属陪伴下散步和进行简易手指操等运动。体育锻炼以有氧运动为主，有氧运动为身体大肌群参与、强度较低和持续时间较长的规律运动，包括游泳、行走和球类活动等，可通过改善皮质的连接和活动提高认知功能。训练程序包括准备阶段—基本训练—放松阶段，40分钟/天、3~5天/周，持续3个月中等强度的有氧运动可以改善轻度阿尔茨海默病患者的认知功能。中国传统体育锻炼包括太极和八段锦等，太极不仅提高了阿尔茨海默病患者的平衡性与协调性，降低跌倒风险，而且可改善遗忘型患者的认知功能。器械有跑步机、功率自行车和站立床等。

3. 失用症的康复治疗

给予触觉、本体觉等刺激，治疗师通过动作指导患者，出现错误动作及时纠正。治疗过程中减少指令性语言、多使用提示性语言，可选择日常生活中由一系列分解动作组成的完整动作来进行训练，如泡茶后喝茶、洗菜后切菜、摆放餐具后吃饭等。由于次序常混乱，治疗者除将分解的动作一个一个地进行训练以外，还要对一个步骤后的下一个步骤给予提醒；或用手帮助阿尔茨海默病患者进行下一个运动，直至有改善或基本正常为止。如已知患者的整体技能已不可能改善时，可集中改善其中的单项技能。运动性失用是指能理解某项活动的概念和目的，也无运动障碍，但不能付诸行动，能完成粗大运动，但是不能完成精细动作。意念运动性失用患者不能按命令执行上肢动作如洗脸、梳头，但可自动地完成这些动作。训练时应大量给予暗示、提醒或用治疗者的手教患者进行，改善后再减少暗示、提醒等，并加入复杂的动作。穿衣失用表现为辨别不清衣服的上下、前后及里外，治疗者可用暗示、提醒甚至每个步骤用言语指示的同时用手教患者进行，最好在上下衣和衣服左、右标上明显的记号或贴上特别的标签以引起注意，辅之以结构失用的训练方法常可增加治疗的效果。步行失用指患者不能启动迈步，但遇到障碍物可自动越过，遇到楼梯能上楼，迈步开始后拐弯有困难等异常表现。患者虽起步困难，但遇到障碍物能越过，越过后即能开始行走，故可给患者一根"L"形拐棍，当不能迈步时，将拐棍的水平部横在足前，以诱发迈步。此外，开始行走后可用喊口令等听觉提示或加大手臂摆动以改善行走。

（三）精神行为障碍康复管理

当首次发现神经精神症状时，必须排除诸如谵妄、感染、脱水、腹泻和药物相互作用等疾病。轻度精神行为障碍建议采用非药物干预方法，如行为管理、护理人员教育和体育活动。当难以通过非药物干预时，且严重危及患者与他人安全时，通常与药物干预联合使用，以尽量缓解阿尔茨海默病患者的精神行为障碍症状。精神行为障碍可在药物治疗控制良好的基础上，选用以下多种方法。心理干预采取支持性技术、表达性技术、认知行为技术和生物反馈技术改善精神行为障碍，其原则包括快乐性原则、鼓励性原则和参与性原则。美术治疗是通过绘画等美术活动作为媒介满足患者的情绪、社交需求。光照疗法是以日光或特定波长光为光源进行照射的一种非药物疗法，建议有活动能力的阿尔茨海默病患者多进行户外活动，尽可能接受自然光的照射；对于丧失活动能力的患者则可以考虑波长为450~500nm的光源，如500nm左右青白光。宠物疗法又称动物陪伴治疗，可以降低激越、攻击和抑郁症状。芳香疗法是利用芳香植物的纯净精油来辅助医疗工作的疗法，减少躁动和破坏性行为。

（四）活动和参与康复管理

以任务为导向的作业疗法是改善患者活动和参与能力的主要方法，主要包括基本和工具性日常生活活动、休息和睡眠、教育、游戏、休闲和社会参与活动等内容。为患者选择作业活动时应遵循"量身裁衣"的原则，根据患者的能力、兴趣和职业，制定个性化的活动，可选择与家人共同完成的作业活动，包括家务活动和园艺等。对于早期患者，提醒和督促其主动完成购物、做饭、洗衣物等日常家务劳动，制定有针对性、能促进日常生活功能的作业活动；中期患者凡是能独立完成的，应给予充分的时间。鼓励患者力所能及地参与家务；晚期患者康复训练有一定的难度，应从洗脸和吃饭等基本功能着手训练。进行社会认知和认知移情康复，强调自我管理的意识，以提高患者的生活质量。鼓励患者进行一些有益的体育活动和社交活动，建立良好的人际关系，使其能够自由和睦地生活，维持较高的生活质量。可选择与他人合作的活动，分享自身能力变化等现状信息。

(五)综合康复与管理

除上述针对认知、运动、精神行为、活动能力与参与方面的康复方法之外,还有一些康复治疗方法具有改善其中两个甚至多个方面功能的作用。

1. 音乐治疗

音乐治疗可以改善患者阿尔茨海默病的认知、心理和行为,提高社会参与性及情绪稳定性,减少问题行为,激活回忆和语言能力,促进阿尔茨海默病患者和看护者的关系。音乐治疗的方式包括被动聆听式和主动参与式两类,其中主动式音乐治疗是患者通过参与音乐行为(如演奏、演唱等)来达到治疗与康复的目的。无论音乐干预方式如何,根据患者的年龄、个性和喜好等制定个性化音乐方案能为患者提供最佳效果。治疗性音乐的曲目分类有多种方法,选曲应因病因人而异,推荐以中国民族乐曲为主。

2. 怀旧治疗

主要是通过回忆过去的经历,促进患者内在心理功能、认知功能以及人际关系的恢复。阿尔茨海默病患者远期记忆力在疾病的大部分时间内仍保存着,有着回忆和整合过去的能力。怀旧可借不同形式进行,包括个人回想、与人面谈、小组分享、展览及话剧等。最基本的是,它涉及讨论过去的活动、事件和经验,通常是借助有形的提示(如过去的照片、家庭和其他熟悉的物品、音乐和录音档案)。现阶段,数字存储和展示照片、音乐和视频剪辑已被广泛使用。

3. 虚拟现实(VR)

模拟产生三维空间为患者提供视觉、听觉、触觉等多感官逼真的现实体验,可将虚拟现实与传统的认知功能训练方法相结合,通过高仿真场景模拟给患者带来沉浸式、交互式体验的同时完成标准化设计的任务,以改善认知、情绪和运动功能。

4. 神经调控技术

包括重复经颅磁刺激、经颅直流电刺激、深部脑刺激和神经反馈。重复经颅磁刺激和经颅直流电刺激可配合康复训练治疗阿尔茨海默病,通过诱导短暂的突触功效增加来调节皮质兴奋性,改变神经可塑性,从而改善阿尔茨海默病患者的认知功能。研究报道,深部脑刺激能改善阿尔茨海默病患者的认知功能,但目前对于痴呆患者深部脑刺激治疗的评估仅限于早期的临床结果,缺乏进一步的随访观察结果。研究表明,神经反馈能改善阿尔茨海默病患者的认知功能,但研究相对较少。

五、阿尔茨海默病健康教育

1. 怀疑得了阿尔茨海默病该怎么办

① 及时去医院就诊,可选择神经内科、精神科、老年科、记忆障碍门诊等。

② 向医生提供详细的病史，医生会提一些简单的问题，可能会做血液检查、颅脑 MRI、脑脊液检查等。

③ 早诊断、早治疗是延缓疾病进展的唯一方法。

2. 得了阿尔茨海默病该如何应对

（1）接受患病现实，正视疾病带来的不便，保持积极心态，乐观面对疾病，存有希望。

（2）不要封闭、隔离自己，要出去多活动，多与他人一起出去散步，与能和自己分享快乐的人在一起。

（3）要继续保持爱好，做自己喜欢的事，要记住一生中重要的、有意义的事情。

（4）按时服药，服药注意事项如下。

① 患者服药时必须有人在旁陪伴，帮助将药全部服下，以免遗忘或服错。

② 痴呆患者常不承认自己有病，或者因幻觉、多疑而认为给的是毒药，所以他们常常拒绝服药，需要耐心说服、解释。

③ 服药时一定要看着患者把药吃下，并让患者张开嘴，看是否咽下，防止在无人看管时将药吐掉。也可以将口服药研碎拌在饭中一并吃下。

（5）患者家属该做什么？

① 督促治疗：定期带患者去医院检查，遵从医嘱。

② 一如既往地陪伴：应该多包容、关心、爱护患者，多陪伴。

③ 鼓励患者做力所能及的事，做对时多赞赏，做错时不要责备。

④ 患者做事往往缓慢无序，要配合患者的速度。

3. 得了阿尔茨海默病，如何改善记忆功能

① 日常安排：按一定顺序安排患者每天要做的事情。

② 使用提醒物：小便条、日历、闹钟都是帮助记忆的好方法。

③ 对家里和常去环境中的家具和物品做标记，如标明方向和名称，减少因忘词而产生的挫败感，携带备忘录。

④ 把重要信息写在本子上，如电话号码、名字、约会等。

⑤ 选择在患者状态最好的时候，处理一些相对复杂的事情。

⑥ 持续的记忆刺激可以减缓病情进展。刺激形式包括跳舞、唱歌、填字游戏、阅读、画画等认知功能异常。

4. 得了阿尔茨海默病，怎样避免交流困难

① 交流方式尽可能简单，如简单的词语、短句或患者熟悉的方式。

② 重视眼神交流，避免噪声、音乐、电视等干扰因素，重复表达，确保患者能够理解，也可以要求患者跟着重复。

③ 用不同的方式表达，加上手势更有助于交流。

④ 交流速度要慢，要有耐心。多鼓励，切忌催促。适时幽默一下，以缓解紧张情绪。

5. 该如何应对阿尔茨海默病患者的精神异常

① 找原因：尽可能找到导致行为改变的原因，避免再次发生。

② 分散注意力：可通过聊天或音乐来分散注意力。

③ 不要批评或责备患者：批评或责备可能会让患者的精神行为症状持续存在。

④ 不要强行制止：对患者的怪异行为，不要强行制止，可以站在患者角度与其对话。

⑤ 看护者面对患者的精神行为症状，保持冷静：尝试用和蔼的态度、平和的语言转移患者注意力，不要惊慌失措或害怕。

（杨雪琴　刘美蓉　许江林）

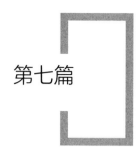

第七篇

老年常见内分泌系统疾病的科学管理

第一章 老年糖尿病

第一节 疾病常识

一、糖尿病定义

人们一般顾名思义地认为糖尿病就是指人尿里含糖量过高的一种疾病。其实糖尿病是指多种因素导致空腹血糖、餐后血糖、糖化血红蛋白出现升高，胰岛素分泌出现障碍的代谢性疾病，尿糖通常也会增高，但不一定都高，还有些人尿糖升高但不一定是糖尿病。

二、中国老年糖尿病流行病学

糖尿病这个以前只在西方发达国家中常见的"富贵病"，随着我国人民生活水平的提高、人口老龄化及生活方式的改变，如今也走入中国千千万万百姓家。根据中国2020年第七次人口普查数据显示，我国60岁以上的老年人口占总人口的18.7%，其中大约有30%的老年人是糖尿病患者，他们中95%以上是2型糖尿病。

三、老年糖尿病的常见病因

糖尿病是目前最常见的慢性非传染性疾病之一，尤其老年人是糖尿病的易感人群，为什么有这么多的老年人患糖尿病呢？常见原因一般分为两类。

一类是不可控的原因，不可控原因的第一位就是年龄，因为人的胰岛B细胞功能是随年龄增长而逐年下降的，年龄越大胰岛B细胞功能衰竭就会越明显，就越容易得糖尿病。不可控原因的第二位就是人类的基因、种族等，如东亚人、中国汉族、非洲裔美国人、美国印第安人都是糖尿病的易感人群，其他的可能还包括多囊卵巢综合征等疾病，这些都是属于不可控的因素。

另一类是可控的因素，在老年人当中第一位是糖尿病前期。因为年龄的原因，老年人或多或少都有一定的糖耐量减低，如果前期糖耐量减低没有及时地控制，最终就会变为糖尿病。第二个就是肥胖，它能够导致胰岛素抵抗，老年人中肥胖的比率也比较高，是2型糖尿病很直接的原因。其他会造成糖尿病的原因，包括高血脂、脂肪肝、高血压、高尿酸血症等代谢的紊乱，统称代谢综合征，对于糖尿病的形成和发展起着很关键的作用。

四、糖尿病易患人群

1. 有糖尿病家族史

如果在您的亲属中如祖父母、父母、兄弟姐妹、叔伯姑姨等患有糖尿病，那您患糖尿病的概率比一般没有家族史的人要高出 5～10 倍。

2. 年龄>45 岁

糖尿病发病率随着年龄而增长，自 45 岁以后明显上升，至 60 岁达高峰。随着人的年龄增长，基础代谢率逐渐降低，老年人全身代谢所需能量减少，特别是碳水化合物（主粮）的需要量小，机体代谢葡萄糖能力和（或）葡萄糖在周围组织的利用都明显下降，导致葡萄糖耐量逐渐降低。

老年人分泌胰岛素的胰岛 B 细胞量逐年减少，胰岛细胞功能下降，胰岛素分泌量降低且释放延缓，导致血糖升高，发展为糖尿病。

3. 肥胖尤其是腹型肥胖

目前常用的体重指数简称 BMI，它是一种计算身高比体重（weight for height）的指数。具体计算方法是以体重（千克，kg）除以身高（米，m）的平方，即 BMI=体重/身高/身高（kg/m^2）。国际上通常用世界卫生组织（WHO）制定的体重指数界限值，即体重指数在 25.0～29.9 为超重，大于或等于 30 为肥胖。中国肥胖问题工作组提出了中国人的 BMI 标准，BMI 值"24"为中国成人超重的界限，BMI"28"为肥胖的界限。

腹型肥胖就是四肢相对不粗，但大肚腩明显，当男性腰围大于 90cm、女性腰围大于 85cm，就要考虑是腹型肥胖。腹型肥胖是脂肪异位症的一种临床表现，与内分泌紊乱激素分泌异常、炎症、与多种促进胰岛素抵抗和胰岛素分泌缺陷的代谢紊乱有关，最终导致 2 型糖尿病，引发高脂血症、心血管疾病等。如经常暴饮暴食、不爱活动、久坐久卧、睡眠差的人，更容易发生腹型肥胖。

4. 糖耐量受损者

糖耐量受损被称为糖尿病前期，被认为是从正常血糖到糖尿病的必经阶段，是糖尿病的预警信号。由于毫无症状，不少人认为血糖轻微高于正常值没关系，其实这样极有可能跌入糖尿病的"隐形陷阱"，在未来几年内很快糖尿病就会发生。

如果您的空腹血糖高于 5.6mmol/L，餐后 2 小时血糖高于 7.8mmol/L 就处于糖耐量受损阶段了，如果这个时候能进行糖尿病前期的干预，就有可能将血糖降下来，避免或减缓糖尿病的发病。

5. 经常熬夜

随着城市现代生活节奏越来越快，每个人每天的工作时间延长，也有些老人喜欢打麻将、玩手机或和"夜猫子"子女同住睡眠受到干扰，入睡时间越来越延后,熬夜也是糖尿病的一大"元凶"。

老年人睡眠时间每天至少 6 小时,熬夜会引起人体内分泌功能紊乱,损害胰岛 B 细胞正常功能,凌晨 3~4 点至上午 9 点左右,是血糖最容易爬升的时段。晚睡势必导致早晨赖床,延后或不吃早餐,整个白天的血糖规律都会受到干扰,引起血糖的大幅度波动,伤害血管和组织细胞,导致糖尿病发生。

6. 精神压力大

高工作压力者,罹患糖尿病风险增加 45%。工作负担重、生活压力大、精神持续紧张者可能由于精神长期高度紧张,交感神经持续兴奋造成肾上腺素分泌过多,从而引起血糖的持续增高。

7. 更年期

因为胰岛素分泌水平与性激素密切相关,雌激素可辅助降低血脂,孕激素能增加胰岛素分泌。更年期女性的卵巢功能衰退,雌激素和孕激素水平不断降低甚至断崖式下降,不断减弱性激素对胰岛素的刺激作用,降低胰岛素分泌水平,导致发生糖耐量异常、糖尿病。

五、老年糖尿病的临床表现

1. 口渴、多饮、多尿

口渴、多饮、多尿是糖尿病最常见的症状。高血糖导致患者的血浆渗透压增加导致患者明显口渴,继而多饮,高浓度尿糖会带走身体大量的水分,所以患者排尿次数会增多,尿量也会增加,夜尿特别频繁。患者排尿增多,身体水分丢失,也很容易出现口渴、多饮等。

2. 易饥多食、身体消瘦

糖尿病容易饿的原因有很多,首先,糖代谢异常的人群体内的基础代谢率高,就非常容易饥饿。其次,糖尿病患者能量分解速度快,而合成速度慢,热量丢失多,非常容易饥饿。其糖尿病患者由于胰岛素分泌高峰延迟,比较容易在两餐之间出现反应性低血糖,患者会出现饥饿、心慌、头晕、全身乏力、出虚汗等低血糖症状,必须马上进食才能缓解,故而多食,进食量就会明显增加。

患有糖尿病后身体会出现明显消瘦,具体根据患者的病情来决定,如果糖尿病严重,会消瘦得很厉害。主要是因为患病后糖代谢异常,身体能量供应不足,加重脂肪和蛋白的分解,从而出现消瘦等症状。

3. 全身疲劳

患病后患者的能量代谢和消化系统会受到影响,身体吸收营养物质的能力会降低,所以很容易感觉到全身疲劳。

4. 伤口不容易愈合

平时一个小伤口一天结痂三天就好,现在可能要持续一周甚至一个月不愈,也可能出现红肿流脓，最后可能导致发热、感染加重。

5. 皮肤瘙痒

老年糖尿病患者多伴全身皮肤瘙痒，湿疹、过敏性皮炎也多发，脚癣、股癣比较严重。还有很多女性容易出现外阴瘙痒。

6. 老年糖尿病的临床特点

（1）绝大多数为2型糖尿病，其病程、临床表现、并发症以及预期生存期等，有较大差异。

（2）典型症状少见或缺如，如多尿、多饮、多食和体重下降的"三多一少"症状，在老年患者仅占20%～40%，且程度轻，易被忽视。

（3）非特异性症状较常见，多数老年患者常有疲乏、无力、皮肤瘙痒、皮肤感染、阳痿等非特异性症状之一项或几项，容易与老年病综合征以及其他合并的慢性疾病的症状相混淆。

（4）多种严重慢性并发症并存，老年糖尿病患者因年龄大、病程长、治疗延误等原因，常同时伴有多种慢性并发症，包括大血管和微血管并发症，累及心脑、肾、眼及足等全身多个脏器等。

（5）急性并发症发病率及病死率高，老年糖尿病患者由于渴感减退、认知能力下降及自理能力减退，在感染、应激等诱因作用下，易引起高血糖、脱水及血浆渗透压升高，发生高血糖高渗综合征，常合并多脏器功能衰竭，病死率高。

第二节 糖尿病的分型及评估

一、老年糖尿病的分型

老年糖尿病分为1型、2型和特殊类型糖尿病，其中2型糖尿病约占95%。

1. 1型糖尿病

1型糖尿病是胰岛B细胞数量显著减少和消失导致的胰岛素分泌显著下降或缺失。包括经典的1型糖尿病、成人隐匿性自身免疫性糖尿病（LADA）和特发性1型糖尿病。这些患者多数是在老年前患病，老年后新发者很少。

2. 2型糖尿病

2型糖尿病是胰岛素调控葡萄糖的代谢能力下降（胰岛素抵抗）伴随胰岛B细胞功能缺陷所导致的胰岛素分泌相对不足。约95%以上的老年患者均是2型糖尿病，其中约70%具有老年后发病、血糖逐步升高、胰岛素抵抗多于胰岛素分泌不足的临床特点。

3. 特殊类型糖尿病

涉及胰岛B细胞功能遗传性缺陷、胰岛素靶细胞遗传性缺陷、胰腺相关疾病、内分泌腺疾病及药物或化学品所致，感染性、免疫性、遗传性等多种病因学相对明确的糖尿病。老年人比较少见。

二、老年糖尿病的综合评估

对糖尿病患者情况的综合评估是制定老年糖尿病个性化治疗方案的基础条件，对初诊/首次就诊者均需进行如下 5 个方面评估，根据总体水平确定复诊再评估计划。

1. 患者的血糖控制水平

包括血糖总体水平（HbA1c）、实际血糖波动情况（幅度大小和影响因素）、血糖变化的特点（空腹或餐后血糖升高为主，短期还是长期高血糖）、影响血糖控制的因素（包括饮食和运动情况、现有降糖药治疗方案）、低血糖发生的风险等。对于糖尿病症状明显或存在应激因素时，应及时检查尿酮体、血 β-羟丁酸、血电解质，必要时做血气分析，排查糖尿病急性并发症，如糖尿病酮症酸中毒、糖尿病高渗状态。

2. 患者自身的糖调节能力

有条件时可在血糖检测同步测定老年糖尿病患者的血浆胰岛素和（或）C 肽浓度，结合病程、血糖变化情况了解患者胰岛 B 细胞分泌水平和胰岛素抵抗程度。

3. 是否合并其他方面的代谢异常

老年 2 型糖尿病患者常常合并代谢综合征，凡是老年人均应定期进行血压、血脂、体重、腰围的测定，每年需要体检血脂、血尿酸、肝肾功能、电解质、同型半胱氨酸水平，有助于为患者确定饮食食谱、制定综合治疗方案。

4. 并发症和脏器功能

糖尿病视网膜病变、糖尿病肾病和糖尿病神经病变是常见的糖尿病慢性并发症，建议 T2DM 患者每年筛查 1 次这些并发症，1 型糖尿病患者在诊断后 5 年每年筛查 1 次。

已经确诊的糖尿病并发症如病情稳定可每 6 个月重新评估 1 次，如病情有变化应立即重新评估。通过眼底检查、足部 10g 尼龙丝检测、痛触觉检查、音叉试验、温度觉检查、神经肌电图检查、尿微量白蛋白/肌酐比值测定、颈动脉/下肢动脉彩超检查，教会患者自己观察动脉搏动（桡动脉、足背动脉）和测量脉率等进行糖尿病并发症的筛查，了解是否存在糖尿病并发症及其严重程度。根据既往病史、体征、相关检查了解主要脏器功能是否存在异常或潜在的功能不全，包括心、脑、肺、肝肾功能和胃肠道。有无恶性肿瘤、严重感染等严重疾病，营养状况如何，有无肌少症，评估预期寿命。告知老年患者定期接受口腔检查，防治牙龈病变和龋病。

5. 患者的自我管理水平

智能（文化水平、理解能力和智力测评）、体能（肢体运动的灵活度和耐力，握力器和 6 米步行试验)、认知功能[简易智力状态检查量表(MMSE)、蒙特利尔认知评估量表(MoCA)，老年失能评估量表]、精神状态(老年焦虑抑郁量表)、视力和听力损害程度、日常生活能力量表(ADL 量表)。

第三节 老年糖尿病的诊断与药物治疗

一、老年糖尿病的诊断标准

我国目前还是采用 1999 年世界卫生组织(WHO)糖尿病诊断标准、糖代谢状态分类标准。静脉血测定的空腹(至少 8 小时未进食)血糖浓度超过或等于 7.0mmol/L、餐后 2 小时血糖(OGTT)浓度超过或等于 11.1mmol/L；以及糖化血红蛋白 A1c(HbA1c)值超过或等于 6.5%。三项指标均可作为糖尿病的诊断依据。当然，综合上述判断指标，糖尿病的诊断也需要医生根据患者的具体情况来做出最终决定。糖调节受损(IGR，即糖尿病前期)的诊断：FPG 6.1~7.0mmol/L 为空腹血糖受损(IFG)、随机血糖>7.8 且<11.1mmol/L 为糖耐量减低(IGT)，HbA1c 在 6.0%~6.5%之间。

二、老年糖尿病高血糖的药物治疗

1. 降糖药的选用原则

2 型糖尿病前期和早期的病理特点表现为胰岛素抵抗＋相对分泌不足，糖尿病的前期通过生活方式干预可以延缓糖尿病发生。糖尿病早期治疗应以减轻胰岛素抵抗为主，辅用非胰岛素促泌剂降糖药。胰岛素分泌明显不足阶段，选用胰岛素促分泌剂、必要时联合基础胰岛素。胰岛素缺乏为主时，以胰岛素治疗为主，辅用口服降糖药。对于有减轻体重、改善心血管疾病风险或心力衰竭需求时可优先选择二甲双胍、GLP-1RA 或 SGLT-2i 类药物。根据患者就诊时的血糖水平，以 HbA1c 检测值为参考依据，建议在 HbA1c<7.5%时，选择单药治疗模式；在 HbA1c≥7.5%时，选择双药/三药联合治疗模式；老年糖尿病伴存高血糖(HbA1c>9.5%，FPG>12mmol/L)、合并感染或急性并发症、处于手术或应激状态、应用糖皮质激素等特殊情况时，需积极采用一天多次胰岛素强化治疗模式，尽早纠正高血糖。病情稳定后重新评估，调整或转回常规治疗模式。

2. 各类降糖药物的应用

(1) 二甲双胍　现有国内外糖尿病指南中均推荐二甲双胍作为 2 型糖尿病患者首选或一线用药；也是老年糖尿病患者首选(除外肾功能不全)的降糖药。双胍类药物本身没有肝肾毒性，因以原型从肾脏排出，需估算肾小球滤过率(eGFR)，必要时停用。胃肠道反应大和体重较轻的老年患者需小剂量起步、逐渐增加至有效剂量(1000mg/d)，常用剂量为 1000~1500mg。二甲双胍可用于轻中度肝功能不全尤其是脂肪肝患者，不用于缺氧或接受大手术的患者以避免乳酸性酸中毒的发生。长期使用二甲双胍可能导致维生素 B_{12} 缺乏，需监测维生素 B_{12} 水平，必要时补充维生素 B_{12}（腺苷钴胺）。影像学检查需使用碘化对比剂时，要按说明书及患者肾功能情况提前 48 小时停用，造影后 48 小时根据肾功能情况恢复二甲双胍治疗。

（2）磺脲类　通过促进胰岛 B 细胞释放胰岛素降低血糖，降糖效果较强，疗效受胰岛 B 细胞功能的影响，与药物剂量也相关，有原发性和继发性药物失效。可引发低血糖甚至严重低血糖昏迷。磺酰脲类降糖药对老年患者来说低血糖风险相对更大，其中格列本脲最明显，还可引起心脏缺血，不适合老年患者。磺酰脲类药物还有增加体重的副作用。肝肾功能正常的老年糖尿病患者可选择每日 1 次的磺酰脲类药物，比如缓释（格列齐特）和控释（格列吡嗪）的剂型，每天服用 1 次，服用后体内药物浓度平缓，低血糖发生少。磺酰脲类药物基本是由肝脏代谢由肾脏排出，格列喹酮极少经肾脏排出，肾功能不好可选用格列喹酮。严重肝肾功能不全禁用磺酰脲类药物。

（3）格列奈类　格列奈类是非磺酰脲类短效胰岛素促泌剂，通过刺激胰岛素的早时相分泌而降低餐后血糖，起效快、半衰期较短，需餐前服用。有瑞格列奈、那格列奈和米格列奈。瑞格列奈和那格列奈基本不从肾脏排泄，可用于慢性肾功能不全的患者，米格列奈不用于严重肾功能不全患者。副作用主要是低血糖、体重增加。临床需关注血糖监测。

（4）α-糖苷酶抑制剂　α-糖苷酶抑制剂通过抑制肠道糖苷酶的活性来延缓淀粉类食物的吸收而降低餐后血糖，单独服用不会发生低血糖，反而可能改善其他降糖药的低血糖风险，适用于碳水化合物类食物为主的中国老年糖尿病患者。包括阿卡波糖、伏格列波糖和米格列醇，在餐中与第一口主食同服（或嚼服）药效更好。主要不良反应是胃肠道反应（腹胀、肛门排气增多），可以从小剂量开始，逐渐加量。有胃肠道疾病、手术史者或功能障碍不宜选用。糖苷酶抑制剂合用其他降糖药的患者如果出现低血糖，治疗时需用口服或静脉给予葡萄糖制剂，食用淀粉类食物或蔗糖纠正低血糖的效果差。该类药物本身没有肾毒性，但有少量吸收入血，不适合中重度肾功能不全患者。米格列醇在体内以原型从肾脏排出，不经肝脏代谢，对肝功能异常者无禁忌。阿卡波糖、伏格列波糖均有极少肝损伤报道，中重度肝硬化患者不宜选用。

（5）格列酮类　格列酮类药物通过增加胰岛素敏感性降血糖，包括罗格列酮和吡格列酮，西格列他钠，适用于新发、胰岛素抵抗为主的老年糖尿病。单用不引起低血糖，可改善高血脂，减慢心脑血管粥样硬化性病变的进程。但有增加体重、水肿、加重心力衰竭、加重骨质疏松（骨折）的风险，不适于心衰、浮肿、骨质疏松症的老年患者，新药西格列他钠的此类副作用较少。

（6）GLP-1 受体激动剂　　GLP-1 受体激动剂通过激活体内胰高糖素样肽-1 受体（GLP-1R）发挥降糖效应，以葡萄糖浓度依赖的方式增强胰岛素分泌、抑制胰高糖素分泌，并能抑制食欲中枢、延缓胃排空减少进食量。GLP-1RA 可降空腹和餐后血糖，并可降低体重、血压和血脂的作用，更适用于肥胖、胰岛素抵抗的糖尿病患者，也适于老年该类患者。单独使用极少导致低血糖。目前有艾塞那肽、利拉鲁肽、利司那肽、贝那鲁肽、度拉糖肽（周制剂）和司美格鲁肽（周制剂），可能导致恶心、厌食等胃肠道不良反应及体重减轻，不适合用于消瘦、胃轻瘫的老年患者，肾功能不全时药物需要减量，忌用于胰腺炎和甲状腺 C 细胞肿瘤的患者。

（7）DPP-4 酶抑制剂　　DPP-4 酶抑制剂通过增加体内自身胰高糖素样肽-1（GLP-1）的水平改善糖代谢。降糖机制类似 GLP-1RA，但降糖疗效不如前者，主要降低餐后血糖，单独应用不增加低血糖风险，对体重影响小，对老年患者耐受性和安全性比较好，目前有西格列汀、沙格列汀、维格列汀、利格列汀和阿格列汀，降血糖效应相近。未见胰腺炎风险增加，未见心血管事件和相关死亡的风险增加，仍需注意因心力衰竭住院事件（沙格列汀略多）增加。利格列汀主要从胆肠代谢，肾衰竭患者无需减量，其余 4 种均需从肾脏排出，肾功能不全患者需减量或停用。

（8）SGLT-2 抑制剂　　SGLT-2 抑制剂通过抑制肾脏近曲小管钠-葡萄糖共转运蛋白 2（SGLT-2）重吸收葡萄糖，增加尿液中葡萄糖排出来降低血糖。同时增加水钠和尿酸的排出，还可减轻体重和降低血压，减轻心衰。对糖尿病肾病患者，能减少蛋白尿的排出。目前有达格列净、恩格列净和卡格列净、艾托格列净。单独使用时不增加低血糖发生的风险，SGLT-2 抑制剂在中度肾功能不全的患者可以减量使用。重度肾功能不全患者停用。常见不良反应为生殖泌尿道感染。罕见不良反应包括酮症酸中毒，不适用于低钠血症、消瘦、泌尿生殖道感染的老年患者，不建议用于围手术期。服用期间适当增加饮水。

（9）胰岛素　　胰岛素是最强效的降糖药，对于严重高血糖患者必须使用，低血糖风险也最高，还有增加体重的副作用。长效（地特胰岛素、甘精胰岛素、德谷胰岛素）胰岛素低血糖风险不高。现有胰岛素制剂品种较多，包括动物来源、基因合成人胰岛素或人胰岛素类似物。按起效时间分为速效、短效、中效、长效和超长效，也有根据需求配置不同比例短（速）中（长）效的预混制剂。需要专科医生根据老年患者具体情况比如血糖水平、自我管理水平、自身胰岛 B 细胞功能等选用。有以下 5 种治疗模式。

① 每日 1 次胰岛素注射：对 2 种以上口服降糖药血糖未达标的老年患者，在口服药的基础上首选联用长效胰岛素（推荐甘精胰岛素、德谷胰岛素、地特胰岛素）或德谷门冬双胰岛素（需餐前注射）。一般选择每晚睡前注射，如有夜间

低血糖风险，可调整为早餐前注射。其后根据监测的空腹血糖为剂量调整的参考。餐后血糖以饮食治疗和降低餐后血糖为主的口服药物为主。

② 每日 2 次胰岛素注射：胰岛功能较差或不便于应用长效胰岛素，可选用每日 2 次注射预混胰岛素或德谷门冬双胰岛素，在早晚餐前皮下注射，有时需口服药联合治疗，有助于减少胰岛素用量、低血糖发生和控制体重。

③ 每日 3 次胰岛素注射：适用于应激状态、特殊治疗时针对以日间血糖升高重于空腹血糖升高为特点的患者，选择预混胰岛素（30/70、50/50、25/75）每日三餐前注射。常为短期应用模式，待需求解除后重新调整治疗模式。

④ 每日 4 次胰岛素注射：适用于胰岛功能极差、初诊高血糖（HbA1c＞9.5%）、血糖控制很差、反复发生低血糖、合并感染、创伤等的老年糖尿病患者，采用 3 次餐时速效/短效胰岛素＋晚睡前长效胰岛素皮下注射。根据血糖监测水平和变化逐渐增加和调整胰岛素用量。除本身胰岛功能极差的患者外，已控制好血糖、胰岛 B 细胞功能改善后可减少胰岛素注射次数甚至停用胰岛素。

⑤ 持续皮下胰岛素输注（CSII）：用胰岛素泵模拟人生理胰岛素分泌全天经特制皮下滞留针持续输入胰岛素。适用于感染、应激、创伤、胰岛素分泌缺乏需长期每日多次注射胰岛素等老年糖尿病患者的短期强化胰岛素治疗。

⑥ 静脉胰岛素注射：用于糖尿病急性并发症如糖尿病酮症酸中毒、高血糖高渗状态、创伤救治、危重症患者救治、肠外营养支持等情况。

第四节　老年糖尿病的科学管理

一、科学管理基本原则

"四早"原则即早预防、早诊断、早治疗、早达标。

1. 早预防

观念的转变很重要。糖尿病、高血压、血脂紊乱、高尿酸血症和向心性肥胖（四高＋肥胖）是具有遗传背景、受环境因素影响、多项组合高发，预防则需遵从"治未病"理念。积极进行糖尿病防治知识的学习和宣教，提倡健康生活方式，适度运动。特别是糖尿病的高危人群（有家族史者、腹型肥胖者、高血压患者、高 TG 血症患者、高胰岛素血症患者）应列为重点防治对象，做好糖尿病的一级预防。

2. 早诊断

2 型糖尿病的发展可经历高胰岛素-正常血糖的代偿期、血糖轻度异常的糖尿病前期、糖尿病的早期（血糖轻中度升高）及并发症损害阶段。鼓励高危患者定期进行糖尿病筛查，早发现潜在的糖尿病风险，早开始保护自身 B 细胞功能。联合 FPG、随机或餐后 2h 血糖和 HbA1c 检测，或采用 OGTT 进行糖尿病筛查，有助于减少漏诊率。切勿放松处于糖代谢水平异常人群的前期管理。

3. 早治疗

包括及早开始治疗性 TLC、及时启动降血糖药物治疗和适时开始胰岛素治疗。检查发现 FPG>6.1mmol/L、2hPG 或随机血糖>7.8mmol/L 或 HbA1c>6.0%，是开始通过 TLC 预防糖尿病的警示点。单纯 TLC 可以使糖尿病的发病率减少 40%～58%，虽然二甲双胍、阿卡波糖和吡格列酮药物干预研究分别降低糖尿病发病率 77%、88% 和 54%；但上述药物在老年糖尿患者群用于预防糖尿病的长期有效性和安全性尚待进一步验证。在糖尿病的管理和治疗策略上，避免因"过度放宽控制标准"而延误尽早开始生活方式管理和降糖治疗的情况发生，更需改变临危才就诊的"救赎"模式。老年糖尿病患者在饮食和运动治疗的基础上 HbA1c>7.0%，需要考虑单药或联合除磺酰脲或格列奈类之外口服降糖药物治疗，根据患者胰岛素水平、肥胖程度及血糖波动的特点，将 HbA1c 控制到 7.0% 以内有利于减少糖尿病并发症。联合 2～3 种以上口服降糖药治疗后 HbA1c 仍>7.5%，可以起始注射类降糖药物治疗，如需胰岛素治疗可首选基础胰岛素；但对饮食控制差、肥胖、自身胰岛素分泌水平不低的患者不宜过早应用胰岛素，需先严格生活方式管理并优先选用有减轻体重作用的降糖药。

4. 早达标

老年糖尿病患者的个性化控制目标包括血糖和非血糖的其他代谢相关指标。已有研究显示，对存在多项心血管危险因素的老年糖尿病患者，尽早综合控制多种心血管危险因素达标方可早获益。

二、老年 2 型糖尿病个体化控制目标

① 为了让老年 2 型糖尿病患者获益最大化、风险最小化制定个体化的血糖控制目标。

② 对于预期寿命较长、无低血糖风险、没有严重心脑肾病变的老年患者，控制目标：HbA1c<7.0%，空腹血糖 4.4～7.0mmol/L 和 2hPG<10.0mmol/L。

③ 对于一些糖尿病病程长、血糖控制有难度、低血糖风险高的老年糖尿病患者，控制目标：HbA1c≤8.5%、FPG≤8.5mmol/L 和 2hPG<13.9mmol/L。

三、老年糖尿病的科学管理方法

糖尿病的综合治疗还是需要"五驾马车"即糖尿病教育、饮食治疗、运动治疗、患者自我管理和血糖监测、降糖药物治疗。前面四项是糖尿病的基础治疗，降糖药物是重要的支持治疗。重视老年患者的糖尿病防治知识教育和具有老年人特色的管理是提高糖尿病治疗水平的重要举措。

（一）糖尿病教育的内容和方法

1. 糖尿病教育的内容

（1）糖尿病的基础知识。

（2）糖尿病的危害以及如何防治急慢性并发症。

（3）个体化的治疗目标、个体化的生活方式干预措施和饮食计划。

（4）规律运动和运动处方。

（5）饮食、运动与口服药、胰岛素治疗及规范的胰岛素注射技术。

（6）自我血糖监测、尿糖监测具体操作技巧。

（7）口腔护理、足部护理、皮肤护理的具体技巧。

（8）当发生特殊情况时如疾病、低血糖、应激和手术时的应对措施。

（9）对于有不良嗜好比如吸烟、酗酒的老年糖尿病患者一定要知道其危害，尽可能戒烟戒酒。

2. 糖尿病教育的方法

（1）可组织各种类型的糖尿病患者学习班，可以大班，可以小班，也可以结对儿，讲解糖尿病的基础知识。

（2）可在集体辅导的基础上开展个别咨询工作。

（3）可安排患者集体讨论、交流控制糖尿病的经验，起到互相促进的作用。

（4）可以通过线上会议进行集体学习，也可借助微信群、小程序、抖音等发布科普文章、小视频等方式传递糖尿病相关防治知识。

（二）老年糖尿病的饮食管理

1. 饮食管理原则

（1）合理控制总热量，热量摄入量以达到或维持理想体重为宜。

（2）平衡膳食，选择多样化，营养合理的食物，食物品种多样化是获得营养全面的必要条件，主食以谷类为主，少量薯类，应做到主食粗细粮搭配，副食荤素食搭配，勿挑食，勿偏食。

（3）注意烹调方法，尽量少吃油、盐，不吃糖，避免大量调味料，以蒸、煮、焖、灼为宜，少吃油炸、红烧、火锅。

（4）适量选择优质蛋白质，适量吃瘦肉、蛋、鱼、豆、奶。

（5）增加膳食纤维的摄入，增加维生素、矿物质的摄入，多吃绿叶蔬菜，限量吃水果。

（6）多饮水，限制饮酒。

（7）坚持少食多餐，定时定量进餐，建议每日至少3餐，早餐吃好，中餐吃饱，晚餐吃少。

（8）终身坚持饮食治疗，同时配合运动、药物、健康教育和心理治疗、病情监测。

2. 饮食安排建议

每日应吃四大类食品即谷薯类、菜果类、肉蛋类和油脂类。

(1) 计算每天营养素供给量　包括热量、蛋白质、脂肪、碳水化合物的供给量计算。

① 计算总热量

热量（kcal）＝理想体重（kg）×能量供给标准

即 $71×25=1775$ 约等于 1800（kcal）

理想体重（kg）＝身高（cm）－105

即 $176-105=71kg$

② 计算蛋白质量

总热量的 20% 即 $1800×20\%=360$（kcal）　　$360÷4=90g$

③ 计算脂肪量

总热量的 25% 即 $1800×25\%=450$（kcal）　　$450÷9=50g$

④ 计算碳水化合物量

总热量的 55% 即 $1800×55\%=990$（kcal）　　$990÷4=247g$

(2) 计算每天所需食物的数量　根据营养素供给量计算结果，全日总热量为 1800kcal，蛋白质 90g，脂肪 50g，碳水化合物 250g。

① 给鲜牛奶 1 份（250g）：含热量 160kcal，蛋白质 8g，脂肪 8g，碳水化合物 11g。

② 给绿叶蔬菜 1 份（500～600g）：热量 90kcal，蛋白质 5g，碳水化合物 17g。

③ 计算主食量：由碳水化合物总量减去蔬菜、牛奶中的碳水化合物，剩余的由谷类主粮供给；即 $247-17-11=219$，折合谷类 5 份，即 250g。

④ 计算肉蛋豆类食物量：由蛋白质总量减去蔬菜、牛奶、谷类食物中的蛋白质，剩余的由肉蛋豆类供给，即 $90-5-8-(5×4)=57$，折合肉蛋豆类 6 份即 300g。

⑤ 计算烹调油量：由脂肪总量减去蔬菜、牛奶、谷类、肉类中的脂肪，剩余的由食用油供给，$50-0-8-(5×1)-(6×5)=7$，折合食用油即 7g。

(3) 食谱举例

早餐：牛奶或豆浆 250mL；老面馒头或烧饼或咸面包一个（面粉 50g），或燕麦片 50g；煮鸡蛋一个（鸡蛋 50g），血脂高者少吃蛋黄。还可吃点凉拌蔬菜。

午餐：大米 100g，或馒头（面粉 125g）；瘦肉末豆腐（瘦肉 50g，豆腐 150g），凉拌黄瓜 150g，炒小白菜 150g。

晚餐：大米 100g，清蒸鲈鱼 200g，炒娃娃菜 300g。

提醒：全日烹调用油 7g。甜南瓜、红薯、土豆、甜辣椒、洋葱、胡萝卜、藕、芋头等只能少吃，可多吃绿叶菜、苦瓜、黄瓜、冬瓜、西红柿等。

（4）增加维生素、矿物质的摄入

① B族维生素：粗粮、干豆、蛋类、绿叶蔬菜。

② 维生素C：新鲜蔬菜、水果。

③ 钙质：牛奶、豆制品、海产品；钠盐限制在 6~8g，如并发高血压应<5g/d。

④ 铬：参与葡萄糖耐量因子的组成，菌菇类、牛肉、肝脏、粗粮、啤酒中较多。

⑤ 锰：与胰岛素活性有关，常见于粗粮、豆制品、海产品、肝脏、红肉中。

（5）适量增加膳食纤维的摄入

① 膳食纤维也是多糖，由于其在胃肠道不能被消化吸收而不产生热量。

② 膳食纤维分类

a. 可溶性纤维：燕麦、荞麦、水果中果胶、海藻中的藻胶及魔芋制品等人工提取物。

b. 不溶性纤维：谷物的表皮（糙粮）、水果的皮核、蔬菜的茎叶、玉米面等。

③ 膳食纤维的功效：降血糖、降血脂、保持大便畅通并减少饥饿感。

④ 应增加每日膳食纤维的摄入：每日 25~30g。

（6）多饮水、限制饮酒

① 多饮水，才能利于体内的废物充分排出和血糖的稀释。

② 限制饮酒：酒中含的乙醇热量很高，1g 乙醇产热 7kcal，且不含其他养素，并给肝脏带来了负担；空腹饮酒易出现低血糖，也应尽量不饮白酒，而选用乙醇浓度低的啤酒、果酒，并避免空腹饮酒。

（7）限制脂肪摄入　脂肪是美味佳肴的创造者，不易产生饱腹感，易超量食用

① 看得见的脂肪：各种烹调油脂、黄油、动物油、动物外皮。

② 看不见的脂肪：肉、禽、鱼、奶制品、蛋，硬果类食物如花生、瓜子、核桃，芝麻酱、油炸食品以及汉堡。

③ 过多摄入脂肪会产生过多的能量。

④ 与心、脑血管疾病发生有关。

⑤ 可能影响身体内胰岛素活性并使血糖升高。

⑥ 脂肪提供的热量低于全天总热量的 30%。

3. 糖尿病患者饮食误区及注意

（1）糖尿病饮食治疗不是饥饿疗法　糖尿病饮食首先是平衡膳食，患者应维持标准体重，摄入和各自的标准体重及活动强度相一致的食量。

(2) 饮食治疗中感到饥饿难忍怎么办
① 饥饿是糖尿病的一种症状,病情改善后饥饿感会随之减轻。
② 进食量明显减少,胃肠道不适应,但适应几天后饥饿会慢慢减轻。
③ 多吃低热量、高容积的食品,如各种蔬菜。
④ 少量多餐,将正餐的主食匀出 1/4 的量作为加餐。
⑤ 多选用粗杂粮代替精细粮,可有更强的饱腹感。
⑥ 将口味变清淡,也会降低食欲。

(3) 糖尿病饮食并不意味着要多吃肉少吃饭
① 糖尿病饮食首先是平衡膳食,各种营养素之间需保持一定的比例。
② 肉食品所含的脂肪和蛋白质同样也能升高血糖水平。
③ 若碳水化合物不按照 60%~70% 的比例,将可能导致脂肪过度分解,出现酮症,甚至发生酸中毒,因此,糖尿病患者的主食量一般不宜少于 150~200g。

(4) 糖尿病饮食并不意味着要多吃素少吃肉
① 糖尿病饮食首先是平衡膳食,各种营养素之间需保持一定的比例。
② 由于肉食品摄入减少,势必使机体蛋白质不足,易导致患者抵抗力降低,更易发生感染。
③ 缺少肉食品的食谱,由于没有脂肪的饱腹感,患者极易饥饿,这样不易坚持饮食治疗。

(5) 糖尿病患者吃水果
① 水果口感好,还能补充大量维生素、果酸和矿物质。
② 患者可以选择水果,但必须掌握好时机以及数量。
③ 血糖控制平稳时可以选用水果(HbA1c 在 7.5% 以下)。
④ 应将水果的热量计入每日总热量之内,选用时减去相应的碳水化合物的量。
⑤ 吃水果最好在两餐之间做加餐用,既不至于血糖太高,又能防止低血糖发生。
⑥ 吃水果后监测血糖,以便选择水果的种类和量,及时发现高血糖。

(6) 饮食治疗的其他误区
① 单纯控制主食的摄入就等于饮食治疗,饭吃得越少对病情控制越有利。
② 咸的食品或含甜味剂的糖尿病专用食品不需控制食入。
③ 吃多了食物只要加大口服降糖药剂量就可以使血糖正常。
④ 饮食控制已非常严格,吃点零食充饥没有关系。
⑤ 少吃一顿就不用再吃药。
⑥ 采用胰岛素治疗后饮食就不需要再控制了。

⑦ 植物油中含有多量的不饱和脂肪酸，比动物油要好，因此不需要限制植物油摄入。

⑧ 膳食纤维对于控制血糖有利，因此每日只吃粗粮不吃细粮。

⑨ 不吃糖，但可以多吃些蜂蜜。

⑩ 山楂（红果）或流传的降糖食疗方法都可以降糖，无须限制。

（7）糖尿病病友应如何饮酒

① 绝不在空腹时饮酒。

② 控制酒精摄入总量，放慢饮酒速度。

③ 只饮低度酒，不饮高度酒。

④ 一旦饮酒过量一定要注意监测血糖，及时纠正出现的低血糖。

⑤ 减少饮酒次数，勿忘饮食计划。

⑥ 酒后勿驾车。

（8）糖尿病病友应怎样享受水果美味

① 首先是吃水果的"时机"：$FBS<7.8mmol/L$，$2PBS<10.0mmol/L$。

② 其次是吃水果的"时间"：两次正餐中间或睡前。

③ 选择水果的"种类"：西瓜、苹果、梨、橘子、猕猴桃含糖较低；香蕉、红枣、荔枝、红果、菠萝含糖较高。

④ 吃水果的数量：如吃四两（200g）苹果或橘子需要减少饭量半两（25g）。

（三）老年糖尿病的运动管理

糖尿病运动管理的目标是保持老年患者良好的身体素质并有助于更好的血糖控制，老年糖尿病患者可以选择个性化、可行易坚持、还能预防治疗肌少症。无行走困难的老年糖尿病患者，建议每日三餐后适量的近距离活动，有利于缓解餐后高血糖。运动前做准备活动，运动中注意防跌倒、防骨折。

1. 选择合适的运动方式

快走、游泳、乒乓球、羽毛球、门球、广播操、运动器械、散步、骑车、做操、打拳等。

2. 保持规律性

有计划且持之以恒。时间不宜太长，每次30～50分钟为宜，每周3～5次。

3. 运动前后评估检查

运动前需进行运动安全性评估，重点关注心脑血管和运动功能指标。运动前后应常规对鞋袜及足部进行检查。

4. 注意运动环境和气候

应避免在高温高湿的环境中进行运动。严寒季节注意保暖，不要凌晨非常寒冷时候即到户外锻炼，易诱发脑卒中和心脏病。

5. 空腹不宜运动

空腹不宜运动以免血糖过低，随身备食物。最好在饭后 1 小时后活动。

6. 先做准备运动

逐渐增加运动量，循序渐进，以运动后感全身轻松舒适为度。

7. 多关节的适度、多方位活动

注意颈部关节、肩关节、肘关节、腕指多关节、脊柱多关节、髋关节、膝关节、踝趾，有助于防跌倒、防骨折。

8. 有计划的抗阻运动

如对掌、举重物、抬腿保持等可以帮助老年患者延缓肌肉的减少。肥胖者可通过适当增加有氧运动量消耗脂肪储存

9. 不适就地休息救助

如有头昏、头痛、气促、胸痛、心悸、冷汗等不适，应立即停止运动，就地休息求助。

10. 老年人的安全运动心率

老年人安全运动心率为（170－年龄数）/分钟。

11. 不宜运动的患者

急性心血管病、急性感染、重症心肺肝肾功能不全、急性损伤等危重情况不宜运动。

（四）老年糖尿病患者的自我血糖监测和动态血糖监测

自我血糖监测（SMBG）是糖尿病管理中的重要组成部分，是让患者了解自己血糖控制状态和提高自我血糖管理水平的必要措施。血糖监测的结果有助于评估糖尿病患者糖代谢紊乱的程度，制定降糖方案，同时反映降糖治疗的效果并指导对治疗方案的调整。但 SMBG 无法完整反映患者的全天血糖谱，存在监测的"盲区"，因此，近年来发展的动态血糖监测（CGM）成为传统血糖监测方法的有效补充，并逐渐在临床上得到推广和应用。

1. 自我血糖监测

（1）因血糖控制非常差或病情危重而住院治疗患者应每天监测 4~7 次血糖或根据治疗需要监测血糖，直到血糖得到控制。

（2）使用口服降糖药者可每周监测 2~4 次空腹或餐后血糖或在就诊前一周内连续监测 3 天，每天监测 7 点血糖（早餐前后、午餐前后、晚餐前后和睡前）。

（3）使用胰岛素治疗者可根据胰岛素治疗方案进行相应的血糖监测。

① 使用基础胰岛素的患者应监测空腹、早餐后和晚餐后血糖，在血糖达标前每周监测 3 天空腹血糖，根据空腹血糖调整睡前胰岛素的剂量。

② 使用预混胰岛素者应监测空腹、晚餐前和晚餐后血糖，在血糖达标前每周监测 3 天血糖，根据空腹血糖调整晚餐前胰岛素剂量，根据晚餐前血糖调整早

餐前胰岛素剂量。

③ 使用餐时胰岛素者应监测餐后血糖或餐前血糖，并根据餐后血糖和下一餐前血糖调整上一餐前的胰岛素剂量。

④ 胰岛素强化治疗（多次胰岛素注射或胰岛素泵治疗）的患者在治疗开始阶段应每天监测血糖 7 次以上，要涵盖空腹、三餐前后、睡前。如有低血糖表现需随时测血糖。如出现不可解释的空腹高血糖或夜间低血糖，应监测夜间血糖（一般在凌晨 3 点左右）。达到治疗目标后每日监测血糖 2～4 次。

⑤ 采用生活方式干预控制糖尿病的患者，建议每周测 5～7 次血糖，了解饮食控制和运动对血糖的影响来调整饮食和运动，并能在血糖持续不达标时尽早开始药物治疗。

2. 动态血糖监测（CGM）

CGM 是指通过葡萄糖感应器监测皮下组织间液的葡萄糖浓度而反映血糖水平的监测技术，可以提供连续、全面、可靠的全天血糖信息，了解血糖波动的趋势，发现不易被传统监测方法所探测的高血糖和低血糖。因此，CGM 可成为传统血糖监测方法的一种有效补充。

(1) CGM 的优势　CGM 是一种新型的血糖监测技术，其主要优势在于能发现不易被传统监测方法所探测到的高血糖和低血糖，尤其是餐后高血糖和无症状性低血糖。帮助我们调整降糖方案，避免高血糖和低血糖所致风险。

(2) CGM 的临床应用

① 帮助发现普通血糖监测方法难以发现的夜间低血糖、餐后高血糖、黎明现象、烟雾现象等。

② 可以发现与下列因素有关的血糖变化，如生活方式、食物、运动、药物、心理因素等。

③ 帮助制定个体化的治疗方案。

④ 提高治疗依从性。

⑤ 提供一种用于糖尿病教育的可视化手段。

(3) CGM 适用人群

① 1 型糖尿病，因其胰岛细胞功能差，血糖波动大。

② 在 SMBG 指导下使用降糖治疗的 2 型糖尿病患者，仍出现下列情况之一：无法解释的严重低血糖或反复低血糖、无症状性低血糖、夜间低血糖，无法解释的高血糖，特别是空腹高血糖，血糖波动大，出于对低血糖的恐惧，刻意保持高血糖状态的糖尿病患者。

③ 需要胰岛素强化治疗（如每日 3 次以上皮下胰岛素注射治疗或胰岛素泵强化治疗）的 2 型糖尿病患者。

④ SMBG 结果良好但 HbA1c 始终不达标者。

⑤ 患者教育：CGM 可以帮助患者了解运动、饮食、应激、降糖治疗等导致的血糖变化，因此可以促使患者选择健康的生活方式，提高患者依从性，促进医患双方更有效的沟通。

⑥ 其他伴有血糖变化的内分泌代谢疾病，如胰岛素瘤等，也可应用 CGM 了解血糖变化的特征。

（五）老年糖尿病患者的自我管理

1. 自我管理的主要内容

（1）主动通过多种途径进行防治糖尿病知识的自我学习。

（2）进行体重、血糖、血压、脉率的自我监测并记录，学会分析影响自己血糖变化的因素并找寻解决方法。

（3）在医生指导下参与制定和实施合理的饮食和运动计划。

（4）定期到医疗机构进行各项代谢指标的检查和脏器功能的评估，筛查各种并发症和合并症，学习危急情况及低血糖的自我救治方法，降低严重医疗事件发生的不良后果。

（5）关注和学习所用治疗药物的功能、适应证和副作用，服药时间与起居和进餐的关系，认真按时、按量服用，提高药物治疗效果。

（6）老年综合征的自我评估和预防，涉及体能（视力、听力、肢体运动）和智能（记忆力、识别能力、运算能力）的维护。

2. 自我管理的要求

（1）患者制定自我管理计划时需根据诊疗经历、治疗需求、理解能力、自我操作水平区别对待，提供个体化的管理方案。

（2）提高自我管理能力的原则是由浅入深、从简至难。对新诊断的老年糖尿病患者在入门教育时先要求"四会"：会生活（饮食和运动）、会检测血糖、会用药、会就诊。在其后的随诊中，对有能力的患者不断鼓励和教育，逐渐提高完成上述 6 项的自我管理能力。

（3）来自糖尿病、内分泌专业学会及互联网＋社区联合组织的糖尿病自我管理支持（DSMS）模式，在实现"医院-社区-家庭（个人）"一体化、支持糖尿病患者实现自我管理能力提高的循环链构建中起了重要作用。

（六）老年糖尿病并发症的预防管理

糖尿病并发症是导致患者死亡的主要原因之一，因此积极预防并发症对患者的康复具有重要意义。糖尿病为慢性疾病，病程冗长，并发症多，因此积极控制血糖、预防并发症的发生是糖尿病治疗的关键。

1. 一般护理

老年糖尿病患者一定要生活有规律，身体情况许可，可进行适当的运动，以促进碳水化合物的利用，减少胰岛素的需要量，注意个人卫生，预防感染。老年糖尿病常因脱水和抵抗力下降，皮肤容易干燥发痒，也易合并皮肤感染，应定时给予擦身或沐浴，以保持皮肤清洁；此外，应避免袜紧、鞋硬，以免血管闭塞而发生坏疽或皮肤破损而致感染；按时测量体重以作为计算饮食和观察疗效的参考。必要时记录出入水量。

2. 预防急性并发症

老年糖尿病患者及家属需了解糖尿病急性并发症的起因和临床表现，患者和家属学会监测血糖和尿糖。定时定量服药及进食，情绪稳定，避免精神创伤及过度劳累；定期门诊复查，与医务人员合作，养成良好的生活习惯，忌烟酒，外出时必需备些饼干、糖果以便低血糖时服用，随身带病情卡（包括姓名、年龄、家庭住址、电话、合同医院、病历号），写明自己意识不清时，将口袋内的备用糖请他人帮助放到嘴内或立即送医院急诊室抢救。掌握饮食治疗的具体措施，按规定热量进食，定时进食，避免偏食、过食与绝食，采用清淡食品，多食蔬菜。应用降糖药物时，指导患者观察药物疗效、不良反应及掌握其处理方法；帮助患者及其家属学会胰岛素注射技术。观察有无食欲减退、恶心、呕吐、嗜睡、呼吸加快、加深、呼气呈烂苹果气味及脱水等酮症酸中毒表现；预防和识别低血糖反应和酮症酸中毒的方法及正确处理。

3. 预防感染

注意皮肤清洁，尤其是足部、口腔、阴部的清洁，预防感染，有炎症、创伤时要及时治疗；严密观察病情变化：有无泌尿道、皮肤、肺部等感染，女性有无外阴部皮肤瘙痒，一旦发现有感染发生应及时就医。

4. 预防慢性并发症

（1）糖尿病眼病的预防措施为如患者出现视物模糊，应减少活动，保持大便通畅，以免用力排便导致视网膜剥离；当患者视力下降时，应注意加强日常生活的协助和安全护理，以防意外。

（2）糖尿病肾病的预防措施为积极有效地控制高血压，限制蛋白质的摄入，治疗糖尿病，除饮食控制外，可口服降脂药物及抗凝血药物，以改善肾小球内循环。

（3）糖尿病心血管病变的预防措施为强调控制血糖转变为全面的纠正代谢紊乱，包括血脂异常、高血压、高凝状态、高血糖等。纠正不良生活习惯、保持合理体重范围、戒烟限酒低盐常素、豁达开朗积极向上、严密观察随遇而安。

（4）糖尿病足病的预防措施　对高危足定期检查：定期观察和检查足及鞋袜，糖尿病患者至少每年进行1次足部检查，对高危患者足部检查应更频繁（每3~6个月1次）。检查内容包括以下几项。

① 病史：以前的溃疡/截肢史，是否受过足保护教育，独居生活，比较差的

医疗条件，赤足走路等。

② 神经病变和血管病变：如有无针刺感和疼痛感觉消失；患者有无跛行或休息时疼痛，检查足背动脉搏动及与体位有关皮肤色泽变化。

③ 皮肤检查：皮肤的颜色、温度和水肿的情况，有无病理性指甲（如指甲内嵌）、溃疡、胼胝、干燥、开裂、趾间皮肤变软。

④ 骨与关节：有无畸形，如鹰爪趾、榔头趾或骨性突起、趾僵直等。

⑤ 检查鞋袜：包括内面和外面。

（5）对患者及其亲属和有关医务人员的教育 患者应每天检查足和洗脚，洗后擦干，特别是足趾间，洗脚水的温度应低于37℃；避免赤足行走和赤脚穿鞋，每天检查鞋的里面和换袜子；平直地剪指甲，不要自己用刀修剪角化组织或胼胝；对于干燥的皮肤，应该使用润滑油或护肤软膏；一旦出现水疱、开裂、割破、抓破或疼痛，应立即就医。

(七) 老年糖尿病低血糖的科学管理

糖尿病患者血糖≤3.9mmol/L界定为低血糖。2～3级低血糖对中枢神经系统有不同程度的损伤，3级低血糖持续时间超过6h（有脑缺血病变者时间更短）未纠正，可导致脑组织不可逆的损伤，成为植物人，更严重者可致死亡。因此对所有老年糖尿病患者都应进行低血糖风险评估，制定个体化的治疗方案，将低血糖风险降至最低。

1. 低血糖的诱发因素

进餐不规律、空腹饮酒、过度限制碳水化合物、大量运动前未加餐、全身相关疾病（肿瘤、消耗性疾病、营养不良、胃肠道手术）、胰岛素和促泌剂等降糖药物过量等。

2. 低血糖的分级

1级低血糖：血糖＜3.9mmol/L且≥3.0mmol/L。

2级低血糖：血糖＜3.0mmol/L。

3级低血糖：没有特定血糖界限，伴有意识和（或）躯体改变的严重事件，需要他人帮助的低血糖。

3. 低血糖的症状

一般表现为手抖、心悸和焦虑、面色苍白、出汗、饥饿和感觉异常。严重时可出现认知损害、行为改变、精神运动异常、癫痫发作，甚至昏迷。

需注意的是，不同的人，低血糖症状也不同，这与年龄、机体敏感度、低血糖轻重程度以及持续时间等因素有关。老年患者发生低血糖时常可表现为行为异常或其他非典型症状。有些患者发生低血糖时无明显的临床症状，称为无症状性低血糖，也称为无感知性低血糖或无意识性低血糖。有些患者屡发低血糖后，可表现为无先兆症状的低血糖昏迷。

4. 低血糖的预防

（1）合理饮食　定时定量进餐，如进餐量减少应减少相应药物剂量，有可能误餐时提前做好准备。

（2）限制饮酒　避免酗酒和空腹饮酒，尤其不能空腹饮酒。

（3）规律运动　量力而行，运动时间不超过 1 小时，运动前应增加额外的碳水化合物摄入，运动中要注意心率或强度增加变化及身体感受，及时加餐。

（4）合理使用降糖药　如胰岛素或胰岛素促泌剂应从小剂量开始，逐渐加量，谨慎调整计量；如反复发生低血糖，应及时调整治疗方案或适当调高血糖控制目标。

5. 低血糖紧急处理

发生低血糖需要尽快补充葡萄糖或含糖食物。此时既要注意及时纠正低血糖，还要注意避免纠正过度，以免造成人为的血糖波动较大。

一般给予相当于 15g 糖，1~2 块糖，或 1 杯可乐，或 150mL 果汁等。每 15g 糖可升高血糖 1.11mmol/L。进食后 15 分钟复测血糖。可根据血糖情况重复给予进食。

如果患者出现意识不清，不能盲目喂食水而导致患者窒息，应该马上拨打 120，紧急送医院急救。

6. 特别提示

（1）蛋白质类食物如牛奶、鸡蛋等不能用来防治急性或夜间低血糖，一定要选择含糖食品。

（2）口服阿卡波糖的糖尿病患者发生低血糖吃淀粉类食物难以纠正低血糖，要吃葡萄糖。

（3）对于年老体弱、咀嚼能力较差的糖友，不可给予坚硬的糖块，以免发生窒息。应选择水剂，如葡萄糖口服液、糖水、蜂蜜等更为安全。

（八）老年糖尿病患者心理状态的管理

根据每位患者的心理特征，采取不同的方式进行心理状态的管理，使患者克服掉不良的心理，保持乐观、愉快的心情，树立战胜疾病的信心，积极配合治疗。

1. 克服不良情绪的影响

抑郁症在老年群体中本来的患病率就比较高，患了糖尿病这种慢性疾病就更是雪上加霜，很难使患者心情愉快，有的患者甚至有自暴自弃的念头。老年糖尿病患者容易因情绪低落而发生抑郁症。不妨试一下克服低落情绪的几种方法。

（1）放松疗法　包括自体放松训练和音乐治疗。指导患者进行自体放松的练习，通过练习使随意肌松弛，达到全身放松状态，使自主神经系统功能得到调节，以消除焦虑、抑郁等不良情绪。听一些优美抒情的音乐，保持愉快的心情。

（2）转移法　听音乐、唱歌、跳舞、看电视或做自己感兴趣的事情。

（3）控制法　以个人修养稳定情绪。

（4）释放法　向自己可以信赖的人倾诉。

（5）升华法　把气化为干工作、干事业的动力。

（6）让步法　对非原则性的鸡毛蒜皮的小事礼让。

（7）安慰法　找个合适的理由自我安慰。

2. 调整不良心态

糖尿病患者心态表现不一：有的患者对自己的病毫不在乎，无所顾忌，我行我素；有的患者则精神萎靡，情绪低落，甚至拒绝治疗。很多患者的情绪受血糖水平所左右，当指标正常或接近正常时，认为完全治愈了，便放松饮食治疗，甚至停服降糖药物。当指标急剧上升，症状重现时，情绪又紧张恐惧。这种类型的患者情绪波动很大，不利于病情的控制。

医生应该告知患者，糖尿病不是不治之症，只要科学地对待它，按照糖尿病五驾马车的治疗原则认真地去做，血糖肯定会降下来，糖尿病的并发症也就随之可以避免产生，已产生的也可避免继续发展或使其发展减慢，不会致盲致残，寿命会与正常人一样。保持心情舒畅、开朗及平静的心理，不要惊慌失措，更不要产生恐惧心理，树立战胜疾病的坚定信念。

3. 医护支持疗法

医护要热情诚恳、关心体贴患者，取得患者的信任与合作，建立良好的护患关系。向患者介绍糖尿病有关知识、饮食控制的目的和意义，使用胰岛素的注意事项，预防低血糖的方法及低血糖的处理措施。予以疏导、解释、支持、安慰、帮助、鼓励等措施，减轻或消除负性心理，引导患者以积极的态度面对疾病，树立战胜疾病的信心。

4. 家属支持协助治疗

告知家属其情绪稳定与否将直接影响患者病情，要积极帮助患者争取家庭成员的支持，感受家庭成员的关爱、支持、同情，使患者保持最佳的心理状态配合治疗。使家属了解糖尿病有关的知识，协助改善患者的心理状态，消除疑惑和担忧，消除心理因素对血糖的影响，以达到有效控制病情，减少或延缓并发症的发生。

（李强翔　廖斌　李雅嘉　曾福仁）

第二章 老年骨质疏松症

第一节 疾病常识

一、骨质疏松症定义

骨质疏松症（osteoporosis，OP）是一种以骨量减少、骨组织微结构破坏、骨脆性增加和易于骨折为特点的增龄性代谢性骨病，多发于中老年人及绝经后女性，一般不伴骨矿物质与骨基质比例的明显改变。首先确定是骨量减少（低骨量）系指骨密度下降范围在同性别正常人群的峰值骨骨量的 1.0～2.5SD、OP 系低于同性别正常人群的峰值骨量的 2.5SD 以上，或严重骨质疏松症系骨质疏松症伴一处或多处自发性骨折。60 岁以上老人的身体功能逐渐下降，牙齿脱落、消化道功能退化，进而影响到膳食结构，引起骨密度减低，发生骨质疏松症的风险增加，甚至出现骨质疏松性骨折、疼痛等并发症，给老年人身心造成巨大痛苦，这不仅严重威胁老年人的健康，还给社会带来极重的经济负担。随着现代人们生活水平的不断提高，健康意识不断增强，对骨质疏松的预防逐渐引起人们的广泛关注。

二、骨质疏松症流行病学

OP 广泛流行于世界各地，在美国、英国和瑞士，OP 占老年人口的 60%，PMOP 的骨折率为常人的 4～5 倍。WHO 研究数据显示，全球每 3 秒发生一起骨质疏松性骨折。骨折发生后将引发高死亡率和高致残率，椎体骨折的绝经后女性死亡率为未骨折患者的 9 倍。WHO 的预测：到 2050 年全球半数以上妇女髋部骨折将发生在亚洲，骨质疏松症及骨质疏松性骨折已成为全球所关注的有关公众健康的重要问题。老年性髋部骨折病例中 88% 与骨质疏松有关。脆性髋部骨折（包括股骨颈骨折和股骨转子间骨折）的患病率有上升的趋势，2000 年全世界超过 60 岁的脆性髋部骨折人数约为 150 万，而据估计到 2050 年这一数字将达到 626 万，其中亚洲将占 50% 以上。

我国每年发生髋部骨折的患者大约有 100 万，大多为老年患者，且发病率有明显上升趋势，在 2002 至 2006 年髋部骨折发生率大约每年增长 10%。由于老年患者伤前常合并有内科疾病，所以手术治疗髋部骨折的风险、术后患者的致残率和死亡率均较高。国外文献报道，发生髋部骨折后的 1 年内，死于各种并发症者达 30%，致残率高达 50%。与正常老年人群相比，髋部骨折后 1 年死亡率男性增加 27.2%，女性增加 17.1%；老年人脆性髋部骨折后死亡风险可持续长达 10 年。国内文献报道，12%~20% 的脆性髋部骨折患者 1 年内可能死亡，50% 终身需他人护理，无一例术后功能恢复至骨折前水平。50 岁以上的老年人中，女性发生骨质疏松性骨折的比例更是高达 1/3。中国已经步入老龄化社会，现有老龄人口约 3.5 亿，其中合并有髋部骨折（hip fracture）患者约 660 万，占老龄人口的 1.9%。

三、骨质疏松症病因

原发性骨质疏松症指绝经后骨质疏松症（post-menopausal osteoporosis，PMOP，Ⅰ型 OP 症）、老年性骨质疏松（senile osteoporosis，SOP，Ⅱ型骨质疏松症）、特发性青少年低骨量和骨质疏松。

继发性骨质疏松症病因如下。①内分泌性：甲旁亢，库欣综合征，性腺功能减退症，甲亢，泌乳素瘤和高泌乳素血症，糖尿病，肢端肥大症或 GH 缺乏症。②妊娠或哺乳。③血液病：浆细胞病（浆细胞瘤或巨球蛋白血症），系统性肥大细胞增多症，白血病和淋巴瘤，镰状红细胞贫血和轻型珠蛋白生成障碍性贫血，高雪（Gaucher）病，骨髓增殖综合征。④结缔组织病：成骨不全，埃勒斯-当洛（Ehlers-Danlos）综合征，马方（Marfan）综合征，同型胱氨酸尿症和赖氨酸尿症，门克斯（Menkes）病，坏血病（维生素 C 缺乏症）。⑤药物：糖皮质类固醇，肝素，抗惊厥药，氨甲蝶呤、环孢素，LHRH 激动剂和 GnRH 拮抗剂，含铝抗酸药。⑥废用性。⑦肾脏疾病：慢性肾衰，肾小管性酸中毒。⑧营养性疾病和胃肠疾病：吸收不良综合征，肝胆疾病，慢性低磷血症。⑨其他：家族性自主神经功能障碍、反射性交感性营养不良症、氟中毒、卵巢切除、肿瘤等。

四、骨质疏松症危险因素

（1）遗传因素 ①骨质疏松患者的子女；②白种人和亚洲人；③体格细小或细长；④体质性骨病或代谢性骨病。

（2）低峰值骨密度 ①幼年患全身性疾病或营养不良；②青春期发育延迟。

（3）其他因素 ①不良生活方式（吸烟、酗酒、体力活动过少）；②女性过度运动、过早绝经、月经初潮延迟；③营养不良、长期摄入低钙饮食；④全身性疾病（神经性厌食、甲亢或其他内分泌疾病、1 型糖尿病、消化道疾病、结缔组织疾病、溶血性贫血；⑤器官移植后、药物或化疗。

五、骨质疏松症生理病理机制

破骨细胞作用与成骨细胞作用的相对稳态维持了骨量的相对稳定。

1. 妊娠期和哺乳期骨吸收增强

骨吸收导致骨小梁变细、变薄甚至断裂,股为结构有明显变化。

① 妊娠期:较非妊娠妇女比对钙磷的需要量增加约1倍,尤其妊娠中晚期,胎儿发育钙磷需要增加,母体缺钙易出现腓肠肌痉挛、腰腿痛等表现。但一般通过代偿不至于发生严重的骨丢失,但如果多次妊娠加上营养素、钙磷、维生素D等缺乏可成为POMP的高危人群。如果妊娠中晚期出现腰腿痛并BMD检查提示下降,应视为异常,长期随访。

② 哺乳期:催产素刺激成骨细胞分化、骨矿化和破骨细胞形成,因此,催产素可促进骨形成,哺乳期催产素升高在预防过度骨丢失与促进骨形成起重要作用。垂体-骨轴(pituitary-bone axis)的概念由此而生。出生后哺乳需再约动员80g骨钙,因此骨吸收亦明显加强。但此后的骨形成加速可以使骨基本恢复正常。如骨形成不足,则引起妊娠相关性和哺乳相关性OP(pregnancy-associated and lactation-associated osteoporosis)。

2. 雌激素缺乏导致骨吸收增强

性腺激素(gonadal hormones)为青春期骨骼突发生长(growth spurt)的使动因子,生长发育延迟可导致POMP。雌激素和雄激素对成骨细胞和破骨细胞的作用主要来源于"核受体"功能,但还存在雌激素膜受体,雌激素主要通过ER对成骨细胞和破骨细胞发挥作用,有三种模式。

(1) 直接调节机制 目前认为雌激素通过受体途径直接调节破骨细胞的骨吸收和成骨细胞的骨形成,在骨质疏松发病中起重要作用。雌激素和ER结合,通过影响细胞周期诱导破骨细胞的凋亡,抑制破骨细胞前体形成细胞的募集和分化,抑制破骨细胞的活性;对成骨细胞的增殖、分化及其基质金属蛋白的合成具有直接促进作用。雌激素还可通过强抗氧化作用防止骨量丢失。谷胱甘肽和硫氧还原蛋白是主要的抗氧化巯基化合物,其水平主要是通过谷胱甘肽酶和硫氧还原蛋白酶维持。对切除卵巢的大鼠补充雌二醇可迅速恢复这两种酶的水平,并减少因卵巢切除引起的骨量丢失。

(2) 旁分泌机制

① 雌激素抑制成骨细胞产生刺激破骨细胞增殖,分化和活化的细胞因子,包括骨保护素(OPG)、白介素(IL)1B、IL-6、肿瘤坏死因子(TNF)、粒细胞巨噬细胞集落刺激因子(GM-CSF)、巨噬细胞集落刺激因子(M-CSF)、胰岛素样生长因子(IGF)和转移生长因子13(TGF-13)等。这些细胞因子通过增加骨髓库中破骨细胞前体细胞的比例增加骨的吸收。

OPG/核因子受体激动剂/B核因子受体激动剂配体(OPG/RANK/RANKL)系统的发现是骨生物学史上的一个重大突破,其中OPG是目前对绝经后骨质疏松研究的一个新进展。OPG是破骨细胞形成的有效抑制因子。

RANK 位于破骨细胞膜上，是调节破骨细胞生成和骨量的重要因子。

RANKL 是由成骨细胞产生的多肽，在成骨细胞及其前体细胞的表面表达，与 TNF 相关的凋亡诱导配体有 30% 的同源性，可刺激破骨细胞的分化激活，抑制破骨细胞的凋亡。RANKL 于破骨细胞的形成至关重要。

CSF 使 CD11$^+$ 的破骨细胞提高 RANKL 的表达。RANL/RANKL 的结合引起破骨细胞的激活和分化。OPG、RANK 竞争性的与 RANKL 结合，而 OPG 可以阻断 RANL/RANK 的结合，导致破骨细胞的前体细胞不能分化为活性破骨细胞。OPG 还抑制、干扰破骨细胞存活，限制破骨细胞数量，对骨吸收率和骨量有决定性作用。

雌激素与雌激素受体结合可上调 OPG 的基因表达和蛋白合成。在骨微环境中 OPG 的局部增高是雌激素降低骨吸收的重要机制之一。IGF 对成骨细胞的分化和胶原合成具有重要作用，雌激素可通过刺激成骨细胞 IGF-1mRNA 的表达，刺激成骨细胞的增殖。TGF 不仅抑制破骨细胞生成，还促进破骨细胞的凋亡。雌激素刺激成骨细胞 TGF mRNA 的表达及蛋白合成，使 TGF-B 增加。雌激素与单核-巨噬细胞表面的 ER 结合，抑制单核细胞分泌 IL-1、TNF，可以直接或通过刺激基质细胞内破骨细胞的前体的增殖而促进破骨细胞的形成。在雌激素缺乏引起的骨代谢障碍中，T 细胞分泌的 TNF 的存在至关重要。TNF 仅是破骨细胞形成的一个重要调节因子，在破骨细胞形成中主要诱导 TNF 受体 1，特别是受体 3 发挥作用。免疫机制研究证实 IL-6 基因多态性与骨质疏松的关系。认为 IL-6 G 启动子多态性是骨量丢失的一个基因标志。

② 雌激素通过对体液因子如甲状旁腺激素（PTH）、降钙素、维生素 D 的调控，影响成骨细胞的增殖分化、促进骨的形成，抑制破骨细胞的吸收，发挥抗骨质疏松作用。雌激素可降低刺激的促腺苷酸环化酶活性，从而抑制Ⅲ刺激的骨吸收作用，降低骨组织对 PTH 骨吸收的敏感性。降钙素是全身性的重要的抑制骨吸收的因素。雌激素以剂量依赖方式刺激大鼠甲状腺 C 细胞合成和分泌降钙素，经补充雌激素治疗后的去卵巢大鼠，甲状腺 C 细胞降钙素 mRNA 的表达亦明显增加。所以，雌激素有刺激降钙素合成而抑制破骨细胞的功能活性。

③ 成骨细胞上有维生素 D 受体，1,25-$(OH)_2$D，通过维生素 D 受体促进成骨细胞的分化。而破骨细胞上没有维生素 D 受体，1,25-$(OH)_2$D，通过促进成骨细胞的分化使破骨细胞的血源性前体的形成增多，从而间接促进破骨细胞的分化。

（3）细胞凋亡机制　雌激素通过 Fas/Fas-L 系统促进破骨细胞的凋亡。雌激素对 Fas 诱导的绝经后成骨细胞的凋亡无影响。在绝经后成骨细胞上有 Fas 受体的构成性表达，Fas 受体的激活导致成骨细胞凋亡，雌激素通过增加热休克蛋白 27（hsp27）的产生以减少 TNF 诱导的成骨细胞凋亡。有报道雌激素可通过 Bcl-

2/bax 的比率诱导成骨细胞凋亡。骨形成蛋白（BMP）2 的 BMP-4 可通过 Smad 信号通路抑制 TNF 介导的成骨细胞凋亡。Smads 是信号转导分子家族的一个独特的成员，能将信号从细胞表面的受体直接转到核内，与 DNA 结合域结合后调节转录。

3. 脱氧表雄酮和雄烯二酮不足导致骨吸收增加

雄激素通过调节骨微环境中的细胞因子、生长因子（包括 IL-6、IGF、TGFβ 和 FGF 等）的产生调节骨代谢。女性的雄激素来源于卵巢、肾上腺和脂肪组织；卵巢生成睾酮和二氢睾酮，肾上腺生成和分泌脱氢表雄酮及其硫酸盐和雄烯二酮。绝经后妇女的血睾酮及其他雄性激素均明显下降，血脱氢表雄酮硫酸盐与腰椎、股骨颈和桡骨 BMD 呈正相关。

4. 维生素 D 缺乏导致骨吸收增强

$1,25-(OH)_2D_3$ 可加速小肠绒毛细胞成熟，促进钙结合蛋白（CaBP）生成，增加肠钙吸收。维生素 D 对骨组织具有两重性，生理量的 $1,25-(OH)_2D_3$ 刺激成骨细胞活性，促进骨形成；但大剂量可刺激破骨细胞，增强破骨细胞的骨吸收作用。维生素 D 缺乏导致继发性甲状旁腺功能亢进症，出现佝偻病或骨软化病。成骨细胞表达 VDR，而维生素 D 可调控成骨细胞中许多靶基因的表达。另一方面，24-羟化后的代谢产物 $24,25-(OH)_2D_3$ 曾被认为是维生素 D 的降解产物。但今年发现这种维生素 D 的衍生物仍有调节骨代谢的作用，可以促进骨折愈合。

5. 峰值骨量与骨质疏松症的发病

峰值骨量（peak bone mass，PBM）代表人的骨量的最高水平。骨质疏松发病的可能性与峰值骨量的水平以及到达峰值骨量的年龄密切相关。骨量峰值指矿物质于骨骼成熟期沉积于骨骼中的最大 BMC 及腰椎的 BMD 在青春期高于男性；但至青春期以后，男性骨骼的 BMC 和 BMD 会高于同龄的女性。骨量堆积是一动态的持续过程，大约在人生命中的第二个 10 年即 20 岁左右骨量达峰值。PBM 降低将导致发生 OP 的可能性增加，发病年龄提前。骨 PBM 越小发生 OP 的可能性越小或发生时间越晚。因此，影响人类骨量的另一重要因素是增加骨丢失前的 PBM。

（1）遗传　主要包括：a. 受体基因（VD 核受体、雌激素受体、降钙素受体、肾上腺素能受体、糖皮质激素受体）等。b. 细胞因子、生长因子、激素和基质蛋白基因。c. OP 易感基因所在的染色体区段（11q12-12、11q、1p36）等其他基因。

（2）性别　不论男性或女性，骨量会随着青春期到来而很快增长，最后达骨量峰值的时间女性较男性要早。在青少年期骨量峰值随性别不同而略有区别。15～17 岁男性 BMD 明显高于女性，男性 BMD 的增长几乎是呈线型的；而女性在 12～13 岁年龄组 BMD 最高，BMD 的增长呈逐渐增长型，而骨矿含量

(BMC) 男性在 15～17 岁时高于女性，BMC 增长的速率从 12～17 岁，呈线型增长。在青春前期 BMC 和 BMD 没有性别的差异；然而，女性骨盆的 BMD 和 MC 及腰椎的 BMD 在青春期高于男性；但至青春期以后，男性骨骼的 BMC 和 BMD 会高于同龄的女性。

（3）钙的摄入　成熟期骨重量的 60% 是矿物质，主要由钙盐组成。骨组织的正常生长和发育需要适量的钙摄入。在青春期保证足够量的钙摄入才能达到最佳的骨量峰值。但实际情况并不乐观。在青春期女孩增加牛奶摄入量可明显增加骨量，有利于获取最大量的骨量峰值。

（4）内分泌激素　许多调节钙磷代谢的激素，如维生素 D 的衍生物、甲状旁腺素（ors）和降钙素在调节骨基质的矿化中有重要作用。作用于全身各种组织与细胞的激素，如生长激素（GH）、胰岛素、甲状腺素、性激素和糖皮质激素等均影响骨的生长。对生长激素缺乏的儿童行生长激素替代治疗前后骨量测定对比，替代治疗后，BMD 和 BMC 均有增加，主要增加了皮质骨的骨矿物含量而宽度没有明显差异，说明生长激素替代疗法可增加骨转换，并可长期增加骨量。对于有生长激素缺乏的孩子来说，这一治疗应该持续至长到预期身高及获得骨量峰值为止。PTH 对骨的作用复杂，PTH 功能低下的小儿血钙低，有异常的骨形成，但无明显矮小或骨生长迟缓。PTH 对骨量、骨矿化有重要作用，而对骨生长无作用。高浓度的甲状腺素、糖皮质激素、淋巴因子、前列腺素和内皮素促进骨的重吸收。糖皮质激素还有抑制新骨形成的作用；降钙素则抑制骨的重吸收。

（5）锻炼　运动对正常的骨矿化是必需的。青少年时期积极的户外锻炼活动对骨量峰值的影响是十分确定的。在保证适量钙摄入的情况下，体育锻炼对骨密度的作用甚至超过钙的摄取。在青春前期，大约 10 岁开始进行体育锻炼对获得最大量的骨量峰值效果优于青春后期。

（6）不良嗜好　吸烟和饮酒对获取骨量峰值不利。髋骨骨折的发生率吸烟者较不吸烟者高，认为吸烟是骨质疏松的最危险因素。低龄吸烟会减少骨量峰值。有研究已证实，绝经后的妇女即便使用激素替代疗法也不能有效地预防骨质疏松性髋骨骨折。乙醇导致骨疾病的病理生理过程还未完全阐明。如果在青春期，骨骼快速增长期饮酒则危害更大。有证据表明，乙醇可能影响了骨骼细胞膜信号转导过程，而使骨骼细胞所控制的机械应力作用下降。

6. 环境因素

钙摄入不足；不良生活方式：吸烟、酗酒、高蛋白、高盐、维生素 D 摄入不足、光照减少等。吸烟通过干扰骨骼肌功能而引起骨丢失；肌量减少：个体在达到 PBM 后，一生中要减少 20%～30% 的骨骼肌组织，这一情况称为肌量减少。肌量下降使活动能力下降，而体力活动下降、食欲缺乏和平衡能力差又进一步加重肌肉消耗，形成肌量减少和骨丢失智联的恶性循环；体力活动不足：成骨细胞核骨细胞具有接受应力、负重等力学接卸刺激的接受体。这种 OP 的特点是发生于经常负重的骨骼肌。长期卧床和失重也导致 OP；药物与放疗：最常见的是糖皮质激素、抗凝血药、抗惊厥药物和抗癌药。放射性骨坏死是骨组织放射治疗中的严重并发症，表现为骨愈合能力衰竭和自发性骨坏死。

六、骨质疏松症患者骨结构的变化

骨质疏松症骨小梁的结构特点：骨强度由骨密度和骨质量决定，而骨微结构是决定骨质量的主要因素。骨质疏松时骨量下降，骨微结构也发生改变，表现为骨小梁数量减少、变薄、穿孔甚至发生断裂，骨小梁间隙增宽、连接性降低，导致骨强度降低，骨脆性增加，极易发生骨折。松质骨丢失在男性以骨小梁厚度变薄为主，女性则以骨小梁的断裂、缺失为主，其原因可能在于男性以骨形成减少为主，女性以骨吸收增强为主。骨小梁具有承载负荷，在骨小梁之间及骨小梁与皮质骨之间起到传导及分散应力载荷的作用。当骨小梁纤细时，其承载负荷的能力下降，但仍可保持应力传导的功能；骨小梁的连接性损坏和断裂则可致应力传导系统出现障碍，发生应力集中，最终导致小梁骨骨折及皮质骨骨折。

七、骨质疏松症的临床表现

1. 骨痛

①不伴骨折时，无压痛点；②劳累或活动后加重，负重能力下降或不能负重；③骨折后活动受限，局部疼痛加重；④畸形或骨折体征。

腰痛最为突出，67％为局限性腰背疼痛，9％为腰背疼痛伴四肢放射痛，10％为条带状疼痛，4％有四肢麻木。由于负重能力减弱，活动后导致肌肉劳损和肌肉痉挛，使疼痛加重。骨痛常于劳累或活动后加重，负重能力下降或不能负重。肌肉疼痛常见于肌肉萎缩、肌无力者。

2. 身材缩短

①椎体压缩性骨折；②身材变矮驼背；③可有神经压迫症状和体征。

3. 骨折

①轻微活动或轻微创伤诱发；②多发部位为脊椎、髋部和前臂；③脊椎压缩性骨折多见于 PMOP；④髋部骨折多见于老年性骨质疏松。

（1）椎体压缩性骨折　常见于 PMOP，可单发或多发。有或无诱因，椎体骨折的数量与骨密度相关，骨矿物质丢失越多，椎体压缩骨折发生率越高。身材变矮，上不良小于下不良。严重者出现脊柱前屈和驼背，部分出现脊柱后侧凸或胸廓畸形，胸闷气短、呼吸困难甚至发绀，肺活量、肺最大换气量下降，极易并发上呼吸道和肺部感染。胸廓严重畸形使心排血量下降。

（2）髋部骨折　通常于摔倒或挤压后发生，骨折部位多在股骨颈部。髋部骨折的特点如下。a. 骨折 1 年内死亡率高，达 50%，幸存者伴活动受限，生活自理能力丧失。长期卧床加重骨质丢失，常因并发感染、心血管病或慢性衰竭而死亡。b. 骨坏死率及不愈合率高，股骨颈囊内骨折由于解剖学的原因，骨折部位承受的扭转及剪切应力大，影响骨折复位的稳定性，不愈合率高；骨折后易造成股骨头缺血性坏死。c. 致畸致残率高：髋部转子间骨折常留下髋内翻、下肢外旋、缩短等畸形，影响下肢功能。d. 康复缓慢：高龄患者体能恢复差，对康复和护理有较高要求。

（3）其他部位骨折　跟骨、胫腓骨、桡骨、尺骨、肱骨、胸骨、骨盆、肋骨等。

第二节　老年骨质疏松的诊断与治疗

一、骨质疏松症诊断

诊断标准：目前多采用双能 X 线骨密度仪（WHO，DXA）进行诊断。

（1）低骨量　骨密度低于同性别正常人群峰值骨密度的 1.0～2.5SD。
（2）骨质疏松　骨密度低于峰值骨密度的 2.5SD 以上。
（3）严重骨质疏松　骨质疏松伴一处或多处自发性骨折。
（4）T-Score（T 值）①T≥－1.0 为正常；②－2.5＜T＜－1.0 为骨量减少；③T≤－2.5 为骨质疏松。
（5）诊断方法　①骨密度测量（推荐测量部位是腰椎 1～4 和股骨颈）；②SPA；③QCT；④QMR。
（6）影像检查　①单纯性骨质疏松；②骨质疏松伴骨质软化；③混合型骨质疏松（伴骨质软化与骨质硬化）。

骨质疏松病理表现为松质骨骨小梁数、体积减小和断裂、分布排列改变，皮质骨多孔和结构紊乱，引起骨密度（bone mineral density，BMD）降低和力学性能下降。因此，骨质疏松症的诊断指标应包含 BMD 减少程度和骨骼承载力量的衰减。据估计在两因素中 BMD 因素可占 70%～80%，因而骨量减少是骨质疏松症诊断的基础，仍是目前国际公认的诊断方法。

二、骨转换率

见表 7-2-1。

1. 骨形成指标

① ALP：碱性磷酸酶（ALP）是骨质疏松病理过程中由破骨细胞分泌的酶，能够直接反映破骨细胞的代谢活性。人体中 ALP 主要由肝脏和成骨细胞合成，后者合成的即为 B. ALP。该指标能够良好地反映机体中的成骨活动。尤其在骨质疏松早期，该指标升高幅度较大。

表 7-2-1　高转换型和低转换型骨质疏松的生化特点

指标	高转换型	低转换型
骨形成指标（血）		
ALP	↑，→	→
BGP	↑	→
PICP	↑	↓，→
骨吸收指标		
血 TRAP	↑	↓，→
尿 Pyr/Cr	↑	→
HOP/Cr	↑	→
Ca/Cr	↑	→

注：ALP—碱性磷酸酶；BGP—骨钙素（osteocalcin）；PICP—Ⅰ型前胶原羧基端前肽；TRAP—抗酒石酸酸性磷酸酶；HOP—羟脯氨酸；Cr—肌酐；Pyr—胶原吡啶酚；Ca—钙；↑—增高；↓—降低；→—正常。

② BGP：BGP 是重要的骨转化指标，该蛋白由 49 个氨基酸组成，包含 3 个羧基化的谷氨酸。成熟成骨细胞分泌的 BGP 是一种特异性非胶原骨基质蛋白，性质相对稳定。BGP 通常被认为是成骨细胞功能敏感的指标。

③ PICP：Ⅰ型前胶原羧基末端前肽。Ⅰ型前胶原蛋白是占骨有机基质的 90% 的Ⅰ型胶原合成的前体，其两端的羧基末端前肽（PICP）和氨基末端前肽（PINP）被两个特异性的蛋白水解酶解离。由于 PICP 的解离和Ⅰ型胶原的合成比例为 1∶1，故在组织间液中的 PICP 含量是反映Ⅰ型胶原合成的灵敏和特异性的定量指标，并且已证实血清 PICP 水平与骨形成的组织计量学参数和钙动力学研究结果呈显著正相关。

2. 骨吸收指标

血 TRAP：抗酒石酸酸性磷酸酶主要由破骨细胞释放，参与骨基质中钙磷矿化底物的降解，故血浆中的 TRAP 水平可反映破骨细胞活性和骨吸收的状态。目前研究发现，TRAP 存在两种异构体，分别为 TRAP-5a 及 TRAP-5b，TRAP5a 含有唾液酸，来源于巨噬细胞，无酶活性，只有破骨细胞来源的 TRAP5b 才具有酶活性，经临床试验表明，血清 TRAP5b 可更好地反映破骨细胞活性。

三、骨折风险评估

骨折是骨质疏松常见和严重的并发症，骨折的危险性除取决于骨量外还与骨转换速率有关，而且骨吸收指标往往比骨形成指标对骨折的预测更有意义。如 Garnero P 等的 EPIDOS 前瞻性研究调查了 7598 名老年妇女，发现不管是高骨量还是低骨量组，CTX 和 f-PYD 在绝经前高于正常范围者，发生髋骨骨折的相对危险度分别为 2.2 和 1.9，但血清总 OC 升高则显示与髋骨骨折无关。在 Weel AE 等的 Rotterdam 队列研究中，通过调查 207 名曾有非椎体骨折的妇女和 220 名年龄匹配的无骨折史的妇女，发现尿游离 DPD 高于绝经前平均水平与骨质疏松骨折危险性升高有明显相关。近来，Bruyere O 等发现间隔 3 个月测量一次 BGP 和 U-CTX 可以预测绝经后骨质疏松妇女发生新的脊柱骨折的危险性。但目前的研究仍停留在发现骨代谢标记物与不同部位骨折的关系上，而且男性骨质疏松的骨折预测标记物指标也没有系统调查。

目前常见的评价方法如下。

(1) 激素水平　①维生素 D 缺乏和继发性甲状旁腺功能亢进症；②血 PTH；③女性血 E2。

(2) 骨代谢生化标志物　①骨转换率；②血和尿 C 端交联肽（CTX）；③血和尿 N 端交联肽（NTX）；④血骨钙素；⑤Ⅰ型胶原前肽（PINP）。

(3) 其他　①肾功能；②肝功能；③血电解质；④X 线检查。

四、先进的骨组织定量检查

(1) 骨组织形态定量　①骨小梁数目减少；②骨小梁平均宽度下降；③骨小梁分离度；④平均骨壁厚度；⑤骨矿沉积速率和类骨质沉积速率。

(2) 在体骨微结构测量

① 高分辨 CT：micro-CT 是近年来被广泛应用的一种高分辨率三维定量分析技术，它在普通 CT 的基础上将分辨率提高到微米级，实现了对样本的三维连接性、拓扑结构和微结构的定量分析及三维可视化呈现，同时兼有无创性、快捷方便等特点，使得 micro-CT 迅速成为分析研究骨微观结构的得力工具。

② 高分辨 MRI（HRMRI）：HRMRI 是一项直接检测活体或离体骨小梁结构的新技术。其理论基础是：骨矿物质由于含水量非常低，且质子在基质和钙组织中的 T2 弛豫时间很短，所以在磁共振图像中表现为无信号；而红、黄骨髓均含有丰富的自由质子，能产生很强的 MR 信号，即在骨髓高信号的背景中黑色网状结构代表骨小梁网络。

③ 骨超声：超声诊断具有无电离辐射、便捷、速度快、价格低廉等优势。传统的超声透射法使用双探头获得人体跟骨处的超声透射信号，以参数宽带超声衰减（BUA）和超声传导速度（SOS）反映 BMD 信息。而超声背散射方法使用单探头，易于探测跟骨以外的骨组织（例如脊骨、腕骨等），且超声背散射信号中含有全部的骨微结构信息，因而超声背散射法诊断骨质疏松的技术越来越受到

重视。

五、骨质疏松症对患者躯体能力影响的评估

骨质疏松与未来的跌倒、残疾、住院和死亡等健康负性事件相关，严重影响老年人的独立性和生活质量。简易躯体能力测试是 Reuben 等在 1990 年编制的包含 9 项动作的评估躯体功能的直接法（又称表演法，per-formance-based test），它不依赖于受试者和评定者的主观因素，以更精确的定量反映轻微的躯体功能变化，能在自我感受之前发现躯体功能下降。精确的定量反映骨质疏松患者轻微的躯体功能变化，反映人体的运动力量、耐力、平衡、移动等方面能力。

六、骨质疏松症鉴别诊断

见表 7-2-2。

表 7-2-2 原发性与继发性骨质疏松的鉴别

鉴别点	原发性骨质疏松	原发性甲旁亢	原发性甲旁减	Graves甲亢	肾性骨病	类固醇性骨质疏松	佝偻病或骨软化
病因	未明	PTH 瘤或增生，PTH↑	PTH 缺乏	未明，TH↑	继发性，PTH↑	骨吸收↑，肠钙吸收↓	维生素 D 缺乏
主要骨损害	BMC↓	纤维囊性骨炎	BMC↓	BMC↓	BMC↓	BMC↓，无菌性骨坏死	骨质软化
血 PTH	→(↑)	↑↑	↓↓	↓	↑↑	↓	↑↑
血 CT	↑(↓)	→	→	→	→	→	→
血钙	→	↑(→)	↓	→(↑)	↓(→)	→	↓(→)
血磷	→	↓	↑	→	↑↑	→	↓
血 BGP	↑(→)	↑	↓	↑	↓	→(↑)	↑
血 1α,25-(OH)$_2$D$_3$	→(↓)	↑	↓	↑	↓↓	↓	↓↓
尿 Pyr/Cr	↑	↑	↓	↑	↓	↑	→(↑)
尿钙/Cr	↑(→)	↑	↓	↑	↑(→)	↑	↓
尿磷/Cr	→	↑↑	↓	↑	↓	→	→(↑)
尿 HOP/Cr	↑(→)	↑(→)	↓	↑	↑	↑	→
肠钙吸收	↓	↑↑	↓	↑(→)	→(↑)	↓	↓

注：↓—下降；↑—升高；↑↑—明显升高；↓↓—明显下降；→—正常；括号内表示较少发生的变化。

七、骨质疏松症治疗

OP 具有可预防性，OP 的预防比治疗更为重要，也具有更高的社会和经济效益。因为一旦发生骨折，生存质量急剧下降，可致残甚至致死。OP 的初级预防对象是未发生骨折但有 OP 危险因素或者已经存在骨量减少者。骨质疏松症有很多明确的危险因素，年龄、骨质疏松症的家族史、性别、绝经年龄等都是发生脆性骨折的潜在危险因素，但这些因素是不能改变的。吸烟、高酒精摄入量、低钙饮食、低体重、经常跌倒、久坐不动的生活方式、低性激素水平、吸收不良等都是可以进行干预的。对绝经后的妇女而言，运动是一个安全而有效的方法可避免骨量的丢失。在青少年和年轻人中通过高冲击运动（如跳跃等）的锻炼可以提高骨峰值，因为理论模型表明更高的骨峰值会延缓骨质疏松症的发病。对年轻人进行运动干预达到了骨密度适度的改变，但是还需要数 10 年的追踪随访去证实运动降低了因骨质脆性而造成的骨折发生率。预防的目的是避免发生第一次骨折。

OP 的二级预防和治疗是针对已有 OP 或已发生过骨折者，其预防和治疗的目的是避免再次骨折。

1. 基础治疗

补充钙剂和维生素 D 是防治 OP 的基本措施。进食高钙、低盐和适量蛋白质的膳食。避免吸烟、酗酒，避免使用影响骨代谢的药物，适当增加户外运动，采取措施防止跌倒等。

（1）钙剂　单独的钙剂补充对增强骨密度的作用很小，数据显示在统计学上补充钙剂对降低椎体骨折并没有显著趋势，但是钙剂降低非脊柱骨折发生率的趋势还是不清楚的。补充更多的钙不总是好的，过多的钙剂可能增加心肌梗死的发生率，但这些研究都没有给出明确安全的剂量范围防止心血管疾病的发生。心血管疾病危险的增加并不仅仅与膳食钙，钙补充剂有关。目前推荐每日摄取量是 1000～3000mg/d。

① 适应证：a. 食欲下降，摄入减少；b. 老年人；c. 血 PTH 升高；d. 1,25-$(OH)_2D_3$ 减少；e. 作为骨质疏松的基础治疗。

② 剂量与方法：a. 元素钙 800～1000mg/d；b. 适当加用维生素 D；c. 2.5g 碳酸钙，或 4.0g 氯化钙，或 7.7g 乳酸钙，或 10.79g 葡萄糖酸钙含 1.0g 元素钙。

③ 不良反应：a. 消化系统反应；b. 现代乳-碱综合征。

（2）维生素 D　在骨的生长中维生素 D 是必需品。老年人体内维生素 D 的含量低是由于膳食摄入量少和在阳光下暴露的时间短。临床研究发现单独服用维生素 D 不能预防骨折的发生。补充维生素 D 加钙剂能降低髋部骨折的风险。尽管维生素 D 和钙剂对人体的不良影响是很小的，但是对于那些患有肾结石，其他肾脏疾病和高血钙的患者来说，具有很高的不良影响。健康儿童补充维生素 D 不能提高骨密度，但对体内维生素 D 低水平的儿童要适度补充。要记住我们体内大部分维生素 D 是日照时在皮肤上产生的而不是饮食。

2. 对症治疗

（1）止痛　疼痛者可适量给予非甾体抗炎药，如阿司匹林（乙酰水杨酸）片，每次 0.3~0.6g，每日不超过 3 次；或吲哚美辛片，每次 25mg，每日不超过 3 次。塞来昔布（celecoxib celebrex，西乐葆），可特异性抑制 COX-2，组织炎症性前列腺素类物质生成，对炎症性 OP 和 OP 性疼痛有镇痛作用，每次 100~200mg，每日 1~2 次。顽固性疼痛时，可考虑短期应用降钙素治疗。如鳗鱼降钙素（elcatonin，益盖宁）20U，每周肌内注射 1 次，连用 3~4 周。

（2）改善营养状态　老年人胃肠功能差，往往合并营养障碍，维生素、蛋白质摄入不足。补充足够的蛋白质和维生素有助于 OP 的治疗。

3. 药物治疗

药物治疗应遵循的基本原则：①综合治疗，不过分强调单一治疗排斥其他；②强调早期预防，早期治疗；③治疗方法以及疗程的选择要注意疗效、费用和不良反应等，尤其要注意治疗终点（减少骨折发生率）的评价；④服药依从性是决定疗效的重要因素，应尽量选择长效制剂。治疗目的是缓解疼痛，延缓骨量丢失，预防骨折。

常用的药物有以下几种。

（1）RANKL 单克隆抗体（Denosumab，Dmab，地舒单抗）　每 6 个月皮下注射 Dmab 60mg，治疗 36 个月后，Dmab 组新发影像学椎体骨折、髋骨骨折及非椎体骨折显著低于安慰剂组。

（2）双膦酸盐　是 OP 治疗的一线用药，各种剂型应根据特点选用，严格按照正确方法使用（如阿仑膦酸盐应在早晨空腹时以 200mL 清水送服，进药后 30 分钟内避免平卧和进食）。有食管炎、活动性胃炎及十二指肠溃疡、反流性食管炎者慎用。目前临床上应用的阿仑膦酸钠有每片 10mg（每日一次）和每片 70mg（每周一次）两种，后者服用更方便，对消化道刺激更小。每年使用 1 次的唑来膦酸盐（zoledronate）进一步提高了依从性。肠道对其吸收率仅 1%~5%，主张空腹服用，服药后至少半小时后进食，不能与钙剂同时服用。

① 化学特点：双膦酸类化合物能牢固地吸附于骨的主要组成部分羟基磷灰石的表面，抑制其形成和溶解，双膦酸可抑制软组织的钙化和骨的重吸收。临床研究证实：这类化合物在抑制破骨细胞的重吸收、增加骨质量、减少骨折发生率方面具有显著疗效和较高的安全性，已越来越受到药物化学家的关注。在细胞水平，双膦酸盐通过诱导破骨细胞凋亡抑制骨重吸收。最近研究表明，按其分子作

用机制可将双膦酸盐分为不含氮的双膦酸盐和含氮的双膦酸盐两类。

② 作用机制：从细胞水平看，双膦酸类化合物能使成熟的破骨细胞的形态发生微小变化。如细胞质和细胞核萎缩、染色质凝缩以及核的破裂，从而诱导破骨细胞凋亡。双膦酸盐还使得破骨细胞的皱褶面消失，抑制肌动蛋白环形成，从而有效地抑制破骨细胞对骨的吸附和重吸收。双膦酸盐能够促使成骨细胞释放出一种可溶性因子，这种低分子质量的可溶性因子可作用于破骨细胞前体防止破骨细胞的形成。从分子水平讲双膦酸化合物的作用机制可归纳为两类。转化成双膦酸盐的代谢物；抑制甲羟戊酸代谢途径和蛋白质异戊二烯化。

③ 适应证和禁忌证：双膦酸盐主要用于治疗骨吸收明显增强的代谢性骨病，如变形性骨炎、多发性骨髓瘤、甲状旁腺功能亢进、肿瘤性高钙血症、骨纤维结构不良症、成骨不全、系统性肥大细胞增多症等；亦可用于治疗原发性和继发性OP，主要适用于高转换型者，尤其适用于高转换型PMOP又不宜用雌激素治疗者，对类固醇OP也有明显效果。此外，双膦酸盐可抑制骨肿瘤转换，减轻骨痛，抑制骨吸收，降低血钙浓度，对防治骨肿瘤性骨折有一定作用。骨转换率正常或降低患者不宜单独使用双膦酸盐。

④ 常用的有三代药物。

一代：羟乙膦酸钠（依膦），400mg/d。

二代：帕米膦酸二钠（博宁），90mg/d，适应于各种骨质疏松症，对骨质疏松的疗效与口服阿仑膦酸钠相同；顺应性好，无上消化道反应，特别适用于有消化道疾病的患者。

三代：阿仑膦酸钠（福善美，天可，固邦），治疗绝经后骨质疏松，每日10mg；预防妇女骨质疏松，每日5mg。

⑤ 不良反应：a. 全身反应，如过敏反应，包括荨麻疹和罕见的血管性水肿。同其他双膦酸盐一样，在开始服用本品时，会发生一过性的急性期反应（肌痛、不适和罕见发热）。在存在诱因条件时，会发生罕见的低钙血症。b. 胃肠道反应，如恶心、呕吐、食管炎、食管糜烂、食管溃疡、罕见食管狭窄或穿孔、口咽溃疡。某些较为严重并伴有并发症，尽管它们与药物的因果关系尚未确定。c. 在拔牙和（或）局部感染愈合延迟时，会发生罕见的下颌局部骨坏死。d. 肌肉骨骼如骨、关节和（或）肌肉疼痛，罕见严重和（或）致残的情况。e. 皮肤如皮疹（偶伴有对光过敏），瘙痒。f. 罕见的严重皮肤反应，包括Stevens-Johnson综合征和毒性表皮坏死松懈。g. 特殊感觉如罕见眼色素层炎、罕见虹膜炎或虹膜外表层炎等。

（3）降钙素

① 作用机制：降钙素是一种破骨细胞的强烈抑制剂，由甲状腺C细胞分泌，这种具有调节钙代谢的天然激素，通过受体不仅作用于破骨细胞，还可作用于脑

组织，降钙素治疗的短期作用主要表现在可迅速抑制破骨细胞的活性；而抑制破骨细胞的增殖和减少其数量，从而抑制骨吸收，降低骨转换是降钙素的长期作用。降钙素不仅可特异性地作用于破骨细胞，减少它的活力和数量；其周围与中枢性的作用还可激活阿片类受体，抑制疼痛介质及增加内啡肽的释放，阻断疼痛感觉的传导和对下丘脑的直接作用。这样的双重镇痛作用机制使降钙素对各种类型的代谢性骨病疼痛有特殊的治疗效果。注意在使用降钙素前需补充数日钙剂和维生素 D。

② 适应证和禁忌证：降钙素通常推荐用于高转换型骨质疏松患者，尤其是那些绝经早期的妇女，但我们在临床应用时发现：绝经后期及老年性骨质疏松患者降钙素的疗效要优于绝经早期的患者。禁忌证：a. 过敏；b. 孕妇或哺乳期妇女；c. 14 岁以下儿童。

③ 制剂与剂量

a. 鳗鱼降钙素：成人骨质疏松症 20 单位，每周一次肌内注射。高钙血症 40 单位/次，每日 2 次肌内注射。应根据年龄适当增减剂量。变形性骨炎 40 单位，每日一次肌内注射。

b. 鲑鱼降钙素：由于本品具有很好的耐受性，所以在治疗骨质疏松症时推荐优先使用鼻喷剂。如果对鼻喷剂不能耐受，应考虑非肠道给药。由于非常精确的最低有效剂量目前不清楚，目前推荐的剂量如下：标准维持量，每日 50IU 或隔日 100IU，皮下或肌内注射。遵医嘱调整剂量。

降钙素能有效抑制破骨细胞活性，具有中枢及外周性镇痛作用，但需肌注或鼻喷给药，使用不便。SMC021A/C 是口服鲑鱼降钙素制剂，含重组鲑鱼降钙素 0.8mg 及单分子肠道肽吸收的增强剂 5-CNAC ［8- (N-2-hydroxy-5-chloro-benzoyl) -amino-caprylic acid］ 200mg。

④ 不良反应：a. 过敏反应如皮疹、荨麻疹等，偶有心动过速、低血压和晕厥。过敏性休克极少发生。b. 消化系统，有时出现恶心、呕吐、食欲缺乏，偶可见腹痛、腹泻、口渴、胃灼热等。偶可见 AST、ALT 上升。c. 神经系统，有时出现眩晕、步态不稳；偶出现头痛、耳鸣、手足搐搦。d. 电解质代谢，偶出现低钠血症。e. 其他，偶有颜面潮红、发热、寒战、胸部压迫感、哮喘发作、皮肤瘙痒、指端麻木、尿频、水肿、视物模糊、全身乏力等。

4. 雌激素补充治疗（estrogen replacement therapy，ERT）

雌激素可以抑制成骨细胞产生刺激破骨细胞增殖、分化和活化的细胞因子，如白介素-1（IL-1）、白介素-6（IL-6）、粒细胞-巨噬细胞刺激因子（GM-CSF）、粒细胞集落刺激因子（M-CSF）、肿瘤坏死因子-α（TNF-α）等。适用于早期预防或性激素缺乏患者，应视为实现缺乏雌激素女性健康生活方式的一种基本措施。在 WHI 有关 ERT 增加冠心病、卒中和血栓栓塞性风险的报告后 ERT 的应用越来越少。对于 ERT 应用应该有如下基本观点：在动脉粥样硬化形成前，ERT 对血管无明确不良影响，可能还有保护作用。而在动脉粥样硬化后，ERT 可能促进其发展，因此 ERT 的临床应用时间窗应该是在绝经早期。ERT 导致子宫内膜癌可通过加用孕激素加以预防。但出于安全考虑，乳腺癌应列为 ERT 禁忌证。

适应证：①绝经症状和（或）泌尿生殖道萎缩症状严重，影响生活质量。②预防绝经后骨质疏松症和心血管病。

禁忌证：①雌激素依赖性肿瘤，如乳腺癌、子宫内膜癌、黑色素瘤。②原因不明的阴道出血。③严重的肝肾疾病。④近期内或现患的血栓栓塞性疾病。⑤红斑狼疮、耳硬化、血卟啉病。⑥孕激素禁忌证为脑膜瘤。

慎用：①子宫肌瘤、子宫内膜异位症。②严重高血压及糖尿病。③血栓栓塞史及血栓形成倾向。④胆囊疾病、偏头痛、癫痫、哮喘、垂体泌乳素瘤等。⑤乳腺癌家族史。

注意事项：①有子宫者一定加用孕激素以抑制雌激素对子宫内膜的刺激作用。②定期检查乳腺，预防乳腺癌。③血栓栓塞史及血栓形成倾向。④定期检测血脂、肝功能、胆囊功能及凝血系统。⑤停药后继续检测。⑥药物种类、剂量、用药方式等应根据妇女年龄、绝经时间、有无子宫及全身状况等综合考虑，进行个体化治疗。

制剂和用法：一般给予生理剂量或低剂量。① 利维爱（livial）$1.25\sim2.5mg/d$；②倍美力（permarin）$0.3\sim0.625mg/d$；③炔雌醇 $10\sim20\mu g/d$；④17-β 雌二醇 $1\sim2mg/d$；⑤雌二醇皮贴剂：$0.05\sim0.1mg/d$；⑥雌二醇凝胶 $2.5g/d$；⑦替勃龙 $1.25\sim2.5mg/d$；⑧雌二醇皮埋剂 4～6 个月埋植 1 次。

POMP 患者可选用小剂量双膦酸盐加雌激素治疗。方案如：每天 2mg 雌二醇+阿仑膦酸钠 5～10mg。另有口服雌孕激素制剂（戊酸雌二醇 2mg+地诺孕素 2mg），可使子宫内膜分泌期细胞转型。

5. 选择性雌激素受体调节剂（selective estrogen receptor，SERM）

SERM 类药物为 OP 防治的有效药物，对骨组织表现为雌激素激动作用。SERM 类药物不仅可以治疗 OP，而且可以减少乳腺癌和预防子宫内膜癌的发生。

主要用于预防和治疗绝经后妇女的骨质疏松症，能显著地降低椎体骨折发生率，但髋部骨折发生率的降低未被证实。当决定给绝经后妇女选择使用 SERM 或其他治疗（包括雌激素）时，需考虑绝经期症状，对子宫和乳腺组织的作用及对心血管的危险性和有利影响。

适应证和禁忌证：主要用于预防绝经后妇女的骨质疏松症。可能妊娠的妇女绝对禁用，正在或既往患有静脉血栓栓塞性疾病者（VTE），包括深静脉血栓、肺栓塞和视网膜静脉血栓者。对药物中所含的任何赋形剂成分过敏。

制剂和用法如下。

① 盐酸雷诺昔芬（易维特）：属于苯丙噻吩类化合物，能防治绝经后骨丢失，降低椎体骨折率，对血管也有良好作用，能够降低总胆固醇和低密度脂蛋白水平，从而降低心血管事件风险。主要适用于治疗无更年期症状、无血栓栓塞性疾病的 POMP 患者。60mg/d 可使椎体骨折发生率下降约 50%。

② 拉索昔芬和巴多昔芬：对骨的作用更强而不良反应更低。拉索昔芬对绝经后女性的大样本试验（Postmenopausal Evaluation and Risk Reduction With Lasofoxifene，PEARL，trial），拉索昔芬治疗组和安慰剂组，治疗 5 年。结果提示拉索昔芬组椎体及非椎体骨折率均显著降低，卒中发生率也低于安慰剂组，拉索昔芬会引起子宫内膜的良性改变，但不增加子宫内膜癌的风险。

③ 阿佐昔芬：是治疗骨质疏松症及浸润性乳腺癌的新药，一项纳入 331 例骨量正常或低骨量绝经后女性的临床研究（FOUNDATION 研究），给予阿佐昔芬 20mg/d 或安慰剂，治疗 2 年，与安慰剂组比较，阿佐昔芬使腰椎及全髋 BMD 分别增加 2.9% 及 2.2%。另外，阿佐昔芬轻中度降低乳腺密度，不增加子宫内膜厚度。

6. 其他药物

（1）组织蛋白酶 K 抑制剂　组织蛋白酶 K 是破骨细胞分泌的特异性半胱氨酸蛋白酶，在 I 型胶原、骨黏素及骨桥蛋白等骨基质蛋白降解过程中发挥重要作用。组织蛋白酶 K 编码基因失活性突变会导致罕见的骨骼疾病致密成骨不全症（也称为 Toulouse-Lautrec 综合征）。Odanacatib（MK-822）及 ONO-533 是合成的、低分子组织蛋白酶 K 新型抑制剂。MK-822 能够特异性抑制组织蛋白酶 K 活性，明显抑制破骨细胞活性。每周服用 3~50mg MK-822，治疗 2 年，患者腰椎、全髋、股骨颈 BMD 均明显增加，且 ONO-5334 对骨形成指标无明显抑制作用。

（2）骨硬化素单克隆抗体　骨硬化素是骨细胞分泌的蛋白质，是成骨细胞 Wnt 信号通路的阻断剂，可抑制成骨细胞活性。如阻断骨硬化素作用，能够有效促进成骨细胞的增殖及活性。单次注射 0.1~10mg/kg（体重），骨硬化素单克隆抗体呈剂量依赖性地增加骨形成指标 PINP、骨钙素及骨源性碱性磷酸酶，明显抑制骨吸收指标 CTX，10mg/kg（体重）组腰椎及全髋 BMD 分别增加 5.3% 及 2.8%。

（3）Dkk-1 单克隆抗体　治疗骨质疏松症的剂量应该为 3.74mg/kg，每月皮下注射 1 次，Dkk-1 单克隆抗体的人体治疗试验即将开展。

（4）甲状旁腺激素（PTH）制剂及钙敏感受体拮抗剂　间断皮下注射 PTH1-34，能够明显促进骨形成，有效治疗严重骨质疏松症。研究表明，PTH

类似物如短于 28 个氨基酸，则不能增加骨量。ZP2307 是一种新型化学修饰的、环状人 PTH（1-17）类似物，是 K13-D17 侧链到侧链的环状肽类。ZP2307 可以使去卵巢大鼠长骨及椎体 BMD 恢复到基线水平，并改善大鼠的骨质量和骨强度。有效剂量为 40～320nmol/kg，40～160nmol/kg 不会明显升高血钙水平。ZP2307 是能够增加骨量的最短 PTH 类似物。经皮 PTH 贴剂是由合同 PTH 包被的显微针贴片，分别含有 20μg、30μg 及 40μg PTH。

(5) 锶盐　疗效确切，长期耐受性佳，中度肝肾损伤者无需调整剂量，但不推荐重度肾损害者使用。一般每日 2g 口服。不良反应有恶心、腹泻，但较轻且短暂。超敏反应罕见，一般发生于治疗后 3～6 周，表现为嗜酸性粒细胞增高和药物疹。出现此种情况必须立即停药并且不能再次使用本品。

7. 继发性骨质疏松的治疗

(1) 基础药物治疗　参考原发性骨质疏松的治疗指南。

(2) 特殊的继发性骨质疏松治疗

① 性激素缺乏性骨质疏松症：积极治疗原发病。对年轻的女性患者需补充适量的雌激素或雌激素＋孕激素，男性患者应补充雄激素。必要时并用其他类抗骨质疏松药物。

② 糖皮质激素性骨质疏松症：生理剂量的糖皮质激素也可引起骨丢失，于用药 6～12 个月骨量下降最明显。某些疾病需长期应用糖皮质激素，如病情允许，应采用最低有效剂量。酌情补充钙剂、维生素 D 制剂和双膦酸盐类抗骨质疏松药物，有助于防止发生糖皮质激素性骨质疏松。对于骨痛明显的患者，可以加用降钙素类药物。

③ 制动性（废用性）骨质疏松症：一般性治疗和药物治疗同原发性骨质疏松症，但要特别注意制动部位的功能锻炼和康复治疗。

④ 长期肠外营养支持导致的骨质疏松症：一般性治疗和药物治疗同原发性骨质疏松症。由于本症易合并佝偻症（或骨软化症），除使用无铝营养支持液外，要积极补充维生素 D 制剂。

⑤ 糖尿病性骨质疏松症：主要是严格控制高血糖，同时应用抗骨质疏松药物治疗。

⑥ 器官移植后骨质疏松症：同原发性骨质疏松症。

⑦ 血液透析性骨质疏松症：防治方法同原发性骨质疏松症。避免使用含铝透析液和低磷透析液。

⑧ 骨质疏松性骨折的治疗

a. 复位/固定/功能锻炼/药物是治疗的基本原则。

b. 非手术治疗应是综合性治疗。

第三节 老年骨质疏松的科学管理

1. 骨质疏松症患者应该怎样科学生活

调整生活方式：建议摄入富含营养的均衡膳食，以钙质和维生素丰富、蛋白质适量的饮食为宜，推荐蔬菜、水果、牛奶及奶制品、鱼类、全麦、坚果及橄榄油等膳食。建议规律运动以改善机体平衡、肌力等降低跌倒风险。抗阻力运动及负重运动能够维持甚至轻度增加骨密度，开始运动训练前建议咨询临床医师行相关评估，以保证安全性。由于大量酒精摄入与骨丢失、骨折风险升高相关，故应戒烟、限酒。建议避免过量饮用咖啡或碳酸饮料，避免或减少应用影响骨代谢的药物。防治跌倒，穿合适的鞋袜，保证家庭环境安全。

2. 骨质疏松症患者应该怎样科学营养

蛋白质、维生素和矿物质是骨骼健康的重要元素，充足的营养素摄入对于骨质疏松的发生发展至关重要。随着增龄变化，骨形成减少，骨吸收增多，骨质流失，骨重塑失衡，导致骨质疏松，甚至骨质疏松性骨折的发生。充分了解营养素在骨质疏松症中的作用机制，可以尽早采取干预措施，预防骨质疏松症的进一步发展。研究证实，营养素及膳食结构可以影响肠道菌群，而肠道菌群是最近发现的容易被忽视的影响骨质疏松症的因素。正常情况下，肠道菌群与宿主保持微妙的平衡，一旦平衡被打破，就可能增加骨质疏松症的风险。肠道菌群能够改变黏膜厚度和渗透性，从而有利于蛋白质、矿物质和维生素的吸收分布；肠道菌群还可以通过炎症、免疫和激素水平等因素影响骨形成或骨吸收，对骨质疏松症的发生发展起重要作用。此外，营养素干预还可以影响机体的自噬水平，而自噬参与成骨细胞、骨细胞和破骨细胞的存活、分化和活性，从而影响骨形成和骨吸收，在预防骨质疏松症中发挥重要作用。蛋白质干预可以通过调节肠道微生物群和代谢物之间的相互作用介导骨髓脂肪组织含量和间充质干细胞谱系分化，从而改善BMD、骨微结构及骨生物力学。在卵巢切除小鼠模型中，也观察到了蛋白质通过激活骨形成标志物和抑制炎症状态改善骨质疏松症的作用。

脂肪及肥胖相关蛋白通过激活 RANKL 诱导的 NF-κB 与 NFATc1 启动子的结合来促进破骨细胞形成及骨吸收，加重骨质疏松的发生，从这方面讲，低脂饮食有助于预防骨质疏松。随着转录组测序及代谢组学的发展，靶向脂肪代谢与骨代谢的研究日渐增多，有望发现新的抗骨质疏松症靶点。

（1）维生素 A 可以通过促进骨形成影响 BMD，过多的维生素 A 摄入会促进骨吸收，引起高钙血症、骨质流失，导致骨质疏松。维生素 A 是机体生长发育所必需的、具有视黄醇生物活性的物质。膳食来源的血清维生素 A 水平在一定范围内与 BMD 呈正相关，最近的研究表明，血清维生素 A 在 $1.99 \sim 2.31\,\mu mol/L$

范围内骨折风险最低,血清维生素 A 过量可导致高钙血症,并且与骨质流失和骨折风险增加有关。

(2) B 族维生素(维生素 B_{12}、维生素 B_6 和叶酸)　可以通过直接影响胶原蛋白代谢或影响同型半胱氨酸水平来影响骨骼健康。有研究表明,维生素 B_6、维生素 B_{12} 和叶酸水平较低以及同型半胱氨酸水平,较高与骨折风险增加有关。充足的 B 族维生素补充随机对照试验可以有效降低骨质疏松性骨折风险。

(3) 维生素 E　能够影响骨骼代谢中的多种途径,包括核因子 RANK 和 RANKL 的受体激活剂。

(4) 维生素 K_2　通过影响机体自噬和炎症指标表达来调节骨代谢,预防骨质疏松症。

(5) 维生素 D 和钙　可以影响葡萄糖代谢,促进胰岛素分泌,增强胰岛素敏感性,灭活葡萄糖代谢紊乱所致的炎性因子,减少全身炎症反应,促进骨形成。钙是人体中含量最丰富的矿物质,机体中超过 99% 的钙以磷酸钙羟基磷灰石晶体的形式存在于骨骼中,从而使骨骼的类骨质基质变得坚硬。此外,钙在调节各种细胞功能方面发挥着重要作用,不仅能够影响中枢和周围神经系统,还可以影响心肌、平滑肌和骨骼肌等肌肉系统,此外还可以影响外分泌和内分泌腺功能。维生素 D 及其活性产物 $1,25\text{-}(OH)_2D_3$ 是骨形成的必需营养素,人体中超过 80% 维生素 D 是在紫外线照射后,由皮肤中的角质形成细胞产生的。通过饮食中或补充剂摄取的维生素 D,经肝脏、肾脏羟基化为 $1,25\text{-}(OH)_2D_3$,发挥促进钙吸收、骨骼正常矿化的作用。综上可知,钙和维生素 D 是骨骼发育和维持结构和强度的关键成分。推荐 65 岁以上人群维生素 D 每日摄入量为 600IU,最高每日可摄入 2 000IU。在全国健康和营养检查调查(NHANES)中,只有 10% 的女性和 23% 男性人群通过膳食获得了充足的钙摄入量。目前大量研究证明,钙加维生素 D 补充剂的组合可降低老年人的骨折风险,髋部骨折风险降低 18%~25%,非椎体骨折风险下降约 20%。单独补充钙剂可使任何骨折的风险降低 10%~15%。单独维生素 D 补充仅在 25-(OH) D 缺乏时可以提高 BMD,降低跌倒及骨折的风险。对于钙和维生素 D 不足风险较高的患者以及正在接受骨质疏松症药物治疗的患者,建议使用钙和维生素 D 补充剂,相对安全钙摄入量为每天 800~1200mg,25-(OH) D 水平达到或高于 30ng/mL 是最佳钙和骨骼代谢所必需的。

(6) 蛋白质　蛋白质是构成肌肉组织、骨胶原蛋白的基本原料,是生命活动的物质基础,更是保障肌肉、骨骼等器官结构和功能的基石。长期蛋白质摄入不足,血浆白蛋白水平降低、骨基质合成不足,导致新骨形成速度减慢,影响骨密度(bone mineral density,BMD)和骨强度。足够的蛋白质摄入和补充不仅可以促进骨基质合成,还可刺激骨骼肌肉蛋白质合成,同时也能改善增龄所致的骨骼肌功能退变,从而间接作用于骨骼,维持骨密度和骨强度,预防骨质疏松的发生和发展。此外，膳食摄入的蛋白质能够影响营养激素胰岛素样生长因子-1（IGF-1）的产生，IGF-1 几乎对机体每个细胞的生长都有促进作用，包括成骨细胞和破骨细胞。与蛋白质摄入不足的人群相比较，高蛋白摄入组 BMD 增加或丢失缓慢，骨折发生率下降，有趣的是，不同性别和年龄的 BMD，受蛋白质的影响不一致。鉴于老年人对蛋白质的吸收功能减退，建议老年人每日蛋白质摄入量增加至 1.0~1.2g/kg，当存在严重疾病的情况下甚至更高。因此，摄入充足的蛋白，可以降低跌倒的发生，而对于新发骨折患者，增加膳食来源的蛋白质，可加快骨折的愈合，其可能的机制仍需进一步研究。

（7）其他矿物质

① 镁离子可以通过抑制破骨前体细胞中基质金属肽酶 13（Mmp13）的基因表达，抑制骨吸收。镁作为一系列酶促反应的阳离子辅助因子，营养学会推荐我国老年人镁摄入量为每天 320mg。镁的缺乏会促进羟基磷灰石晶体的形成，也可以损害甲状旁腺的分泌并导致肾脏和骨骼对甲状旁腺激素产生抵抗，关于镁补充剂对骨矿物质密度影响的研究很少，并且产生了不同的结果，目前暂无足够证据证明镁补充有利于骨质疏松治疗。

② 磷参与软骨和类骨质组织矿化，磷在含蛋白质的食物中含量很高，标准均衡饮食基本可提供足量的磷，因此通常不会发生由饮食引起的磷缺乏。

③ 低钠盐摄入可以降低老年人髋部、腰椎 BMD，其具体作用机制仍需进一步研究。对于骨质疏松症患者应低盐饮食，老年人不超过 5g。

④ 雷奈酸锶主要应用于绝经后妇女的椎骨和非椎骨性骨折，但由于其可能增加心肌梗死风险，目前很少用于绝经后骨质疏松的治疗。

3. 骨质疏松症患者应该怎样科学运动

（1）运动疗法治疗骨质疏松症的作用机制　促进骨的代谢骨皮质的血流量降低是导致骨质疏松症最为常见的一种原因。在运动之时经过肌肉的舒张与收缩作用，能够对骨膜进行按摩，加强骨组织的血液供应，推动骨骼更加充分地吸收营养物质。有关研究表明骨产生的血清碱性磷酸酶在运动以后有明显的增多，此便表明运动可以增强骨的新陈代谢活性，促进骨形成快于骨吸收。

① 促进性激素分泌：性激素和骨代谢之间存在着极为密切的联系，促进骨骺融合、骨盐沉积保留以及骨质增厚等，进而推动骨的形成发育。适量的运动能够提升睾酮水平与雌激素，经过调节内分泌而对骨产生作用。内分泌在保持骨骼正常代谢层面发挥着不可取代的作用。其主要表现为能够推动骨的蛋白质合成，促使骨基质总量增多，基质增多有益于钙化，特别是雌二醇与睾酮能够推动骨骼的形成、发育，使得骨皮质厚度增加，产生全新的保留与沉积，促进长骨骨骺与骨干能够快速融合。

② 促进钙的吸收与运用：长时间适量的系统化运动可以改善神经体液调节

与血液循环，推动磷、钙等有关元素的吸收与运用，有助于血钙传输到骨内以及破骨细胞转变为成骨细胞；加强胃肠道的消化吸收功能，改善受体的应答反应，加强营养物质的吸收率，特别是钙的吸收等。以上均有益于骨性结构的良性变化，例如骨密质厚度增加、骨的坚固性与物理强度提高、骨质退行性变化延迟与减轻。除此之外，大部分体育运动均是在户外进行的，运动环节可以获得充足的太阳光照射，促进维生素D的合成，能够促进体内钙的吸收与运用。

（2）运动疗法在骨质疏松症治疗中的运用

① 运动年龄：有专家指出在青少年时期关注骨量的累积对于防范骨质疏松症具有重大的意义。针对青少年实施运动训练，能够提高其峰值骨量。针对中老年群体，大量研究表明运动能够降低其骨量丢失，防范骨质疏松症。所以，作者提议防范骨质疏松症的运动年龄应该"宜早不宜晚"。

② 运动形式

a. 有氧运动：相关研究表明，有氧运动对于防治老年性的骨质疏松症有着较好的成效，同时其安全性较强，有氧运动能够推动骨形成以及影响骨吸收，提升骨密度，同时还能够加强心肺功能，并且对于消化、关节以及肌肉等多个系统功能均具备非常好的促进作用，是一种简单、高效、运用较多的锻炼方法。

b. 冲击性运动：冲击性运动所指的是机体在运动过程中受力点对于机体的瞬间反作用力（比如：跑步时足底在接触到地面的瞬间，地面对于足底所形成的反作用力），能够按照是否需站立将其划分成低冲击力运动（如划船、游泳等）与高冲击力运动（例如足球、跑步以及体操等），此类作用力会对骨骼产生刺激，促进骨量增多。冲击性运动可以提升绝经前期、绝经后女性髋部、胫骨、股骨等身体部位处的骨密度，有效避免了骨质流失，进而实现防范与治疗骨质疏松症的目标。冲击性运动可以加强骨强度与骨密度，高冲击性运动与低冲击性运动相比更加有利于实现预期的峰值骨量。

c. 运动强度：运动强度的加大，不但能够降低机体骨量的丢失，同时能够显著提升骨的盐含量。在正常状况下，高水平的体育运动会形成较高的负荷，负荷对骨产生作用导致其发生应变，而应变大小对于骨的适应改变有着决定性的作用。在运动时需严格遵守运动的基础规律，科学地进行运动锻炼。从运动的有效性与安全性层面而言，主要以中等强度的运动为佳。运动量需满足最大吸氧量的 $60\% \sim 70\%$，每次运动时间需保持在 $20 \sim 60 \mathrm{min}$ 内，运动频率为 $3 \sim 5$ 次/周。

d. 注意事项：在选取运动方式之时需按照个体自身的生活模式、骨量以及心肺能力等相关要素选取最佳的运动形式，确保运动的绝对安全。运动时间从短到长、运动负荷从低到高，触及机体逐渐适应运动的需求，可防止由于运动量过大而导致的机体受损。运动需做到常态化，干预时间需多于1年。

4. 骨质疏松症患者应该怎样科学用药

机体老化的主要表现为自身调控机能的失衡，这就需要外来药物帮助机体达到或恢复平衡。绝经后女性和老年骨质疏松患者机体调节功能存在失衡，应增加一种调节类药物进行治疗。应用调解类药物一定要了解机体的骨代谢水平，需要测量骨转换标志物，了解成骨细胞活性及骨形成状态和破骨细胞活性及骨吸收水平。随着代谢水平下降老年人的骨形成与骨吸收水平往往都减低，对于破骨细胞活跃而成骨细胞活性减低的患者应用抑制破骨细胞活性药物；对于骨转换水平非常低下即破骨细胞和成骨细胞活性均低下的患者应增加促骨形成类药治疗。随着对骨质疏松症及骨代谢过程的逐步认识新型抗骨质疏松症药物不断被发现，并应用于临床治疗。

鉴于可用于预防骨质疏松性骨折的药物种类繁多，对其相对安全性和有效性的分析有赖于临床医生对患者进行个体化治疗，根据病情选择最佳疗效药物。更准确地评估骨骼状态和了解药物作用机制，充分考虑个体差异合理用药。针对疾病发展的不同阶段和病情的轻重程度，合理推进序贯治疗和联合用药给药策略，安全用药的前提下骨量提升最快，获得最长的骨保护期，并且减少不良反应的发生。

抗骨质疏松药物通过纠正这种骨代谢失衡从而达到治疗骨质疏松症的目的。调节类抗骨质疏松药物包括抑制骨吸收药物和促进骨形成药物两大类。①吸收抑制剂等，如选择性雌激素受体调节剂、双膦酸盐或地舒单抗等，可用于慢性骨质疏松症的治疗；②骨形成促进剂，如甲状旁腺激素类似物等，通过增加重塑来促进骨形成，并用于迅速改善骨量和结构。

常用药物如下。

① 阿法骨化醇：禁用于对维生素 D 及其类似物过敏、高钙血症、有维生素 D 中毒征象者。不良反应及处理：小剂量单独使用（<1.0μg/d）一般无不良反应，长期大剂量用药或与钙剂合用可能会引起高钙血症和高钙尿症，建议定期检查患者血钙和尿钙水平。与钙剂合用可能会引起血钙升高；与大剂量磷剂合用可诱发高磷血症；与噻嗪类利尿药合用有发生高钙血症的危险；与洋地黄毒苷类药物合用若出现高钙血症易诱发心律失常。

② 碳酸钙/维生素 D：禁用于高钙血症、高钙尿症、含钙肾结石或肾结石病史患者。不良反应及处理：常见的不良反应有嗳气和便秘，一般无须停药。与洋地黄毒苷类药物合用可能出现高钙血症，易诱发心律失常；大量饮用含酒精和咖啡因的饮料以及大量吸烟会抑制钙的吸收；大量进食富含纤维素的食物会抑制钙的吸收；与四环素和喹诺酮类抗菌药物合用可减少它们的吸收；与维生素 D、避孕药、雌激素合用能增加钙的吸收；与含铝的抗酸药合用会使铝的吸收增多；与噻嗪类利尿药合用时易发生高钙血症。

③ 双膦酸盐：是最常用的抗吸收药物，可显著降低骨转换，使骨密度逐渐增加。临床常用的有利塞膦酸钠、伊班膦酸钠、阿仑膦酸钠、唑来膦酸钠等。大多数可以提高椎体和非椎体部位骨密度，但对髋部骨密度提升不明显。禁忌证：禁用于有食管动力障碍如食管迟缓不能、食管狭窄者，30min 内难以坚持站立或端坐位者，对本品任何成分过敏者。与抗酸药物或导泻药合用会影响阿仑膦酸钠吸收；与氨基糖苷类合用会诱发低钙血症。

用药前尽可能多了解肾功能，避免在合并上消化道疾患、贫血、心律失常患者人群中应用。长期应用可导致骨重建能力受损以致非典型股骨骨折发生。唑来膦酸盐为第三代药物，骨质疏松的绝经后妇女可每年静脉注射一次。长期应用双膦酸盐治疗骨质疏松症的两个令人担忧的并发症是由于过度抑制骨转换而出现非典型性骨折和下颌骨坏死。通过减少用药频率，可以降低双膦酸盐的总剂量，可能会降低这两种并发症的风险。减少用药频率的另一个重要好处是降低了成本。

④ 地舒单抗：作为一种新型骨吸收抑制剂，其为目前治疗骨质疏松高效能安全性高的治疗用药，Xgeva（地舒单抗）可引起严重的症状性低钙血症，在 Xgeva（地舒单抗）治疗前治疗先前存在的低钙血症。在 Xgeva 治疗过程中，尤其是开始治疗的前几周，监测钙水平，并在必要时服用钙、镁和维生素 D。同时使用拟钙剂和其他可降低钙水平的药物可能会加重低钙血症风险，应密切监测血清钙。在肾功能不全增加患者的临床试验中观察到低钙血症风险增加，最常见的是严重功能障碍［肌酐清除率低于 30mL/min 和（或）透析］，以及钙补充不足/不补充。监测钙水平、钙和维生素 D 摄入量。值得注意的是，建议在使用地舒单抗 3 个月内尽量避免口腔侵入性操作。停药后会出现骨密度快速下降，需注意 3 年治疗后续用双膦酸盐或者特立帕肽等抗骨质疏松药物，延续疗效。

⑤ 雷洛昔芬：禁用于妊娠期妇女，静脉血栓栓塞性疾病者（包括深静脉血栓、肺栓塞和视网膜静脉血栓者），对雷洛昔芬或片剂中所含的任何赋形剂成分过敏者，肝功能减退包括胆汁淤积，严重肾功能减退者，难以解释的子宫出血者，有子宫内膜癌症状和体征者。不良反应及处理：常见不良反应有潮热出汗、腿部痉挛，绝大多数不良反应无须停止治疗；严重不良反应有深静脉血栓形成、静脉血栓栓塞、脑血管意外、肺栓塞。

⑥ 降钙素：禁用于对鲑降钙素或者本制品任何成分敏感者。不良反应及处理：可出现恶心、呕吐、头晕、轻度的面部潮红伴发热感，这些反应常常自发性消退，仅在极少数患者需暂时性减少剂量。

⑦ 特立帕肽：禁用于对特立帕肽或其任何赋形剂过敏者，妊娠及哺乳期妇女，高钙血症患者，严重肾功能不全患者，除原发性骨质疏松和糖皮质激素诱导的骨质疏松以外的其他骨骼代谢疾病（包括甲状旁腺功能亢进和 Paget 病），不明原因的碱性磷酸酶升高者，之前接受过外照射或骨骼植入放射性治疗的患者。

不良反应：最常见的不良反应有恶心、肢体疼痛、头痛和头晕。特殊人群用药：不得用于严重肾功能不全患者，有中度肾功能不全患者应慎用；肝功能不全患者在医生指导下慎用；不得用于＜18岁的青少年和开放性骨骺的青年；老年患者无须调整给药剂量。

⑧奥那西布：组织蛋白酶K是破骨细胞产生的一种蛋白水解酶，是骨基质吸收所必需的。抑制组织蛋白酶K可减少破骨细胞活性，抑制骨吸收，从而使哺乳动物和人类的骨量和强度增加。组织蛋白酶K抑制剂显著降低了脊椎、非脊椎和髋部骨折的风险，这种风险的降低与5年内脊柱和髋部骨密度增加有关。然而，脑卒中的发生率更高，新发或复发的心房颤动或扑动的发作也更多。基于总体利益和风险之间的平衡，作为治疗骨质疏松症患者的潜在治疗方法的进一步发展被阻止了。

⑨罗莫佐单抗：罗莫佐单抗对骨具有双重作用，可瞬时增加骨形成的血清生化标志物和降低骨吸收的血清标志物，使人体骨密度增加和骨折风险降低骨形成标志物短暂增加，骨吸收标志物减少。在患有更严重骨质疏松症的绝经后妇女中，罗莫佐单抗治疗导致的骨密度增加比阿仑膦酸盐更显著，早期和短暂地增加了骨形成，但骨吸收持续减少。抗吸收作用最终导致骨转换降低。这种效应导致骨量的显著增加和微结构的改善。罗莫佐单抗是强效的抗骨质疏松治疗药品，能够快速提高骨密度，但必须序贯抗骨吸收药物，目前应当关注其心血管风险。其特性决定了不可能长期应用，因此必须序贯抑制骨吸收药物才能保留获得的骨量，而且，虽然有着强效的增加骨密度作用，但停用罗莫佐单抗后骨密度下降也是比较快的，因此，关于罗莫佐单抗的临床研究，都会序贯抑制骨吸收药减少骨量的快速丢失。目前比较合理的选择就是序贯双膦酸盐类或是地舒单抗。

5. 骨质疏松症患者应该怎样科学评估和监测

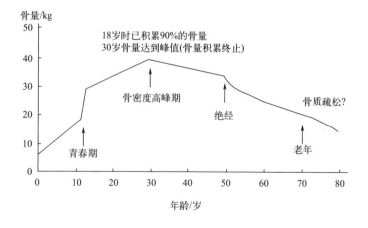

(1) 风险评估

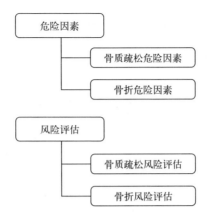

骨质疏松症风险评估：

不可控因素	可控因素
➢ 人种 ➢ 老龄 ➢ 绝经后 ➢ 母系家族史	➢ 低体重 ➢ 影响骨代谢药物 ➢ 低雌激素状态 ➢ 吸烟，过量饮酒等 ➢ 缺乏锻炼 ➢ 钙摄入不足 ➢ 维生素D摄入不足 ➢ 高钠饮食 ➢ 蛋白质摄入过高或者过低

骨质疏松的风险评估：

亚洲人骨质疏松自测工具（OSTA）

OSTA 指数 =（体重 kg － 年龄）× 0.2

OSTA指数判断骨质疏松风险级别

风险级别	OSTA指数
低	>-1
中	-4~-1
高	<-4

年龄、体重与风险级别

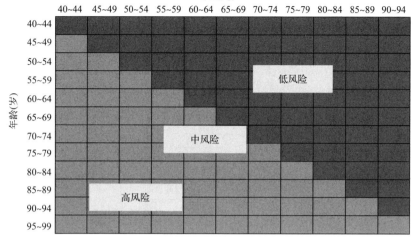

骨折风险评估：

WHO骨折风险评估方法：FRAX

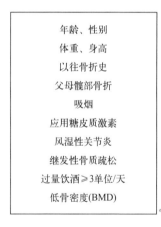
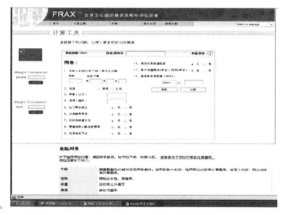

（2）定期监测

① 一般项目检查：包括血常规、尿常规、肝肾功能、血钙、血磷和碱性磷酸酶水平、血清蛋白电泳、尿钙、尿磷、尿肌酐等，25-(OH) D、甲状旁腺素（PTH）水平。

② 性激素检测：雌激素、雄激素（睾酮/游离睾酮）、血清卵泡刺激素（FSH）、黄体生成素（LH）及性激素结合球蛋白（SHBG）。游离睾酮可以作用于雄激素受体促进成骨功能、抑制破骨活性直接影响骨代谢，FSH可刺激免疫细胞产生肿瘤坏死因子α（TNF-α）增强破骨细胞活性，促进骨吸收，SHBG可使睾酮和雌二醇的生物利用度下降，体内的活性氧簇堆积，促使间充质干细胞、

成骨细胞和骨细胞凋亡抑制骨形成，男性性腺功能减退者或老年男性，游离睾酮水平明显降低，血清 FSH、LH、SHBG 水平明显升高，导致骨量丢失和骨折风险增加其中血清 FSH 浓度的变化对骨丢失的预测能力优于雌激素和雄激素水平的变化且与骨转换指标呈正相关。

③ 骨转换标志物检测：BTM 是骨组织本身分解与合成代谢的产物可在血液或尿液中检测到，能动态反映骨重塑，BTM 分为骨形成标志物和骨吸收标志物。BTM 虽然不能用于骨质疏松症的诊断，但有助于对骨质疏松症诊断进行分型、判断骨转换类型、预测骨丢失速率、评估骨折风险、监测药物疗效及依从性等，原发性骨质疏松症患者的 BTM 水平往往正常或轻度升高，如果 BTM 超过参考范围上限的 1.5 倍可认为水平明显升高，需排除高转换型继发性骨质疏松症或其他疾病，如原发性甲状旁腺功能亢进症、甲状腺功能亢进症、畸形性骨炎及某些恶性肿瘤骨转移等。建议禁食一晚后于早上空腹状态下收集血液和尿液标本，如能同一时间段采集则有助于减少检测误差。

④ 特殊检查项目：为进一步鉴别诊断可酌情选择以下指标进行检查：如红细胞沉降率、C 反应蛋白、性腺激素、血清催乳素、甲状腺功能、血和尿游离皮质醇、血气分析、尿本周蛋白、血和尿轻链必要时可进行放射性核素骨扫描、骨髓穿刺或骨活检等检查。

⑤ 胸腰椎侧位 X 线影像：发现脆性、隐匿性骨折。

⑥ 骨密度监测：目前国际公认的金标准。DXA 是目前最常用也是公认的诊断骨质疏松症的检查方法，还可用于治疗随访和疗效监测，需注意的是，腰椎 DXA 骨密度检测结果易受到肥胖、腹主动脉钙化、脊柱畸形和骨质增生等因素影响。若存在以上因素可能影响腰椎 DXA 骨密度测定结果时，可选择 DXA 股骨近端或外周前臂的测量结果加以评估。骨折中风险以上人群应每年评估骨密度。治疗过程中也应每半年至一年评估骨密度变化。

6. 如何科学教育与学习避免误区

学习管理具有前瞻性、预见性，对不良事件的防控，以预防性理论为导向的理念学习是一种对可能发生的风险事件预先采取针对性措施进行预防的干预模式，在降低不良事件发生风险方面有确切作用；多媒体图文结合式健康教育则是一种图文并茂、生动形象、便于理解与记忆的健康教育方式，能避免老年人记忆力、理解能力减弱等问题对健康教育效果造成的不良影响。

学习应具有科学性和甄别含金量高的教育知识，避免陷入商业诱导、欺骗的误区，争取到正规医疗机构上课学习。

（李强翔　杨丽　李沅容）

第三章 老年甲状腺疾病

第一节 甲状腺疾病常识

一、甲状腺

甲状腺是人体最大的内分泌腺，位于颈前部，红褐色，呈 H 形，由左右两叶、峡部及锥状叶组成。甲状腺掌管着甲状腺激素的分泌。其分泌的甲状腺素参与及调节人体正常的生理代谢过程。甲状腺疾病是常见的内分泌系统疾病，它的种类有很多，包括甲状腺功能亢进症（甲亢）、甲状腺功能减退（甲减）、甲状腺炎、甲状腺结节、甲状腺瘤等。

中国已进入老龄化社会，伴随着庞大的老年群体，老年健康问题日益突出。在内分泌疾病中，甲状腺疾病是仅次于糖尿病的老年常见疾病。50％以上的老年人存在甲状腺疾病，与非老年患者相比较，老年甲状腺疾病患者的病情存在异质性，其基本健康状态、临床表现、并发症及合并症、治疗目标、预计生存期等均不同。因此，老年甲状腺疾病可以说既常见，又特殊，提高甲状腺疾病的认识是非常重要的。

二、甲状腺疾病筛查

受种族、性别、不同碘营养状态、不同诊断切点、不同疾病谱等影响，老年甲状腺疾病患病率报道存在差异。普遍趋势是，随着年龄增长，甲减、甲状腺结节、甲状腺癌的患病率均明显增长；但甲亢患病率增长不明显。亚临床甲状腺功能异常是指甲状腺激素水平正常，仅促甲状腺激素（TSH）水平异常，包括亚临床甲减、亚临床甲亢，甲状腺疾病严重威胁老年人健康，即便在亚临床状态也被认为与脂代谢异常、心肾等脏器损害、精神感知障碍、骨质疏松等具有相关性。由于老年人临床表现常呈隐匿或不典型特点，其病情往往容易被忽视，且多以其他疾病就诊而导致误诊，对机体更具潜在危害性。甲状腺疾病的早期诊断和及时治疗对于减少其危害性，改善预后是非常重要的。因此，应重视老年人群的甲状腺疾病筛查。

建议对入住养老院、住院、常规健康体检的老年人筛查甲功，尤其是老年女性。有以下特殊情况的老年人更应积极筛查甲功：既往有甲状腺疾病史或甲状腺疾病家族史，颈部外照射史，患其他自身免疫性疾病，贫血，血脂异常、糖尿病、高血压等代谢性疾病，精神、认知异常，心血管疾病，肺动脉高压，消化系统疾病，骨质疏松，肌少症，使用胺碘酮、酮康唑、锂剂、干扰素、白介素、酪氨酸激酶抑制剂、免疫抑制药等药物。筛查指标首选 TSH。

三、甲状腺激素生理作用

甲状腺激素是由甲状腺分泌的一种调节代谢的重要激素，甲状腺是人体最大的内分泌腺体，甲状腺激素的分泌受下丘脑-垂体-甲状腺轴的调节。甲状腺激素最主要的生理作用有以下几点。①促进新陈代谢，提高组织耗氧量，使产热增加。②促进生长发育，尤其是对运动系统和神经系统的生长发育至关重要，婴幼儿时期甲状腺激素的缺乏会导致患有呆小症。③甲状腺激素能提高中枢神经系统的兴奋性。④甲状腺激素具有加快心率、增强心肌收缩力、增加心输出量的作用，并能够影响血脂的代谢。

四、甲状腺功能调节

（1）下丘脑-垂体-甲状腺轴　下丘脑-垂体-甲状腺轴理解为下丘脑、垂体和甲状腺三种内分泌器官所组成的一系列反馈机制，包括正反馈和负反馈。首先介绍下丘脑的机体调节。下丘脑具有许多细胞核团和纤维素，与中枢神经系统的其他部位具有密切的相关联系，不仅通过神经和血管途径调节脑垂体前后叶激素的分泌和释放。而且还参与调节自主神经系统，如控制水盐代谢，调节体温等。下丘脑通过释放促甲状腺激素释放激素（TRH）来影响垂体，垂体通过释放促甲状腺激素来指挥甲状腺，下丘脑、垂体、甲状腺就会形成了一系列反馈机制。血液中游离 T_3、T_4 水平的波动负反馈的引起下丘脑释放促甲状腺激素释放激素TRH 和垂体释放促甲状腺激素 TSH 的增加或减少。TRH 主要作用是促进垂体合成和释放 TSH，TSH 刺激甲状腺细胞增生和甲状腺球蛋白合成，并对甲状腺素合成中从碘的摄取到释放的各过程均有促进作用。下丘脑-垂体-甲状腺轴在甲状腺功能调节中具有核心地位。

（2）碘对甲状腺功能的调节　碘是人体必需的微量元素，是参与甲状腺激素合成的主要原料。因此碘的摄入量会影响甲状腺激素的合成，故而能够影响甲状腺功能。研究认为碘摄入量与甲状腺疾病之间呈 U 型关系，人体内碘缺乏或过量都会引起一系列甲状腺疾病的发生。

摄入过高或过低的碘都会引起甲状腺功能的异常，如果长期存在碘摄入不足，可产生碘缺乏病，造成甲状腺激素合成减少，形成典型的甲减。尤其儿童，碘缺乏可影响其生长发育，特别是神经系统的生长发育，甚至产生呆小症。大剂量的碘对甲状腺功能的影响较为复杂。甲状腺具有调节机制，一定时间内碘摄入过量一般不会引起明显的甲状腺功能紊乱。但长期摄入过量可导致甲状腺自身调节失衡和功能紊乱,进而导致甲状腺疾病发生,如甲状腺肿、甲状腺功能减退、自身免疫性甲状腺炎等。因此碘的摄入量既不能多也不能少,要根据机体的需要来定。

(3) 药物对甲状腺功能的影响　药物可以在不同水平影响甲状腺功能:影响甲状腺激素的合成、分泌;通过影响甲状腺激素与载体的结合而影响其血清浓度;影响靶细胞摄取甲状腺激素或影响甲状腺激素的代谢;直接在靶细胞水平影响甲状腺激素的作用。

① 硫酰胺类:抗甲状腺药物硫酰胺类抗甲状腺药物是治疗甲状腺毒症的主要药物,包括甲巯咪唑(MMI)和丙硫氧嘧啶(PTU)、卡比马唑(CBZ)。这些药物均可抑制甲状腺过氧化物酶的功能,从而减少甲状腺碘的氧化和有机化、碘酪氨酸偶联和甲状腺激素生物合成。此外,硫酰胺类抗甲状腺药物具有器官特异性免疫抑制作用,它们可抑制甲状腺内的自身免疫反应,但对全身性免疫反应没有影响。不过,这一作用需要较大剂量。

② 锂盐:锂盐临床被应用于治疗双相情感障碍等精神疾病,锂对下丘脑-垂体-甲状腺轴的功能有一定影响,对甲状腺功能的影响与碘剂相似,其主要重要作用是抑制储存甲状腺激素的释放,对甲状腺激素的合成也有一定的抑制作用。故在应用锂剂前应检测甲状腺功能及甲状腺抗体,应用后6个月应监测一次甲状腺功能。

③ 其他药物:胺碘酮是治疗心律失常的常用药物,胺碘酮对甲状腺功能的影响主要是由于碘的作用及药物本身固有的作用,表现为两方面:阻断甲状腺激素合成和释放及对甲状腺细胞直接的损害。此外,一些氨基杂环化合物(如氨基水杨酸)可抑制甲状腺激素的合成;地塞米松可抑制外周 T_4 向 T_3 转化;苯二氮䓬类和钙通道阻滞药可抑制细胞摄取 T_3 等。

五、老年甲状腺生理变化

下丘脑-垂体-甲状腺(HPT)轴增龄性变化:甲状腺素(T_4)转化为三碘甲状腺原氨酸(T_3)减少,游离三碘甲状腺原氨酸/游离甲状腺素(FT_3/FT_4)比值降低,促甲状腺激素(TSH)水平升高。这个生理特点可能是老年人减缓自身分解代谢的一种保护机制,也可能与 TSH 对甲状腺激素反馈敏感性下降,或 TSH 生物活性随增龄而下降有关。总三碘甲状腺原氨酸(TT_3)和总甲状腺素(TT_4)或呈现"假信息":老年人常见的低蛋白血症可伴有血清甲状腺素结合球蛋白(TBG)下降导致 TT_4 降低,某些药物以及疾病状态可干扰 TT_4、TT_3 的测定,而 FT_4、FT_3 受干扰少,能更好地反映患者的真实情况。老年人抗甲状腺过氧化物酶抗体(TPOAb)和甲状腺球蛋白抗体(TgAb)阳性率高于年轻人。

六、甲状腺疾病常见的检查项目

甲状腺疾病常见的检查项目包括甲状腺功能检测、甲状腺相关抗体、甲状腺影像学检查、放射性核素的甲状腺功能和显像检查等。

(1) 甲状腺功能五项　甲功五项是指甲状腺的五项健康情况检测数据，分别指甲状腺素（T_4）、三碘甲状腺原氨酸（T_3）、促甲状腺激素（TSH）、游离 T_3、游离 T_4 的测定。其中，甲状腺素（T_4）、三碘甲状腺原氨酸（T_3）在甲状腺滤泡上皮细胞中合成，在垂体促甲状腺激素（TSH）刺激下，经过一系列的变化，被释放入血液，在血液中大于99%的 T_3、T_4 和血浆蛋白结合，其中主要和甲状腺素结合球蛋白结合，只有约占血浆总量0.4%的 T_3 和0.04%的 T_4 为游离的，而只有游离的 T_3、T_4 才能进入靶细胞发挥作用，和蛋白结合的部分则对游离的 T_3、T_4 起调节、稳定作用。

① 游离 T_3、游离 T_4：不受甲状腺激素结合蛋白的影响，直接反映甲状腺功能状态，其敏感性和特异性明显高于总 T_3、总 T_4。联合测定 FT_3、FT_4 和超敏 TSH，是甲状腺功能评估的首选方案和第一线指标。

② 血清总甲状腺素（TT_4）：是判定甲状腺功能最基本的筛选试验。TT_4 包括了与蛋白结合者的总量，受 TBG 等结合蛋白量和结合力变化的影响。TBG 升高常见于高雌激素状态，如妊娠或用雌激素治疗的患者，口服避孕药的妇女。

③ 血清总三碘甲状腺原氨酸（TT_3）：血清中 T_3 与蛋白结合量达99.5%以上，故 TT_3 也受 TBG 量的影响，TT_3 浓度的变化常与 TT_4 平行。血清 TT_3 与 TT_4 浓度增高主要见于甲状腺功能亢进时，和 FT_3、FT_4 一起可用在甲亢及甲减的诊断、病情评估、疗效监测上。

④ 促甲状腺激素（TSH）测定：TSH 由垂体前叶分泌，α 和 β 亚基组成，其生理功能是刺激甲状腺的发育，合成和分泌甲状腺激素。TSH 的分泌受下丘脑促甲状腺激素的兴奋性影响；TSH 不受 TBG 浓度的影响，也较少受能够影响 T_3、T_4 的非甲状腺疾病的干扰。在甲状腺功能改变时 TSH 的变化较 T_3、T_4 更迅速而显著，所以血中 TSH 是反映下丘脑-垂体-甲状腺轴功能的敏感试验，尤其是对亚临床甲亢和亚临床甲减的诊断有重要意义。

(2) 甲状腺相关抗体　甲状腺相关抗体主要包括抗甲状腺球蛋白抗体（TGAb），甲状腺过氧化物酶抗体（TPOAb），促甲状腺激素受体抗体（TRAb），对于甲状腺疾病的诊断，治疗和估计预后都有十分重要的意义。

① 抗甲状腺球蛋白抗体（TGAb）：TGAb 是自身免疫性甲状腺疾病患者血清中的一种常见自身抗体。自身免疫性甲状腺疾病是一组十分常见的甲状腺疾病，主要包括桥本甲状腺炎、Graves 病等。

TGAb 与甲状腺组织的损伤有密切关系，在一定程度上可以帮助检测是否患有甲状腺疾病。慢性淋巴细胞性甲状腺炎：阳性率约为80%。Graves病：阳性率约60%，滴度一般较低，经治疗后滴度下降提示治疗有效。如果滴度持续较高，易发展成黏液性水肿。疑有甲状腺功能减退的患者，测到TGAb阳性有助于诊断。

甲状腺功能亢进症患者若测得TGAb阳性且滴度较高，提示抗甲状腺药物治疗效果不佳，且停药后易复发。若用手术或^{131}I治疗，日后发生甲状腺功能低下的可能性大。某些非甲状腺疾病：TGAb有一定的阳性率，如类风湿疾病、红斑狼疮等。正常人特别是女性和老年人，TGAb有2%～10%的阳性率。TGAb阳性尤其是高水平阳性者，对治疗方法的选择应慎重。对部分TGAb低水平者做甲状腺活检研究发现，这类患者甲状腺组织中均有局限性的淋巴细胞浸润。

② 甲状腺过氧化物酶抗体（TPOAb）：TPOAb是指甲状腺组织自身抗体，与甲状腺组织免疫性损伤密切相关。TPOA与自身免疫性甲状腺疾病（AITD）的发生、发展密切相关，可通过细胞介导和抗体依赖的细胞毒作用使甲状腺激素分泌不足造成自身免疫相关的甲减，作为自身免疫性甲状腺疾病的诊断和监测指标TPOAB的主要临床应用：诊断桥本病（HD）和自身免疫性甲亢；毒性弥漫性甲状腺肿（Graves病）；监测免疫治疗效果；检测家族甲状腺疾病的发病可能；预测孕妇产后甲状腺功能障碍的发生。

③ 促甲状腺激素受体抗体（TRAb）：促甲状腺激素受体抗体（TRAb）是直接作用于甲状腺细胞膜上的TSH受体的抗体，属免疫球蛋白IgG，根据其作用可分为以下三类：a. 甲状腺刺激性抗体（TSAb），又称甲状腺刺激免疫球蛋白（TSI），与甲状腺滤泡膜上的TSH受体结合，刺激甲状腺肿大，增强其功能活性，是导致Graves病的主要病因。b. 甲状腺功能抑制性抗体（TFIAb），又称甲状腺功能抑制性免疫球蛋白（TFII），与TSH受体结合后，可抑制甲状腺功能，引起甲低。c. 甲状腺生长刺激免疫球蛋白（TGI），可刺激甲状腺肿大，但不影响其功能。

TRAb对Graves病的诊断、治疗和预后的估计均具有重要的意义。Graves病患者TRAb阳性率可达95%以上，故可作为Graves病的诊断依据。应用抗甲状腺药物治疗时，随着病情的缓解，TRAb的活性可明显下降，当血中甲状腺激素水平正常后，若TRAb逐渐下降，直至转阴，则停药后复发的可能性小；若治疗后TRAb持续阳性，则说明治疗效果欠佳，停药后复发的可能性大。TRAb在甲减和自身免疫性甲状腺炎患者也可出现阳性，有助于以上疾病的病因学诊断。

（3）甲状腺影像学检查

① 甲状腺超声检查：甲状腺超声检查能对其大小、体积与血流做定性和定量估测，对肿瘤的良恶性可进行定性或半定性诊断，因此超声显像已成为影像检

查甲状腺疾病的首选方法。通常采用彩色多普勒超声进行检查，可进一步观察甲状腺血流分布和血流动力学，增加了对甲状腺功能的诊断依据。

检查前准备：患者一般无须特殊准备，不宜穿高领上衣，有金属项链者宜解开，以免扫查过程中损害超声探头。

甲状腺超声检查检查方法：a. 直接扫查法采用高频线阵探头在颈部甲状腺区涂耦合剂后直接扫查，包括纵断（从外向内）、横断（自上而下）扫查。全面了解甲状腺形态、大小、内部回声，以及血流等情况，包括甲状腺左、右叶和峡部。此法的优点在于所获图像清晰，伪像干扰少，简便易行，可作为首选方法。缺点是由于探头较短，甲状腺长度测量比较困难。b. 间接扫查法以往采用3.5～5MHz线阵或凸阵式探头，由于近场图像分辨力差，需在颈部皮肤与探头之间加一水囊或导声垫，采用水囊间接扫查易出现混响伪像干扰，图像分辨力低。间接扫查法已基本不用。

甲状腺超声检查内容：a. 左右，通常在左侧颈总动脉和颈静脉至右侧颈总动脉和颈静脉之间，甲状腺肿大时，需超出此范围。b. 上下，自下颌骨向下，至锁骨和胸骨柄之间的范围，重点观察甲状腺的左叶、右叶，峡部和颈部淋巴结。

甲状腺超声检查临床意义：超声检查对甲状腺疾病的发现和诊断具有明确意义，常用于以下检查。a. 甲状腺肿、格雷夫斯病（Graves病，又称毒性弥漫性甲状腺肿）、单纯性甲状腺肿、结节性甲状腺肿。b. 甲状腺炎急性化脓性甲状腺炎、亚急性甲状腺炎、慢性淋巴细胞性甲状腺炎（又称桥本甲状腺炎）、慢性纤维增生性甲状腺炎。c. 甲状腺肿瘤甲状腺腺瘤、甲状腺恶性肿瘤（甲状腺腺癌、淋巴瘤转移癌等）。d. 甲状腺囊性肿物。e. 介入性超声应用：甲状腺及颈部淋巴结超声引导下穿刺细胞学、组织病理学活检，囊性肿物穿刺抽液、超声引导下酒精硬化治疗（限于良性的囊肿和某些孤立性良性结节），酒精消融用于治疗甲状腺癌术后复发转移性淋巴结肿大。

② 甲状腺CT、MRI检查：CT具有较好的密度分辨力，也有较好的空间分辨力。螺旋CT可提供连续的薄层断层图像。CT图像不仅可以显示甲状腺内的病灶，还可以显示胸内甲状腺肿以及甲状腺与周围结构的关系，对周围组织内的血管、神经、淋巴结可以很好地显示。但对于毫米级的结节，超声比CT敏感。为了明确诊断，CT检查甲状腺时多需注入碘对比剂，但碘对比剂的注入可能会导致甲亢或甲减的发生，也可能会影响甲状腺癌患者^{131}I扫描和治疗，这是对CT广泛应用的最主要的限制。CT不能作为甲状腺结节定性的诊断手段，但对病变范围的评估优于超声及核素检查。CT在检测小的淋巴结和肺的转移灶方面更为敏感。

MRI图像具有较好的软组织对比度，可进行任意方向成像，已经成为诊断甲状腺形态学病变的重要手段。和 CT 一样，MRI 对于甲状腺小结节的显示不如超声敏感，也不能作为甲状腺结节定性的诊断手段，但对病变范围的评估优于超声及核素成像。MRI 最大的优点是没有电离辐射和不需要使用碘对比剂，并且 MRI 对于区分术后瘢痕还是肿瘤复发有较大价值。MRI 的缺点是噪声大、检查时间长、仪器昂贵、检查费用高，患有幽闭恐惧症和植入起搏器或金属假体的患者不能检查。综上所述，对于甲状腺病变，应首选超声与核素检查。

CT 与 MRI 检查主要应用于以下情况：a. 超声与核素检查不能定性的病灶，CT、MR 检查以帮助术前判断病变性质；b. 明确甲状腺病变的范围及与周围组织的关系；c. 术前评估甲状腺癌的转移情况，包括对周围组织的直接侵犯和远处转移；d. 诊断胸内甲状腺等异位甲状腺；e. 在区分术后瘢痕和肿瘤复发时应首选 MRI 检查。

（4）放射性核素的甲状腺功能和显像检查

① 甲状腺^{131}I 功能测定：甲状腺^{131}I 功能测定也称甲状腺摄^{131}I 试验，是指将^{131}I 通过口服或注射的方法引入被检查者身体后，通过体外检测仪，测定甲状腺部位的放射性计数的变化，以了解甲状腺摄碘情况，是判断甲状腺功能的重要检查手段之一。

检查目的：甲状腺摄碘率测定多用于甲状腺功能异常患者的评估，如甲亢、甲减、亚急性甲状腺炎等的辅助诊断。

检查准备：a. 检查前患者需停服能影响碘摄取的食物和药物（X 线碘对比剂、含碘药物、抗甲状腺药物、甲状腺激素、肾上腺皮质激素、避孕药、抗结核药物等），根据食物、药物的种类和摄入量的不同，停服时间长短不一，一般要求在 2～4 周或以上。b. 检查当日需空腹。c. 规律作息及饮食，心情放松，避免内分泌紊乱。

检查适应证：a. 怀疑甲亢、甲减或甲状腺炎等患者。b. 出现多汗、食欲亢进、消瘦、颈部压痛等症状者。

检查禁忌：a. 妊娠、哺乳期妇女。b. 近期内做过放射性核素检查的患者。

检查过程：a. 受检者清晨空腹口服^{131}I 溶液或胶囊 74～185kBq（2～5μCi），服药后开始禁食 1 小时，患者需按照医生要求严格执行，避免影响测定结果。b. 医生在服药后的 2 小时、4 小时及 24 小时使用甲状腺功能仪测定患者的吸碘率，在此过程中禁止食用其他影响碘摄取的食物和药物。

检查后注意事项：检查结束后常规无须隔离，但尽量不要近距离接触婴幼儿。

检查报告解读：指医生通过甲状腺功能仪测量的患者 2 小时、4 小时、24 小时摄碘率。表示正常的结果 2 小时摄碘率 10%～25%；4 小时摄碘率 15%～45%；24 小时摄碘率 25%～65%。表示异常的结果：摄碘率异常，为摄碘率升高或摄碘率降低。异常结果的可能疾病：甲状腺功能亢进、单纯性甲状腺肿、功能自主性甲状腺腺瘤、桥本甲状腺炎病程早期、甲状腺功能减退、亚急性甲状腺炎早期、甲状腺聚碘功能障碍。

② 甲状腺核素显像测定：甲状腺核素显像是利用核素 $^{99m}TcO_4^-$ 成像的一种功能显像方法，可以显示甲状腺的大小、位置、形态和结构，亦可反映甲状腺的血流、功能及代谢情况。该检查具有图像典型、灵敏度高、方便快捷、照射剂量小等优点。

检查目的：甲状腺核素显像不仅能反映甲状腺大小、位置、形态和结构的改变，更重要的是能够反映甲状腺整体及病变局部的功能变化。临床上，各种类型的甲状腺结节，其中包括甲状腺腺瘤、甲状腺癌、甲状腺囊肿等，常进行核素显像检查。进行甲状腺显像检查时，这些孤立性甲状腺结节依据其与周围甲状腺组织对核素摄取能力的不同，可分为"热结节""温结节""冷结节"，可诊断亚甲炎、判断其具体疗效，亦可鉴别甲状腺结节的良恶性。对于 ^{131}I 治疗前评估残余甲状腺组织大小及位置，也具有重要意义。

检查风险：甲状腺核素显像有一定的辐射性，故不可短时间内多次进行该检查。

检查前准备：a. 与医师详细沟通，了解患者病史，明确是否需要行该检查。b. 除去项链等颈部饰品及其他金属物品，如腰带，避免影响图像。c. 检查前 2~8 周患者需停服含碘药物、甲状腺素片、抗甲状腺药物、影响甲状腺功能的中草药等，避免食用碘含量高的食物，如海虾、海带等。d. 如患者同时进行 ^{131}I 功能试验，需先进行 ^{131}I 功能试验，再行甲状腺核素显影。e. 检查前无须空腹。

检查适应证：a. 超声检查发现孤立性或显性甲状腺结节的患者。b. 甲状腺区明显有压痛、反射痛以及明显甲状腺肿大的患者。c. 上胸部、颈部有肿块的患者。d. 良性病变进行甲状腺切除的患者，术后进行该检查评估甲状腺功能。e. 甲状腺癌转移的患者。

检查禁忌：妊娠 12 周以上的孕妇及哺乳期女性。

检查过程：a. 患者坐于注射室椅子上，医护人员于其左肘静脉处消毒后注射对比剂，之后患者安静地在位置上休息 30 分钟，不宜随意活动。b. 注射显影剂 30 分钟后患者进入扫描室行甲状腺显像，患者平躺于检查床上，医生移动检查床，定位。此时患者应保持平静，不宜紧张或移动。c. 医生启动仪器，进行甲状腺显像，结束后患者缓慢站起，离开检查室。

注意事项：检查后患者应多饮水，以促进代谢，加速体内对比剂的排出。

检查报告解读：通过观察甲状腺放射性核素显影图像得出诊断结果。常见诊断：双侧甲状腺未见异常、甲状腺癌、高功能腺瘤、甲状腺囊肿、甲状腺炎、自主性高功能性甲状腺瘤、亚急性甲状腺炎等。表示正常的结果：注入对比剂后，可见同侧锁骨下静脉及心肺上部部分影像，8～10s颈静脉和甲状腺显影。甲状腺双叶呈蝴蝶状，其内放射性分布均匀，甲状腺峡部显影浅淡或不显影。表示异常的结果：a. 冷或凉结节，异常结果描述，核素^{99m}TcO4-显像为冷或凉结节，即结节内放射性低于周围正常甲状腺组织或结节内无放射性，则提示为甲状腺恶性结节。异常结果的可能疾病有甲状腺癌、甲状腺囊肿、甲状腺炎、结节性甲状腺肿。b. 热结节，异常结果描述，核素^{99m}TcO4-显像为热结节，即结节内放射性高于邻近周围正常甲状腺组织。异常结果的可能疾病为自主性高功能性甲状腺瘤。c. 温结节，异常结果描述，核素^{99m}TcO4-显像为温结节，即结节内放射性等于或接近正常甲状腺组织。异常结果的可能疾病为甲状腺腺瘤。d. 亚急性甲状腺炎，异常结果描述，两侧甲状腺均不显影或显影不清，边界模糊。异常结果的可能疾病为亚急性甲状腺炎。

第二节　老年甲状腺功能亢进症

一、甲亢定义

甲状腺毒症（thyrotoxicosis）是指各种原因导致人体内的甲状腺激素增多，继而引起以神经、循环、消化等系统兴奋性增高以及代谢亢进为主要表现的一系列临床综合征。甲状腺功能亢进症（hyperthyroidism，甲亢）是甲状腺毒症的一种，指甲状腺自主合成与分泌甲状腺激素增多所引起的临床综合征。随着年龄增加，甲亢的总体发病率是下降的，但老年甲亢其实并不少见，在住院的甲亢患者中，占一半以上，且女性居多。

老年甲亢与年轻人相比，系统兴奋性增高以及代谢亢进的典型表现有时是缺失的，且易于受到衰老、增龄带来的激素变化以及其他基础疾病的掩盖。充分认识老年甲亢的特征、治疗以及管理是重要的。

二、老年甲亢的病因

甲亢的病因复杂，老年甲亢最常见的病因仍为弥漫性毒性甲状腺肿（Graves病，Graves' disease）、毒性多结节性甲状腺肿及甲状腺高功能腺瘤。过量碘，例如增强CT时所使用的含碘对比剂、胺碘酮等，也是不可忽视的病因，尤其是在非毒性结节性甲状腺肿、碘缺乏地区、亚临床甲亢等的老年人身上，过量碘诱发的甲亢更为常见。

三、甲亢的临床表现

（1）高代谢症状　主要表现为低热、怕热、多汗、皮肤湿热、乏力、易疲劳、多食而体重减轻、肌肉减少等。

(2) 心血管系统　心动过速、心律失常、甲亢心脏病常见，可表现为心慌、心悸等。

(3) 消化系统　食欲亢进、多食易饥饿、排便增多甚至腹泻。少数人群，尤其是老年人可出现厌食甚至恶病质改变。部分可有肝功能异常。

(4) 神经精神系统　敏感、多言、易激动、焦虑、失眠、手抖、记忆力下降等。

(5) 肌肉系统　可有近端肌萎缩、肌麻痹、肌痛、肌无力表现。

(6) 骨骼系统　骨量减少，甚至出现骨质疏松。

老年人的临床甲亢的特点：以上是甲状腺毒症的典型表现，但是老年甲亢这类症状很大部分并不典型。相反，甲亢可能表现为乏力、嗜睡、淡漠、食欲下降、消瘦、对刺激缺乏反应等，称之为淡漠型甲亢。这些症状不典型，容易被误认为精神疾病或者恶性肿瘤，在治疗上产生延误。此外，老年甲亢也常以心血管症状为主，易发生房颤、收缩压增高、脉压增大等。存在缺血性心肌病如冠心病时，可以出现胸闷、胸痛等症状，存在心力衰竭时可表现为胸闷、气促、呼吸困难、下肢水肿等。因此，对于不明原因出现上述症状，以及近期出现的认知功能障碍、抑郁等表现的老年人可以进行甲状腺功能的检测。

老年人的亚临床甲亢：亚临床甲亢是一类由抽血检查甲状腺功能从而发现异常的疾病，即血清中的促甲状腺激素（TSH）水平低于正常值伴有正常的游离甲状腺激素浓度。老年人的亚临床甲亢的症状可能非常轻微甚至是没有明显症状。但是如果不能及时识别，也存在疾病进展甚至危及生命的风险。

四、老年甲亢危害

老年临床甲亢可以引起注意力下降、情绪和认知改变，还会增加老年人出现心房颤动、心力衰竭、骨质疏松以及发生骨折的风险，甚至危及生命。而老年亚临床甲亢如果不进行治疗，有可能会发展为临床甲亢。若长期处于亚临床甲亢的状态也有可能会增加老年衰弱发生、骨质疏松与骨折以及痴呆的风险升高，严重的情况下，心房颤动等心律失常、心力衰竭等心血管不良事件、死亡，或者加重已存在的心血管疾病等风险均显著升高。

然而，甲亢本身一般是缓慢进展加重的疾病。在年轻人中，出现明显症状时，甲状腺功能异常可能已经持续了数月甚至更久。而在老年人中，由于易受到衰老、增龄带来的激素变化以及其他基础疾病的掩盖，识别更为困难，导致这个时间可能更长。意味着发现时可能对身体已经产生了较为严重的损害。因此，及时诊断与治疗的十分重要。

五、老年甲亢的诊断

甲亢的筛查与诊断的常用测量指标包括 TT_3（总 T_3）、FT_3（游离型 T_3）、总 T_4（TT_4）、游离型 T_4（FT_4）、促甲状腺激素释放激素（TSH）。

临床甲亢：血清 FT_4、FT_3（或 TT_3、TT_4）升高，血清 TSH 低于正常值下限。T_3 型甲亢仅存在 FT_3 或 TT_3 升高而 FT_4、TT_4 正常。T_4 型甲亢仅存在 FT_4 或 TT_4 升高而 FT_3、TT_3 正常。

亚临床甲亢：血清 FT_4、FT_3（或 TT_3、TT_4）水平正常且无症状，仅有 TSH 低于正常值下限。根据血清 TSH 水平分为轻度（0.1mU/L 至正常值范围下限）和重度（<0.1mU/L）。

由于老年人甲亢的不典型症状以及亚临床甲亢的症状缺乏，定时进行的健康体检中进行甲状腺功能检测是有必要的。进行全套的甲状腺功能检查的显然测量得更加全面，如果为了减小经济负担，简化筛查过程而选择一个测量指标，那么 TSH 可能是比较好的选择。如当测量 TSH 存在异常时再进一步行 FT_3、FT_4 等其他甲状腺激素检测。但在当有疾病处于急性期时，甲状腺功能检测的结果可能受到影响而混淆疾病诊断。所以，对于疾病急性期发现有甲状腺功能异常，可以考虑复查甲状腺功能检测来确定是否患有疾病。

甲亢的病因诊断：在明确了疾病为甲亢之后，需要明确甲亢的病因。常用到的测量指标包括抗甲状腺激素受体抗体（TRAb）、抗甲状腺球蛋白抗体（TgAb）、抗甲状腺过氧化物酶（TPOAb）等。

① 甲状腺激素受体抗体（TRAb）：这是一个用于诊断 Graves 病的主要指标。当这个指标在甲亢患者身上检测到升高时，我们一般可以认为他患有 Graves 病。并且这个指标在后续甲亢药物治疗中将再次用到。

② 抗甲状腺球蛋白抗体（TgAb）、抗甲状腺过氧化物酶（TPOAb）：这两个指标是反应甲状腺自身免疫异常的指标，是身体内的免疫系统在攻击甲状腺的证据。他们在 Graves 病患者中可以升高，但不能依据此诊断 Graves 病。

六、老年甲亢治疗

1. 甲亢的基础治疗

甲亢患者需要注意休息，避免劳累、熬夜，戒烟。注意补充能量、营养，适当多饮水，适当增加蛋白质、维生素等营养物质的摄入，例如瘦肉、鱼、鸡蛋、牛奶、豆浆等。避免刺激性食物，例如浓茶、咖啡、奶茶等。少吃含碘食物，例如加碘盐与海带、紫菜等海产品的含碘量较高而水果与蔬菜含碘量较低。

2. 甲亢的药物治疗

对于病情较轻且无心脏并发症的老年甲亢患者，一般首选抗甲状腺药物治疗。常用的抗甲亢治疗药物有两类种，即甲巯咪唑（MMI）和丙硫氧嘧啶（PTU），以甲巯咪唑使用更加常见。

初始剂量：抗甲亢药物不良反应与服用药物的多少是有关的。对于老年人，起始剂量不宜过高。甲巯咪唑每日总量5~20mg，可以分次或者顿服；丙硫氧嘧啶每日总量50~300mg分3~4次口服。单次服药的依从性更好，建议优先。

治疗复诊：初始治疗1个月后检测甲状腺功能，视结果决定治疗方案的调整：①如果FT_3、FT_4下降至接近或达到正常范围可以开始减药。具体的减药多少要因人而异。②如果FT_3、FT_4下降不明则继续原来的方案服药；如果FT_3、FT_4不降反升，则需适当增加抗甲亢药物剂量，1个月后复查，再进行调整；③当TSH、FT_3、FT_4正常，MMI减量至5mg/d，或PTU至50~100mg/d时随访时间适当延长，延长后复查甲状腺功能维持正常可再减量，并以维持TSH正常的最小剂量维持治疗；但若随访过程中TSH降低或FT_3、FT_4升高，则要延长治疗或增加药物剂量，或重新开始治疗。

治疗疗程：将Graves病经过系统抗甲亢药物治疗停药后，血清TSH、FT_3、FT_4维持在正常水平1年以上的情况，称为GD缓解，而甲亢反复则称为复发。在停药之前，建议测量TRAb，如阴性预示缓解可能大。高滴度TRAb者建议适当延长疗程。一般抗甲亢治疗疗程为12~18个月，延长抗甲亢药物维持的时间有可能提高缓解率。

相对于年轻患者，老年患者抗甲状腺药物治疗后缓解率以及复发的情况说法并不一致，有些人认为他缓解率高，复发率低，但也有人认为复发率更高。对于复发高风险的老年人，可能需要更长时间（5~10年）的使用较小剂量的药物口服维持治疗，这种治疗方式能有效控制甲亢，减少复发，也较为安全。

药物选择与剂量需要个体化制定，而在开始抗甲亢治疗后，需要严格遵循医嘱定时、定量服药，定期复查，严格遵循医嘱对药物进行增减，不可私自停药或者对药物剂量以及服药次数进行增减，否则会影响疗效、延长治疗疗程甚至导致复发或者增加药物不良反应风险。此外，老年人甲亢合并有其他疾病而需要服药情况较为常见，药物之间的相互作用可能会影响不同药物的疗效。例如抗凝血药物，与抗甲亢药物合用可以导致抗凝血药的疗效增加。高碘食物以及药物，例如胺碘酮可能导致抗甲亢治疗时间延长或者甲亢复发。

药物不良反应：抗甲亢药物较为轻微的不良反应有头痛、眩晕、关节痛、唾液腺、和淋巴结肿大以及胃肠道不适等，除此以外还有皮疹、皮肤瘙痒等。其他常见的不良反应还有粒细胞缺乏、肝功能受损、药物性甲减以及抗中性粒细胞胞浆抗体相关性血管炎。建议在开始抗甲亢药物治疗前检测血常规以及肝功能。在随诊中若出现皮肤以及巩膜变黄、白陶土样便、尿色变深、发热、咽痛、口腔溃疡、关节痛、肌肉痛、咯血、气促、血尿、蛋白尿及尿量减少等症状时，要及时复诊并调整治疗方案。

3. 放射性^{131}I 治疗

对于老年尤其是伴有心血管疾病的患者，适合选择放射性^{131}I 治疗。这是一种通过^{131}I 破坏甲状腺细胞，减少甲状腺激素分泌的治疗方式。^{131}I 的电离辐射仅局限于甲状腺，周围组织并不受累。这种治疗方式迅速、简单、安全、疗效明显。复发风险较低但有永久性甲状腺功能减退的可能，后者可能需要长期服用甲状腺激素替代治疗。

4. 手术治疗

治疗无效、反复复发、有压迫症状例如声音嘶哑等条件下，有可能需要手术治疗。但全身情况差，如伴有严重心、肝、肾等器质性病变，或合并有恶性疾病终末期等消耗性疾病，不能耐受手术的人也是不能做手术的。这种治疗手段治愈率更高，但出现甲减的风险也较高，复发的风险更低。

5. 甲亢治疗中常见的问题

（1）甲亢与肝功能异常　甲亢与肝功能异常在临床中十分常见，主要有以下两种情况，一种是甲亢合并肝病，另一种则是服用抗甲亢药物引起的肝损害。同时存在甲亢以及肝病时两者的治疗均是不利的，服用的抗甲亢药物有肝损害风险，尤其在既往有过肝功能异常的人群中以及 65 岁以上的老年人中，因此肝病、肝功能异常的相关病史、治疗前与治疗中的肝功能监测都是非常重要的。在服药过程中出现皮肤以及巩膜变黄、白陶土样便、尿色变深时也需要立刻进行肝功能检测。当肝酶不超过正常值的 3 倍时，可继续使用更小剂量的甲巯咪唑。当肝酶明显升高时，需要立即停药并前往医院积极治疗肝病。

（2）甲亢与心脏病

① 甲亢与房颤：在老年人中，甲亢患者出现房颤的患病率高于青年人，尤其是在本身有心脏基础疾病，例如冠心病、充血性心力衰竭、瓣膜病等人群中，并发房颤的概率进一步增加。甲亢引起的房颤是有纠正可能的，在开始抗甲亢治疗后 3～6 个月有可能转复窦率。但对于老年人来说，房颤持续的可能性要大大增加。需要注意的是，抗凝血药物例如华法林在使用时的敏感性增强，因此若持续房颤或其他情况需要预防使用的抗凝血药物时，应当更加谨慎地调整剂量。

② 甲亢与心衰：由于甲亢时机体处于高代谢状态，可以将其形容为活动旺盛。这时，心脏的"工作任务"加重。如果是年轻人身上，这种增加的"工作任务"对于心脏来说或许足以应对，但对于多存在有心血管基础疾病的老年人身上时，很有可能是沉重的负担，超过心脏的承受上限，从而导致心力衰竭的发生。在合并有房颤时，这种情况可能更加严重。

③ 甲亢与骨质疏松：甲亢伴随着钙磷代谢的异常，尿与粪便中的钙磷排泄是增加的，这对骨密度产生影响，尤其在老年女性中，可能发生病理性骨折。对

于年轻患者,这种情况可以在甲亢缓解后得到恢复。但老年人,尤其是绝经后妇女,其骨密度存在着断崖式下跌,骨质疏松的问题将更加严重。补充钙和维生素D或者其他抗骨质疏松治疗可能需要更加积极地进行。

④ 甲亢与高血压:由于机体代谢、心肌收缩力增强,甲亢患者心脏输出增多,收缩压升高,而对于外周阻力影响相对来说较低,对舒张压影响不大,从而导致脉压增大。有基础高血压病的患者可能出现血压波动的情况。原有抗高血压药物可能需要酌情调整。

6. 甲亢的家庭护理

当患者本人存在有认知障碍时,家属或者陪护人员便担起了监督的责任。对于疾病所带来的不适感,他们很有可能无法准确及时表达自身的不适,包括一些轻微的药物不良反应甚至是甲亢危象等病情危重的状态。因此,建议家属或者陪护人员酌情了解不同不良反应以及病情的症状表现,在出现可疑的情况时,及时带患者就医复诊。

七、老年甲亢管理

老年人在面对甲亢需要正确认识,不要偏听偏信、讳疾忌医。对于这种长治疗周期、频繁复查监测的疾病治疗过程依从性显然是有可能下降的。为了提高依从性,应该尽量精简药物,尽量减少服药次数,例如甲巯咪唑可以一次或者多次口服,在不增加不良反应的前提下可以尽量选择一次口服。在初诊时就对这个疾病的危险性产生一定的了解,对疾病全貌有一定的认知。对于药物用法用量的标记要醒目。家人也需要做好辅助监督工作。可以采取提前按时按日分拣药物,通过检查实际药物剩余量来判断是否有漏服、不服药甚至服药过量的情况。

甲亢药物治疗的疗程较长,治疗过程中可能出现不良反应、复发、病情加重等情况。开始药物抗甲亢治疗的患者,应该按照医生医嘱定期复诊检查。建议尽量固定就诊医院或就诊医生,在存在原定点医院复诊困难时,除了更改医院以外,还有利用"互联网医院"这一平台的选择,即就近医院进行随诊的相关检测后,通过"互联网医院"咨询药物的增减。同一名医生对患者病情了解程度可能更高,治疗需要调整时,从个体化角度来说可能更加可靠。但是对于出现严重不良反应以及其他危重的情况时,则应当以及时就诊治疗优先。

老年人甲亢复发或者出现不良反应的识别更难,无法及时识别产生的后果更加严重。因此在治疗过程中应当监测血压、心率、体重、大小便情况。若出现异常变化,以及其他不适,例如抵抗力下降、皮肤以及巩膜变黄、白陶土样便、尿色变深、体重变化、胸闷、气促、心慌、心悸、腹泻、不明原因的发热等情况时也需要及时前往医院就诊。

对于治疗后病情缓解的患者,也不意味着以后就不需要再考虑甲状腺的问题,不管是使用抗甲亢药物、^{131}I还是手术治疗的患者,仍需要定期医院就诊明确甲状腺功能情况,在第一年建议复查频繁一些,而之后则尽量保证每年一次。在出现无诱因的心率减慢或变快、体重异常增减等情况时也应当及时就诊。

在非甲亢疾病前往医院就诊时应当对于甲亢病史向接诊医师详细交代,不要隐瞒。甲亢的病史会影响到医生的诊疗,例如常用的抗心律失常药物胺碘酮、增强CT常使用的含碘对比剂,有诱发甲亢病情加重或者复发的可能。

第三节　老年甲状腺功能减退症

一、甲状腺功能减退症定义

我国的调查结果显示,老年人甲状腺疾病患病率高于总体人群,50%以上的老年人存在甲状腺疾病。与健康年轻人相比,由于老年人自身免疫的改变,易患免疫性疾患等因素,因此老年性甲减并不少见。一般可分为原发性甲减亦称甲状腺性甲减、中枢性甲减、甲状腺激素抵抗综合征。

甲状腺功能减退症简称甲减,是由于甲状腺激素合成和分泌减少或组织作用减弱导致的全身代谢减低综合征。主要分为临床甲减和亚临床甲减。

二、甲减的病因

与成年人一样,老年人也以原发性甲减最多见,占全部甲减的99%以上。原发性甲减中自身免疫损伤是最常见的原因,其次为甲状腺破坏,包括手术、^{131}I治疗等。中枢性甲减在老年人中罕见,主要是垂体疾病导致。另外,抗甲状腺药物过量、胺碘酮及相关肿瘤靶向药物等可能会导致药物性甲减。比如在服用胺碘酮治疗心律失常的患者中,高达20%的患者会出现甲减,是老年人药物性甲减最常见的原因。

三、老年人甲减的常见症状

老年人亚临床甲减多无症状或仅有不典型症状,容易被忽视,从而转变为临床甲减,因此也需要十分重视。老年甲减通常起病比较隐匿,且进展缓慢,临床表现多不典型,容易被误认为正常衰老或其他常见疾病的征象,造成漏诊或误诊。典型症状主要为代谢率下降和交感神经兴奋性下降的表现。早期常常出现乏力、困倦、畏寒、便秘等不典型的表现。同时人体各个系统也有不同的表现。

低代谢症候群:主要是甲状腺激素减少导致人体代谢降低,患者会有畏寒、怕冷的表现,即使其他人感到温度适宜,甲减患者也会感觉手脚冰凉(甚至到了夏天还要穿毛衣);同样也会有少汗、乏力(患该疾病的患者经常会觉得疲倦乏力,就算没有做任何事也会感觉特别累,这主要是因为患者身体没有足够的能量支撑)、体重增加(本身吃的就不多,但是体重却持续上升)、行动迟缓等症状。

(1) 精神神经系统表现　甲减会引起神经系统发育迟缓和细胞凋亡加速,进而导致认知功能损害,因此会反应迟钝,容易忘记事情,难以集中注意力,对很多事情提不起兴趣,思想消极。尤其是老年患者,这些症状会更明显,常被误诊为老年痴呆或抑郁。

(2) 心血管系统表现　患者由于代谢下降、交感神经兴奋性降低,可能会出现心率减慢、心脏泵血量减少的表现;同时由于甲状腺素合成和分泌不足,使机体各个器官和组织代谢降低,导致水钠潴留,组织毛细血管通透性增加以及淋巴回流减慢等原因会出现心肌水肿和心包积液,称之为甲减性心脏病。

(3) 消化系统表现　患病后同样对消化系统有影响,患者常有厌食、食欲减退、腹胀、便秘等不适;病情比较严重的患者还会出现黏液水肿性巨结肠或麻痹性肠梗阻。这主要是因为患病后,会导致肠道蠕动功能减弱,所以会出现消化不良、便秘的情况,建议患者多吃一些纤维素含量高的食物。

(4) 血液系统　表现为面色苍白、全身乏力。由于甲状腺素不足,影响促红细胞生成素的合成,红细胞生成减少,进而可导致轻至中度贫血;少数由于胃酸减少,缺乏内因子和维生素 B_{12} 或叶酸,可引起大细胞性贫血。

(5) 呼吸系统　发生甲减后,内脏组织如肺脏可出现透明质酸、黏多糖等物质沉积,形成黏液性的水肿;可有胸腔积液,少数情况下可导致呼吸困难;同时也可导致或加重睡眠呼吸暂停低通气综合征。

(6) 肌肉与骨关节系统　甲减时,由于肌肉组织水肿,可出现肌纤维肿胀甚至断裂,从而失去正常的纹理主要表现为肌肉无力,可有肌肉萎缩。部分患者伴关节疼痛和关节腔积液。

(7) 皮肤改变　由于皮肤发生角化,可以出现干燥、粗糙、脱屑、皮肤呈姜黄色等表现;双腿胫骨前可出现黏液性水肿,压之无凹陷。

(8) 黏液性水肿昏迷　常见于老年患者,为甲减最严重的并发症。临床表现为嗜睡、精神异常、木僵甚至昏迷、皮肤苍白、低体温、心动过缓、呼吸衰竭和心力衰竭,预后差,病死率高。

如果您存在声音嘶哑、皮肤干燥、毛发干枯、怕冷、疲劳、肌无力、便秘、抑郁等表现,虽然这些表现无特异性,但当多种症状并存时应想到甲减可能。

四、老年甲减的诊断

老年甲减患者通常起病隐匿,进展缓慢,早期症状缺乏特异性,有时不易察觉,因此定期体检十分重要。

实验室检查:血清 TSH、TT_4、TT_3、FT_4、FT_3 测定;FT_4、FT_3 是甲状腺素的游离形式,不受血清甲状腺激素结合蛋白影响,理论上是反映甲状腺素活性更好的指标。

血清 TSH 和 FT_4、TT_4 是诊断原发性甲减的第一线指标。由于健康老年人随年龄增长 TSH 可下降，当 TSH 值处于正常上限时，即应考虑甲状腺功能减退症可能。确诊原发性甲减最敏感的指标是测定血浆中 TSH 水平，因为在症状出现和 T_4 下降前即有 TSH 升高。血 TT_4 和 FT_4 的诊断价值较 TT_3 和 FT_3 大。甲减时先有 T_4 降低，随病情加重 T_3 亦降低。因在高 TSH 作用下，甲状腺合成生物活性较强的 T_3 增加，或 T_4 在周围组织转变为 T_3 增加所致。诊断甲减的敏感性依次是 $TSH>FT_4>TT_4>FT_3>TT_3$。抗甲状腺自身抗体检查有助于甲减的病因诊断。T_3 随年龄增长而降低，而 T_4 不受年龄影响。当应用 β 受体阻滞药等原因使 T_4 在外周组织转变为 T_3 受阻，致使 T_3 降低，但 TSH 和 T_4 是正常的，rT_3 增加，称为低 T_3 综合征，在老年人当中此种情况常见，不能误诊为甲减。

血清 TSH 水平增高，而 TT_4 和 FT_4 正常；2～3 个月重复测定仍然为相似结果，方可诊断亚临床甲减。轻度亚临床甲减为 TSH 在正常范围上限至 10mU/L，重度亚临床为 $TSH \geq 10mU/L$。

甲状腺超声检查：超声是甲状腺影像学检查最主要的手段，可以显示甲状腺大小、形态、内部结构、血流状态等，在甲状腺疾病诊断和鉴别诊断中发挥重要作用。

同时老年人常服用多种药物，对可疑的老年甲减患者需注意药物性甲减可能。老年人甲减需与老年衰弱、认知障碍和抑郁症以及食欲下降、便秘等消化系统疾病相鉴别。

五、老年人甲减治疗

1. 治疗前评估

治疗前需要进行老年综合评估（CGA），主要是对老年人躯体功能状态、日常生活能力、跌倒风险、睡眠、营养状况、精神心理、认知、衰弱、多重用药、压疮、居家环境等多方面进行多维度评估，全面评估老年人甲状腺疾病及其治疗方法对整体健康状态的影响，以指导个体化治疗。为了保证生活质量，特别是维持与改善生活自理能力，对于病情比较复杂、伴有不同程度的生活自理能力受限，且有一定恢复潜力的老年患者，推荐您常规定期评估。

2. 治疗目的和 TSH 控制目标

原发性甲减的治疗目标主要是甲减的症状和体征消失，同时 TSH 控制目标要根据年龄、心脏疾病及危险因素、骨质疏松及骨折风险等结果制定个体化策略。①无心脏疾病或心脏疾病危险因素的 60～70 岁老年患者，血清 TSH 控制目标与成年人相同，可将 TSH 控制在正常范围的 1/2。②年龄 70 岁以上的老年患者，血清 TSH 控制目标应在 4～6mU/L。③有心律失常或骨质疏松性骨折高风险的老年患者，血清 TSH 控制目标应在 6～7mU/L。

3. 治疗方法

老年人的亚临床甲减治疗尚存在争议；通常认为亚临床甲减伴有下列情况时需要治疗：有疲乏、便秘、注意力不集中和抑郁等症状；无明显临床症状但是有低密度脂蛋白胆固醇升高和高密度脂蛋白胆固醇下降；TSH≥10mU/L 伴甲状腺自身抗体阳性；甲状腺次全切除术后或放射碘治疗后。一般选用左旋甲状腺素口服，小剂量开始，4～6 周增加一次剂量，使 TSH 维持在正常范围内。如果合并冠心病，建议从更小的剂量开始，补充甲状腺素剂量最好为常规剂量的 1/2～1/3，当出现心绞痛需停药 2～3 天，然后减至原剂量，避免诱发心血管不良事件发生。

左甲状腺素（L-T_4）为甲减的主要替代治疗药物，起始剂量低于成年人；患缺血性心脏病的老年患者起始剂量宜更小，调整剂量更慢，防止诱发心绞痛或加重心肌缺血，最终维持剂量一般低于成年人。因有些药物和食物会影响 T_4 的吸收和代谢，需要根据检测结果调整 L-T_4 剂量。通常需要终身服药，但也有桥本甲状腺炎所致甲减未经特殊治疗后自行缓解的报道。不推荐单独服用 L-T_3 作为甲减替代治疗药物。干甲状腺片是动物甲状腺干制剂，因其甲状腺激素含量不稳定并含 T_3 量较大，一般不推荐用于老年患者。

L-T_4 服用方法：建议每日晨起空腹服药，如果服用剂量大，有不良反应，可以分多次服用。L-T_4 在空肠与回肠被吸收，空腹条件下胃内呈酸性状态，其对后续的小肠吸收至关重要。如果以 TSH 的控制水平为标准，那么不同的服药时间相比较，从吸收最好到最差排序是早餐前 60 分钟、睡前、早餐前 30 分钟、餐时。此外，还要考虑到患者的依从性，例如，尽管空腹服药可能促进 L-T_4 吸收，但可能给患者带来不便。因此，如果不能早餐前 1 小时服用，睡前服药也可选择。

4. 定期监测

因有些药物和食物会影响 T_4 的吸收和代谢，需要根据监测结果调整 L-T_4 剂量。治疗初期每 4～6 周测定甲状腺功能相关指标，并根据结果调整 L-T_4 剂量，直至达到治疗目标；治疗达标后每 6～12 个月复查 1 次甲状腺功能。

L-T_4 替代治疗过度的风险与处置：L-T_4 替代治疗过度可能导致医源性甲状腺毒症，治疗过度和治疗不足均增加患者死亡率，且治疗过度对死亡率的影响更大。长期 L-T_4 替代治疗过度易导致心房颤动、骨质疏松、肌少症和衰弱等，因此开始 L-T_4 替代治疗后应密切监测甲状腺功能，定期进行或健康状态发生变化时进行老年综合评估，尤其是心肌缺血、心房颤动、心力衰竭、骨质疏松、肌少症和衰弱的发生和发展，及时调整 TSH 的控制目标和 L-T_4 剂量，以维持老年人的最佳功能状态和生活质量。

六、老年甲减的危急重症

黏液性水肿昏迷的治疗：黏液性水肿昏迷的病死率高，应积极救治。治疗包括以下几条。①去除诱因：感染诱因占35%，应积极控制感染，治疗原发疾病。②补充甲状腺激素：有条件时首选T_3静脉注射，老年患者尤其有冠心病或心律失常病史的患者宜采用较低剂量，直至患者临床指标明显改善并清醒后改为口服；或L-T_4首次静脉注射200～300μg，以后50μg/d，至患者临床指标明显改善、意识恢复后改为口服；如果无L-T_4注射剂，可将L-T_4片剂磨碎后胃管鼻饲。③补充糖皮质激素：静脉滴注氢化可的松200～400mg/d，分次使用，持续3～7天。④支持治疗：包括机械通气、保温、纠正电解质紊乱和贫血、稳定血流动力学等，保温应避免使用电热毯，因其可以导致血管扩张、血容量不足。

七、老年甲减患者平时服药的注意事项

（1）空腹服药，更好吸收　建议患者每天早晨服药1次即可，首选早餐前1h。

（2）不要和影响药物吸收的食物同服　一些食物如豆浆、牛奶和咖啡等会影响药物吸收，需间隔数小时服用。

（3）不要和其他有相互作用的药物同服　与维生素、高血压药物间隔1小时以上；与铁剂、钙剂药物间隔2小时以上；与氢氧化铝、铝镁加混悬液等胃药间隔3小时以上；与奥美拉唑等质子泵抑制药间隔4小时以上。

（4）坚持规律服药　甲减患者不能因症状缓解自行随意停药，如果随意停药，症状（怕冷、乏力、食欲减退等）可再次出现。

八、甲减患者饮食注意事项

首先，甲减患者能不能吃碘？这个问题需要根据患者甲减病因进行个性化选择。由于缺碘造成的甲减，需要增加碘的摄入，可以选择加碘盐、紫菜等；而对于像桥本甲状腺炎这种与碘摄入相关的甲减，则建议低碘饮食；如果是甲状腺全切或被完全破坏所致的甲减，可以正常饮食。

其次，建议甲减患者注意控制盐的摄入量。少吃偏咸的食物，如腊肉、香肠、咸菜等。根据《中国居民膳食指南》的建议，每日的盐摄入量应控制在5g以内，避免因盐分摄入过多引起水钠潴留，导致水肿及体重增加。

最后，甲减患者应注意补充优质蛋白及膳食纤维。优质蛋白包括动物肉类，豆类，奶类，鸡蛋等。甲减患者容易出现便秘和体重增加的症状，因此可以适当增加杂粮及新鲜蔬菜水果的摄入，既能增加肠道蠕动缓解便秘，又能增加饱腹感，有利于控制体重。

甲减患者可能会有贫血的表现。因此患者在日常饮食中要适当多吃一些补铁、补充维生素 B_{12} 和叶酸的食物。补铁首选动物性食物，比如牛肉、动物肝脏、动物全血等。而富含维生素 C 的食物，有利于铁吸收，可以选择深色蔬果补充维生素 C。

九、甲状腺功能减退患者的家庭护理

在许多情况下，老年甲减患者的特异性症状和体征表现不典型，如抑郁、运动失调、声音嘶哑、皮肤干燥或脱发等，因此对有可疑甲减症状者要常规测定促甲状腺激素。给老人安排一个安静及安全的居住环境，多陪伴老人，使老人感到温暖，减少恐惧和怀疑。便秘的老人要养成规律的排便习惯，适当按摩腹部，每日进行适量运动。体温过低的老人冬天外出时要戴手套、穿棉鞋，用热水袋保暖时防止烫伤。皮肤干燥的患者可以使用具有滋润作用的护肤品。此外，还要注意合理饮食，避免刺激性的食物；适当增加锻炼，提高免疫力。

第四节　老年甲状腺疾病的科学管理

中国已经进入深度老年社会，老年人中甲状腺疾病患病率非常高，最常见的是甲状腺结节、桥本甲状腺炎，甲状腺癌以及甲状腺功能亢进、甲状腺功能减退等功能的异常。老年甲状腺疾病往往还合并有很多其他的慢性疾病比如心血管病、代谢性疾病等，因此，老年甲状腺疾病管理是非常复杂的，需要科学的管理。如何来做好科学管理呢？

一、科学进行病因诊断

首先要对老年甲状腺疾病的病因做好科学准确的评估。首先对它的形态学评估，甲状腺是否有肿大，可以通过医生的体格检查触摸评估是否增大，其次通过甲状腺彩色 B 超可以评估是否增大，形态学是否正常，是否有结节等。彩色 B 超检查精确度很高，几毫米的结节都可以检查出来。而且，很大程度上可以鉴别结节是良性还是恶性。当然，如果不是特别典型的，可能还需要通过病理穿刺细胞学检查来更加准确的诊断。其次，甲状腺是很重要的内分泌器官，它的功能状态是否正常尤为重要。需要抽血通过实验室来检验它分泌的甲状腺素，以及血液中促甲状腺素的水平来评估功能是否正常。如果出现功能的不正常，那么需要进一步检查甲状腺的自身抗体，来判断是什么原因引起。只有明确了老年甲状腺疾病的病因以后，才能针对不同类型的疾病，进行科学的健康指导。

二、科学生活方式管理

对于患有甲状腺疾病的患者来说，健康的生活方式尤为重要。老年人应注意

口腔健康、感官功能、身体功能、认知能力（包括抑郁、压力和情感需求）、睡眠障碍以及环境因素（生活状况、经济地位、文化、宗教信仰、社交）等，保持健康的生活习惯对于老年人来说也很重要。

科学健康生活方式是指有益于健康的习惯化的行为方式。表现为生活有规律（劳逸结合、起居有常，一般成人每天保证7～8小时睡眠），无不良嗜好，讲究个人卫生、环境卫生、饮食卫生，讲科学、不迷信，积极参加健康有益的文体活动和社会活动等，主要包括合理膳食、适量运动、充足睡眠、戒烟限酒、心理平衡五个方面。

1. 科学的营养饮食管理

（1）良性甲状腺结节以及甲状腺功能正常的老年患者，《中国居民膳食指南》可作为权威的指导，做到种类多样、荤素搭配。在日常饮食上要规律食用鱼、肉、蛋、奶等易消化的优质蛋白，多吃新鲜蔬菜和水果，补充维生素与膳食纤维。适量饮水，每天不少于1500mL。

（2）甲状腺功能亢进患者的膳食指导：①甲亢患者由于代谢亢进，营养物质需求明显增加。每日进食总热量，男性至少2400kcal，女性至少2000kcal。②多吃高蛋白食物，优质蛋白质如奶类、蛋类、瘦肉类。③多吃含维生素丰富的水果、蔬菜。④少吃辛辣食物，禁吃含碘的食品。⑤尽量不吸烟，不饮酒，少喝浓茶、咖啡。⑥忌食生冷食物，减少食物中粗纤维的摄入，调味清淡，可改善排便次数增多等消化道症状。

（3）甲状腺功能减退患者的膳食指导

① 补充适量的碘：甲减患者如何补碘因病因不同而有区别。如果是单纯缺碘引起的甲减，需要补充碘，比如使用加碘盐，但需要注意，由于碘极易挥发，碘盐不宜在阳光下暴晒，烹调时碘盐也不宜过早放入。还可以选用含碘较高的食物，如海带、紫菜、海鱼、海虾等。但如果是因为手术切除了甲状腺或者是做过放射性^{131}I治疗，那么补碘的意义就不大了，不用刻意增加碘的摄入，正常饮食就行。另外，如果是因为桥本氏甲状腺炎引起的甲减，则不建议补碘，反而还要限制高碘食物。

② 补充足够的蛋白质：甲减患者每天需要补充足够的蛋白质维持人体蛋白质的代谢平衡。由于甲减时小肠黏膜更新速度减慢，影响了消化液分泌腺体，酶活力下降，导致白蛋白下降，所以甲减患者需要补充必需氨基酸，保证蛋白供给。应该多吃蛋类、乳类、肉类、鱼肉等，并注意植物性蛋白与动物性蛋白的互补。限制脂肪、胆固醇、食盐的摄入。甲减时我们体内新陈代谢会减慢，血浆胆固醇排出缓慢，容易出现血胆固醇、甘油三酯升高。因此饮食上必须限制脂肪、胆固醇的摄入量，不吃五花肉、动物内脏、蛋黄、奶油、花生米、核桃仁、杏仁、芝麻酱等，少吃动物油，多选择不饱和脂肪酸较多的橄榄油、葵花籽油、亚

麻籽油等。限制食盐摄入是因为甲减患者容易出现黏液性水肿，高盐的食物会加重水肿的效果特别明显。因此，甲减患者要少吃盐（同时还要根据第一点列出的情况补充适量的碘），少吃偏咸的食品，如腌制的咸菜等。

补充丰富的维生素和膳食纤维丰富的维生素对调节机体生理功能有积极的作用，因此必须供给充足。特别是B族维生素，可促进新陈代谢；维生素C则具有解毒功能，可减少药物毒副作用，并增加机体抵抗力。甲减患者容易出现便秘的情况，所以饮食中膳食纤维供给量也必须充足，粗杂粮、新鲜蔬菜和水果含有丰富的维生素和膳食纤维，建议可以多吃。

少吃寒凉的食物甲减患者的症状包括怕冷、疲倦乏力、水肿等，从中医角度看，多属于阳虚体质，治疗多采用温补之法。而我们日常所吃的食物也可以分为温性和寒性，因此甲减患者要少吃寒性的食物，多吃些温性的食物。寒性的食物包括苦瓜、番茄、茭白、藕、竹笋、鱼腥草、马齿苋、蟹、蛤蜊、海带、马蹄等，梨、西瓜、甘蔗、香蕉等水果，金银花、芦根、白茅根等饮料或凉茶。温性的食物包括芥菜、葱白、大葱、洋葱、大蒜、韭菜、生姜、羊肉、牛肉、鸡肉、鲫鱼、鳝鱼等，芒果、水蜜桃、板栗、释迦、荔枝、桂圆、红枣、柑橘等水果。

2. 科学的运动管理

科学的运动老年人功能维持运动应从这几方面入手：步行能力、阻力训练、有氧锻炼、平衡训练。指运动方式和运动量要适合个人的身体状况，达到增强心肺功能、改善耐力和体能的作用。建议每周至少运动3次，累计运动时间在150分钟以上步行能力是老年人健康状态一个强有力的预测指标，老年人应优先保持步行能力。阻力训练可选择器械，也可徒手进行，比如卧推、深蹲、伸屈膝、练习握力等。应做到每周1~3次，1~3组主要肌群动作，每组动作重复8~12次。有氧锻炼可选择跳舞、骑车、徒步、慢跑等，每周3~7次。平衡训练可选太极拳、站立瑜伽或芭蕾舞动作、单腿站立运动等，每周1~7次。

甲状腺功能亢进患者的运动：因活动后可促使患者代谢率增高，应充分休息。合并心功能不全或甲亢危象时，应绝对卧床休息。

3. 科学的用药管理

针对老年甲状腺疾病的不同的功能状态，进行科学的药物治疗。可以总结为：①专业医生评估定方案；②药物剂量尽量小；③不良反应随时要监测；④预防性治疗不可少。

老年甲状腺功能亢进患者药物治疗原则需选择药物不良反应比较小，服用简单，次数少的。目前甲亢的药物主要是甲巯咪唑和丙硫氧嘧啶等。相较于年轻患者，老年人用药起始剂量要更小，药物不良反应监测要更勤，初始服药一周要复查血常规，半个月要复查肝功能。如果本就存在肝功能不全或者血细胞减少的情况，尽量避免药物治疗，可以选择同位素治疗。另外，在使用抗甲亢药物的同时，可以进行同步的护肝、升血细胞预防性治疗。

老年甲状腺功能减退症的药物治疗要根据患者的总体情况来具体制定。对于合并有心脏病的老年人，补充"左甲状腺素"要更加慎重，起始剂量要小，密切监测心率，血压的变化，定期复查，及时调整。同时注意一些微量元素与维生素补充。

甲状腺结节目前尚无确切的病因学结论，因此尚无明确针对病因的药物治疗。老人家不要听信广告，迷信盲目去使用一些广告药物，以免造成不必要的伤害。

三、科学的评估和监测

由于老年人在衰老基础上患甲状腺疾病，常并存的多种其他慢性疾病、老年综合征，以及接受多种药物治疗等均会影响其健康状态。为全面反映老年人功能、心理和社会适应能力的变化，要进行全面评估老年人甲状腺疾病及其干预方法对整体健康状态的影响，必要时重新制定或调整治疗方案。

进行综合评估时要注意以下几点。

（1）评估目的　主要在于维持老年人功能和保证老年人的生活质量，特别是维持与改善生活自理能力。

（2）评估对象　最适宜的评估对象是病情复杂、伴有不同程度生活自理能力受损以及心理问题，且有一定恢复潜力的老年患者。

（3）评估时机　老年人常规定期评估，更推荐在老年患者健康状态发生变化，或者调整治疗方案后进行。

（4）评估项目　主要有日常生活能力包括基本日常生活能力（BADL）、工具性日常生活能力（IADL）和高级日常生活能力（AADL）；移动/平衡能力；理解/交流能力包括认知能力；心理与情绪如抑郁、焦虑评估；营养不良评估；肌少症（握力、6m步行速度、身体成分分析）和衰弱中常见，老年人使用含碘对比剂引起碘致甲亢的风险增大。6%～10%服用碘胺酮的患者会出现甲状腺毒症，在缺碘地区更易发生。

除了日常生活评估以外，对于老年人甲状腺疾病还要进行医学评估。

1. 实验室检测

①血清 TT_4、TT_3、FT_4、FT_3 测定；②血清 TSH 测定：采用敏感的血清 TSH 测定方法，TSH 成为反映甲状腺功能最敏感的指标。血清 TSH 水平随增龄而升高，迄今尚未有令人信服的证据证明老年人改变 TSH 参考范围对健康结局的影响，故目前临床仍沿用成人 TSH 参考范围。③甲状腺自身抗体测定：甲状腺过氧化物酶抗体（TPOAb）和甲状腺球蛋白抗体（TgAb）是诊断自身免疫甲状腺炎的主要指标。TgAb 在自身免疫甲状腺炎患者中的阳性率较低，敏感性

不如 TPOAb。老年人 TPOAb 和 TgAb 阳性率均高于年轻人。促甲状腺激素受体抗体（TRAb）是诊断 Graves 病的重要指标，60%～90% 的初发 Graves 病患者 TRAb 阳性，甲状腺功能正常的 Graves 眼病患者 TRAb 也可以阳性。此外，TRAb 对预测抗甲状腺药物治疗停药后甲亢的复发有一定意义，但抗体阴性的预测意义不大。

2. 影像学检查

（1）甲状腺超声检查　超声是甲状腺影像学检查最主要的手段，可以显示甲状腺大小、形态、内部结构、血流状态等，在甲状腺疾病诊断和鉴别诊断中发挥着重要作用。超声检查还用于超声引导下的甲状腺结节穿刺活检、颈部淋巴结评估、良恶性结节患者的随访等，对结节良恶性的鉴别价值优于 CT 和 MRI。

（2）甲状腺核素检查　①甲状腺 ^{131}I 摄取率：由于敏感血清 TSH 的应用，目前甲状腺 ^{131}I 摄取率不用于甲亢的诊断，主要用于甲状腺毒症的鉴别诊断和甲状腺 ^{131}I 治疗剂量的评估。②甲状腺核素静态显像：甲状腺可以摄取和浓聚 $^{99m}TcO_4$ 或放射性碘（^{131}I 或 ^{123}I），通过显像可以显示甲状腺位置、大小、形态以及放射性分布状况。甲状腺核素静态显像主要用于评估甲状腺总体或结节摄取功能，以及诊断异位甲状腺组织、甲状腺缺如，不用于甲状腺结节良恶性的鉴别，其中"冷结节"提示结节无核素摄取功能，"热结节"提示为毒性甲状腺腺瘤或结节。甲状腺静态显像显示病变部位为核素分布稀疏区或缺损区时，可再注射亲肿瘤对比剂，若该区域出现核素填充显像，则视为亲肿瘤现象阳性，提示病变为恶性肿瘤的可能性大。^{131}I 诊断性全身显像用于发现分化型甲状腺癌术后病灶残留、转移和复发。

（3）CT 和 MRI　甲状腺 CT 和 MRI 可清晰显示甲状腺及其与周围组织器官的关系，对甲状腺结节的鉴别诊断有一定价值。当怀疑甲状腺癌时，CT 和 MRI 可了解病变的范围、对气管的侵犯程度以及有无淋巴结转移等，还可了解胸腔内甲状腺情况，区别甲状腺和非甲状腺来源的纵隔肿瘤。需警惕用碘对比剂后 1～3 个月出现甲状腺毒症的可能。建议高危人群（如已知患有心房颤动或缺血性心脏病的老年人）在应用碘对比剂检查前，完善甲状腺功能检测。

3. 超声引导下的甲状腺细针穿刺活检（FNAB）

是目前术前鉴别甲状腺结节良恶性的金标准，为甲状腺结节的诊断和精准治疗提供依据。老年人超声引导下的细针穿刺检查一般是安全的，但应排除禁忌证。具有出血倾向、出凝血时间显著延长、凝血酶原活动度明显降低、存在精神异常或者心肺功能不全导致不能平卧等情况时应慎用。发生心血管事件风险低的患者，建议穿刺前 3～7 天停用阿司匹林，完成检查 24～48h 后再恢复使用；发生心血管事件风险较高的患者（如有冠状动脉支架置入或缺血性脑卒中病史等），可在检查前继续使用阿司匹林，但应告知可能发生的出血风险。

四、科学的教育与学习

对于老年人来说,甲状腺疾病症状可能没那么典型。因此,认识甲状腺疾病常见表现,科学的教育非常重要。既不能焦虑地放大对甲状腺疾病的恐惧,也不能疏于对甲状腺的治疗。我们可以通过一些动漫、图片等形象地向老年患者科学的讲解甲状腺疾病的相关知识,让老年人能够自我掌握甲状腺的相关防治知识。同时也应该动员老年人的家属或者陪护一起学习,以便能够更好地帮助治疗。同时,社区家庭医生也应该给社区老人建立健康档案,定期社区电话联系走访,定期进行社区患教会,面对面地普及甲状腺疾病相关知识,不断强化对甲状腺疾病相关知识的掌握。

五、科学的心理辅导

不同的甲状腺功能状态可能导致患者有不同的心理状态。要根据患者的不同心理来进行科学的心理辅导。

甲状腺功能亢进的患者有些会出现面貌的改变,如突眼、脖子肿大、消瘦等,往往影响患者的情绪。因此,要注意理解患者的感受,注意与患者的沟通方法,尊重患者的尊严,针对不同患者因人施护,多与患者交谈,了解患者思想,及时发现问题及时解决,并引导患者进行安全有益的活动,平常家庭人员尽量让患者生活丰富多彩,安心接受治疗。甲状腺功能亢进患者易出现激动、烦躁多虑、易怒,甚至出现幻觉、妄想等,应多体贴,解除其焦虑、紧张的情绪,并尽量避免精神刺激或过度兴奋,防止情绪波动。我们应该学会准确分析和把握甲亢疾病患者的心理特征和情绪变化,对于抑郁、焦虑、心理压力大的患者,及时进行心理疏导,消除不良情绪,保持良好的心理状态,主动积极配合治疗,帮助甲亢患者树立战胜疾病的信心。针对性的心理干预对患者心理情况的改善有十分积极的作用,对于提高患者生活质量和临床治疗效果具有重要作用。

与甲状腺功能亢进不同,甲状腺功能减退的患者因为代谢减慢,容易出现肥胖、水肿、食欲减退、便秘等躯体不适。患者容易出现抑郁、焦虑、自卑等不适。这种情绪障碍会引起疾病治疗,降低患者治疗信心。因此,对于甲状腺功能减退的患者,要多进行科学的心理辅导,耐心地向患者讲清发病的原因,以及需要治疗的重要性,帮助患者树立治疗的信心。

对于文化程度比较高,经济条件比较好的患者,相对来说有较好的依从性,医务人员应注重加强与患者的沟通,与患者建立良好的医患、护患关系。患者出院后,制定合理随访方案,与患者保持一定联系,可通过电话随访及门诊复诊进行健康指导及效果反馈。也可对患者家属和朋友进行简单的健康指导,参与患者的疾病控制方案中,但也不可过度管理患者,注意内部性与外部性心理源的平衡，充分发挥患者主动性、能动性。

有些患者认为自身健康与机遇、命运等外部力量有关，该类患者对疾病多听天由命，因此不利于患者疾病的治疗及其自身管理行为的提升。对此类患者应进行个性化健康指导，纠正不正确认知，降低机遇控制源水平，引导患者参与甲减疾病治疗及管理过程；回避是对疾病采取漠视、不承认的态度，屈服则是一种能增加患者心理压力的被动状态，两者均不利于疾病的治疗。患者以回避和屈服应对方式为主的患者，其出现消极应对方式的原因可能是：甲减疾病本身增添了患者及其家庭心理负担和经济负担。再加上甲减无法治愈，在病情稳定后仍需要长期规律服药，而患者缺乏疾病相关知识、轻视规律服药的重要性，导致疾病复发，甚至出现恶化现象，容易产生茫然无助心理，加重消极心理情绪。在甲减治理中，医务人员还应评估患者的应对方式，并对此进行个性化指导教育，提高患者疾病认知水平及疾病自我管理的具体措施，加强患者健康信念。必要时对消极应对方式患者采取心理疗法，帮助其树立信心，改善消极、负面情绪，提高治疗依从性。

（李强翔　赵新兰　李林）

第四章 老年肥胖症

第一节 疾病常识

一、肥胖症定义

肥胖症（obesity）是指机体脂肪总含量过多和（或）局部含量增多及分布异常所引起的代谢性疾病，是由遗传和环境因素在内的多种因素相互作用引起的体内脂肪积聚所致，患者常常具有腹部脂肪积聚过多的特点。近年来随着中国经济的飞速发展、人民生活水平的提高及越来越智能便捷的生活方式，肥胖的发病率与日俱增，而由于肥胖所引发的一系列慢性疾病也正在危害着我们的身体健康，认识肥胖及重视其危害刻不容缓。

肥胖症患者的一般特点为体内脂肪细胞的体积和细胞数量增加，体脂占体重的百分比（体脂率）升高，并且在局部沉积过多的脂肪。如果脂肪主要在腹壁和腹腔内蓄积过多，被称为"中心型"或"向心性"肥胖，而中心型肥胖是多种慢性疾病的重要危险因素。

肥胖症按其病因可分为原发性肥胖和继发性肥胖，原发性肥胖又称单纯性肥胖，是各种肥胖最常见的一种。主要由于不良的饮食习惯（摄食过多，尤其摄入过多的脂肪食物）以及静止不动的生活方式所致，而并非继发于其他疾病。单纯性肥胖又分为体质性肥胖和过食性肥胖两种。体质性肥胖即双亲肥胖，是由于遗传和机体脂肪细胞数目增多而造成的，还与25岁以前的营养过度有关。这类人的物质代谢过程比较慢，比较低，合成代谢超过分解代谢。

过食性肥胖也称为获得性肥胖，是由于人有意识或无意识地过度饮食，使摄入的热量大大超过身体生长和活动的需要，多余的热量转化为脂肪，促进脂肪细胞肥大与细胞数目增加，脂肪大量堆积而导致肥胖。

而继发性肥胖症与前两种完全不同，它是由于人体内分泌混乱或代谢障碍引起的继发表现，除了体内脂肪沉积过多，这类患者同时还会出现其他各种各样的临床表现，而且待原发疾病控制后，体重往往能恢复至正常水平。继发性肥胖占肥胖人群的2%～5%，常见于下丘脑-垂体疾病、皮质醇增多症、甲状腺或性腺功能减退、胰岛素瘤等疾病所致。

此外，在继发性肥胖中，还有一类特殊的人群，即药物性肥胖，这类肥胖患者占总肥胖患者群2%左右，这类人群往往患有基础疾病，需要长时间口服一些药物，而这些药物在有效治疗的同时，还有导致体重增加的不良反应，如患有肾病综合征的人群需长期口服糖皮质激素。

二、肥胖症的流行病学

肥胖已成为一种全球性"流行病"。根据2015年全球流行病学研究结果显示，美国男性患者的肥胖患病率最高（>35%），欧洲男性肥胖的患病率10%左右，亚洲及中国男性肥胖患病率低于5%。女性肥胖的患病率，美国成人最高，欧洲地区次之较高，而亚洲及中国地区成人肥胖的发生率5%左右。而2023版《世界肥胖地图》预测，到2035年，全球将有超过40亿人属于肥胖或超重，占全球人口的51%，而世界第一肥胖国家超重率或超过67%。

中国的形势同样不容乐观。中国疾控中心中国慢性病和风险因素监测（CCDRFS）项目的数据表明，在2004~2018年期间，中国成年人肥胖患病率增加了一倍多（从3.1%增加到8.1%）；《中国居民营养与慢性病状况报告（2020年）》显示，我国超过一半成人超重/肥胖，且呈现男性多于女性，北方高于南方的特点。肥胖会引发一系列健康问题，例如，增加高血压、糖尿病、血脂异常、冠心病、心肌梗死、脑卒中、部分肿瘤等多种慢性病的风险，肥胖也可导致社会和心理问题，增加居民卫生保健服务成本，造成医疗卫生体系的沉重负担。

三、肥胖症的病因

肥胖症是一组异质性疾病，目前确切的病因未明，被认为是包括遗传和环境因素在内的多种因素相互作用的结果。

1. 遗传因素

肥胖症有家族聚集倾向，研究表明，遗传因素对肥胖形成的作用占20%~40%；父母体重均正常者，其子女肥胖的概率约10%，而父母之一或双亲均肥胖者，其子女发生肥胖的概率分别增至50%和80%。但至今未能够确定其遗传方式和分子机制。亦不能完全排除共同饮食、活动习惯的影响。少数遗传性疾病可以导致肥胖，如Lau-rence-Moon-Biedl综合征和Prader-Willi综合征等。近来又发现了数种单基因突变引起的人类肥胖症，分别是瘦素基因、瘦素受体基因、阿片-促黑素细胞皮质素原（POMC）基因、激素原转换酶-1（PC-1）基因、黑皮素受体4（MC4R）基因和过氧化物酶体增殖物激活受体y（PPAR-y）基因突变肥胖症等。但上述类型肥胖症极为罕见，对绝大多数人类肥胖症来说，至今未发现其单一的致病原因。因而单纯性肥胖被认为是复杂的多基因遗传与环境因素综合作用的结果。

2. 环境因素

主要是饮食和体力活动。饮食习惯不良，如进食多、喜甜食或油腻食物使摄入能量增多。久坐的生活方式、体育运动少、体力活动不足均使能量消耗减少。饮食摄入量超过消耗量是导致肥胖的主要原因。

而随着经济的发展，食物种类的丰富，人们的饮食习惯、食物构成、进餐行为等较之以前均有了很大的变化。与我国传统的膳食模式相比，很多城市，尤其在大城市的人们摄入富含高能量的动物性脂肪和蛋白质增多，而谷类食物减少，富含膳食纤维和微量营养素的新鲜蔬菜和水果的摄入量也偏低，造成这些地区肥胖的流行。快递行业的兴起，外卖的便捷性，让人们不由自主间进食了更多的高油、高盐、高热量的食物；此外，进食行为也是影响肥胖症发生的重要因素。熬夜、喜食夜宵、不吃早餐是现在很多年轻人的日常写照，而早餐中餐一起吃，常常导致其一次摄入的食物较多，加上夜宵，使得全日摄入食物总量增加；进食的速度过快也可能导致肥胖，现代化的生活方式，节奏明显加快，从而导致进餐时间的缩短，不得不加快进食的速度。缓慢进食时，传入大脑摄食中枢的信号可使大脑做出相应调节，较早出现饱足感而停止进食。而进食过快则使这种保护性调节减弱，待大脑做出饱足感调节时，往往已经不由自主进食了较多食物。

进入 21 世纪以来，生活的现代化水平越来越高，家用汽车的普及，无所不能的快递行业，随处可见的电梯等进一步让人们的活动量减少；网络的无处不在，小视频的随手可得，宅男宅女越来越多，"葛优躺""躺平"等描述相关行为的词汇层出不穷，更是形象地描绘出了不动的生活方式等，这些都导致了热量的消耗减少，加剧了肥胖的发生。

3. 肠道菌群学说

肠道菌群是肠道微生物中所有细菌的统称，人体肠道内的微生物中超过 99% 都是细菌，数量达 100 万亿之多，人体 70% 的免疫系统位于肠道，它们能影响体重和消化能力、抵御感染和自体免疫疾病的患病风险，还能控制人体对药物的反应。

（1）研究发现，胖人和瘦人的肠道菌群有特异性差异。肠道菌群紊乱会引起肥胖的问题。肥胖患者发生肠道菌群紊乱，其中类杆菌和乳酸杆菌在肥胖者肠道菌群中占比减少，而梭菌属在肥胖患者中占比增加。另外，特定的肠道菌群能增强能量吸收能力。有些的碳水化合物是不能被人体直接吸收的，而在肥胖患者体内，与复杂碳水化合物代谢相关厚壁菌门占比显著升高，使复杂结构的碳水被人体吸收，造成能量过量积累，促进肥胖发生；此外，肠道菌群还可以通过调节脂肪细胞的生长和分化，以及影响脂肪组织的代谢和免疫功能，从而促进肥胖的发生。一些肥胖人群的肠道菌群中，厚壁菌门的比例增加，而拟杆菌门的比例减少，这种菌群失调可能会影响能量回收和脂肪储存。

（2）肠道菌群产生的代谢产物可以通过多种途径影响肥胖的发生。首先，肠道菌群可以影响能量的摄入和消耗平衡。一些肠道菌群的代谢产物，如短链脂肪酸（SCFA），可以影响食欲、食物喜好和进食行为，从而对肥胖的发生产生间接影响。其次，肠道菌群对脂肪细胞的生长和分化也有影响。肠道菌群产生的代谢产物，如脂多糖（LPS），可以促进脂肪细胞的生长和分化，从而导致肥胖的发生。此外，肠道菌群还可以影响机体的免疫和代谢功能。肠道菌群产生的代谢产物，如多胺和乙酸等，可以影响机体的免疫和代谢反应，从而对肥胖的发生产生影响。

（3）肠道菌群产生的代谢物可以通过"微生物-肠-脑"轴与大脑进行交流，从而影响食欲、食物摄入和能量代谢。例如，肠道菌群代谢食物乙酸、丙酸和丁酸，可以通过激活 GPR41、GPR43 等受体来影响下丘脑的摄食行为和能量代谢，从而影响肥胖的发生。

4. 节俭基因和节俭表型假说

遗传和环境因素如何引起脂肪积聚一直未能明确。但流行病学资料显示，有特定基因背景的人当暴露于"现代"的生活方式后，更容易增加体重和引发肥胖相关疾病。例如，城市化的 Pima 人（生活在美国亚利桑那州）饮食中的脂肪含量从传统饮食的 15% 增长到 50%，而且体力活动较生活在墨西哥北部的 Pima 人明显减少。这种生活方式的改变，导致城市化的 Pima 人群中肥胖和 2 型糖尿病的流行。与之相类，北澳大利亚土著居民接受现代生活方式后，体重明显增加，2 型糖尿病和高甘油三酯血症发病率增高。1962 年，Neel 提出节俭基因（thrifty gene）假说解释这一现象，认为具有节俭基因的个体在营养状况恶劣的情况下能更好地适应自然选择而具有生存优势，但在营养状况大大改善甚至相对过剩的现代社会，"节俭基因"成为肥胖和 2 型糖尿病的易患基因。潜在的节俭基因（腹型肥胖易感基因），包括 β_3 肾上腺素能受体基因、激素敏感性脂酶基因、PPARy 基因、PC-1 基因、胰岛素受体底物-1（IRS-1）基因、糖原合成酶基因等，这些基因异常的相对影响未明。

近年来流行病学发现，胎儿期母体营养不良、蛋白质缺乏或出生时低体重婴儿，在成年期容易发生肥胖症及其他代谢性疾病。基于这一现象，Hales 和 Barker 共同提出"节俭表型学说"：母体宫内不良环境影响胎儿生长和发育，进而导致内分泌代谢系统的永久性改变，形成节俭表型，从而引起其成年后胰岛素抵抗相关疾病的发生。与"节俭基因假说"相比，"节俭表型学说"强调的是个体早期发育过程对营养环境的高度敏感，而不是数代累积的遗传选择。

5. 儿童时期肥胖及父母肥胖的影响

儿童时期肥胖或至少父母中的一位肥胖是导致成年期肥胖的危险因素。成年期肥胖的严重程度随着儿童期肥胖程度的增长而增长。例如，一个 21~29 岁的人，如果 1~2 岁时肥胖，父母都不肥胖，那么他肥胖的概率是 8%；如果 10~14 岁肥胖，父母至少有一个肥胖，那么他肥胖的概率是 79%。虽然 1~2 岁肥胖且父母都很瘦的人，在成年期发胖的危险性不会增加，但是6岁以后肥胖的人有50%以上的可能发展为成年期的肥胖。

此外，越来越多的研究提示脂肪组织能分泌多种多肽类激素和细胞因子，亦表达某些分泌蛋白的相应受体，从而在脂肪组织局部形成复杂的旁分泌或自分泌调控网络，并在下丘脑和胰腺B细胞之间形成下丘脑-脂肪轴以及脂肪-细胞轴，起到反馈调节的作用。瘦素、脂联素、抵抗素等等一系列脂肪细胞分泌因子均在肥胖的发生发展中起到了一定的作用。

四、肥胖症的临床表现

肥胖症的临床表现随病因而不同。继发性者有原发病的临床表现。单纯性肥胖患者常常表现为皮下脂肪堆积，体重明显增加，"双下巴""将军肚"等随处可见。而脂肪在皮下堆积还有性别差异，男性主要表现为苹果形肥胖（脂肪主要分布在腰部以上，腹部尤其明显），女性主要表现为梨形肥胖（脂肪分布在腰部以下，如下腹、臀、大腿）。苹果形肥胖者发生代谢综合征的危险性大于梨形肥胖者，而梨形肥胖者减肥更为困难。

第二节 老年肥胖病的诊断与治疗

中国已加速进入老龄化社会，第七次人口普查数据显示，中国60岁及以上老年人口为2.64亿人。联合国《世界人口展望2019》中的方案预测数据显示，2026年中国老年人口将超过3亿人，2034年将超过4亿人，2052年将达到峰值4.9亿人。老年人群中肥胖的发病率，仅次于40~50岁的成年人，而老年人群，还是高血压、糖尿病、冠心病等慢性疾病的高发人群，因此，老年人的体重控制，对于减少这些疾病的发生发展具有重要意义。相对于年轻人，在老年肥胖患者中，还有一类特殊的群体，那就是老年少肌性肥胖，需要格外关注。

随着年龄增长，人体成分会发生较大变化，脂肪越来越多地沉积在骨骼肌和肝脏，骨骼肌质量和力量逐渐衰退，更容易发生老年少肌性肥胖。老年少肌性肥胖可定义为与年龄相关的骨骼肌力量降低、质量减少、功能减退及肥胖为主要特点的老年常见综合征。有文献报道，我国老年人少肌性肥胖患病率为4%~20%。少肌性肥胖是年龄、性别、疾病控制、生活方式以及社会家庭等多种因素共同作用的结果。其中，饮食和身体活动减少在少肌性肥胖中发挥重大的致病作用。少肌性肥胖可能造成摔倒和骨折，代谢性疾病（糖尿病、代谢综合征），心血管疾病（高血压、心脏病以及脑卒中），生活质量和独立性下降，从而导致过早死亡。因此，老年肥胖的干预，要更加重视少肌性肥胖的人群。

一、老年肥胖症诊断

主要筛查指标、方法及优缺点如下。

1. 体重指数（body mass index，BMI）

BMI 为体重（kg）/身高（m^2），是近 30 年来国际上测量与诊断超重和肥胖使用最广泛的指标，可用来间接评估人体的脂肪成分。BMI 简单易用，在临床工作和流行病学研究中被广泛应用，但其有局限性，例如：①不是直接测量身体成分，不能区分脂肪量和瘦体重，肌肉型个体体重较重，易被误诊（如运动员）；②对老年人身体脂肪的预测不如中青年人有效，如少肌性肥胖，BMI 可能正常，但腹部脂肪堆积明显；根据世界卫生组织（WHO）发布的《老年人健康促进手册》，老年人 BMI 标准范围如下：65 岁及以上 BMI＜23 偏瘦，23≤BMI＜28 正常，28≤BMI＜30 超重，BMI≥30 肥胖。

值得注意的是，在 65 岁以下的成年人中，正常 BMI 范围为 18.5～23.9。但随着年龄增长，肌肉质量和骨密度会逐渐下降，这意味着在 65 岁及以上的老年人中，较高的 BMI 可能并不意味着过度肥胖。因此，在评估老年人的身体状况时，还需要综合考虑其他因素。

2. 腰围（waist circumference，WC）、腰臀比（waist to hip ratio，WHR）和腰围身高比（waist to height ratio，WHtR）

腰围、腰臀比和腰围身高比是反映中心性肥胖的间接测量指标，可用于预测疾病发生率和死亡率。我国目前采用腰围男性≥90.0cm、女性≥85.0cm 诊断成人中心性肥胖，同样也适用于老年人群。

3. 皮褶厚度（skinfold thickness）

皮褶厚度需要使用皮褶厚度卡尺对特定部位进行测量，包括皮肤及皮下脂肪的厚度，常用测量部位有腹部、肱三头肌、肩胛下角的皮褶厚度，可用于间接评估身体脂肪的含量及分布。正常成年男性的腹部皮褶厚度为 5～15mm，大于 15mm 为肥胖，小于 5mm 为消瘦；正常成年女性的腹部皮褶厚度为 12～20mm，大于 20mm 为肥胖，小于 12mm 为消瘦，尤其对 40 岁以上妇女测量此部位更有意义。我国男性成人的肱三头肌皮褶厚度大于 10.4mm，女性大于 17.5mm 属于肥胖水平。正常成人肩胛部皮褶厚度的平均值为 12.4mm，超过 14mm 就可诊断为肥胖，标准同样也适用于老年人群。

4. 老年少肌性肥胖的诊断

老年少肌性肥胖是指老年肌少症同时合并肥胖，尤其以腹型肥胖者多见。筛查少肌性肥胖主要基于同时存在的 BMI 或 WC 升高和肌少症相关指标，肌少症可通过 SARC-F 量表（表 7-4-1）进行初步筛查。

表 7-4-1 简易五项评分问卷（SARC-F）量表

序号	检测项目	询问方式
1	S（Strength）：力量	搬运 5kg 重物是否困难，无困难记 0 分，偶尔有记 1 分，经常或完全不能记 2 分
2	A（Assistance in walking）：行走	步行走过房间是否困难，记分同上
3	R（Rise from a chair）：起身	从床上或椅子起身是否困难，记分同上
4	C（Climb stairs）：爬楼梯	爬 10 层楼是否困难，记分同上
5	F（Falls）：跌倒	过去一年跌到次数，从没记 0 分，1~3 次记 1 分，大于等于 4 次记 2 分

注：总分大于 4 分者被诊断为肌肉衰减综合征。

更加准确的检查常依据以下参数来获得：主要参数为肌肉量、肌肉力量、肌肉质量和躯体功能，每种参数有其相应的有效测量方式可供临床或科研工作使用。

（1）肌肉量　肌肉量指人体骨骼肌的总数量（单位：g），四肢骨骼肌数量和功能的下降是老年人肌少症最主要的特征，因此四肢骨骼肌量（ASM）是肌肉量评价的重要指标。双能 X 线吸收法（DXA）是目前被广泛使用测量 ASM 的金标准，可被用于临床和科研，其优点是准确性高；但 DXA 设备昂贵，不可移动，非便携，不能在社区中广泛使用。生物电阻抗分析（BIA）根据全身的导电性测出脂肪、肌肉、骨骼、水分等人体成分，其设备便宜、携带方便，适用于社区和医院广泛筛查和诊断肌少症。目前最新 AWGS2 和 EWGSOP2 均建议应用 BIA 测量 ASM 用来评估肌肉量，由于品牌和参考人群不同，不同的 BIA 设备所评估的肌量有差别，推荐使用多点接触式电极、多频率、可获得人体节段数据的测量仪器，而非家庭使用的小型 BIA 设备。肌肉量与体型大小有关，体型越大肌肉量通常越多，故量化肌肉量时需要通过身高的平方或体重指数校正 ASM 的绝对值。小腿围为使用非弹性皮尺测量双侧小腿的最大周径。作为一种评估四肢骨骼肌量的简便方法，测量小腿围可用于肌少症的有效筛查。

（2）肌肉力量　肌肉力量是指一个或多个肌肉群所能产生的最大力量，上肢握力作为肌肉力量的评价指标已得到广泛认可。研究证实，握力与下肢力量、股四头肌力矩、腓肠肌肌肉横截面积等参数显著相关，且与日常生活活动能力呈线性相关。握力器是最常用的握力检测工具，包括液压式、弹簧式或其他金属弹性体握力器，检测时均建议使用优势手或两只手分别使用最大力量抓握，测试至少 2 次，选取最大数值。研究显示，对于握力<35kg 的人群，液压式和弹簧式握力器测得的数据并无显著性差异；对于握力>45kg 的人群，液压式握力器测得的数值则更高，以上三种握力器均可用于肌少症的诊断，但不建议不同设备测量的结果直接进行比较。此外，为了避免人工读数误差，推荐使用数字显示的电子握力器以保障数据的准确性。随增龄下肢力量比上肢握力下降得更快，且更直接与躯体活动能力相关。膝关节屈伸力量测定是测量下肢肌肉力量最为精确的方法，需使用等速肌力测试仪测定，该仪器昂贵且操作复杂，目前仅用于科研领域。5次起坐试验可作为替代测定下肢力量的简便方法，主要测定股四头肌群力量。测定时使用一张高度约46cm的座椅，记录受试者在不使用手臂的前提下用最快的速度连续完成5次起立—坐下动作所需的时间，该方法简单、便捷，可在临床中广泛使用。

（3）肌肉质量　肌肉质量指每单位肌肉所能产生的最大力量。作为一个新的概念，肌肉质量目前尚无公认的评估标准，大多数研究以肌肉结构和组成的微观和宏观变化来评价肌肉质量，如肌肉中脂肪浸润的程度、肌细胞中水分的含量等。研究显示，肌肉中的脂肪含量增加不仅会恶化肌肉的代谢能力，且会导致肌肉纤维化，造成肌肉力量和功能下降。因此，肌肉脂肪浸润不单纯是一项评价肌肉质量的独立标准，更是引起单位重量肌肉力量下降的重要原因。磁共振成像（MRI）和计算机断层扫描（CT）技术可通过测定肌肉中的脂肪浸润程度来评估肌肉质量；磁共振波谱（MRS）则进一步通过测定肌肉代谢和组成来评价肌肉质量；目前这些方法大多仅用作科研。肌肉超声不仅可以直接测量肌肉结构，包括肌肉厚度、横截面积、肌纤维长度、羽状肌的肌翼夹角，而且可以通过测量灰度值来评价肌肉脂肪浸润的程度，是一种更方便、快捷的肌肉质量评估方法，便于社区开展，有着更好的临床应用前景。

（4）躯体功能　躯体功能被定义为可以客观测得的全身性躯体运动功能。它不仅涉及肌肉功能，也涉及了神经系统功能，是一个多维性的概念。目前用于躯体功能测量的方法有多种，包括步速、简易体能状况量表（SPPB）、起立—行走计时测试（TUG）等。步速是最为简单、快速、安全的躯体功能评估方法。测量时指导受试者以常规步行速度通过一定的测试区域，中途不加速不减速，并至少测量2次，计算其平均数值。步速可预测肌少症相关的不良预后，与长寿密切相关。SPPB是一项综合性的躯体功能测试工具，包含3个部分：①三姿测试，即双足并拢站立、双足前后半串联站立和双足前后串联站立，每个姿势测试10s；②步速测试；③5次起坐试验。单项测试分值为4分，总分为12分，分数越高者体能越好。SPPB降低与社区老年人衰弱、失能的风险密切相关。韩国最新的一项调查结果显示，SPPB≤9分对发现老年人衰弱的敏感性可高达93%。TUG可综合反映个体的平衡能力和步行能力。测量受试者从高度约46cm的座椅上起立，以最快、最稳的速度完成3m往返步行，最后重新坐回椅上的时间，测量至少重复2次，记录最短时间。一项中国社区老年人的纵向研究结果显示，TUG能有效预测老年人反复发生的跌倒风险。长距离步行如400m步行可检测老年人的步行能力和耐力。受试者需以最快的速度完成，中途至多可休息2次。由于其耗时较长，对体能要求较高，并不适用于高龄或衰弱的老年人，目前一般仅在科研中使用。

二、老年肥胖症鉴别诊断

肥胖症按其病因可分为原发性肥胖和继发性肥胖，老年肥胖同样也要与继发性肥胖相鉴别，常见的继发性肥胖的原因如下。

（1）甲状腺功能减退症　常表现为怕冷、乏力、情绪低落、记忆力减退、声音嘶哑、食欲不振、便秘、腹胀、颜面水肿等，严重的可导致精神异常，体查可见毛发稀疏甚至脱落，脸色蜡黄，心率慢于正常，下肢黏液性水肿；实验室检测甲状腺功能低下，血清三碘甲状腺激素、血清甲状腺激素均低于正常，血清促甲状腺激素水平升高或者正常。

（2）库欣综合征　主要表现为满月脸、水牛背、多血质外貌、向心性肥胖、痤疮、紫纹、高血压、继发性糖尿病和骨质疏松等，体查可见满月脸，颈后脂肪堆积，面部痤疮，毛发浓密，腹部可见紫纹等。实验室检查提示皮质醇节律紊乱，地塞米松抑制试验不能被抑制，库欣病中垂体磁共振还可见垂体瘤等表现。

（3）高胰岛素血症　如胰岛素瘤，应用外源胰岛素及某些药物引起的胰岛素分泌过多产生发作性低血糖，患者因而多吃，久之导致肥胖。常有低血糖症状，实验室查血清胰岛素水平明显增高。

（4）下丘脑性肥胖　下丘脑的炎症、肿瘤、外伤等损害下丘脑的饱觉中枢，引起多食、贪食、进行性肥胖，并可伴有体温异常、睡眠异常、精神变态等。常有相关病史表现。

（5）药物因素　由于应用药物疗法日渐增加，近来已将药物列入肥胖症决定因素的目录中。类固醇激素和作用于精神的药物，如传统的抗抑郁药（三环抗抑郁药、四环抗抑郁药、单胺氧化酶抑制药）、苯二氮䓬类、锂剂等药物可使体重增加。

三、老年肥胖症治疗

老年肥胖的治疗目标是在充分保证营养摄入的基础上减轻多余的体重。控制体重的策略包括改变饮食结构，增加体力活动，改善生活习惯和观念。治疗上强调以行为、饮食治疗为主，药物为辅的综合治疗措施，使患者自觉地长期坚持。继发性肥胖则首先需要诊治原发疾病，在原发疾病控制以后再根据患者的体重情况决定是否需要再次干预。老年单纯性肥胖常见治疗方法如下。

治疗肥胖症首先从改变生活方式着手，其中包括调整饮食结构，增加运动以及合理的用药。

（1）行为矫正　行为矫正疗法试图使肥胖者意识到，并最终改变其导致肥胖的饮食和运动的习惯。建议由内分泌科医生、心理学家、营养医师和专科护士组成专门的指导小组,根据患者目前的体重、BMI、腰围、饮食运动习惯等基本情况,制定个体化的方案以改变进食和其他活动间的关系。这些策略包括减少刺激(避免促进饮食的活动);自我监测(保持食物的摄入和体力活动的日常记录);制订具体的可达到的减重目标;提高解决问题的能力;认知调整(以积极的态度思考);社会支持(家庭成员和朋友帮助其改变生活习惯)以及预防复发(防止过食导致体重回升的方法)。其中,取得家庭成员的配合显得尤为重要。

(2) 饮食疗法　合理的饮食是防治老年肥胖症的重要措施之一,以往由于许多老人将饮食疗法误以为"严格控制主食",而长期接受高蛋白、高脂肪、低碳水化合物的饮食习惯,结果非但体重没下降,甚至由于高蛋白、高脂肪饮食引起或加重高脂血症、增加胰岛素抵抗,促进或加重动脉粥样硬化、高血压、肾病等血管并发症的发生。另外,饮食控制过于严格,膳食结构不合理,各种营养成分摄入不足,患者长期处于半饥饿状态,结果造成营养不良,体重下降,导致抵抗力明显下降。因此,营养过剩或"饥饿疗法"对老年肥胖症都是不利的。对于老年肥胖患者的饮食治疗,应在限制总摄入量的基础上,使摄入量低于消耗量,保持营养均衡,并养成科学、健康的饮食习惯,定时定量饮食、少食多餐,加强食欲管理。

(3) 运动疗法　运动疗法适应于所有单纯老年性肥胖患者。运动形式因人而异,个体差异很大。必须根据患者的年龄、体质、个人生活或运动习惯、社会、经济、文化背景、是否罹患基础疾病等不同而酌情选择。如果身体条件允许,运动疗法建议每周不少于150min的中等强度有氧运动。每周同时应进行不少于2次的抗阻运动;常见的有氧运动项目有步行、快走、慢跑、游泳、骑自行车、打太极拳、跳健身舞、跳广场舞,球类运动如篮球、足球等。有氧运动特点是强度低、有节奏、不中断和持续时间长。如常见的快步行走、太极拳、太极剑、广场舞以及家务劳动等低强度的运动适应于年龄较大、体质相对较差的患者。而慢跑、各种球类及较重的体力劳动等中度强度的运动则适应于年龄相对较轻、体质较好的患者。常见的抗阻运动有拉弹力带、举哑铃、坐位抬腿等;有氧运动有快走、慢跑、游泳及门球等。因老年人群患多种基础疾病,建议在运动康复师指导下开展适宜的运动训练项目,并遵循循序渐进的原则进行。在整个运动过程中及运动后要重视患者的自我感觉,切忌盲目坚持,以避免意外的发生。

(4) 药物疗法　单纯肥胖甚至伴有胰岛素抵抗或糖耐量异常者,长期坚持饮食及运动治疗,可有效地控制患者的体重,降低胰岛素抵抗,改善或部分逆转耐量异常。老年人由于身体机能减退,常常易合并很多慢性基础疾病,需长期服用药物治疗,所以,对于老年肥胖患者,一般不主张应用减肥药物。而对于经合理的饮食、运动治疗未能达到满意体重控制者，或者肥胖已经危及身体其他器官健康时，可考虑选择药物进行辅助治疗。药物治疗只能作为饮食控制与运动治疗肥胖的辅助手段，而不能作为常规方案。常见的在下列情况时可加用药物治疗：①饥饿感明显或食欲亢进导致增重；②有糖耐量减低，血脂异常和高血压；③有严重骨关节炎，阻塞性睡眠呼吸暂停等并发症等等。

（5）老年少肌性肥胖的治疗　增肌减脂是老年少肌性肥胖在减重过程中特别需要注意的内容。建立以营养＋运动为基础的生活方式管理可促进肌肉合成。因此少肌性肥胖老年人适当提高膳食蛋白质摄入，不推荐选择极低能量饮食。此外，为预防减重对骨代谢带来的不良影响，建议每天补充 800～1000IU 维生素D。就少肌性肥胖的运动干预策略而言，原则是量力而行，循序渐进，避免碰伤或跌倒，制定个体化的运动方案。

第三节　老年肥胖症的科学管理

一、老年肥胖症患者的科学生活

良好的健康的生活方式，对于老年肥胖患者来说至关重要。生活方式包含日常生活习惯、饮食、运动以及用药等情况。生活方式的调整，贯穿于人的整个生命活动之中，并不是一朝一夕就能改善，尤其是老年人，多年的生活习惯猛地改变，可能会导致全身不适，这就要求我们循序渐进，在充分尊重其原来生活方式的基础上坚持个体化原则，因此，强烈推荐应该由内分泌科医生、营养医师、心理学家、和专科护士组成专门的指导小组，根据老年肥胖者目前的体重、BMI、腰围、饮食运动习惯等基本情况，再结合其是否罹患高血压、糖尿病、冠心病等慢性疾病的情况，制定专属个人的方案以形成科学的、切实可行的生活方式，并督促患者逐渐调整，长期坚持，以最终达到控制体重、改善身体健康状态的目的。家人的知晓及配合显得尤为重要。老年肥胖者的家人应在医生的建议下，尽量做好配合，避免他人进餐的刺激，在充分考虑营养均衡的前提下，丰富菜品种类，尽可能提高老人的进餐食欲，饭后共同营造温馨的适宜运动及陪伴，提高其心理愉悦度及配合度，并持之以恒，以最终达到体重管理的最佳效果。

二、老年肥胖症科学管理饮食

合理、健康、科学的饮食管理，是老年肥胖患者减重重要的步骤之一。老年肥胖患者，尤其是老年少肌性肥胖者，往往需要更加细致的饮食管理和指导，在保持三大营养物质均衡摄入的基础上，做出更加优化、细致、个体化的更改，才能更好地减脂增肌，保持健康身材。

因此，老年肥胖患者的饮食治疗，应遵循以下原则。

(1) 限制能量的摄入量，使摄入量低于消耗量。根据老年人的肥胖程度及劳动强度确定总热量，肥胖或超重者以低热量饮食（1000～1500kcal/d）为宜，均匀分配到三餐中，若患者有下午或者睡前进食的习惯，也应将其一并加入总热量的制定中，并且建议对总热量的限制逐渐进行，让体重逐渐降低，不宜过快过猛，否则患者难以忍受与坚持。此外，在制定总热量后，对三大营养成分（碳水化合物、蛋白质、脂肪）及纤维素进行合理的搭配，饮食中碳水化合物可占总热量的55%～65%，蛋白质应占总热量的15%以下，肥胖尤其伴有糖尿病、高脂血症、动脉粥样硬化或冠心病者、脂肪摄入应控制在总热量的25%～30%，老年肥胖患者不论有无糖尿病或高血压都要限制饮酒，并控制盐的摄入量。如合并高血压，每天食盐摄入量应少于3～6g）。保证膳食营养素平衡，多食蔬菜水果、避免过量食用碳水化合物和高脂肪食物、避免油炸食品。加大膳食纤维摄入，高纤维素饮食可通过延缓和减少葡萄糖在肠道的吸收，缓解和减轻胰岛素抵抗，增加胰岛素敏感性，同时降低血脂及减肥。既要使老年肥胖者获得正常人的生活待遇，又要保持正常或标准体重，维持健康和正常工作。

(2) 养成科学、健康的饮食习惯，定时定量饮食、少食多餐，加强食欲管理。建议其减慢进餐速度：增加咀嚼次数，每进食一口食物咀嚼20～40次；餐间停顿，减小每一口食物的体积，用非优势手持筷或用叉；餐前饮水加餐前吃少量坚果（如10个杏仁或20粒花生），坚果含不饱和脂肪酸，进食后能刺激胆囊收缩素的分泌，通过迷走神经和非迷走神经途径降低食欲；合理安排进餐顺序：①餐前喝汤，容易产生饱腹感。②蔬菜、低糖水果，体积大，能量低，减慢吸收速度，诱导饱腹感。③荤菜与肉类能量偏高，放在第三位吃，进一步增加饱腹感。④进餐最后吃少量主食和碳水化合物，吸收缓慢等。

而对于老年少肌性肥胖患者，增肌减脂是老年少肌性肥胖在减重过程中特别需要注意的内容。肌肉量维持受两方面因素影响：一方面是正性调节因子（部分激素、体力活动以及合理蛋白质摄入量），另一方面是负性调节因子（年龄、部分激素以及炎性因子等）。由此可见，建立以营养＋运动为基础的生活方式管理可促进肌肉合成。因此少肌性肥胖老年人适当提高膳食蛋白质摄入，在限能量的同时保证蛋白质摄入在$1.0～1.5g/(kg \cdot d)$；不推荐选择极低能量饮食。老年人肌肉合成代谢能力减弱，机体对蛋白质或氨基酸的合成代谢刺激反应迟钝，因此，提供足量的蛋白质或氨基酸有助于刺激肌肉蛋白合成，膳食蛋白质应均衡分配至各餐中，每餐至少含25～30g蛋白质，既要保证数量又要保证质量，以刺激肌肉蛋白合成。研究显示，当老年人每餐蛋白质摄入量少于20g时，肌肉蛋白合成变得迟钝；而每餐摄入蛋白质为25～30g时，可最大限度地刺激老年人肌肉蛋白的合成。不同来源的蛋白质（植物蛋白和动物蛋白）对脂肪量的减少或增加有不同影响，从动物源食品中提取的蛋白质在诱导肌肉蛋白合成方面似乎最有效。

与动物蛋白质相比，大多数植物蛋白质亮氨酸含量较低，可能降低肌肉蛋白的合成代谢。此外，为预防减重对骨代谢带来的不良影响，建议每天补充800～1000IU维生素D。就维生素和微量元素而言，建议每天摄入新鲜蔬菜500g，新鲜水果200～350g以及坚果15g。如无法达到上述推荐摄入量，考虑每日补充复合微量营养补充剂1片。当然，因老年人进食受限无法达到目标摄入量，考虑经口服或管饲途径补充营养素全面且均衡的肠内营养制剂。

此外，在日常生活中，还有很多饮食小陷阱及误区，一不小心就中招，常见误区如下。

误区1　吃些小点心胖不了

体重管理中心营养师表示，一般来说，老年男性每天需要热量为1600～1800kcal、女性为1200～1500kcal，就可以维持基本的代谢需求。但是，老人退休后，时间上更为充裕，可以享受更多的美食和甜点，但即使小小的6片苏打饼，热量也有200kcal，相当于3/4碗白饭，无形中便会增加每日摄入的总热量，增加体重。

误区2　慢性病药不影响体重

日常生活中，其实有很多药物都会影响体重。老年人常常合并各种慢性疾病，如糖尿病、高血压等，而常见的用来降血糖的胰岛素注射液，有使细胞吸收葡萄糖能力变好的附加作用，加速脂肪的增生，此外，如果血糖降得过低，随之而来的低血糖反应将会让患者短时间摄入更多的食物来升高血糖，反复多次之后，体重将逐渐增加；而降血压的β受体阻滞药有一定的降低新陈代谢的作用，导致身体变胖；其他的类似于类固醇性激素、抗组织胺、锂盐等药物都可能会促进食欲，摄入过多，增加体重。因此因长期服用慢性病药物而增胖的患者，首先应予以饮食控制体重，再与门诊医师咨询，必要时调整治疗方案，切勿自行停药。

误区3　坚果核桃多吃多健康

坚果种子类含有丰富的好油脂、维生素E和纤维，具有预防心血管疾病的优点，但它们的热量并不低，2片核桃就有45kcal，并不宜过量摄取。此外，磨粉的坚果饮更是热量陷阱，举例来说，核桃粉或亚麻仁粉等，每日摄取约2匙（为一份）就已足够，但是许多人为了口感和香味会吃4～5匙，吃太多，热量自然变高。

误区4　吃素食一定会瘦

许多老年人相信，吃素食热量应该不高，能够减重，但众所周知，有些素食加工品，比如素火腿、素肉等，由于添加了很多的调料，热量也不低，因此素食主义者应格外要注意油脂的摄取。而且，就营养部分来说，全素食者若以豆类为蛋白质来源，一定要记得搭配全谷物类食物，来补充不足的氨基酸。

三、老年肥胖症科学运动

个体化的、科学的运动管理，也是老年肥胖患者减重重要的步骤之一。健康的运动适合所有的肥胖症患者，而老年肥胖患者的运动最忌讳两个极端。一个是基本不动，老年人由于身体机能及体力的减退、合并慢性疾病的顾忌等等，有一部分老人除了日常慢走，其他基本没什么运动量，更有一部分人沉溺在电视机及手机的陪伴中，这对于体重的管理，有害无益；另一种极端就是拼命地运动，忽视了自身体质、年龄及合并有疾病的情况，比如散步，一走就是20000步起，爬山，乐此不疲天天上下山，殊不知，长此以往，双膝关节的磨损将难以修复，还有些老年人，因为运动过于激烈，在运动中突然发生心绞痛、心肌梗死等，因此，老年肥胖患者的运动方案必须根据患者的年龄、体质、个人生活或运动习惯、社会、经济、文化背景、是否罹患基础疾病等不同而酌情选择，切忌矫枉过正及生搬硬套，并要求遵循循序渐进的原则，逐步开展。这种情况，在少肌性肥胖患者中尤为重要。老年少肌性肥胖患者，由于肌肉含量相对减少，不合适的运动方案，更容易导致碰伤、拉伤、跌倒等意外发生，更加需要量力而行，适可而止，制定个体化的运动方案，并逐渐修改。

四、老年肥胖症科学用药和医学干预

随着肥胖人群的与日俱增，减重药物，一直是国内外医药公司研发的重头戏。减重药物并不是万能，饮食控制及健康的运动是一切减重的基础，不科学的盲目使用减重药物，往往对身体带来或小或大的影响。因此，对于肥胖患者，尤其是老年肥胖患者，在选择减重药物上，更加需要慎重及全面考虑。目前在国内市面上，有减重效果的药物包含以下几种。

（1）抑制肠道消化吸收的药物　奥利司他是一种脂肪酶抑制剂，它通过抑制胃肠道的脂肪酶，阻止甘油三酯水解为游离脂肪酸和单酰基甘油酯，减少肠腔黏膜对膳食中脂肪（甘油三酯）的吸收，促使脂肪排出体外。奥利司他是我国唯一被批准用于体质量管理的减重药物。奥利司他于2007年被国家药品监督管理局批准为减重非处方药。该药具有减轻体质量、维持体质量和预防反弹的作用。但奥利司他的不良反应主要为脂肪泻、大便次数增多。1年以上长期服用会减少脂溶性维生素及β胡萝卜素的吸收，罕见有肝功能损伤的报告。对于老年肥胖患者来说，不常规建议使用，若$BMI>30kg/m^2$的老年患者，仅建议短期使用，以免造成营养摄入不均衡的发生。而对于老年少肌性肥胖，不作推荐。

（2）增加能量消耗的药物　中枢兴奋药及激素类减肥药都属于这一大类。这类药物能提高人体的新陈代谢，增加脂肪的分解和消耗，从而达到减重的目的。但此类药物如果过量服用会导致心悸、失眠、怕热多汗等，严重时会出现心脏期

前收缩或心绞痛，一般也不建议使用。老年人更加如此。

（3）食欲抑制剂　常见的如苯丙胺及其类似物，包括甲苯丙胺、苄甲苯丙胺、安非拉酮、右苯丙胺和苯丁胺等。这类药物有兴奋中枢神经的作用，通过兴奋饱食中枢让人产生厌世心理，降低食欲，达到控制饮食的目的。这类药物的副作用是会导致失眠、紧张，长期服用会成瘾，所以此类药物不能晚上服用，而且不能长期服用。由于副作用太大，不建议使用。

（4）胰高血糖素样肽-1（GLP-1）受体激动剂　GLP-1受体激动剂的面世，在整个内分泌及肥胖领域激起了轩然大波。GLP-1受体激动剂是一种降糖药物，但在进行相关临床试验中发现，除了降糖，它还有非常好的减轻体重的作用，利拉鲁肽注射液是GLP-1受体激动剂的一种，早在上市的时候美国食品药品监督管理局（FDA），就批准了其用于肥胖患者减重的说明书。此外，钠-葡萄糖协同转运蛋白-2（SGLT-2）抑制剂、二甲双胍、噻唑烷二酮类等降糖药物，均能在降低血糖的同时，还兼有不同程度的降低体重的作用，因此，如果是合并糖尿病的老年肥胖患者，建议在专科医生的指导下，优先选择GLP-1受体激动剂等上述药物来降糖及减重，达到双重获益的效果。

（5）减重手术　是针对严重肥胖患者，以减重为目的进行的一系列医疗治疗手段。美国通常通过植入设备控制胃容量，例如胃束带、胃内水球或者物理缩小胃容量、缩胃手术或者是缩短小肠、胃旁路手术等。长期研究显示减肥手术可以长期减重，保持体重不反弹。常见的减肥手术术式有袖状胃切除手术、胃旁路手术、胃束带引等，不管哪种术式，术后肥胖患者体重均能得到有效降低，但也常常伴随有恶心、呕吐，长期营养不良、残胃炎等术后并发症，一般不作推荐，尤其是老年人。

（李强翔　李浪波　熊望君）

第八篇

老年常见肿瘤及慢性癌性疼痛的科学管理

第一章 老年常见肿瘤

第一节 疾病常识

一、肿瘤定义

肿瘤是指体内异常细胞不受控制地生长和增殖形成的组织肿块。这些异常细胞称为肿瘤细胞，它们可以形成肿块或肿瘤，也可以散布到身体其他部位，形成转移性肿瘤（恶性肿瘤）。

肿瘤可以是良性的（非癌性肿瘤）或恶性的（癌性肿瘤）。瘤的形成是由于机体内部的细胞发生基因突变或异常，导致细胞失去正常的生长调控机制，从而不受控制地增殖。肿瘤的发生可以受到遗传因素、环境因素、生活方式等多种因素的影响。

① 良性肿瘤：良性肿瘤通常生长缓慢，局限在原发部位，不具有侵袭性和转移能力，一般不会对周围组织和器官造成严重危害。大多数良性肿瘤可以通过手术完全切除治愈。

② 恶性肿瘤：恶性肿瘤（癌症）是指具有侵袭性和转移性的肿瘤，可以侵犯周围组织和器官，并通过血液或淋巴系统转移至身体其他部位。恶性肿瘤生长迅速，破坏周围组织结构，严重影响机体功能，是一种严重的疾病。或称"癌症"，肿瘤常见于老年人，是老年患者常见的疾病之一。

二、肿瘤的流行病学

根据国际癌症研究机构IARC发布的2020年的GLOBOCAN数据，全球范围内的肿瘤总发病率为约1920.4万例，其中男性约占51.3%，女性约占48.7%。目前全球和我国比较常见的恶性肿瘤有肺癌、胃癌、结直肠癌、肝癌、乳腺癌、食管癌等。

老年人是恶性肿瘤的高危高发人群，也是恶性肿瘤负担最重的人群。在中国，恶性肿瘤发病率呈逐年增加趋势，2010年以来一直是我国疾病死亡的首要原因。据Chen等报道：2010~2015年我国约有429.16万癌症新发病例和281.42万死亡病例，其中，老年恶性肿瘤患者占总数的64.1%。60~74岁年龄组的恶性肿瘤发病率最高，占发病总数的39.3%。我国老年人（≥60岁）癌症发病率和死亡率前5位为肺癌、胃癌、食管癌、肝癌、结直肠癌。在美国53%的恶性肿瘤新发病例和69.1%的死亡病例发生在≥65岁的老年人群。据报道，恶性肿瘤已成为60~79岁人群首要死因。美国癌症协会2011~2013年的统计数据显示，随增龄恶性肿瘤的发病率增加。男性年龄＜50岁、50~59岁、60~69岁及≥70岁4个年龄组中，恶性肿瘤的发病率分别为3.4%、6.5%、14.5%和34.6%，随增龄呈明显上升趋势；在女性人群中趋势类似。预计到2030年，美国将有70%老年人患癌症。基于数据可见，随着世界人口的增长和预期寿命的延长，老年人癌症负担日益加重。

三、肿瘤发病机制

恶性肿瘤的发病机制是一个复杂的过程，涉及多种因素和机制的综合作用。以下是一些恶性肿瘤可能涉及的发病机制。

（1）基因突变　基因突变是恶性肿瘤发生的主要原因之一。这些突变可能是由环境因素、遗传因素或其他因素引起的，导致细胞的正常调控机制失控，细胞开始无限增殖。原癌基因在机体生长发育过程完成之后，多处于封闭状态或仅有低度表达，当原癌基因的结构发生异常或表达失控时，就会通过点突变、基因扩增、染色体重排等方式使原癌基因激活成为有恶性转化能力的癌基因。

（2）DNA损伤和修复失调　DNA的损伤和修复失调也是恶性肿瘤发生的重要机制。当细胞的DNA损伤无法被及时修复，可能导致细胞发生异常增殖，最终形成肿瘤。

（3）炎症　慢性炎症被认为是促进某些肿瘤发生的重要因素之一。长期的炎症反应可能导致细胞损伤、DNA损伤和细胞增殖等异常情况。

（4）免疫系统失调　免疫系统在监测和清除异常细胞方面起着重要作用。当免疫系统失调时，可能无法有效清除异常细胞，为肿瘤的发生提供了机会。

（5）血管生成　肿瘤需要血液供应以获取养分和氧气，因此肿瘤细胞可能通过促进血管生成（血管新生）来维持其生长和扩散。

（6）细胞凋亡失调　细胞凋亡是一种程序性细胞死亡方式，有助于维持组织的稳态。在某些肿瘤中，细胞的凋亡机制可能失调，导致恶性细胞无法被清除。这些是一些常见的恶性肿瘤发病机制，不同类型的肿瘤可能涉及不同的具体机制或多个机制共同作用。

四、肿瘤的常见诱因

目前普遍认为绝大多数肿瘤是环境因素与细胞的遗传物质相互作用引起的。目前主要的环境致癌因素有化学因素、生物因素、物理因素等。

1. 化学致癌因素

化学致癌因素是指一些化学物质，可以增加人类或动物患癌症的风险。这些化学物质可能存在于环境中、工作场所中或日常生活用品中。以下是一些常见的化学致癌因素。

（1）多环芳烃（PAH）　多环芳烃是一类含有多个苯环的化合物，常见于烟草烟雾、空气污染物和烤肉食品中。某些多环芳烃被认为是强致癌物质，与多种癌症，如肺癌、皮肤癌等有关。

（2）重金属　例如砷、镉、镍等重金属，长期暴露于这些重金属中可能增加癌症的风险，如肺癌、肝癌等。

（3）挥发性有机化合物（VOC）　VOC是一类易挥发的有机化合物，常见于油漆、清洁剂、印刷品等产品中。某些VOC被认为是致癌物质，可能增加白血病、淋巴瘤等癌症的风险。

（4）重氮化合物　包括亚硝胺和硝基化合物，常见于烟熏食品、酸性食品和饮用水中。这些化合物与胃癌、食管癌等消化道癌症有关。

（5）烟草烟雾　烟草烟雾中含有多种致癌物质，如尼古丁、苯并芘等，长期吸烟可能导致多种癌症，尤其是肺癌。

（6）工业化学品　包括苯、氯乙烯、苯胺等工业化学品，长期接触可能增加癌症的风险，如血液系统肿瘤、肝癌等。

2. 生物致癌因素

生物致癌因素是指一些生物性质的因素，包括病毒、细菌、真菌和寄生虫等生物体，可能导致癌症的发生。以下是一些常见的生物致癌因素。

（1）病毒　一些病毒被认为与癌症的发生有关，例如人类乳头瘤病毒（HPV）与宫颈癌、乙肝病毒（HBV）和丙肝病毒（HCV）与肝癌、艾滋病病毒（HIV）与恶性淋巴瘤等。

（2）细菌　例如幽门螺杆菌（*Helicobacter pylori*）是一种胃部感染的细菌，长期感染可能导致胃癌的发生。

（3）寄生虫　某些寄生虫感染也可能与癌症有关，例如裂体吸虫感染与肝癌的关联。

这些生物致癌因素通过不同的机制影响宿主细胞的生长和功能，导致细胞异常增殖和癌症的发生。预防生物致癌因素引起的癌症的方法包括接种疫苗预防病毒感染、保持良好的卫生习惯、避免食用生或未煮熟的食物等。

3. 物理致癌因素

物理致癌因素是指一些物理性质的因素，如辐射和其他物理性质的因素，可以增加人类或动物患癌症的风险。以下是一些常见的物理致癌因素。

（1）紫外线辐射　紫外线是一种电磁辐射，主要来自太阳光。长期暴露于紫外线下可能导致皮肤癌，包括基底细胞癌、鳞状细胞癌和黑色素瘤。紫外线可诱发特异的DNA损失。

（2）X线和γ射线　X线和γ射线是高能辐射，用于医学影像、放射治疗和其他应用。长期或过量暴露于这些辐射下可能增加癌症的风险，特别是对放射治疗接受者和职业暴露者。

（3）核辐射　核辐射是由核裂变或核聚变释放的辐射，如放射性元素放射出的α、β、γ等射线。核辐射暴露可能导致白血病、甲状腺癌、肺癌等。

（4）电磁场　电磁场是由电流携带的能量形式，如高压输电线、无线电波、微波等。有研究表明，长期暴露于高强度电磁场可能增加某些癌症的风险，但研究结果尚不一致。

（5）热辐射　高温环境中的热辐射，如高温工作环境或长期暴露于高温下，可能与一些癌症的发生有关，尤其是皮肤癌和其他相关癌症。

（6）石棉　接触石棉的工人如石棉纺织工人、管道隔热工人、船坞工人的肺癌、恶性间皮瘤发病率增加，可能通过细胞的吞噬作用进入细胞，造成DNA损伤。

4. 遗传因素

除了以上因素外，还有遗传易感因素，是指一些基因变异或家族遗传因素，使个体更容易患上恶性肿瘤。这些遗传易感因素可能导致细胞的生长调控失常，增加癌症的发生风险。以下是一些常见的恶性肿瘤遗传易感因素。

（1）家族遗传　某些恶性肿瘤具有家族聚集性，即在同一家族中出现多例患者。家族性遗传的癌症可能与遗传突变有关，例如遗传性乳腺癌、遗传性结直肠癌等。

（2）遗传突变　一些基因的突变可能增加患癌风险。例如，BRCA1和BRCA2基因突变与乳腺癌、卵巢癌的遗传易感性相关；APC基因突变与结直肠癌的遗传易感性相关。

（3）遗传性癌症综合征　一些罕见的遗传性癌症综合征，如Li-Fraumeni综合征、家族性腺瘤性息肉症（FAP）等，使患者更容易患上多种类型的恶性肿瘤。

（4）多基因遗传风险　除了单一基因突变外，多基因的遗传变异也可能影响个体对癌症的易感性，这种遗传易感性可能是多基因相互作用的结果。

对于存在遗传易感因素的个体，遗传咨询和遗传测试可以帮助评估个体患癌风险，采取相应的预防措施和策略，如定期筛查、生活方式调整等，以降低患癌风险。及早发现和干预对于遗传易感因素相关的恶性肿瘤尤为重要。

癌前病变：人体的某些增生性病变容易演变为癌肿，称为癌前状态，在病理学上称为癌前病变。常见的包括：①黏膜白斑，是黏膜上皮的局限性增生，在口腔与外阴的较易癌变；②宫颈糜烂，其修复过程中再生的鳞形上皮可能发展为癌；③囊性乳腺病，是乳腺小叶及腺瘤上皮的增生及囊性变，有时可发生癌变；④老年日光性角化病，色素性干皮病，可癌变为鳞形上皮细胞癌或基底细胞癌；

⑤多发性家族性结肠息肉症，甚至多个息肉可同时发生癌变；⑥慢性萎缩性胃炎，尤其是伴肠上皮化生和间变者，可发生癌变。对这些癌前状态或癌前病变的定期随访检查，有可能在较早时期发现其恶变。

五、老年肿瘤的特点

1. 发病率高

老年人是恶性肿瘤的高危高发人群，也是恶性肿瘤负担最重的人群。

2. 实体瘤多发，多原发癌较中青年人多见

前述老年人恶性肿瘤的流行病学数据显示，老年人高发的前5位恶性肿瘤均是实体肿瘤，实体瘤的发病率明显高于非实体瘤。且老年人多原发癌较年轻人多见。Ishii等曾对1366例老年患者进行尸检，共检出恶性肿瘤940例，并发现多原发癌87例，其中二重癌83例，三重癌4例，70多岁后多原发癌检出率明显增加。Sekerzhinskaya等对3861例多原发癌进行分析发现，二重癌占96.97%，三重癌占2.95%，还有3例四重癌，并提示多原发癌患者多在60～69岁时被诊断，中位年龄约63岁，在老年患者中，男性多于女性。国内董雪娟等报道的119例消化系统多原发癌中，同时性26例，异时性93例，二重癌和三重癌年龄中位数分别为77.0岁和79.5岁。

3. 临床表现隐匿或不典型

老年人常有多种慢性疾病并存，临床表现为各种不同的老年综合征，对疾病敏感性降低，致使恶性肿瘤的早期症状被掩盖、混淆和忽视，干扰早期诊断。Matsuda等进行了8399例老年患者连续尸检，其中，临床诊断为恶性肿瘤患者的平均年龄为77.67岁，尸检后诊断为隐匿性癌的平均年龄为83.13岁，提示隐匿性癌的发病与年龄呈正相关，并发现老年人恶性肿瘤常表现为无症状进展，一旦病情发展常处于中晚期，预后较差。我国学者靳博华等对70例老年恶性肿瘤临床特点进行回顾性分析，结果显示老年患者隐匿性癌发生率高，临床症状多不典型，尤其早期症状隐匿，易延误病情，致使确诊时多为晚期（Ⅲ～Ⅳ期占78.6%），严重影响预后。

4. 肿瘤恶性程度相对较低

与中青年人比较，老年人恶性肿瘤的恶性程度相对较低、发展相对缓慢、生存期相对较长。相关研究结果表明，在高度控制的情况下对小鼠进行干预，老年期小鼠肿瘤细胞的倍增速度明显慢于其他年龄组，并表现出低转移率。同样老年人恶性肿瘤组织学类型以高及中分化多见，肿瘤多以局部生长为主，淋巴及血行转移发生率相对较低。罗红英等比较了青年人和老年人肺癌的临床病理特征，发现青年人肺癌以女性、肺腺癌和小细胞癌发病比例高为特征，且以低分化癌占多数，而老年人肺癌则以男性和鳞癌占优势，中至高分化癌的比例也高于青年人肺癌。Ben等对803例大肠印戒细胞癌（SRCC）患者进行观察分析，将其按年龄分为青年组（≤30岁）、中年组（30~60岁）、老年组（>60岁），结果显示随年龄增加生存率在增加，5年生存率在3组中分别为21.9%、52.3%和56.6%。由于老年人恶性肿瘤细胞倍增速度慢、总体恶性程度低、转移率低，故大多数老年患者因肿瘤本身致死所需时间较长，带瘤生存期较长。衰老和免疫老化是老年人恶性肿瘤高发的重要因素，老年人恶性肿瘤的发展受肿瘤局部（微环境）及全身因素的影响，老年恶性肿瘤患者的生存期，除与恶性肿瘤本身有关外，还与其伴发的多种老年疾病有关，因此，有关研究结果并不完全一致，尚需更多设计科学严谨的大样本研究进一步阐明。

5. 对化疗、手术等常规治疗的耐受性较差

老年人重要器官无论是形态学还是潜在的储备功能均明显减退，尤其是高龄老年人。因此，对老年人实施抗癌治疗（如化疗等）可能导致多器官、多系统损害，临床常见的是肝肾功能损害、骨髓抑制等；老年人肾血流量减少，肾小球滤过率降低会影响细胞毒药物（如卡铂、顺铂、甲氨蝶呤等）的清除；肝脏储备功能降低及肝药酶含量降低会影响化疗药物的生物转化；骨髓储备功能降低会增加细胞毒药物的骨髓抑制风险。因此，美国综合癌症网和美国临床肿瘤学会有关指南推荐，65岁以上的老年人实施化疗时，白细胞生长因子应作为骨髓抑制的一级预防。一项回顾性研究对比分析了≥80岁和<80岁两组转移性结直肠癌的干预治疗及预后情况，结果表明年龄≥80岁组因全身状况较差，选择积极干预（包括针对原发灶和转移瘤的手术、化疗、单克隆抗体治疗、放疗等）的比例均明显低于<80岁组。由于重要器官生理储备功能减退，因此老年人对手术创伤的耐受性降低，围术期死亡率增高。

第二节　老年肿瘤的综合评价

一、老年肿瘤患者需要综合评估的内容

① 肿瘤疾病情况：肿瘤负荷、转移情况等。
② 传统的肿瘤学评估指标：PS评分和ECOG评分。
③ 老年综合评估。

老年肿瘤的评估中，首先需要对肿瘤疾病的情况进行分期，了解肿瘤负荷，评估肿瘤的预后以及肿瘤的原发部位情况及有无远处转移情况。

传统的肿瘤学评估指标，如Karnofsky PS评分和ECOG评分，主要是对癌症患者的体能状态、自理能力进行的简单评估，用于指导癌症治疗决策。

肿瘤患者治疗前应该对其一般健康状态作出评价，一般健康状态的一个重要指标是评价其活动状态（performance status，PS）。活动状态是从患者的体力来

了解其一般健康状况和对治疗耐受能力的指标。美国东部肿瘤协作组（Eastern Cooperative Oncology Group，ECOG）制订了一个较简化的活动状态评分表。ECOG 评分量表（表 8-1-1）采用 5 分法进行评分，将其分为 0~5 共 6 个等级，对患者的体力及健康状况进行评价，0 分是活动能力完全正常，与生病前无差异；5 分是死亡。即分数越低，患者的健康状况可以接受是治疗；相反，分数越高，患者身体健康状况越差，不能进行抗肿瘤的有效治疗。评分标准将患者的活动状态分为 0~5 级共 6 级。一般认为活动状况 3 级、4 级的患者不适宜进行化疗。

表 8-1-1 体力状况 ECOG 评分标准 Zubrod-ECOG-WHO（ZPS，5 分法）

级别	体力状态
0	能自由走动及从事轻体力活动，包括一般家务或办公室工作，但不能从事较重的体力活动
1	活动能力完全正常，与起病前活动能力无任何差异
2	能自由走动及生活自理，但已丧失工作能力，日间不少于一半时间可以起床活动
3	生活仅能部分自理，日间一半以上时间卧床或坐轮椅
4	卧床不起，生活不能自理
5	死亡

然而，除体能下降和自理能力下降以外，老年人常常合并多种基本疾病，并伴有不同程度的认知功能障碍、疼痛、跌倒、睡眠障碍等老年综合征，这些情况都会影响老年癌症的总生存期、治疗毒性、生活质量和自理能力。研究显示，传统 KPS 评分为功能正常（KPS≥80 分）的老年癌症患者中。高达 2/3 的患者经 CGA 评估存在老年相关缺陷，包括跌倒高风险、衰弱、抑郁、多种并发症、多重用药等。传统 KPS 评分（表 8-1-2）并不能准确预测老年癌症患者的化疗不良反应风险。而老年综合评估可以充分评估、预测、预防老年肿瘤患者的化疗不良反应风险，指导个性化的老年肿瘤治疗方案。从而改善老年肿瘤患者的预后，提高生活质量。

表 8-1-2 Karnofsky 活动状态评分表（KPS 评分）

分数	描述	分数	描述
100 分	能正常活动无症状	40 分	需要特殊照顾，生活严重不能自理
90 分	能进行正常活动，有轻微症状	30 分	生活不能自理，有住院需求
80 分	勉强活动，有一定的症状体征	20 分	病重，必须住院积极治疗
70 分	不能维持正常生活和工作，但生活可自理	10 分	濒临死亡
60 分	需要有人辅助，生活大多数能自理	0 分	死亡
50 分	需要有人照顾，生活大多数不能自理		

老年状态综合评估（comprehensive geriatric assessment，CGA）系统是一种涵盖多学科的评估系统，能对老年人客观健康状况进行全面综合评估，多种老年疾病、老年人的体质和心理状况及生活自理能力等均被纳入分析。综合考虑老年患者的各个方面，包括：器官功能、日常活动能力，器械辅助的活动能力，伴随疾病，认知能力、情感状况、并发症、营养状况、多药治疗情况、社会和环境状态以及可能的老年综合征等。综合评价是老年癌症患者制订治疗计划的基础。见表 8-1-3。

表 8-1-3 CGA 评估要点

评估参数	评估要点
功能	体能状况；日常生活活动；工具性日常生活活动
并发症	并发症的个数；并发症的严重程度（并发症指数）
社会经济状况	生活条件；是否有合格的照看人员
认知	Folstein 简易智力状况检查；其他测试
情感	老年抑郁量表
药物	药物的个数；用药是否恰当；药物相互作用的风险
营养	简易营养评估
老年综合征	痴呆；谵妄；抑郁；跌倒；忽视或虐待；自发性骨折

国际老年肿瘤协会（international society of geriatric oncology，ISGO）的专家总结认为：老年肿瘤患者应该首先进行 CGA 评估以综合评价患者的体质状况，并发现潜在隐匿疾病，根据 CGA 分析结论制订相应的护理和治疗计划，给予干预措施改善功能状态和延长生存（表 8-1-4）。目前对于老年肿瘤患者的最佳的老年状态评估方法仍在进一步修订。联合使用 CGA 评估的一系列量表，包括日常活动能力和器械辅助日常活动能力量表、Folstein 简单精神状态量表（mini-mental state examination，MMSE）和老年抑郁量表（geriatricdepression scale）。其他评估系统也可以被借鉴使用，如 Charlson 伴随病指数（Charlson Comorbidity Index），这是全球应用最广泛的判断伴随疾病影响的评分标准，可以准确地预测在多种条件下 10 年的生存和死亡风险。目前国际乳腺癌协作组已经在一项正在进行的老年患者临床辅助化疗研究中加入了 Charlson 伴随疾病指数。另外一些国际乳腺癌研究组的前瞻性研究中将采用老年人脆弱调查评分 13（Vulnerable Elders Survey13）分析患者是否具有高的非肿瘤疾患死亡风险。

施行 CGA 是老年患者癌症治疗第一个重要步骤，以此老年病科医师列出需要解决的问题，尝试制订个体化的干预计划。已经证实，对于非肿瘤性老年疾病，干预能够改善生存和提高生活质量。这一方法也有助于对老年癌症患者在疾病诊断和发展过程中进行量化的评价。

表 8-1-4　ISGO 推荐的老年癌症 CGA 评估

1. 非肿瘤性预期寿命	ePrognosis，或者 Geriatric-8（G8）或 VES-13
2. 预测化疗毒性	CRAG 或 CRASH 评分
3. 功能状态	IADL（日常生活的工具性活动）
4. 合并症评估	病史采集
5. 跌倒风险	简单问题：在过去的 6 个月内，或自您上次就诊以来，您有多少次跌倒或跌倒受伤？
6. 抑郁症风险	老年抑郁量表（GDS）
7. 认知障碍	Mini-Cog 或 BOMC 测试
8. 营养不良	NRS 2002，体重减轻或 BMI

美国临床肿瘤协会 ASCO 的指南中，建议在老年肿瘤患者中，以老年综合评估取代或补充传统的肿瘤学评估指标，比如 PS 评分和 ECOG 评分，从而更好地识别化疗毒性、死亡率、功能下降和其他不良后果的风险。老年评估驱动的干预可以降低一般老年人群的死亡率、住院率和功能下降。

一项纳入 605 名老年癌症患者的 RCT 试验中，诊断为实体恶性肿瘤（任何分期），在美国希望城医学中心开始新的化疗方案。允许接受任何线的细胞毒性化疗，包括与靶向治疗的联合治疗方案。由肿瘤学家、执业护士、药剂师、物理治疗师、职业治疗师、社会工作者和营养学家组成的经老年病学培训的多学科团队（MDT）审查每例患者的老年综合评估。由 MDT 最终确定适当的干预和转诊。化疗治疗由治疗肿瘤学家自行决定进行。与标准护理组相比较，老年综合评估指导和多学科干预组，化疗后随访 6 个月内发现 3 级或 3 级以上化疗不良反应的比例更低（60.6% vs 50.5%，$P=0.02$）。两组总的生存率没有差异。

老年恶性肿瘤患者的综合评估应关注以下问题：①明确治疗的目标，老年人恶性肿瘤治疗的目标应该是减轻痛苦、维持现有功能，延长有质量的生命，而不是一味追求传统意义上的根治；②权衡收益/风险比，老年人重要器官的储备功能明显减退，对常规治疗的耐受性差，风险较大，老年人（尤其是高龄老年人）预期寿命有限，要特别注意干预的预期收益应该在其预期寿命之内；③注意个体差异，以病情和机体功能状况为主要依据，而不单纯考虑年龄因素，既要避免过度治疗，也要防止治疗不足；④重视患者及家属的意愿和社会经济状况的评估。

老年患者相关临床试验相对较少，尤其是前瞻性临床研究。因此，可鼓励老年患者积极参加临床试验，或开展真实世界研究进一步评估老年患者的免疫治疗疗效，以补充临床研究证据，为临床决策提供更多依据。

二、老年肿瘤的诊断

老年肿瘤的诊断通常需要经过一系列的检查和测试，以确定肿瘤的类型、位置、大小和分期,从而制定合适的治疗方案。以下是常用的老年肿瘤诊断方法。

(1) 体格检查　医生会通过仔细的体格检查来寻找可能存在的肿块或其他异常体征。

(2) 影像学检查　包括 X 线、超声波、CT 扫描、MRI 等影像学检查,可以帮助医生确定肿瘤的位置、大小和是否扩散到周围组织或器官。

(3) 组织活检　组织活检是确诊肿瘤类型的关键检查方法,包括穿刺活检、手术活检或内镜活检等,通过检查组织标本中的细胞学或病理学特征来确定肿瘤的性质。

(4) 血液检查　血液检查可以检测肿瘤标志物,如癌胚抗原（CEA）、前列腺特异性抗原（PSA）等,帮助评估肿瘤的活动性和治疗效果。

(5) 骨髓穿刺　对于某些血液系统肿瘤,骨髓穿刺可以帮助确定是否存在骨髓受累。

(6) 其他特殊检查　根据具体情况,可能需要进行 PET-CT、核磁共振波谱学（MRS）、基因检测、胃镜、肠镜、胸腔镜等内镜检查等特殊检查。

三、老年肿瘤治疗需要关注的人文问题

(1) 老年肿瘤治疗决策前要回答三个问题
① 癌症是否为老人寿命的短板?
② 老人是否有决策能力?
③ 老人的目标和价值观是否与抗癌治疗一致?
(2) 器官功能和体力比年龄重要。
(3) 治疗选择还是要跟着规范走,不要盲目听信网络上那些对新药的过度宣传。

老年是否治疗,如何治疗,往往让人左右为难。不治疗怕失去了延长寿命的机会;治疗又怕下不了手术台,也怕化疗以后身体状况迅速恶化。

面对老年肿瘤,在做出治疗决策之前,第一个要问的问题是:"癌症是否为老人寿命的短板?"

假设这个老人没有癌症,他还能活大约多长时间?在这个时间内,癌症会危及他的生命或带来明显痛苦吗?如果不会,癌症就不需要治疗。

对于癌症患者的预期寿命,根据癌症的病理特征和分期,医生可以做出相对精确的判断。

但是,不患癌的情况下一个老人能活多长时间,这个问题就不好回答了。《老年肿瘤 NCCN 指南》推荐了一些方法,包括"预期寿命计算器"等,但是明显不适合中国人,美国人和中国人的平均寿命本来就不一样。不过,医生会根据年龄、合并症和身体功能情况做出大体判断。

如果老人的身体挺好，癌症预计会发展得比较快，那么第一个问题的答案为"是"。接下来，就需要回答第二个问题："老人是否有决策能力？"

一个有决策能力的人必须有如下能力。

① 能理解和治疗与检查相关的信息，医生讲的他能听明白。

② 能理解他自己的处境，包括他自己的基本价值观和病情，知道自己想要什么、能舍弃什么。

③ 足够理性。

④ 传达前后一致的选择。

是不是觉得这些能力有些难？也许人在壮年也不一定能够做到。有人会说了："到了医院就交给医生了，我相信医生，让医生决定吧。"

这种想法万万要不得。医生知道你的病情和身体，但不知道你的经济情况、社会资源、心理状况、性格特点和价值观。

只有你了解你自己，也只有你有能力和权力做出最终的治疗决策，医生只能是你的军师或参谋。

如果没有患者的有效意见，医生就会根据"平均人"的情况做出决策，这种决策对于大部分人都不适合。"平均人"是处于中间位置的人，而不是大部分人，绝大部分人都不是"平均人"。

确实有人不理解真正的自己，不知道自己想要什么，也不知道什么可以舍弃，这会给自己造成巨大的麻烦。认识自己非常重要。

如果第二个问题的答案为"否"，医生就会从其他方面寻找决策信息，然后再回答第三个问题。有用的决策信息源如下。

① 患者授权委托人。

② 患者提前写好的预先嘱托。

③ 患者的生存意志。

④ 临床医疗文书。

⑤ 伦理委员会或社会工作者的支持。

如果第二个问题的答案为"是"，就可以直接回答第三个问题："老人的目标和价值观是否与抗癌治疗一致？"

所谓的价值观就是什么重要、什么更重要。每个人都有不同的价值观，并无高下之分。

与目标和价值观相符合的选择都是对的，治疗决策之前必须要评估患者的目标和价值观。时间、生活质量和金钱，哪个更重要，这就是价值观。

第三个问题的答案如果为"否"，那就不做抗癌治疗了，可以进行积极的缓和治疗。

如果答案为"是"，那就要对治疗相关的风险因素进行全面评估。

治疗风险的评估专业性非常强，在此无法展开叙述。

但需要指出的是，年龄不是外科手术、化疗和放疗选择的唯一考虑因素，甚至不是主要的考虑因素，患者的身体功能才是，包括心、肺、脑、肾、肝等重要脏器的功能。器官功能完好，身体体力充沛，即使是八九十岁的老人也能耐受积极的抗癌治疗。

另外，一般认为分子靶向药物的效果好、不良反应小，似乎是老年肿瘤患者的希望，但事实往往并非如此。很多靶向药物伴随着严重的毒副反应，例如乏力、纳差、高血压、蛋白尿、皮疹、心脏毒性和肝损害。

即使是现在的抗癌明星免疫治疗也是如此，那些免疫治疗药物对全身的各个组织器官都可能造成损害，包括皮肤、胃肠、肝脏、胰腺、甲状腺、肺、肾、眼、脑、心、肌肉和骨骼。那些被活化的免疫细胞并没有能力清晰分辨肿瘤细胞和正常细胞。

第三节　肿瘤的三级预防和治疗

一、三级预防

肿瘤的三级预防主要是指在肿瘤发生之后，通过早期诊断、积极治疗和康复管理，尽可能减少疾病的进展和复发，提高患者的生存质量。三级预防主要包括以下几个方面。

（1）一级预防　也称肿瘤的病因学预防，主要针对一般人群消除或降低致癌因素，防患未然的预防措施，如控烟、控制感染因素、改善营养、饮食及生活方式。

（2）二级预防　是指在特定的高风险人群筛查癌前病变或早期肿瘤病例，从而进行早期发现、早期诊断和早期治疗。通过定期体检、筛查和自我觉察等方式，发现肿瘤的早期病变或症状，尽早进行诊断和治疗，提高治疗成功率和生存率。肿瘤的三级预防，是指针对现患肿瘤患者防止复发，减少其并发症，防止致残，提高生活率和康复率，以及减轻由肿瘤引起的疼痛，提高生活质量，促进康复等措施，如三阶梯镇痛、临终关怀等。

（3）三级预防　实施需要医疗机构、患者及其家属、社区和政府部门等多方合作，共同努力，以降低肿瘤的发病率和死亡率，提高患者的生存质量和生活幸福感。

肿瘤的诊断手段多样，主要根据患者的症状、体征以及医生的临床怀疑来选择合适的检查方法。常见的肿瘤诊断手段如下。

① 影像学检查：包括 X 线、超声波、CT 扫描、MRI 和 PET-CT 等，可以帮助医生观察肿瘤的位置、大小、形态和周围组织的情况。

② 实验室检查：如血液学检查、肿瘤标志物检测、骨髓穿刺等，可以通过检测血液或组织标本中的特定指标来判断是否存在肿瘤。

③ 内镜检查：如胃镜、肠镜、支气管镜等，可以直接观察体腔内器官的情况，发现肿瘤的存在并获取活检标本。

④ 核医学检查：如放射性同位素扫描、PET扫描等，可以评估肿瘤的代谢活性和转移情况。

⑤ 组织病理学检查：是诊断肿瘤的金标准，通过活检获取组织标本，经过病理学检查和组织学分析，确定肿瘤的类型、分级。

⑥ 分子生物学检查：如基因检测、蛋白质检测等，可以帮助确定肿瘤的分子特征，指导靶向治疗的选择。

二、肿瘤的治疗

肿瘤的治疗模式通常是根据肿瘤的类型、分期、患者的整体健康状况和个体化的需求来制定的。

常见的肿瘤治疗模式包括以下几种。

（1）手术治疗　手术是治疗肿瘤的主要方式之一，通过手术切除肿瘤组织，可以达到根治或减轻症状的目的。手术治疗通常适用于早期肿瘤或局部进展的肿瘤。

（2）化疗　化疗是使用药物来杀死癌细胞或阻止其生长的治疗方法。化疗通常适用于需要全身治疗的肿瘤或已经发生转移的肿瘤。

（3）放疗　放疗利用高能辐射破坏癌细胞的DNA，阻止其生长和分裂。放疗可以作为单独治疗方式，也可以与手术、化疗等联合应用。

（4）靶向治疗　靶向治疗是针对肿瘤细胞特定的生物学靶点进行干预的治疗方式，可以减少对正常细胞的损伤，提高治疗效果。

（5）免疫治疗　免疫治疗通过激活患者自身的免疫系统来攻击肿瘤细胞，包括免疫检查点抑制剂、CAR-T细胞疗法等。

（6）激素治疗　适用于激素依赖性肿瘤，通过给予激素类药物来抑制肿瘤生长。

（7）中药治疗及心理支持、营养学支持治疗。

（8）综合治疗　有时会结合多种治疗方式，如手术联合化疗、放疗联合靶向治疗等，以达到最佳的治疗效果。

三、老年肿瘤的治疗

1. 治疗模式

老年肿瘤学所面临的最大挑战是促进老年/社区医学和肿瘤学多学科之间的

相互影响和渗透，从而根据老年癌症患者的个体情况优化治疗策略。肿瘤科医师负责评估患者的恶性疾病，确定诊断、明确分期和预后；老年病科医师或社区医师负责评估患者的一般健康状况，包括社会和经济、认知和心理、并发症以及营养状况和器官功能。随后，他们共同确定个体化的治疗计划，共同治疗老年癌症患者。老年病学家还应负责开展对各级社区医师正确评估和治疗老年患者的教育。理想的老年癌症治疗模式应是：针对老年癌症患者由肿瘤科医师和老年病科医师分别进行肿瘤综合评价和老年病综合评价，并进行由多学科专家参与的讨论，从而制订出个体化、多学科综合治疗方案和随诊计划（图 8-1-1）。

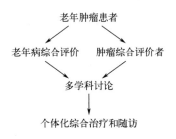

图 8-1-1　老年癌症治疗模式

老龄化与随之而来的多种多样的医疗和社会问题密切相关。与发生在这个年龄段的其他慢性疾病相比，如糖尿病或痴呆，癌症的发生在老年人中占据了显著的地位。从根本上讲，老年癌症患者的治疗是多学科的。老年病科医师或社区医师和肿瘤科医师之间的交流和协作已成为有效治疗老年癌症的关键因素。为了给老年患者提供更好的服务，最有效的办法就是将肿瘤学家的疾病主导性治疗与老年病专家的患者主导性治疗相结合。在老年癌症患者的治疗中，临床医师的密切协作必将推动老年癌症临床研究发展，更快地制订出相关治疗指南。

2. 治疗方式

CGA 评估系统（comprehensive geriatric assessment）将老年肿瘤患者分为三类。

第一类是脏器功能正常，无严重并发疾病的患者，这类患者的治疗与年轻者相同。

第二类是日常功能活动能力部分减损，有不威胁生命的伴随疾病的患者，这类患者需要给予个体化调整的抗肿瘤治疗，并适当加强支持治疗。

第三类是虚弱患者，这类人群主要以支持治疗为主。

老年肿瘤的治疗通常需要根据患者的具体情况来制定个性化的治疗方案。一般来说，老年肿瘤的治疗包括以下几种方式。

（1）手术治疗　手术治疗以缓解症状、预防并发症为主要目的，且优先选择微创手术对于一些早期发现的肿瘤，手术是治疗的首选方法。通过手术可以尽可能地切除肿瘤组织，达到治疗的目的。现代医疗技术的突飞猛进，使肿瘤外科站在了新技术试验和应用的最前沿。我们当今面临的最大挑战是人口增长和人口老龄化进程加剧，各国的人口统计学和流行病学数据均证实，大多数实体瘤往往在高龄人群（70±5）岁中发生。认识到这种变化对临床工作的影响是非常重要的。这一影响涉及肿瘤外科诸多领域，包括麻醉、微创手术、非手术治疗、风险评估以及生活质量的评价。

随着对麻醉药物在老年患者中药代动力学理解的深入，现在的麻醉比以前更好、更安全。使用镇痛泵的硬膜外给药和肋间神经冷冻止痛来缓解术后疼痛较外周注射阿片类药物更为安全有效。新的外科技术的引入，更有利于老年肿瘤患者的治疗和康复，治疗目标重点是平衡生存率和提高生活质量。

对于所有的恶性肿瘤患者，无论年龄大小，外科治疗前都应该有准确的诊断和临床分期。传统的影像学表现往往可能误导诊断，而由于对患者年龄和身体状况的担心又往往影响医师采取有创手段取得病理诊断。实际上几乎所有的患者都可以耐受通过有创手段取得病理及分期。诊断和分期的缺失可能造成治疗方案的偏差从而使患者失去治疗机会。

老年肿瘤患者术前风险评估和心肺功能评价是医师制订个体化治疗方案的关键步骤。那些心肺功能良好的老年患者可以很好地耐受根治性手术，特别是在采用微创技术的前提下。那些心肺功能较差的患者则可以采用较为温和的手术方式，如胸腔镜下肿瘤楔形切除或术中的射频消融治疗技术。

（2）化疗、靶向治疗、放疗　化疗、靶向治疗、放疗应酌情减少剂量或缩短疗程：化疗是利用化学药物来杀死癌细胞或者阻止其生长的治疗方法。对于一些无法通过手术切除或者已经扩散的肿瘤，化疗是一个重要的治疗手段。

对于评估后无法手术或无法行根治性手术的患者，相对于一般支持治疗，化疗更具生存获益。但其毒副作用（心脏毒性、骨髓抑制、肝损害等）在老年患者中表现得更加突出。因此对高龄患者，如经综合评估，拟行化疗，更倾向于选择低剂量（相较于标准剂量）、单药的姑息性化疗。如大剂量的强化方案对于急性髓细胞性白血病的治疗有益，但对于老年急性髓细胞性白血病患者则表现出不良的预后。Hurria 等对 500 例老年恶性肿瘤患者化疗后毒性作用进行回顾性分析，总结归纳出一系列可预测化疗风险的危险因素，其中包括：年龄≥72 岁，癌症类型，标准化疗剂量，多药联合化疗，低血红蛋白血症，肌酐清除率低于 34mL/min等。可见标准剂量或大剂量的化疗方案对于低耐受性的老年患者并不适用。此外，经肿瘤营养动脉的灌注化疗或栓塞治疗，也是常用的姑息性治疗手段，耐受性较好，全身不良反应较少，较适合老年患者，但灌注化疗药物的剂量也应适当减少。

随着年龄增大，人体器官功能逐渐减退，常出现各种慢性疾病，伴随疾病的存在常常对肿瘤的治疗产生重要影响。随着肿瘤治疗水平的提高和患者生存期的延长，伴随疾病也可能成为导致肿瘤患者死亡的原因之一，并对老年肿瘤患者化疗后生存期的判断产生重要影响，甚至在临床研究中抵消了辅助化疗带来的获益。

老年患者的化疗需要谨慎实施，化疗的耐受性、毒副反应应该作为首先的评价指标，同时结合毒性反应发生的潜在因素，遵从个体化、慎选、小剂量开始、严密监护、随时修正、警惕药源性损害等多方面原则实施。必要的预防药物使用，如预防白细胞药物、保肝治疗等都是具有积极作用的。

（3）靶向治疗　靶向治疗是针对肿瘤细胞特定的靶点进行治疗，可以减少对健康组织的损伤，提高治疗效果。老年人对靶向治疗的耐受性优于传统化疗，符合条件且可以耐受的患者有明显的生存获益。但其毒副反应并不少见，应酌情减量或缩短疗程。贝伐珠单抗是第一个被批准上市的肿瘤血管生成抑制剂，临床应用已十余年。化疗联合贝伐珠单抗与单独化疗相比可显著延长晚期结直肠癌患者的无进展生存期，但对于70岁以上的老年患者，贫血、腹泻、血栓栓塞等不良事件的发生率明显升高。

（4）免疫治疗　免疫治疗是通过激活患者自身的免疫系统来攻击癌细胞的治疗方法。对于一些肿瘤，免疫治疗可以帮助患者获得更好的治疗效果。既往在回顾性研究及临床研究中，我们发现老年患者接受免疫治疗的疗效和安全性与整体人群基本保持一致，老年患者通常可以正常接受免疫治疗。部分患者可能会由于年龄增长、合并症增加，导致更高的免疫相关不良反应发生率，并可能因此导致治疗中断，所以在临床实践中还需要结合患者个体情况制定个体化免疫治疗策略。

老年患者相关临床试验相对较少，尤其是前瞻性临床研究。因此，可鼓励老年患者积极参加临床试验，或开展真实世界研究进一步评估老年患者的免疫治疗疗效，以补充临床研究证据，为临床决策提供更多依据。

在制定治疗方案时，医生会考虑患者的年龄、整体健康状况、肿瘤的类型和分期等因素，以及患者本身的意愿和需求。老年患者在接受治疗时可能会面临一些特殊的挑战，如耐受性差、合并疾病多等，因此需要更加细致的治疗管理和关怀。

（5）放疗　放疗利用高能射线照射肿瘤组织，从而杀死癌细胞或者阻止其生长。放疗通常用于治疗局部晚期肿瘤或者手术后的辅助治疗。

放疗技术的改进，包括调强放射治疗（IMRT）、图像引导放射治疗（IG-RT）和立体定向消融放射治疗（SABR），提高了老年人放射治疗的耐受性和治疗率。年龄本身不应成为排除对患者进行根治性放射治疗的评估。同时接受化疗放疗时应谨慎。可能有必要调整化疗或化学放疗的剂量，提供额外的支持服务和更频繁的监测。可考虑采用低分导术和 SABR 来减少治疗次数，尤其是对体弱和（或）行动不便的患者。对于患有寡转移性疾病的老年人，应考虑将局部消融放射治疗作为系统治疗的辅助或替代方法。

超过 50% 的癌症患者在抗肿瘤治疗中受益于放射治疗（以下简称 RT），包括根治性治疗和（或）姑息性治疗。

对于前列腺癌、头颈癌、膀胱癌、肺癌、宫颈癌和皮肤癌患者，RT 是一种明确的、根治性、保留器官的选择。RT 可降低常见癌症新辅助和辅助治疗的复发风险，如乳腺癌、结直肠癌、子宫癌、皮肤癌和前列腺癌等。RT 可持久缓解各种症状，如转移性骨疼痛、脊髓压迫、肿瘤相关出血、脑转移相关症状。就疾病控制效果而言，RT 具有很高的成本效益，尤其是低分割 RT 或立体定向消融 RT（SABR）。技术的进步彻底改变了放射肿瘤学领域，放疗计划的复杂度和实现度大幅提高。更准确的成像能力让肿瘤靶区剂量更高，同时限制了高剂量区域内正常组织的受照射剂量。上述进展提高了 RT 治愈率，同时降低了 RT 副作用。前瞻性随机证据表明，早期非小细胞肺癌（NSCLC）和局限性前列腺癌，RT 的治愈率与毒性最小的手术相当。

对老年人来说，RT 提供了一种无创、副作用小的治疗选择。以 SABR 举例，每次 20~40 分钟的治疗（通常为 5 次），门诊即可完成。

与单纯姑息性化疗相比，SABR 可在毒性最小的情况下提高多种癌症的寡转移患者的总体生存率。

此外，对于仅有限部位出现进展的患者，SABR 可能有助于避免或延迟换线治疗。

对于可能有多种合并症或体弱/易疲劳的老年人，SABR 作为一种治疗选择，明显降低住院、全身麻醉和手术的相关死亡率和发病风险，以及化疗的全身毒性。

还有一些其他治疗手段，如热疗、热灌注化疗、射频消融、高能聚焦超声、放射性粒子植入等，也可用于老年人恶性肿瘤的治疗，但也要适当控制强度和剂量。

四、老年肿瘤常见的策略和建议

（1）规范随访　定期复查和随访是预防肿瘤复发的重要手段。医生会根据患者的情况制定随访计划，包括体格检查、影像学检查、血液检查等，以及必要时的肿瘤标志物监测。

（2）健康生活方式　保持健康的生活方式可以帮助降低肿瘤复发的风险。包括均衡饮食、适量运动、避免吸烟和酗酒等。

(3) 遵医嘱服药　如果医生开具了药物治疗方案，患者需要按照医嘱规范使用药物，不可随意更改用药方案或停药。

(4) 避免暴露致癌因素　尽量避免接触致癌物质，如化学物质、放射线等，减少致癌因素对身体的影响。

(5) 心理健康　保持良好的心理状态也对预防肿瘤复发具有重要作用。积极应对压力，保持乐观心态。

(6) 饮食调理　一些研究表明，一些食物可能对预防肿瘤复发有益，如蔬菜水果、全谷类食物、鱼类等。患者可以根据自身情况适量摄入这些食物。

(7) 定期体检　定期体检可以帮助早期发现肿瘤复发的迹象，及时采取治疗措施。

(8) 注意保护免疫系统　保持良好的免疫功能对于预防肿瘤复发也非常重要。注意规律作息、充足睡眠、适度运动等可以帮助增强免疫系统功能。

老年肿瘤患者在预防肿瘤复发时，需要综合考虑个体情况，遵循医生的建议和治疗方案，并保持良好的生活习惯和心态。如果有任何疑问或需要进一步咨询，建议及时与医生沟通。

第四节　常见肿瘤

一、头颈部肿瘤

这是指发生在头颈部区域的肿瘤，包括口腔、喉、咽喉、甲状腺等部位的肿瘤。

1. 临床表现

(1) 鼻咽癌　回缩性鼻出血、鼻塞、眼球移位，面部麻木。

(2) 口腔部肿瘤　口腔溃疡、长时间不愈口腔疼痛、颌面部肿块、口腔出血等。口腔不洁，嚼服槟榔可能是其诱因。

(3) 咽喉部肿瘤　吞咽困难、喉咙疼痛、声音嘶哑、颈部淋巴结肿大等。

(4) 甲状腺肿瘤　甲状腺肿块、颈部肿块、吞咽困难、声音嘶哑等。

2. 诊断

(1) 临床检查　包括病史询问、体格检查等。

(2) 影像学检查　如 CT 扫描、MRI、超声等，可以帮助确定肿瘤的位置、大小和侵犯范围。

(3) 活组织检查　是最主要的检查，通过活检获取组织标本，经过病理学检查来确诊肿瘤的类型和性质。

(4) 血液学检查　可辅助判断肿瘤的生物学特征以及患者的整体健康状况。

3. 治疗

（1）首选放疗或手术治疗　对于早期头颈部肿瘤，放疗和手术是常见的治疗方式，可以达到根治的目的。

（2）化疗和放疗　头颈部肿瘤放疗为主要治疗，对于晚期或转移性头颈部肿瘤，常常需要联合化疗控制肿瘤的生长和扩散。

（3）靶向治疗　针对特定的头颈部肿瘤类型，靶向药物可以提供更有效的治疗选择。

（4）免疫治疗　在一些头颈部肿瘤中，免疫治疗可以激活患者的免疫系统，帮助抵抗肿瘤细胞。

4. 康复管理

治疗结束后，康复管理包括定期随访、营养支持、心理支持等，有助于提高患者的生存质量。

二、肺癌

肺癌是最常见的恶性肿瘤之一，是指起源于支气管黏膜或肺泡上皮的恶性肿瘤，根据发生部位分为中央型肺癌和周围性肺癌。若根据组织病理类型可分为非小细胞肺癌和小细胞肺癌两大类，非小细胞肺又包括鳞癌即鳞状上皮细胞癌、腺癌、大细胞癌、类癌等类型。

1. 临床表现

（1）咳嗽　持续咳嗽或变化明显的咳嗽。

（2）咳痰　咳出带血丝或呈血性的痰。

（3）呼吸困难　呼吸急促、气促等。

（4）胸痛　胸部不适或疼痛。

（5）声音嘶哑　声音变化或嘶哑。

（6）体重下降　无明显原因的体重减轻。

（7）咯血　咳血或痰中带血。

（8）乏力、贫血、食欲减退等全身症状。

2. 诊断

（1）影像学检查　如X线、CT扫描、MRI等可以显示肺部肿块和转移情况。

（2）痰液检查　检查痰液中的癌细胞。

（3）组织活检　通过支气管镜检查或穿刺活检获取组织标本，经过病理学检查确诊。

（4）血液学检查　包括血液常规、肿瘤标志物等。

（5）PET-CT检查　用于评估肿瘤的分期和转移情况。

3. 治疗

（1）手术治疗　对于早期肺癌，手术切除是主要的治疗方式。

（2）化疗　化疗可以用于手术前后、辅助治疗或晚期肺癌的治疗。常有含铂类双药方案。

（3）放疗　放疗可以用于局部控制肿瘤生长，或减轻症状，目前常用的有立体定向放疗、调强放疗等。

（4）靶向治疗　针对特定的肺癌亚型，靶向药物可以提供更有效的治疗选择。

① EGFR 抑制剂：一代有吉非替尼（Gefitinib）、厄洛替尼（Erlotinib）；二代有阿法替尼（Afatinib）；三代有奥希替尼（Osimertinib）、阿美替尼、伏美替尼。这些药物主要用于 EGFR 突变阳性的非小细胞肺癌（NSCLC）患者。

② ALK 抑制剂：一代有克唑替尼（Crizotinib）；二代有阿来替尼（Alectinib）、恩沙替尼（Ensartinib）；三代有劳拉替尼（Lorlatinib）。这些药物用于 ALK 融合阳性的 NSCLC 患者。

③ ROS1 抑制剂：恩曲替尼（Entrectinib）、克唑替尼（Crizotinib）；用于 ROS1 融合阳性的 NSCLC 患者。

④ RET 融合：塞普替尼、普拉提尼。

（5）免疫治疗　免疫治疗可以激活患者的免疫系统，帮助对抗肿瘤细胞。目前常用的是 PD1 或 PDL1，如阿替利珠单抗、帕博利珠单抗、信迪利单抗、替雷利珠单抗。

4. 预后

肺癌的预后取决于多种因素，包括肿瘤类型、分期、患者的年龄和整体健康状况等。早期诊断和治疗可以显著改善患者的预后。对于晚期肺癌，预后通常较差，但新的治疗方法如靶向治疗和免疫治疗可以改善部分患者的生存期和生存质量。

肺癌的治疗方案应该由专业医生根据患者的具体情况制定，个体化的治疗方案可以提高治疗效果和生存率。及早发现、早期治疗和定期随访对于肺癌患者的预后至关重要。

三、结直肠癌

结直肠癌是一种常见的消化系统恶性肿瘤。

1. 临床表现

（1）早期症状　大多数早期结直肠癌患者无明显症状。可能出现便血、便秘、腹痛、腹泻、腹胀等非特异性症状。

（2）晚期症状　随着肿瘤的生长，患者可能出现明显的症状，如持续性便血、排便时出血、贫血、腹部疼痛、腹部肿块、体重下降等。

2. 诊断

（1）体格检查　包括腹部触诊、直肠指检等。

(2) 肠镜检查　结直肠镜检查是确诊结直肠癌最可靠的方法，可以直接观察肿瘤的位置、大小和形态。并在镜下取活检。

(3) 组织活检　通过活检确定病理类型和分级。

(4) 影像学检查　如 CT 扫描、MRI、超声等有助于评估肿瘤的深度和是否存在转移。

(5) 血液检查　包括肿瘤标志物检测（如 CEA）和完整的血液计数等。

3. 治疗

(1) 手术治疗　为首选治疗方式，包括肿瘤切除、淋巴结清扫等手术方式。

(2) 化疗　用于术前（新辅助化疗）、术后（辅助化疗）或晚期结直肠癌患者。

(3) 放疗　主要用于直肠癌，结肠癌因位置不固定一般不做放疗，可作为辅助治疗或联合化疗使用，用于控制局部晚期肿瘤。

(4) 靶向治疗　针对 KRAS、NRAS、BRAF 等基因突变的患者，靶向药物如西妥昔单抗替尼注射液、贝伐珠单抗注射液、呋喹替尼胶囊、瑞戈非尼等可提供个体化治疗选择。

(5) 免疫治疗　PD-1/PD-L1 抑制剂如帕博利珠单抗在晚期结直肠癌治疗中也有应用。

四、乳腺癌

乳腺癌是女性最常见的恶性肿瘤之一。

1. 临床表现

(1) 乳房肿块　最常见的症状，可以是可触及的肿块或乳房组织的异常增厚。

(2) 乳房皮肤改变　如乳头凹陷、皮肤红肿、皲裂、溢液等。

(3) 乳房异常感觉　包括疼痛、瘙痒、刺痛等。

(4) 腋窝淋巴结肿大　乳腺癌常常会导致腋窝淋巴结的肿大。

2. 诊断

(1) 临床检查　包括乳房触诊、腋窝淋巴结触诊等。

(2) 乳腺 X 线检查　乳腺超声、乳腺 X 线摄影（乳腺钼靶摄影）、乳腺磁共振等。

(3) 组织活检　通过乳腺穿刺活检或手术活检获取组织样本进行病理学检查。

(4) 乳腺癌分子生物学检测　包括 ER、PR、HER2 等受体状态的检测，及基因状态，有助于指导治疗选择。

3. 治疗

(1) 手术治疗　包括乳房保留手术和乳房切除手术，常伴随着腋窝淋巴结清扫。

(2) 放射治疗　用于术后辅助治疗，可以减少局部复发风险。

(3) 化疗　可用于术前（新辅助化疗）、术后（辅助化疗）或晚期乳腺癌患者。

(4) 内分泌治疗　适用于 ER 和（或）PR 阳性的患者，包括口服的内分泌药物或注射的治疗药物。

(5) 靶向治疗　主要针对 HER2 阳性的乳腺癌患者，如曲妥珠单抗等靶向药物。

(6) 免疫治疗　PD-1/PD-L1 抑制剂在某些乳腺癌患者中也有应用。

五、肝癌

肝癌是我国比较常见的恶性肿瘤，多与病毒性肝炎，如乙肝的感染有相关性。

1. 临床表现

(1) 早期症状　大多数早期肝癌患者无明显症状。可能出现非特异性症状，如乏力、食欲减退、体重下降等。

(2) 晚期症状　腹部不适或疼痛。腹部肿块或肿胀感。消化不良、恶心、呕吐。腹水（腹腔积液）。体重减轻、黄疸（皮肤和眼睛发黄）。肝功能异常。

2. 诊断

(1) 影像学检查　包括超声检查、CT 扫描、MRI 等，用于发现肿瘤、评估肿瘤的大小、位置和是否转移。

(2) 肝癌标志物检测　如甲胎蛋白（AFP）等。

(3) 组织活检　通过穿刺活检或手术切除获取组织样本进行病理学检查，确诊肝癌。

(4) 肝动脉造影术　可用于评估肿瘤的血液供应情况。

3. 预防

(1) 接种乙肝疫苗　慢性乙型肝炎病毒感染是导致我国肝癌发生的主要原因，接种乙肝疫苗是预防乙型肝炎病毒感染最经济、有效的方法。

(2) 抗病毒治疗　对于乙型或者丙型病毒性肝炎患者，尽早接受抗病毒治疗。

(3) 肝癌筛查　各种原因引起的肝硬化、乙型或者丙型肝炎病毒感染且 40 岁以上是肝癌的高危人群，均应定期进行筛查。联合应用血清甲胎蛋白、肝功能、肝脏超声或 CT 等检查，建议每 3～6 个月筛查一次。

(4) 健康的饮食　进食新鲜的果蔬，避免发霉食物的摄入。

4. 治疗

(1) 手术治疗　包括肝脏切除术、肝移植等。

(2) 消融治疗　通过射频消融或微波消融等技术破坏肿瘤组织。

(3) 化疗　用于晚期肝癌或手术前后的辅助治疗。

(4) 靶向治疗　针对肝癌特定的分子靶点，如索拉非尼（Sorafenib）、仑伐替尼（Regorafenib）等靶向药物。

(5) 免疫治疗　免疫治疗可以激活患者的免疫系统，帮助对抗肿瘤细胞。目前常用的是 PD1 或 PDL1，如阿替利珠单抗、帕博利珠单抗、信迪利单抗、替雷利珠单抗。在肝癌治疗中，多与靶向药联合使用。

(6) 放射治疗　可以作为局部治疗或与其他治疗方式联合使用。

(7) 局部治疗　包括经动脉化疗栓塞（TACE）、射频消融、微波消融等。

治疗方案的选择通常取决于肝癌的分期、肿瘤大小、位置、肝功能情况以及患者的整体健康状况。个体化治疗能够提高治疗效果和患者的生存率。早期发现、早期治疗对于提高肝癌患者的预后至关重要。

六、宫颈癌

1. 临床表现

(1) 阴道流血　通常表现为接触性出血，比如在性生活、妇科检查后阴道出血或出现血性白带，少数患者出现经期延长、经量增多等症状。老年患者通常表现为绝经后阴道出血。

(2) 阴道排液　阴道有异常排液，可以是白色的、血性的、稀薄如水样的，伴有感染时阴道排液为腥臭味或恶臭。晚期患者由于肿瘤组织坏死和感染，有大量米汤样或者脓性恶臭的分泌物。

(3) 晚期症状　根据癌灶累及范围出现不同的继发性症状。如尿频、尿急、便秘、下肢肿痛等；癌肿压迫或累及输尿管时，可引起输尿管梗阻、肾盂积水及尿毒症等。

2. 预防

(1) 接种 HPV 疫苗　预防性接种 HPV 疫苗阻断 HPV 感染，从而预防宫颈癌的发生，实现一级预防。

(2) 规范宫颈癌筛查　宫颈癌筛查是重要的预防手段，可发现早期宫颈癌病变，实现二级预防，及时治疗高级别病变以阻断宫颈癌的发生，实现三级预防。

3. 治疗

宫颈癌治疗方法主要有手术治疗和放疗，化疗广泛应用于与手术、放疗配合的综合治疗和晚期复发性子宫颈癌的治疗。原则上早期子宫颈癌以手术治疗为主，中晚期子宫颈癌主要治疗是放疗、化疗＋靶向等。

在手术治疗方面ⅠA1 期淋巴脉管间隙无浸润保留生育功能患者可行锥切，切除部分子宫颈及子宫颈管组织。ⅠA2～ⅠB2 及部分ⅠB3～ⅡA1 期患者可选择根治性子宫切除术＋双侧盆腔淋巴结切除术。ⅠA2～ⅠB1保留生育功能者建议采用根治性子宫颈切除术，对≥ⅠB1期患者建议进行主动脉旁淋巴结切除。ⅡB期及以上的晚期病例，通常不建议采用手术治疗。

放疗适用于各期子宫颈癌，手术治疗适用于分期为ⅠA期、ⅠB1、ⅠB2、ⅡA1的患者，ⅠB3期及ⅡA2期首选推荐同步放化疗，在放疗资源缺乏地区可选择手术。

七、前列腺癌

1. 临床表现

（1）压迫症状　前列腺癌多发生于外周带，故早期大多数患者无明显症状；随着癌肿逐渐增大，累及中央带时，压迫尿道可出现排尿困难、尿急、排尿费力，甚至出现血尿。

（2）转移症状　癌肿侵犯直肠引起排便困难；侵犯精囊引起血精；转移到骨引起骨质疏松，甚至不明原因的病理性骨折、瘫痪；转移到肺部引起长期刺激性咳嗽；转移到肝脏引起腹胀、腹痛。

（3）晚期症状　表现为贫血、头痛、恶心、呕吐。

2. 诊断

前列腺癌的诊断主要依靠临床的症状和检查如直肠指诊、血清PSA检查、直肠前列腺超声、核磁共振检查。因为前列腺癌骨转移率比较高。所以医生在决定诊疗方案前，应对患者进行核素的骨扫描，看看有无骨骼的转移。最后确诊前列腺癌，需要通过前列腺的穿刺进行病理学的诊断。

3. 治疗

（1）手术　对于没有转移的前列腺癌，手术是最常用的治疗方式。手术的方式就包括了开腹手术、腹腔镜手术/机器人手术，将前列腺和肿瘤进行完整的切除。

（2）放疗　通过高能射线杀死癌细胞，对于早期的前列腺癌，放疗的治愈率和根治术不相上下。对于晚期患者放疗也可以用于转移灶的治疗。放疗包括两种治疗方式即外照射和近距离照射，也称为植入或组织间质放疗。

（3）内分泌治疗　也称为内分泌治疗或者是雄激素抑制疗法，可以和手术、放疗综合使用。

（4）化疗　主要是用于已经转移的并且是经过了激素治疗失败的患者。

八、软组织肿瘤

1. 临床表现

临床表现常为无痛性肿块，可出现如下症状或体征：受累神经压迫症状；受累关节活动受限、局部畸形；局部感染，甚至破溃；皮肤温度升高；胸腹腔积液；区域淋巴结肿大。

2. 诊断

具有恶性征象的患者应转诊至专科医院或综合医院的专科进行诊治。所有疑似患者活检后应完成分期，分期进行如下检查：①局部影像学检查包括 X 线、MRI 或 CT；②淋巴结 B 超，胸部 CT，查找区域或远隔转移；③组织学活检和病理诊断。

3. 治疗

（1）外科手术　应达到广泛/根治性外科边界（R0 切除）；对于个别病例，截肢更能达到肿瘤局部控制的作用；如能预测术后功能良好，应行保肢术；无论是截肢还是保肢，术后都应进行康复训练。

（2）化疗

① 术前化疗适应证：化疗敏感、肿瘤＞5cm、肿瘤与重要血管神经关系密切、局部复发或出现肺转移。术前化疗效果文献证据不一，仅有部分患者可从术前化疗中获益，部分患者可在术前化疗中出现疾病进展。有肿瘤安全边界切除条件的患者，不强烈推荐术前化疗。

② 术后化疗适应证：化疗敏感、年轻患者（＜35 岁）、肿瘤巨大（＞5cm）、肿瘤位于四肢、分化程度差（病理为Ⅲ级）、局部复发二次切除术后。

（3）放疗　适用于位于四肢、直径＞10cm、病理为高度恶性、ⅠA 及ⅠB 期的低度恶性软组织肉瘤其切缘≤1cm、Ⅱ～Ⅳ期的高度恶性软组织肉瘤。

（田晓彩　杨洁　杨甜）

第二章　老年慢性癌性疼痛

疼痛是一种与实际或潜在组织损伤相关的感觉、情绪、认知和社会成分的痛苦体验，2019年3月1日全国正式实施的第11版国际疾病分类（ICD-11）中，将"慢性癌性疼痛"新增为独立的病种分类。癌性疼痛（以下简称"癌痛"）是最常见的癌症相关症状之一，约25%初诊癌症患者、55%正在接受治疗的癌症患者及66%晚期癌症患者合并癌痛。癌痛如果得不到缓解，患者将感到极度不适，可能会引起或加重患者的焦虑、抑郁、乏力、失眠、食欲减退等症状，严重影响患者日常活动、自理能力、交往能力及整体生活质量。同时长期的疼痛刺激可引起中枢神经系统的病理性重构，导致疼痛疾病的进展和愈加难以控制。因此，癌痛治疗与癌症治疗是相辅相成，癌痛治疗应贯穿癌症治疗的整个过程中。对于癌痛患者应当进行及早、充分、持续和有效的镇痛治疗，其包括常规筛查、正确评估、有效镇痛，预防不良反应、积极患教和定期随访，进而充分缓解癌痛患者的疼痛、降低药物的不良反应和提高癌痛患者的生活质量。

第一节　慢性癌痛的筛查、评估、诊断及治疗

一、癌痛筛查

癌痛筛查指评估癌症患者是否发生疼痛或存在发生疼痛的风险。应把握每次与癌症患者接触的机会进行疼痛筛查，在此基础上进行详尽的癌痛评估。此外，癌症患者接受放化疗，可能会导致口腔黏膜炎、周围神经炎或放射性神经损伤，也需要进行疼痛筛查并给予恰当的预防措施。因此医护人员应为癌症患者提供疼痛筛查，包括门诊就诊和住院治疗的癌症患者，对疼痛及预期发生疼痛的患者能够做到及早发现、及早镇痛。

二、癌痛评估

癌痛评估是合理、有效进行止痛治疗的前提，应包含详细的病史、体格检查，心理状况评估，使用适当的疼痛评估工具和诊疗手段评估疼痛严重程度。为了准确和真实评估癌症患者的疼痛情况，应当遵循"常规、量化、全面、动态"的评估原则。

1. 常规评估原则

及时、准确的评估是癌痛治疗的第一步也是关键环节。医护人员应主动询问

癌症患者有无疼痛，应当在患者入院后 4h 内完成常规疼痛评估并及时进行镇痛治疗，并在患者入院后 8h 内完成进行相应的病历记录。对于有疼痛症状的癌症患者，应当将疼痛评估列入护理常规监测和记录的内容。如果存在肿瘤科急症相关的疼痛，如病理性骨折、脑转移、感染以及肠梗阻等急症所致的疼痛，应首先对引起疼痛的相关疾病进行治疗，从而缓解疼痛。即使患者病情稳定，疼痛控制良好，也应该进行常规的疼痛评估。

2. 量化评估原则

癌痛量化评估是指采用疼痛程度评估量表等量化标准来评估患者疼痛主观感受程度，需要患者的密切配合。量化评估疼痛时，应当重点评估最近 24h 内患者最严重和最轻的疼痛程度，以及平常情况的疼痛程度。量化评估应当在患者入院后 4h 内完成。中至重度疼痛（NRS 4～10 分）应该有医护交班记录。在医师和护士的癌痛评分不一致时，应分析具体原因，明确评分标准，力求达到一致。癌痛的量化评估，通常使用数字分级法（NRS），面部表情评估量表法及主诉疼痛程度分级法（VRS）三种方法。

3. 全面评估原则

癌痛全面评估是指对癌症患者疼痛病情及相关病情进行全面评估，包括疼痛病因及类型（躯体性、内脏性或神经病理性），疼痛发作情况（疼痛性质、加重或减轻的因素），止痛治疗情况，重要器官功能情况，心理精神情况，家庭及社会支持情况，以及既往史（如精神病史，药物滥用史）等。患者疼痛的自我报告是全面疼痛评估中最有价值的信息来源，因此把握与癌症患者接触的每次机会进行疼痛评估。如果出现新的，恶化的或持续的疼痛，应进行全面的疼痛评估和重新评估，并将评估结果进行详细的记录。

应当在患者入院后 24h 内进行首次全面评估，在治疗过程中，应当在给予止痛治疗 48h 内或达到稳定缓解状态时进行再次全面评估，原则上不少于 2 次/月。癌痛全面评估建议使用《简明疼痛评估量表（BPI）》。可使用 ID Pain 量表等辅助诊断神经病理性疼痛。对于门诊患者的全面疼痛评估，可使用《门诊疼痛评估量表》。

4. 动态评估原则

癌痛动态评估是指持续、动态评估癌痛患者的疼痛症状变化情况，包括评估疼痛程度、性质变化情况，爆发性疼痛发作情况，疼痛减轻及加重因素，以及止痛治疗的不良反应等。癌痛的再评估指在给予镇痛干预措施（包括药物和非药物性干预措施）后，再次评估患者的疼痛，以确认疗效及是否需要采取干预措施。动态评估和再评估的频度根据所实施的镇痛干预措施、患者的病情程度、患者疼痛的剧烈程度及不良反应而定。再评估对于药物止痛治疗剂量滴定尤为重要。在止痛治疗期间，应当记录用药种类及剂量滴定、疼痛程度及病情变化。

三、癌痛的治疗

1. 治疗原则

癌痛应当采用综合治疗的原则，根据患者的病情和身体状况，应用恰当的止痛治疗手段，及早、充分、持续、有效地消除疼痛，预防和控制药物的不良反应，降低疼痛及治疗带来的心理负担，以期最大限度地提高患者生活质量和舒适度，延长生存时间。

2. 治疗方法

癌痛的治疗方法包括：病因治疗、药物止痛治疗和非药物治疗。病因治疗：癌痛的主要病因是癌症本身、并发症等。针对癌症患者给予抗癌治疗，如手术、放射治疗、化学治疗、分子靶向治疗、免疫治疗及中医药等，有可能减轻或解除癌痛。药物治疗：原则根据世界卫生组织（WHO）《成人和青少年癌痛的药物治疗和放射治疗管理指南》，癌痛药物止痛治疗的五项基本原则：①口服给药。口服为首选给药途径。还可以根据患者的具体情况选用其他给药途径，包括静脉、皮下、直肠和经皮给药等。②按阶梯用药。指应当根据患者疼痛程度，有针对性地选用不同强度的镇痛药物。轻度疼痛可选用非甾体抗炎药物（NSAID）；中度疼痛可选用弱阿片类药物或低剂量的强阿片类药物，并可联合应用非甾体抗炎药物以及辅助镇痛药物（镇静药、抗惊厥类药物和抗抑郁类药物等）；重度疼痛首选强阿片类药，并可合用非甾体抗炎药物以及辅助镇痛药物（镇静药、抗惊厥类药物和抗抑郁类药物等）。在使用阿片类药物治疗的同时，适当地联合应用非甾体抗炎药物，可以增强阿片类药物的止痛效果，并可减少阿片类药物用量。如果能达到良好的镇痛效果，且无严重的不良反应，轻度和中度疼痛时也可考虑使用强阿片类药物。如果患者诊断为神经病理性疼痛，应首选三环类抗抑郁药物或抗惊厥类药物等。如果是癌症骨转移引起的疼痛，应该联合使用双膦酸盐类药物，抑制溶骨活动。③按时用药。指按规定时间间隔规律性给予止痛药。按时给药有助于维持稳定、有效的血药浓度。目前，缓释药物的使用日益广泛，建议以即释阿片类药物进行剂量滴定，以缓释阿片药物作为基础用药的止痛方法；出现爆发痛时，可给予即释阿片类药物对症处理。④个体化给药。指按照患者病情和癌痛缓解药物剂量，制定个体化用药方案。由于患者个体差异明显，在使用阿片类药物时，并无标准的用药剂量，应当根据患者的病情，使用足够剂量的药物，尽可能使疼痛得到充分缓解。同时，还应鉴别是否有神经病理性疼痛的性质，考虑联合用药的可能。⑤注意具体细节。对使用止痛药的患者要加强监护，密切观察其疼痛缓解程度和机体反应情况，注意药物联合应用时的相互作用，并且及时采取必要措施尽可能地减少药物的不良反应，以提高患者的生活质量。

3. 药物选择与使用方法

应当根据癌症患者疼痛的性质、程度、正在接受的治疗和伴随疾病等情况，合理地选择止痛药物和辅助镇痛药物，个体化调整用药剂量、给药频率，积极防治不良反应，以期获得最佳止痛效果，且减少不良反应。

（1）非甾体抗炎药物　常用于缓解轻度疼痛，或与阿片类药物联合用于缓解中至重度疼痛。非甾体抗炎药物常见的不良反应有消化性溃疡、消化道出血、血小板功能障碍、肾功能损伤、肝功能损伤以及心脏毒性等。使用非甾体抗炎药物应进行风险评估和监测。风险评估的内容包括以下几项。

① 肾毒性的高危人群：年龄＞60 岁、体液失衡、间质性肾炎、肾乳头坏死、同时使用其他肾毒性药物和经肾排泄的化疗药物。

② 胃肠道毒性的高危人群：年龄＞60 岁、消化性溃疡病或酗酒史、重要器官功能障碍、长期使用或大剂量使用非甾体抗炎药物。

③ 心脏毒性的高危人群：心血管病史或心血管疾病或并发症高危患者。非选择性的非甾体抗炎药物与抗凝血药物合用可显著增加出血风险。监测的项目包括基础血压、尿素氮、肌酐、肝功能（ALT、AST、LDH、碱性磷酸酶）、全血细胞计数、大便隐血。定期重复以保证安全性。

以上药物不良反应的发生与用药剂量及使用持续时间相关。另外，当用药剂量达到一定水平以上时，增加用药剂量或两种非甾体抗炎药物联合使用并不能增强其止痛效果，但药物毒性反应将明显增加。因此，规定日限制剂量为：布洛芬 2400mg/d，塞来昔布 400mg/d，对乙酰氨基酚 1500mg/d。如果需要长期使用非甾体抗炎药物或日用剂量已达到限制性用量时，应考虑更换为单用阿片类止痛药；如为联合用药，则只增加阿片类止痛药用药剂量，不得增加非甾体抗炎药物剂量。

（2）阿片类药物　是中至重度疼痛治疗的首选药物。对于慢性癌痛治疗，推荐选择阿片受体激动剂类药物。长期使用阿片类止痛药时，首选口服给药途径，有明确指征时也可考虑其他给药途径（包括静脉、皮下、直肠、经皮给药等）。目前，临床上常用于癌痛治疗的即效阿片类药物有吗啡即释制剂和羟考酮即释制剂，长效阿片类药物为吗啡缓释片、羟考酮缓释片、芬太尼透皮贴剂等。对于癌症相关神经病理性疼痛，可辅助抗抑郁药和抗惊厥药等。阿片类受体混合激动-拮抗剂是不推荐用于癌痛治疗且不应与阿片受体激动剂合用。对于阿片依赖患者，从阿片受体激动剂转向混合激动-拮抗剂会引起阿片类依赖患者出现戒断症状。

阿片类药物的给药方法如下。

① 剂量滴定：阿片类止痛药的疗效及安全性存在较大个体差异，需要逐渐调整剂量，以获得最佳用药剂量，称为剂量滴定。根据欧洲姑息治疗协会（EAPC）发布的基于循证医学证据的《癌痛患者阿片类药物镇痛指南》，吗啡、羟考酮与氢吗啡酮的即释或缓释制剂均可用于滴定，同时给予即释阿片作为补充

药物治疗爆发痛。癌痛控制的目标为尽可能在24h内使疼痛得到稳定控制。在滴定过程中，中重度癌痛患者可以使用即释阿片类药物进行滴定，也可以使用缓释阿片类药物为背景，同时给予即释阿片类药物处理爆发痛进行滴定（阿片类药物耐受患者是指服用至少以下剂量药物者：口服吗啡60mg/d，口服羟考酮30mg/d，口服氢吗啡酮8mg/d，芬太尼透皮贴剂25μg/h或等效剂量其他阿片类药物，持续1周或更长时间）。根据患者的疼痛控制情况，缓释药物可考虑12h进行剂量调整，以获得更佳的疗效。对于重度疼痛或疼痛危象推荐使用即释阿片类药物进行滴定，以便最短时间控制疼痛。疼痛控制稳定后，将即释阿片类药物转换成缓释阿片类药物进行维持治疗。

② 维持治疗：我国常用的长效阿片类药物包括吗啡缓释片、羟考酮缓释片、芬太尼透皮贴剂等。在应用长效阿片类药物期间，患者可能发生爆发痛（爆发痛定义为基础疼痛控制相对稳定和充分的前提下，自发的或有相关的可知或不可知的触发因素引发的短暂疼痛加重）。所以应当备用即释阿片类药物处理爆发痛（如口服吗啡即释制剂、口服羟考酮即释制剂、吗啡或羟考酮针剂等）。当患者因病情变化，长效（阿片类）药物剂量不足时，或发生爆发性疼痛时，立即给予短效阿片类药物，用于解救治疗及剂量滴定。解救剂量为前24h用药总量的10%～20%。每日短效阿片解救用药次数>3次时，应当考虑将前24h解救用药换算成长效阿片类药按时给药。如需减少或停用阿片类药物，则采用逐渐减量法，考虑阿片剂量按照10%～25%减少，直到每天剂量相当于30mg口服吗啡的药量，继续服用2天后即可停药。

（3）不良反应防治 阿片类药的不良反应主要包括便秘、恶心、呕吐、嗜睡、瘙痒、头晕、尿潴留、谵妄、认知障碍、呼吸抑制等。除便秘外，阿片类药物的不良反应大多是暂时性或可耐受的。应把预防和处理阿片类止痛药不良反应作为止痛治疗计划和患者宣教的重要组成部分。恶心、呕吐、嗜睡、头晕等不良反应，大多出现在未使用过阿片类药物患者的用药最初几天。初用阿片类药物的数天内，可考虑同时给予甲氧氯普胺等止吐药预防恶心、呕吐，要时可采用5-羟色胺受体拮抗药和抗抑郁药物。便秘症状通常会持续发生于阿片类药物止痛治疗全过程，多数患者需要使用缓泻药防治便秘，因此，在应用阿片类药物止痛时宜常规合并应用缓泻药。如果出现过度镇静、精神异常等不良反应，应当注意其他因素的影响，包括肝肾功能不全、高血钙症、代谢异常以及合用精神类药物等；同时，需要减少阿片类药物用药剂量，甚至停用和更换止痛药。

（4）辅助用药 辅助镇痛药物包括：抗惊厥类药物、抗抑郁类药物、皮质激素、N-甲基-D-天冬氨酸受体（NMDA）拮抗剂和局部麻醉药等。辅助药物能够增强阿片类药物止痛效果，或产生直接镇痛作用。辅助镇痛药常用于辅助治疗神经病理性疼痛、骨痛、内脏痛。辅助用药的种类选择及剂量调整，需要个体化对待。常用于神经病理性疼痛的辅助药物主要如下。

① 抗惊厥类药物：用于神经损伤所致的撕裂痛、放电样疼痛及烧灼痛，如卡马西平、加巴喷丁、普瑞巴林。

② 三环类抗抑郁药：用于中枢性或外周神经损伤所致的麻木样痛、灼痛，该类药物也可以改善心情、改善睡眠，如阿米替林、度洛西汀、文拉法辛等。药物止痛治疗期间，应当在病历中记录疼痛评分变化及药物的不良反应，以确保患者癌痛安全、有效、持续缓解。

4. 非药物治疗

癌痛非药物治疗方法主要有介入治疗、放疗（姑息性止痛放疗）、针灸、经皮穴位电刺激等物理治疗、认知-行为训练以及社会心理支持治疗等。适当地应用非药物疗法，可以作为药物止痛治疗的有益补充；而与止痛药物治疗联用，可能增加止痛治疗的效果。介入治疗是指神经阻滞、神经松解术、经皮椎体成形术、神经损毁性手术、神经刺激疗法以及射频消融术等干预性治疗措施。硬膜外、椎管内或神经丛阻滞等途径给药，可通过单神经阻滞而有效控制癌痛，有利于减轻阿片类药物的胃肠道反应，降低阿片类药物的使用剂量。介入治疗前，应当综合评估患者的体能状况、预期生存时间、是否存在抗肿瘤治疗指征、介入治疗适应证、潜在获益和风险等。放疗（姑息性止痛放疗）常常用于控制骨转移或者肿瘤压迫引起的癌痛。

第二节　慢性癌痛的科学管理

患者和近亲属宣教癌痛治疗过程中，患者及其近亲属的理解和配合至关重要，应当有针对性地开展止痛知识宣传教育。重点宣教以下内容：鼓励患者主动向医护人员如实描述疼痛的情况；说明止痛治疗是肿瘤综合治疗的重要部分，忍痛对患者有害无益；多数癌痛可以通过药物治疗有效控制，患者应当在医师指导下进行止痛治疗，按要求规律服药，不宜自行调整止痛方案和药物（种类、用法和剂量等）；吗啡及其同类药物是癌痛治疗的常用药物，在癌痛治疗时应用吗啡类药物引起"成瘾"的现象极为罕见；应当确保药物妥善放置，保证安全；止痛治疗时，要密切观察、记录疗效和药物的不良反应，及时与医务人员沟通交流，调整治疗目标及治疗措施；应当定期复诊或遵嘱随访。患者随访上，应当建立健全癌痛患者的随访制度。对于接受癌痛规范化治疗的患者进行定期的随访、疼痛评估并记录用药情况，开展患者教育和指导，注重以人文关怀，最大限度满足患者的镇痛需要，保障其获得持续、合理、安全、有效的治疗。

第三节　老年慢性癌痛的注意事项

（1）药物管理　老年慢性癌痛患者需要按时按量服用镇痛药物，并明确服用药物的名称、剂量、服药时间及方法。不应擅自调整用药时间和剂量，以免影响治疗效果。同时，应关注药物副反应的管理，特别是镇痛药物的副反应如便秘、尿潴留、恶心、呕吐等，发生相应副作用要告知医生，并行相应处理。

（2）疼痛评估　老年慢性癌痛患者需要每日评估并记录基础疼痛（过去24小时大部分时间的疼痛）强度，疼痛部位、性质及变化特点，以及爆发痛（在基础疼痛控制稳定的情况下突然发生的剧烈疼痛）程度及次数。这将有助于医生更好地了解患者的疼痛状况，从而调整治疗方案。

（3）心理支持　老年慢性癌痛患者可能会感到焦虑、恐惧或抑郁等心理问题，因此需要加强心理疏导，提高患者抗击癌症的信心或增强战胜癌症的信心。可以适当鼓励患者回归社会，参加力所能及的劳动，分散癌痛对患者的影响。

（4）营养与饮食　根据身体情况合理饮食，注意膳食搭配，食物宜清淡、易消化、粗纤维。同时应保持适当的体重，有助于缓解身体承受的负担。

（5）关注骨折风险　如果癌痛表现为骨痛，患者应防止骨折，尤其是骨质疏松的老年人。

（6）预防感染　在使用止痛药、化疗药、激素等药物治疗时，应特别注意预防感染。感染可以加重身体的不适感，甚至可能影响患者的生存期。

（7）睡眠管理　良好的睡眠有助于身体恢复和缓解疼痛。患者应保持良好的睡眠习惯，避免在白天长时间卧床，晚上避免过度兴奋或过度活动。

（8）避免自行用药　除了医生开的镇痛药和其他药物外，患者不应自行使用其他药物，特别是未经医生指导的非处方药和草药。

（9）定期复查　定期到医院复查，让医生了解疼痛状况和治疗效果，以便及时调整治疗方案。

总之，老年慢性癌痛患者需要注意多方面的管理和照顾。通过合理的药物管理、疼痛评估、心理支持、营养与饮食、骨折预防、感染预防、睡眠管理、避免自行用药、定期复查和保持社交活动等方面的综合措施，有助于提高老年慢性癌痛患者的生活质量和生存期。同时，患者和家属应积极配合医生和护理人员的治疗和建议，共同为患者的健康努力。

（邱俊　吴志训　黄燕妮）

第三章 老年肿瘤的科学管理

随着社会的进步、经济的发展，人们的生活水平和接受的医疗服务逐步提高，我国正逐步进入老龄化社会，与之相伴随的是，老年人已成为恶性肿瘤的最大罹患人群。目前恶性肿瘤已成为60～79岁人群的主要死因，在美国超过50%的肿瘤和70%的肿瘤相关死亡发生在65岁以上的老人，据估计，到2030年大约70%的肿瘤患者是65岁以上的老人。老年肿瘤患者的科学管理是一个复杂的过程，需要综合考虑患者的身体状况、疾病类型、治疗方案和生活质量等因素。

① 个性化治疗方案：老年人的身体机能下降，对药物的耐受性也会降低，因此需要制定个性化的治疗方案。医生应该根据患者的年龄、身体状况、病情严重程度等因素，选择最适合患者的治疗方法和药物剂量。

② 积极预防和管理并发症：老年人常常伴随有其他慢性疾病或健康问题，如高血压、糖尿病等。这些疾病可能会影响肿瘤治疗效果和生活质量。因此，医生应该积极预防和管理这些并发症，以提高治疗效果和生活质量。

③ 营养支持：老年人的营养状况通常较差，容易出现体重下降、贫血等问题。这些问题会影响治疗效果和生活质量。因此，医生应该给予适当的营养支持，包括合理的饮食建议和补充营养素等。

④ 心理支持：老年人在面对肿瘤治疗时可能会感到恐惧、焦虑等负面情绪。这些情绪会影响治疗效果和生活质量。因此，医生应该给予适当的心理支持，包括心理咨询、家庭支持等。

总之，老年肿瘤患者的科学管理需要综合考虑多个因素，并采取个性化的治疗方案和管理措施，以提高治疗效果和生活质量。

一、科学饮食

1. 肿瘤患者必须重视营养治疗

肿瘤患者必须重视营养治疗，尤其是老年肿瘤患者，一项多中心研究表明我国三甲医院住院肿瘤患者营养不良的发生率达80%。营养不良可导致患者免疫力下降、手术切口愈合不良且感染率增加、生活质量下降、预后差、住院时间延长同时住院费用增加，也可导致患者本该完成的治疗中止，影响疗效。而营养治疗可减少抗肿瘤治疗相关副反应比如黏膜炎、恶心呕吐、腹泻、胃肠梗阻，改善患者的营养状态，生存期延长，因此，每位肿瘤患者都应该接受规范的营养筛查、营养评估，必要时进行营养干预。

2. 科学饮食

选择均衡营养的饮食，包括蔬菜、水果、全谷类、蛋白质来源（如鱼、鸡肉、豆类）、健康脂肪（如橄榄油、坚果）等，避免高糖、高盐、高脂肪食物。避免或限制摄入烟熏、腌制、油炸等加工食品，减少红肉和加工肉制品的摄入。喝足够的水，保持身体水分平衡。根据个体情况，可能需要遵循特殊的饮食要求，如低糖饮食、低盐饮食等。人体每天所需能量为 $25\sim30\text{kcal}/(\text{kg}\cdot\text{d})$，碳水化合物（比如米饭面条等）供能 $50\%\sim65\%$，脂肪（比如食用油、坚果等）供能 $20\%\sim30\%$，蛋白质（比如瘦肉、蛋、奶等）至少 $1\text{g}/(\text{kg}\cdot\text{d})$，还需补充维生素和微量元素，而肿瘤患者建议提高脂肪供能占比，减少碳水化合物功能占比，还可适当补充免疫营养素：精氨酸、n-3PUFA、核苷酸、谷氨酰胺等，有助于改善免疫功能。经营养筛查及营养评估提升有营养不良、摄入不足（低于需要量60%超过1～2周或摄入不足导致体重下降）、预计7天以上不能进食的患者需规范的营养管理，第一步是专业的营养教育和膳食指导；饮食＋口服营养补充，专家共识优先选肠内营养（经口或管饲），肠内营养首选口服营养补充；对于合并吞咽困难或黏膜炎疼痛不能进食，但消化吸收功能正常，可予管饲，如果口服营养摄入不足，则需要根据胃肠道功能状态考虑给予补充性肠外营养（静脉输注）；肠梗阻、胃肠道功能丧失的患者则需要完全性肠外营养。当膳食提供的能量达不到目标需求量，需要补充营养均衡全面的肠内营养剂，口服营养补充符合人体生理特点、方便、安全、经济、易于吸收，是营养治疗首选治疗方式，可作为三餐外的营养补充或唯一营养来源。合并糖尿病的患者也可使用特定配方的营养制剂。通常提供 $300\sim900\text{kcal/d}$。以我们常用的肠内营养粉安素为例，每天3次在三餐之间加餐，每餐6平勺，加入温开水 200mL，可提供热量约 250kcal、蛋白质 8.9g。在每日摄入18勺粉剂量不变的情况下也可根据患者喜好、耐受情况调整浓度。

3. 放疗期间的科学饮食

肿瘤患者放疗期间的饮食指导可以帮助患者减轻治疗副作用，提高身体抵抗力。以下是一些具体的饮食指导建议。

（1）保持水分平衡　放疗期间要多喝水，保持良好的水分平衡，有助于减轻口干、口腔溃疡等不适症状。

（2）增加蛋白质摄入　患者在放疗期间需要更多的蛋白质来帮助身体修复受损组织，可以选择鱼、鸡肉、豆类、牛奶、鸡蛋等蛋白质丰富的食物。

（3）避免刺激性食物　尽量避免或减少辛辣食物、烫食物、油炸食物等刺激性食物的摄入，以减少对消化道的刺激。

（4）多食用易消化的食物　建议选择易消化的食物，如煮熟的蔬菜、水果、清淡的汤类食物等，有助于减轻消化不良的症状。

（5）注意口腔卫生　放疗可能导致口腔干燥、溃疡等问题，患者需要加强口腔卫生，避免食用过热或过冷食物，选择温和的食物。

（6）避免酒精和咖啡因　在放疗期间最好避免饮酒和摄入过多的咖啡因，因为它们可能会加重治疗副作用。

（7）根据个体情况调整饮食　饮食指导应根据患者的具体情况和放疗部位进行个性化调整，最好在医生或营养师的指导下制定合适的饮食计划。在放疗期间，良好的饮食习惯可以帮助患者更好地应对治疗过程中的不适，促进身体康复。建议患者遵循医生和营养师的建议，保持良好的饮食习惯，以维持身体健康。

4. 化疗期间科学饮食

肿瘤化疗期间的饮食指导同样非常重要，以下是一些具体的饮食指导建议。

（1）保持水分平衡　喝足够的水，保持良好的水分平衡，有助于减轻口干、维持身体代谢正常。

（2）增加蛋白质摄入　化疗会对身体造成一定程度的损伤，增加蛋白质摄入有助于维持组织修复和免疫功能，可选择鱼、鸡肉、豆类、蛋类、牛奶等高蛋白食物。

（3）多食用富含纤维的食物　蔬菜、水果、全谷类食物等富含纤维的食物有助于促进肠道健康，预防便秘等消化问题。

（4）避免刺激性食物　尽量避免辛辣食物、油炸食物、过热或过冷食物等刺激性食物，以减轻消化道不适。

（5）小而频繁的进食　分多次少量进食，有助于减轻恶心、呕吐等消化不良症状，保持血糖稳定。

（6）避免生食　尽量避免生吃海鲜、生肉、生蔬菜等生食，以减少细菌感染的风险。

（7）注意口腔卫生　化疗可能引起口腔溃疡、口干等问题，保持口腔清洁，避免刺激性食物，选择柔软易咽的食物。

（8）避免酒精和咖啡因　在化疗期间最好避免饮酒和摄入过多的咖啡因，以减少对身体的负面影响。

（9）个性化调整饮食　根据个体情况和具体化疗药物的不良反应，调整饮食内容，最好在医生或营养师的指导下制定合适的饮食计划。

在化疗期间，合理的饮食习惯可以帮助患者减轻不良反应，提高身体抵抗力，促进康复。建议患者遵循医生和营养师的建议，保持良好的饮食习惯，以帮助身体更好地应对治疗过程中的挑战。

二、科学运动

适量的有氧运动和力量训练有助于提高身体素质和免疫力，维持胃肠功能的健康，减轻疲劳，改善生活质量。但要根据个体的身体状况和医生建议来选择适合的运动方式和强度，避免过度劳累或受伤。

老年人的运动能力以及心肺功能出现不同程度的下降，适合老年人的运动一般以有氧运动为主，比如散步、快走、慢跑、做操、游泳、太极拳等。

（1）散步　散步是非常适合老年人的一种运动，因为散步的时候不需要过度消耗体力，也不会造成身体过度拉伤和劳损，若是在饭后 20 分钟散步，还可以促进肠胃蠕动，使身体更好地吸收营养。

（2）快走　快走增强心肺功能，预防骨质疏松，促进血液循环，快走同时抬头挺胸，甩开手臂，身体发热、微微出汗为好。

（3）慢跑　慢跑可以增加心脏的泵血能力和肺部呼吸功能，改善血液循环情况，降低血脂、血压、血糖，充分运动能促使大脑分泌多巴胺等对人体有益的神经递质。慢跑前要做热身，慢跑过程中要调整好呼吸，如果感觉到身体不适要及时停下来休息，不能让身体过度劳累。

（4）做操　老年患者平时也可通过做操来锻炼身体，其中广播体操与保健操、医疗体操都是不错的选择，通过做操可以促进身体的血液循环，加强新陈代谢能力。

（5）游泳　游泳是一种全身性有氧运动，能够增强全身的血液循环能力，也可以降低血脂、血压、血糖，减少脑卒中的风险，不会造成运动带来的关节损伤。游泳前应热身 10～20 分钟。

（6）太极拳　锻炼太极拳时要使用腹式呼吸，锻炼膈肌及腹部肌肉，可以增强呼吸功能，通过较为缓慢的动作，增强肢体控制能力，提高运动功能及肌肉耐力情况。

老年肿瘤患者运动时间应该根据个体情况和医生的建议来确定。一般来说，轻度运动可以每天进行 30 分钟以上，中度运动可以每天进行 20～30 分钟，高强度运动则需要控制在 15～20 分钟。需要注意的是，老年肿瘤患者在进行运动时需要注意以下几点：首先，要选择适合自己的运动强度和方式；其次，要逐渐增加运动量，避免过度运动导致身体不适；最后，要注意保持适当的休息和饮食，以保证身体的健康和安全。

三、科学治疗

选择正规医院肿瘤专科医生就诊，规范诊疗，肿瘤的治疗方法包括手术、放疗、化疗、靶向治疗、免疫治疗、内分泌治疗等，不同肿瘤、不同分期有不同的治疗方案，同样的疾病也有个体化差异，需要专科医生综合评估制定治疗方案，可中西医结合治疗，但不可盲目迷信"江湖游医"。老年肿瘤患者的科学治疗需要综合考虑患者的身体状况、疾病类型、治疗方案和生活质量等因素。以下是一些科学治疗的要点。

① 个性化治疗方案：老年人的身体功能下降，对药物的耐受性也会降低，因此需要制定个性化的治疗方案。医生应该根据患者的年龄、身体状况、病情严重程度等因素，选择最适合患者的治疗方法和药物剂量。

② 积极预防和管理并发症：老年人常常伴随有其他慢性疾病或健康问题，如高血压、糖尿病等。这些疾病可能会影响肿瘤治疗效果和生活质量。因此，应该积极预防和管理这些并发症，以提高治疗效果和生活质量。

③ 营养支持：老年人的营养状况通常较差，容易出现体重下降、贫血等问题。这些问题会影响治疗效果和生活质量。因此，应该给予适当的营养支持，包括合理的饮食建议和补充营养素等（详见本节科学饮食部分内容）。

④ 心理支持：老年肿瘤患者在面对肿瘤治疗时可能会感到恐惧、焦虑等负面情绪。这些情绪会影响治疗效果和生活质量。因此，医生应该给予适当的心理支持，包括心理咨询、家庭支持等（详见本节科学学习与教育部分内容）。总之，老年肿瘤患者的科学治疗需要综合考虑多个因素，并采取个性化的治疗方案和管理措施，以提高治疗效果和生活质量。

不是所有肿瘤都能进行手术治疗，肿瘤的治疗方案需要肿瘤内科、外科、放疗科、放射科、病理科、营养科、心理科等多学科医生共同讨论决定，一些晚期肿瘤往往不能手术治疗，某些局部晚期的肿瘤可通过术前放化疗使肿块缩小再行评估是否可行手术治疗。手术指征需要专业的外科医生把握。术后还需按医嘱进行功能锻炼，以及完成必要的辅助治疗。

许多患者对放化疗有恐惧心理，不配合治疗，最终导致肿瘤进展或复发。目前放化疗技术非常成熟，围治疗期的科学管理使得绝大多数患者都能安全地完成治疗，尽量避免不良反应的发生。大多数患者害怕掉头发、呕吐，其实大可不必担心，治疗完成后头发可再生，并且化疗同时会给予止呕药物，对于致吐程度较高的化疗方案，可予多种止呕药物联合止呕，给予三联甚至四联药物止呕可以避免患者出现呕吐情况。另外，放疗技术日新月异，目前的三维适形调强技术、射波刀、质子刀等技术可以精准的照射到肿瘤病灶，减少正常组织的照射剂量，从而减轻放疗不良反应，放疗后的皮肤炎症也可在治疗完成半个月左右恢复，放射性炎症在严密监测的情况下是可治疗的，需要注意的是，头颈部肿瘤放疗后需每日功能锻炼，避免瘢痕形成限制头颈部运动。

靶向、免疫治疗、内分泌治疗不良反应相对小，患者接受程度高，但是不可盲目用药，需要有合适的治疗指征经专科医生处方才可用药，口服的药物可居家治疗，需每日监测血压，注意身体症状，注意皮肤皮疹，定期肿瘤科门诊随访进行血液学及影像学检查，监测副反应及疗效。

四、科学监测

每周期化疗完成后需每 3 天复查血常规直至血细胞稳定，每周复查肝肾功能，若有白细胞减少、血小板减少、严重贫血、肝肾功能异常等情况，需及时至医院就诊进行治疗，避免出现感染、出血、肝肾功能衰竭等并发症。注意观察身体症状的变化，及时向医生报告。

放疗期间需每周监测血液学检查比如血常规、肝肾功能、炎症指标，观察放疗部位皮肤黏膜变化，严格防晒，功能锻炼，注意身体症状变化，必要时还需进行影像学检查，放疗完成后仍需注意放疗部位皮肤黏膜改变，功能锻炼，放疗后半个月至一个月需进行放疗部位影像学检查，评估有无放射性炎症等不良反应，若有不适需及时就诊。

靶向治疗期间需观察皮疹情况，每周复查血常规、尿常规、肝肾功能，抗血管生成类靶向药物治疗期间还需每日监测血压、有无出血症状等。

免疫治疗期间及治疗后都需注意身体症状，警惕免疫相关性炎症的发生，免疫治疗常导致甲状腺、肾上腺功能改变，需定期检测激素水平。

肿瘤治疗完成后，2 年内需每 3 个月复查，包括体格检查、血液学检查、影像学检查，2 年至 5 年需每半年复查，5 年以后则需要每年复查一次，部分肿瘤还需进行内镜检查，比如结直肠癌需复查肠镜，鼻咽癌需复查鼻咽镜、喉癌需复查喉镜，鼻咽癌需复查 EB 病毒量，肝癌合并肝炎的患者还需复查肝炎病毒量，妇科肿瘤还需进行妇科检查。

老年肿瘤患者还需定期进行生活质量评估：老年肿瘤患者需要定期进行生活质量评估，包括身体状况、心理状态、社交活动等方面，以便及时发现和处理患者的需求和问题。

总之，老年肿瘤的科学监测需要综合考虑多个因素，并采取适当的监测措施，以便及早发现和处理潜在的问题，提高治疗效果和生活质量。

五、科学学习与教育

了解自身疾病的情况，包括肿瘤类型、治疗方案、预后等，与医生积极沟通。学习如何正确服用药物，管理治疗过程中可能出现的副作用，以及如何应对日常生活中的挑战。学习如何进行营养评估及必要的营养治疗。

老年肿瘤患者的心理支持也很重要，寻求专业的心理支持和营养师的建议，保持积极的心态，与家人和朋友分享自己的需求和感受。也可以加入一些病友群，互相鼓励互相支持，分享治疗经历，病友之间往往能感同身受，有共鸣。以下是一些心理支持的重点。

（1）建立信任关系　医生应该与患者建立良好的信任关系，倾听患者的心声，理解患者的感受，让患者感到被关注和支持。

（2）提供情感支持　亲人朋友及医护人员都应该给予患者适当的情感支持，如安慰、鼓励、肯定等，让患者感到自信和勇气。

（3）帮助患者应对负面情绪　老年肿瘤患者常常会出现恐惧、焦虑、抑郁等负面情绪，应该帮助患者应对这些情绪，如通过心理咨询、认知行为疗法等方式来缓解患者的负面情绪。

（4）促进社交活动　老年肿瘤患者往往因为疾病而失去了一些社交活动的机会，患者多参与一些适合自己的社交活动，如参加康复训练班、加入支持小组等。

（5）建议家庭支持　老年肿瘤患者需要得到家人的支持和关爱，患者多与家人进行沟通，让家人了解患者的病情和需求，并给予适当的支持和照顾。

总之，老年肿瘤患者的心理支持非常重要，可以帮助患者更好地应对疾病带来的挑战和困难。应该根据患者的具体情况，采取个性化的心理支持措施，为患者提供全方位的关爱和支持。

总的来说，老年肿瘤患者需要综合考虑饮食、运动、监测和教育等方面，与医疗团队密切合作，制订个性化的管理计划，以提高生活质量、增强免疫力，促进康复。

（周倩倩　田晓彩　李莉）

第九篇

老年常见骨关节病的科学管理

第一章 老年下肢骨关节病

第一节 疾病常识

一、老年下肢关节病定义

老年下肢关节病是指随着年龄增长，下肢各大关节（如髋关节、膝关节、踝关节等）发生退变、磨损、炎症等病变，引发疼痛、功能障碍等症状的一系列疾病。这些疾病严重影响了老年人的生活质量，甚至导致长期卧床、丧失自理能力等严重后果。因此，对老年下肢关节病的分类、临床表现、诊断方法、治疗及预防进行深入了解，对于提高老年人的健康水平具有重要意义。

二、下肢关节病类型

依据下肢主要关节部位，主要分髋关节、膝关节和踝关节三种类型。

（1）髋关节病　髋关节病主要包括髋关节骨关节炎、股骨头坏死等。其中以髋关节骨关节炎为最常见的髋关节病，主要表现为关节疼痛、僵硬、活动受限等。

（2）膝关节病　膝关节病以膝关节骨关节炎最为常见，多由于膝关节长期负重、磨损导致。其他还包括膝关节半月板损伤、韧带损伤等。

（3）踝关节病　踝关节病常见的有踝关节骨关节炎、踝关节扭伤等。踝关节扭伤多由于外伤导致，若处理不当，易引发慢性踝关节不稳、疼痛等症状。

按照损伤组织成分进行分类，主要有关节软骨损伤、滑膜损伤、韧带或肌腱损伤、半月板损伤等。

三、骨关节炎

1. 骨关节定义

骨关节，或称关节，是两块或更多骨骼之间的连接点。这种连接允许骨骼在一定范围内进行运动。关节由关节面、关节囊和关节腔三部分构成。关节面是骨骼相互接触的部分，通常覆盖有一层光滑的软骨，以减少摩擦。关节囊是由结缔组织构成的囊状结构，包围在关节的周围，为关节提供支持和保护。关节腔则是关节囊内的空腔，其中含有滑液，为关节运动提供润滑。骨关节作为连接骨骼的纽带，使人体能够进行各种复杂而精准的动作，是维持我们日常生活和运动功能的基础。

2. 关节软骨定义

关节软骨属于透明软骨，表面光滑，呈淡蓝色，有光泽，它是由一种特殊的叫作致密结缔组织的胶原纤维构成的基本框架，这种框架呈半环形，类似拱形球门，其底端紧紧附着在下面的骨质上，上端朝向关节面，这种结构使关节软骨紧紧与骨结合起来而不会掉下来，同时当受到压力时候，还可以有少许的变形，起到缓冲压力的作用。

3. 关节软骨的功能

（1）承受力学负荷　人的一生中，各种活动都离不开关节软骨的正常功能。关节软骨能将作用力均匀分布，使承重面扩大。这样，不但能最大限度地承受力学负荷，还能保护关节软骨不易损伤。

（2）润滑作用　关节软骨非常光滑，关节运动时不易磨损，活动灵活、自如。关节软骨能维持人一生的活动而不损伤就是因为有良好的润滑作用。

（3）力的吸收　人在一生中从事很多剧烈活动而不损伤关节，因为关节软骨不但光滑，还有弹性，能够最大限度地吸收、缓冲应力作用。关节软骨损伤后，力的吸收作用降低，关节损伤、退变会进行性加重。

4. 骨性关节炎定义

骨性关节炎，也称为退变性关节炎、老化性关节炎、增生性关节炎、骨关节炎、骨关节病等，是一种非感染性、无菌性退变性的骨关节疾病。这种疾病的主要病理基础是关节骨头表面的关节软骨出现退变、磨损、不光滑，甚至软骨剥脱。同时，关节骨头周围会长出骨刺，这些都会导致关节疼痛、肿胀、活动受限等临床症状。骨性关节炎可以发生在全身任何有关节软骨的关节，包括膝关节、髋关节、踝关节、肘关节、肩关节、手关节和脚关节等。中年后多发。65岁以上70%有症状。

骨关节炎的发生与衰老、肥胖、炎症、创伤、代谢异常以及遗传等因素有关。根据骨关节炎受累关节发病前是否存在原发性疾病，可以分为原发性骨关节炎和继发性骨关节炎。原发性骨关节炎的原因不明，与遗传和体质因素有一定关系，多见于中老年人。继发性关节炎则是继发于痛风性关节炎、股骨头骨骺脱位、关节手术以及骨折、骨坏死等。

5. 骨关节炎易感人群

① 老年人：由于衰老引起的关节功能退化，关节软骨修复和重建能力减弱。

② 肥胖：活动时，肥胖的人关节承受着巨大压力。

③ 长期从事体力劳动：如矿工、农民等。

④ 运动员、舞蹈演员等过度使用关节的人群。

第二节　老年下肢骨关节病的诊断与治疗

骨关节炎作为一种严重影响患者生活质量的关节退行性疾病，可导致关节疼痛、畸形与活动功能障碍，进而增加心血管事件的发生率及全因死亡率，有重大致残性，给患者、家庭和社会造成巨大的经济负担。但是患者也不必因此"谈关节炎色变"，早期的确诊和医学干预能够有效缓解疼痛症状，延缓疾病进展，矫正肢体畸形，改善或恢复关节功能，提高患者的生活质量。而对于骨关节炎治疗方案的选择，应依据患者年龄、性别、体重、自身危险因素、病变部位及病情进展程度等，选择阶梯化和个体化的治疗方法。

一、髋关节炎诊断与治疗

1. 诊断

（1）临床表现

① 疼痛是髋关节炎最常见的表现之一，主要位于臀外侧、腹股沟等处。在疾病的早期，疼痛表现为轻度或中度间断性的隐痛，活动时加重，经过一段时间后疼痛减轻；疼痛的发作也常与天气的变化有关，处于潮湿环境或天气变冷会导致疼痛加剧；而在骨关节炎的晚期，疼痛会转变成持续性的疼痛或夜间痛。另外，在关节局部会有压痛感，当关节肿胀时，这种压痛感尤其明显。

② 早上起床时感觉髋关节发紧、活动时滞涩感，这种现象俗称晨僵，经过一定的活动后可以缓解。这种关节僵硬持续的时间一般较短，很少超过半个小时。随着病程进展，患者逐渐出现关节绞索、关节活动严重受限，最终导致残疾。

③ 严重者会患有关节变形、骨刺生成、内旋运动受限、不能行走等。

（2）影像学检查　X线检查是明确髋关节炎临床诊断的金标准，是首选的影像学检查，髋关节炎患者典型的X线表现为骨赘形成、髋臼边缘增生、关节面增白硬化，髋关节间隙变窄，部分患者可有不同程度的关节肿胀，关节内游离体形成，关节形态改变，严重者甚至会导致继发性股骨头坏死等。另外，髋关节的CT及MRI检查有助于进行鉴别诊断。

（3）实验室检查　一般情况下，经过详细的病史采集，症状体征检查和影像学检查结果，临床医生已经能够得到比较准确的髋关节炎的诊断了。但是在某些情况下，患者仍然需要抽血获取某些实验室检查指标：骨关节炎患者的血常规、蛋白电泳免疫复合物及血清补体等指标一般在正常范围内，若患者同时患有滑膜炎症，可出现CRP和ESR轻度升高，另外，继发性关节炎的患者可出现与原发病相关的实验室检查结果异常。

(4) 关节镜　关节镜检查可以使临床医生对关节软骨进行直接观察，依据 out bridge 分级评估关节软骨软化破裂及骨裸露情况。

一般来说，当患者出现近 1 个月内反复发生的髋关节疼痛，X 线片提示骨赘生成、髋臼边缘增生，伴有红细胞沉降率≤20mm/h 或 X 线片提示髋关节间隙变窄时，髋关节骨关节炎的诊断即可成立。

2. 治疗

(1) 保守治疗　根据疼痛情况，阶梯式选择症状控制的药物及改善病情的软骨保护药物。一般情况下，非甾体抗炎药是患者改善疼痛和关节功能最常用的药物，可分为局部外用药及全身用药两种类型，能够有效地缓解髋关节疼痛不适感；但应用时需要注意可能发生的上消化道不良反应、心血管疾病危险性等。对 NSAID 治疗无效或不耐受者，可选择使用阿片类镇痛药、复方制剂等，保障镇痛疗效，减少患者不适症状。另外，还有关节腔内注射糖皮质激素、玻璃酸钠、生长因子及 PRP 等，可根据患者具体情况选择性实施治疗。

此外，热疗、超声波疗法、运动疗法等物理因子治疗，也能有效的改善局部循环，改善维持关节功能，保持关节活动度，对髋关节炎的治疗起到一定的积极作用。

(2) 手术治疗　当患者疼痛症状持续不缓解、关节畸形及继发股骨头坏死，严重影响日常生活时，可考虑进行手术治疗。目前髋关节置换术作为终末期髋关节炎成熟且有效的治疗方法，其应用日益广泛。对于老年患者而言，全髋关节置换术能够有效地减轻或消除疼痛症状，改善关节功能，矫正髋关节畸形，较好地恢复运动能力。

二、膝关节炎诊断与治疗

关节炎好发于中老年人群，发病率高，65 岁以上的人群中 50% 以上为关节炎患者。其中，膝关节是关节炎最常见的部位之一。在我国，症状性膝关节炎的患病率为 8.1%。随着我国人口老龄化的进展，其发病率还有逐渐上升的趋势。

1. 诊断

(1) 临床表现　在膝关节炎患病的初期，患者仅仅表现为晨起后暂时性膝关节僵硬、上下楼梯轻度疼痛不适感，休息后症状消失，患者常常忽略膝关节炎早期症状；随着年龄增长及病情的逐渐加重，关节软骨的破坏导致膝关节面不平整，活动时骨摩擦音（感）出现，患者膝关节疼痛愈发突出，逐渐发生关节红肿畸形、活动弹响、运动受限，严重时甚至无法行走、久坐，难以入睡。膝关节炎的进展也使得膝盖周围肌肉发生萎缩，关节无力加剧。

(2) 影像学检查　采用负重位膝关节 X 线片诊断膝骨关节炎更具有优越性。X 线片上膝骨关节炎三大典型表现为受累膝关节非对称性关节间隙变窄，软骨下骨硬化和（或）囊性变，关节边缘骨赘形成。部分患者的膝关节间软组织内还可见游离体。

临床上膝关节骨关节炎的诊断标准包括有近一个月内反复的膝关节疼痛，特征性 X 线片，年龄≥50 岁，晨僵时间≤30 分钟，活动时骨擦音（感）。

2. 治疗

（1）保守治疗　膝骨关节炎作为需要长期规范化管理的慢性疾病，除需要临床干预外，患者个人、家庭甚至社会生活方面都相应需要采取综合的配合措施。对于膝骨关节炎的患者来说，接受健康教育、实现有效的自我管理，是获得较好疗效的重要前提：首先，对于患者而言，在临床医生的指导下，管理生活方式、运动习惯、心态等，控制体重、减轻膝关节负重，可缓解疼痛、改善功能，提高生活质量；有文献认为，膝骨关节炎的患者应将 BMI 控制在 $25kg/m^2$ 以下。除了一般生活管理外，患者还可以通过适宜的运动疗法改善膝关节及关节周围肌肉的运动能力和稳定性，具体包括低强度有氧训练、肌力训练、本体觉训练以及活动度练习等。此外，经过辨证，部分患者可能通过推拿按摩、针灸针刀等中医适宜技术获得一定的疗效。

与髋关节炎患者的用药选择一致，膝关节炎患者也采取非甾体抗炎药作为初始治疗药物：患者可以在治疗开始时优先采用外用 NSAID，根据疼痛改善情况逐渐调整用药方式或药物类型；对于老年患者而言，NSAID 药物治疗膝骨关节炎时可能引发的胃肠道症状、肾功能损害、血小板功能影响、增加心血管不良事件风险的作用不能被忽视。使用时需专科医生谨慎评估风险及获益情况，酌情使用全身用药及关节腔注射药物治疗等方法实现疼痛症状管理的阶梯化和个体化。除镇痛治疗外，临床还可使用缓解骨关节炎症状的慢作用药物（SYSADOA），包括软骨素、氨糖、双醋瑞因等，有研究认为，这类药物能够改善膝关节炎的症状。

（2）手术治疗　当药物治疗不能较好地解决患者疼痛症状、患者膝关节畸形严重导致活动功能严重受损、影响日常生活时可考虑进行手术治疗。手术治疗骨关节炎以膝关节置换为主，包括全膝关节置换和部分关节置换术，通过调整膝关节力线、恢复正常关节间隙来达到缓解疼痛症状，恢复运动功能的效果，是终末期 KOA 治疗的最终手段。除此之外，可用的手术治疗方式包括关节镜下清理术，膝关节周围截骨术等。

三、减轻疼痛

关节疼痛时，可以采用以下的一种或几种方法减轻疼痛。

（1）冷疗　可以用冰袋局部冰敷或冰块局部按摩治疗，冰敷时膝盖表面要垫毛巾，避免冰块直接接触皮肤，每次冰敷不超过 1 分钟，在冰敷时出现麻木则需要停止治疗。

(2) 温热治疗　可以用热毛巾、热水袋或利用温热水淋浴治疗，使用的温热物体温度不能太高，一般保持在 38～40℃ 就可以了，每次 15～20 分钟，注意避免烫伤的出现。

(3) 药物治疗　①口服对乙酰氨基酚：在没有肝脏疾病的情况下，首选口服对乙酰氨基酚进行止痛治疗。②局部用非甾体抗炎药：常用药物包括扶他林乳胶剂。在疼痛时局部涂抹膏剂就可以了，也可以配合口服药物使用。③口服其他非甾体抗炎药：此类药物的止痛作用强于对乙酰氨基酚。常用药物包括阿司匹林、布洛芬等。此类药物只可以短期应用。④口服高选择性 COX-2 抑制剂：该类药物与非甾体抗炎药同类，但降低了消化道副作用。常用药物包括西乐葆等。只可以短期服用，长期口服有发生脑梗死、心肌梗死的风险。

第三节　老年下肢骨关节病的科学管理

在日常生活中预防老年下肢关节炎的发生，可以从以下几个方面着手。

一、保持适度的体重

肥胖是关节炎发病的危险因素之一，过重的体重会增加关节的负担，加速关节的磨损。因此，老年人应该通过控制饮食、增加运动等方式，保持适度的体重，以减轻关节的压力。

二、合理安排运动

大多数人们认为一旦得了膝骨关节炎，就应该尽量少动，这是一个错误的认识。适宜的运动锻炼不仅可以促进关节软骨吸收营养和延缓关节的老化、缓解膝关节的疼痛、僵硬，还可以增加活动能力、提高生活质量。适合膝骨关节炎患者进行的运动锻炼包括肌力训练、有氧运动训练和牵伸治疗。同时，要注意劳逸结合，避免过度运动导致关节损伤。

1. 肌力训练

膝骨关节炎患者常常会出现膝关节伸展肌肉（股四头肌）的力弱，并且，股四头肌力弱会减小对膝关节的保护、加速膝骨关节炎的进展，所以非常有必要进行股四头肌肌力训练，即伸膝的肌力训练。具体方法如下。

(1) 方法一　股四头肌等长肌力训练，适合于膝痛较严重或膝关节局部有发红、肿胀、发热等炎症反应表现的患者。平躺，腿伸直，勾脚，将膝盖后方贴近床面，维持数秒钟后放松，反复进行，直到有轻微的疲劳感，逐日增加次数。

(2) 方法二　股四头肌等张肌力训练，适合于膝关节局部没有明显炎症表现的慢性患者。膝盖内侧夹住一个充气不足的球，双侧均衡负重、缓慢下蹲，在轻度下蹲的位置下，缓慢加紧球后放松，重复进行该动作至大腿内前方有轻度的疲劳感，逐日增加运动次数。

(3) 方法三　股四头肌渐进抗阻肌力训练，适合于膝痛不严重的慢性膝骨关节炎患者。坐在椅子上，需要锻炼侧的脚踝处绑一个重量适中的沙袋，努力将膝盖伸直，并保持数秒钟后缓慢放下，重复进行该动作，直至大腿前方有轻度的疲劳感，逐渐增加沙袋的重量及运动的次数。

2. 有氧运动训练

有氧运动训练通常指低至中等运动强度且持续时间较长的耐力性运动。可以根据自己的爱好以行走、慢跑、骑自行车、游泳等方式进行。以不引起或加重疼痛为原则。

3. 牵伸治疗

膝骨关节炎患者常出现屈膝和（或）伸膝的活动范围受限。可以依照以下方法进行局部牵伸治疗。

(1) 大腿前侧肌群牵伸

① 方法一：使小腿靠近臀部，直至大腿前方感到被拉紧，并且没有出现疼痛→维持 10～15 秒→放松 10 秒→重复 10～20 次。

② 方法二：坐在椅子上，主动屈膝至最大范围→双手交叉抱住小腿前方缓慢用力向后拉→直至膝盖前方感到被拉紧，并且没有出现疼痛→维持 10～15 秒→放松 10 秒→重复 10～20 次。

(2) 大腿后群肌肉牵伸

① 方法一：伸直一侧腿，直至感觉大腿后方感到被拉紧，并且没有出现疼痛→维持 10～15 秒→放松 10 秒→重复 10～20 次。

② 方法二：坐在椅子上，前方放置一把椅子→将被牵伸侧的下肢搭在前方的椅子上→主动伸直膝盖→然后双手缓慢用力向下按压大腿→直至感觉大腿后方感到被拉紧，并且没有出现疼痛→维持 10～15 秒→放松 10 秒→重复 10～20 次。

(3) 膝关节保健操

① 伸膝活动：患者坐于床边或椅子上，将双足平放于地板上，尽量伸直一侧膝关节，并保持伸直位到有酸胀感，再慢慢屈曲膝关节，双腿交替进行，反复 5～10 次。

② 屈膝活动：患者俯卧位，双下肢平放于床上，将一侧膝关节屈曲尽力靠向臀部，并保持屈曲位直至有酸胀感，再慢慢伸直膝关节，双腿交替进行，反复 5～10 次。

③ 膝关节骨性关节炎的自我按摩：取坐位，腰微挺直，双脚平放与肩同宽，右手掌心与左手背重叠，轻轻放在小腹部，双目平视微闭，呼吸调匀，全身放

松，静坐 1~2 分钟。掌揉髌骨四周将双手十指交叉合抱髌骨，用掌根揉动髌骨四周 0.5~1 分钟。双膝交替进行。可调理气血、滑利关节。

4. 髋关节保健操

① 仰卧位：屈髋屈膝，使大腿贴至胸前做内外旋转。

② 俯卧位：俯卧＞30 分/天，髋关节后伸 20 次/天。

③ 睡眠时：小腿下方不要垫枕头（预防屈曲挛缩畸形）。

三、注意关节保暖

寒冷的环境会刺激关节，加重关节炎的症状。因此，老年人应该注意关节的保暖，尤其是在冬季和气候变化时，要及时添加衣物，避免关节受凉。此外，多晒太阳也有助于身体增加钙质吸收，有效防止骨质流失，延缓关节老化。对于膝关节僵硬、受凉后更易出现膝痛的患者，可以佩戴有保温功能的护膝，来保存膝关节局部的能量、减轻膝关节疼痛、僵硬。

对于膝关节肿胀的患者，可以在夜间睡觉时佩戴有加压作用的护膝，配合抬高肿胀下肢超过心脏水平来减轻肿胀。注意此法不适用于有心功能不全的患者。

对于存在膝内翻或膝外翻畸形的患者，在不引起明显不适的情况下，可以使用有矫正畸形功能的护膝，来纠正膝关节的外形并且改善疼痛症状。

四、均衡饮食

老年人应该保证均衡饮食，多摄取富含钙质、蛋白质和维生素的食物，如牛奶、豆制品、蛋类、海鱼类等。同时，要避免食用生冷、油腻、辛辣的食物，以免对关节造成刺激。高抗氧化剂的摄取特别是维生素 C，可能保护关节，防止骨性关节炎进展。

五、避免关节损伤

老年人应该注意避免关节受到损伤，如避免摔倒、扭伤等。在进行活动时，要保持警觉，注意安全。此外，如果患有其他疾病需要长期卧床或制动，也要注意适当进行关节活动，避免关节僵硬。

1. 少爬高楼少登山

过多的反复上下楼动作会导致关节磨损，虽然爬山也是一项很好的运动形式，但不利于保护膝关节。因为上坡时膝关节负重等于自身体重，而下坡时除自身的体重外膝关节还要负担下冲的力量，这样的冲击力会加速膝关节的劳损。

2. 爬楼易伤膝关节

现在很多人倡导用爬楼梯代替乘坐电梯，以达到运动的目的。其实这是不可取的，爬楼梯对膝关节的伤害很大，而且爬楼时膝关节弯曲度增加，髌骨与股骨之间的压力也相应增加，尤其是老年人、胖人、膝关节本身有问题的人，会加重疼痛。

3. 登山爬楼要适度

上下楼梯是我们每天不可避免的动作，要可以因人而异，年轻人或者没有关节疾病的人可适当做爬楼梯或爬山运动，但要注意速度、姿势和适度。如果长时间爬山、爬楼，膝关节出现不适就应减少这类运动的频率和时间，爬山者尽量少爬坡度过于陡峭的山。

4. 伤膝关节的动作要少做

保护关节不要受到损伤，避免关节受到反复的冲击力或扭力。如深蹲，盘腿坐等，对跳跃动作以及对弹跳力要求高的运动，有膝关节疾患的人，以及中老年应尽量少参加或不参加，如足球、篮球、体操、羽毛球、排球等运动。尽量不穿高跟鞋。如果有髌骨、半月板、膝关节韧带的损伤一定要及时治疗。关节内骨折或脱位要及时复位，对症处理。

5. 因人而异、注意方式、量力而行

打太极拳和跳坝坝舞引起的膝关节关节痛主要是运动方式的错误造成，它不是太极拳套路和舞蹈本身的问题。需要告诫大家的是，打太极拳需要有名师指点。太极拳和舞蹈是一项老少皆宜的运动，每个人可以根据自己的情况，采用不同架位的锻炼方式。腿脚和关节不好以及年龄较大的人，不要强调低架位，做到意与形不一定到。正常的、科学的太极拳和舞蹈锻炼不但不会损害膝关节，而且对关节炎、痛风等病有很好的治疗作用。

6. 使用手杖

对膝骨关节炎患者来讲，使用手杖可以减轻部分膝关节的负重，从而减轻膝关节的疼痛、减缓膝关节的磨损、增加行走的稳定性。手掌的高度以站立时从地面到手腕远侧横纹的高度为宜。建议行走稳定性欠佳的患者使用四脚拐。

六、定期检查

定期进行身体检查可以及时发现和治疗关节问题。老年人应该定期进行骨密度检查、关节X线等检查，以便及时发现问题并采取相应的治疗措施。

七、针对已经出现的关节炎

老年人可以采取以下措施来治疗和缓解症状。

1. 就医确诊和评估

老年人应前往正规医院进行详细检查，以明确关节炎的严重程度和类型。医生会根据具体情况，为老年人制订个性化的治疗方案。

2. 药物治疗

根据医生的建议，老年人可以口服一些非甾体抗炎镇痛药物、软骨营养药物等，以缓解疼痛和改善关节功能。同时，关节腔内注射玻璃酸钠等药物也是一种有效的保守治疗方法。

3. 物理治疗

物理治疗如热敷、冷敷、烤电、针灸等，可以帮助老年人缓解关节疼痛和僵硬。这些治疗方法应在专业医生的指导下进行，以确保安全和有效。

4. 运动疗法

适当的运动可以增强关节周围的肌肉力量，提高关节的灵活性。老年人可以选择游泳、散步、打太极拳等舒缓的运动方式。但请注意，运动时应避免剧烈运动，以免加重关节损伤。

5. 生活方式调整

老年人应尽量避免长时间站立或行走，减少关节负担。此外，保持良好的坐姿和站姿也有助于减轻关节疼痛。同时，注意保持轻松愉悦的精神状态，避免过度紧张和焦虑。

6. 饮食调整

饮食应以清淡、营养为主，多吃富含钙质、蛋白质和维生素的食物。避免食用辛辣、刺激性的食物，以免对关节造成刺激。

7. 手术治疗

如果保守治疗无效，老年人关节炎症状持续加重，严重影响正常的工作和生活，可能需要考虑手术治疗。手术治疗的选择应根据具体情况由医生评估后决定。

总之，针对已经出现的关节炎，老年人应采取综合治疗措施，包括药物治疗、物理治疗、运动疗法、生活方式调整、饮食调整等，以缓解疼痛和改善关节功能。同时，定期到医院进行检查，以便及时发现问题并采取相应的治疗措施。

（尚小可　曹子秦　薛帆）

第二章 老年颈椎病

第一节 老年颈椎病的疾病常识

一、颈椎的正常结构

颈椎,也被称为颈椎骨或颈骨,是脊柱的一部分,位于颅骨和胸椎之间。正常颈椎由七个椎体、六个椎间盘和三十五个大小关节组成,除第一第二颈椎结构特殊外,其余颈椎皆由椎体、椎弓、突起(横突、上下关节突和棘突)等结构组成。这些骨头围绕在脊髓和神经根周围,保护并支持这些重要的结构。

颈椎的主要功能是支撑头部,并允许头部进行各种活动。此外,颈椎还参与构成呼吸道和消化道的一部分,保护脊髓和神经根免受损伤。颈椎的健康状况对人的日常生活和工作有着重要影响。

二、老年颈椎病

颈椎病(cervical spondylosis)是一种由颈椎部位的退行性病理改变引发的疾病,主要原因由颈椎长期劳损、骨质增生或椎间盘突出、韧带增厚等因素导致压迫颈脊髓、神经根、椎动脉而引发的疾病。常见类型包括神经根型、脊髓型、交感型和椎动脉型四种。此病多见于长期伏案及低头工作的人群,尤其是办公室工作人员、长期使用手机和电脑的人群等。近年来发病率逐年增加,而且趋于年轻化,但目前患者以中老年人为主。

三、中国颈椎病流行病学

据统计,我国颈椎病患病率为3.8%~17.6%,患者数已超过2亿,是门诊最常遇到的疾病之一。颈椎病逐渐成为威胁我国人口健康的主要疾病之。《柳叶刀》上发表的一篇研究显示,所有疾病类型中,颈椎疼痛给中国人带来的健康寿命损失从1990年的第21位上升到2017年的第9位。

颈椎病偏爱老年人,60岁以上人群患病率可达80%左右,但越来越多的年轻人也中了招。中国医疗保健国际交流促进会颈腰疾病防治专业委员会调查显示,20~40岁的青壮年颈椎病患病率高达59.1%。一项针对国内2000例颈椎病患者的调研显示,30岁以下患者比30~50岁的患者人数高出了22%。

四、颈椎病的病因

1. 颈椎的退行性变

颈椎退行性改变是颈椎病发病的主要原因,其中椎间盘的退变尤为重要,是颈椎诸结构退变的首发因素,并由此演变出一系列颈椎病的病理解剖及病理生理改变。①椎间盘变性;②韧带-椎间盘间隙的出现与血肿形成;③椎体边缘骨刺形成;④颈椎其他部位的退变;⑤椎管矢状径及容积减小。

2. 发育性颈椎椎管狭窄

近年来已明确颈椎管内径,尤其是矢状径,不仅与颈椎病的发生发展有关,而且与颈椎病的诊断、治疗、手术方法选择以及预后判定均有着十分密切的关系。有些人颈椎退变严重,骨赘增生明显,但并不发病,其主要原因是颈椎管矢状径较宽,椎管内有较大的代偿间隙。而有些患者颈椎退变并不十分严重,但症状出现早而且比较严重。

3. 慢性劳损

慢性劳损是指超过正常生理活动范围最大限度或局部所能耐受阈值的各种超限活动。因其有别于明显的外伤或生活、工作中的意外,因此易被忽视,但其与颈椎病的发生、发展、治疗及预后等都有着直接关系,此种劳损的产生与起因主要来自以下三种情况。

(1) 不良的睡眠体位　不良的睡眠体位因其持续时间长及在大脑处于休息状态下不能及时调整,则必然造成椎旁肌肉、韧带及关节的平衡失调。

(2) 不当的工作姿势　大量统计材料表明某些工作量不大,强度不高,但处于坐位,尤其是低头工作者的颈椎病发病率特高,包括家务劳动者、刺绣女工、办公室人员、打字抄写者、仪表流水线上的装配工等。

(3) 不适当的体育锻炼　正常的体育锻炼有助于健康,但超过颈部耐量的活动或运动,如以头颈部为负重支撑点的人体倒立或翻筋斗等,均可加重颈椎的负荷,尤其在缺乏正确指导的情况下。

4. 颈椎的先天性畸形

在对正常人颈椎进行健康检查或作对比研究性摄片时,常发现颈椎段可有各种异常所见,其中骨骼明显畸形约占5%。

五、颈椎病分型

在临床医学上,根据颈椎病所表现出来的症状与受累的病灶部位,总共分六大类:①颈型颈椎病;②神经根型颈椎病;③椎动脉型颈椎病;④脊髓型颈椎病;⑤交感神经型颈椎病;⑥混合型颈椎病(含两种或两种以上的颈椎病统称为混合型)。

颈型颈椎病和神经根型颈椎病是最常见的颈椎病，两者占 70% 以上。颈型也是最容易治愈的颈椎病。但是颈型颈椎病如反复发作，容易加速颈椎的退变，从而引起其他类型更严重的颈椎病。脊髓型颈椎病是最严重的颈椎病，致残率最高，一旦确诊，多选择手术治疗。如果治疗不及时，脊髓的损伤是不可逆的。椎动脉型是来势最凶猛的，可出现猝倒，或者突发性眼花、失明等症状。交感神经型是最复杂的颈椎病，因为其症状多变，误诊率比较大，治疗效果也不明显。

各型颈椎病的概况见表 9-2-1。

表 9-2-1 各型颈椎病

分型	颈肌型（又称颈型）	神经根型	椎动脉型	交感神经型	脊髓型
占比	40%	30%	8%~10%	8%	8%~10%
年龄	青少年开始	中青年开始	多见中年	中年	中老年
病因	姿势性劳损 伏案工作 劳累过度	骨质增生 软组织变性 外伤	椎动脉受压 椎基底动脉系 供血紊乱	神经紧张 思虑过度	椎间盘突出 脊髓受压 多见急性损伤
病变	颈肩肌群	椎间孔变窄	椎基底动脉	颈交感神经	椎管狭窄
部位	软组织损伤 气血郁滞	颈脊神经受压 多见于第4~7颈椎	供血紊乱	颈部受损	脊髓受压、炎症 水肿、供血障碍
主要症状	颈肩肌群沉重疼痛，上肢麻木、无力，或伴有头痛、眩晕	头颈、肩及上肢疼痛，麻木不可持物，上肢感灼热或针刺样疼痛，也可出现肌萎缩	头痛、眩晕、记忆力减退，头转向一侧时头晕加重，重时出现恶心、呕吐等	烦躁、口干、失眠、多梦、头痛、眩晕、多汗、潮红、心律失常、血压不稳	下肢跛行无力或瘫痪，上肢麻木无力，可有肌萎缩

第二节 老年颈椎病的诊断及治疗

一、各型颈椎病的症状及诊断

1. 颈型颈椎病

又称韧带关节囊型颈椎病，急性发作时常被俗称"落枕"。该型颈椎病多因睡眠时枕头高度不合适或睡姿不当，颈椎转动超过自身的可动度，或由于颈椎较长时间弯曲，一部分椎间盘组织逐渐移向伸侧，刺激神经根，而引起疼痛。落枕也不排除非颈椎因素。如颈部肌肉受寒出现风湿性肌炎、项背肌劳损或颈部突然扭转等，亦可导致落枕样症状。

颈型颈椎病症状以颈部僵硬、痛、胀及不适感为主，常在清晨醒后出现或起床时发觉抬头困难，患者常诉说头颈不知放在何种位置为好。约半数以患者颈部活动受限或强迫体位，个别患者上肢可有短暂的感觉异常。活动时疼痛加剧，休息可以缓解。

此型颈椎病病程较长，可持续数月甚至数年，且常反复发作或时轻时重。慢性病程患者主诉头部转动时发生奇异的响声。发作时，患者头部偏向患侧，以缓解疼痛及不适。

2. 神经根型颈椎病

（1）神经根型颈椎病的概述及症状　　神经根型颈椎病是颈椎病中最常见的一型，发病率最高，占颈椎病的60%。病因主要是颈椎间盘及骨刺向颈椎后外方突出，刺激或压迫相应脊神经根的结果，尤以下部颈椎即第4～7颈椎段最多见。神经根型颈椎病多数在30岁以上发病，呈慢性经过，反复发作。其症状表现如下。

① 根性痛：疼痛为神经根型颈椎的主要症状。其性质呈钻痛或刀割样痛，也可以是持续性隐痛或酸痛。也可以向不同部位放射，如头、耳后或眼窝后部、肩、臂、前胸乃至手指，多局限于一侧。当咳嗽、喷嚏或上肢伸展以及颈部过屈、过伸时均可诱发或加剧疼痛。部分患者患侧手指指端有麻木感。夜间症状加重，常影响睡眠。

② 肌力减弱：上肢肌力减弱为运动神经受损引起的症状，表现为患者持物时费力，部分患者持物时易脱落。肢体骨骼肌由2根以上的神经共同支配，单独神经受损表现为轻度肌力减弱，主要的神经根受累可出现明显的运动功能障碍。

③ 颈部僵直：颈椎病患者常有颈部发板的症状。颈神经根受到刺激，可反射地引起所支配的颈、肩部肌肉张力增高或痉挛。在急性期，检查多可现患者后颈部一侧或双侧肌肉紧张，局部有压痛。神经根牵拉试验、压头试验为阳性。肱二头肌或肱三头肌腱反射可减弱或消失。颈部、肩肌肉张力增高或痉挛。

总之，神经根型颈椎病患者体征是多种多样的。急性期部分患者颈、肩部因疼痛而活动受到限制；慢性期受累关节移位，患者常有不同程度活动障碍，颈部后伸活动亦常受限制。少数患者可出现上肢肿胀，皮肤呈暗红色或苍白色。着凉及劳累后可使症状加重。

（2）神经根型颈椎病的诊断　　诊断神经根型颈椎病，主要根据患者主诉中的根性症状、上肢腱反射及痛觉改变等体征、后颈部棘突位置等触诊及颈椎X线片，大部分患者可以得到及时诊断。

① 症状及体征：一般患者都主诉颈、肩、臂部的疼痛和手指的麻木。急性期会出现颈肌紧张，颈部活动受限。颈部体位改变可以诱发或加重症状。部分患者前臂及手部肌肉出现萎缩现象。椎间孔压迫试验阳性，臂丛神经牵拉试验可呈阳性。部分患者伴有眩晕症状。

② 后颈部触诊检查：患椎的棘突大多数都有病理性移位、压痛，相应的关节突关节肿胀，明显压痛，这是重要的诊断依据。

③ 颈椎 X 线平片检查：通过观察患者的正侧位片和斜位片，除发现椎体后缘及 Luschka 关节部骨质增生外，部分病例可由患椎移位而引起的颈椎位置改变。临床医生可以依据颈椎病的症状和体征，而对其颈椎病的定位作出诊断。

3. 椎动脉型颈椎病

（1）椎动脉型颈椎病的概述及症状

① 椎动脉型颈椎病的概述：当颈椎出现节段性不稳定和椎间隙狭窄时，会造成椎动脉扭曲而受到挤压；骨质增生的形成也可以直接压迫椎动脉或刺激椎动脉周围的交感神经纤维，使椎动脉痉挛而出现椎动脉血流瞬间变化，导致供血不足而出现症状。

椎动脉型颈椎病是中老年人的常见病。颈椎病患者中约 70% 有椎动脉受累。50 岁以上头晕、头痛者 50% 以上与颈椎病引起的椎基底动脉受累有关。

② 椎动脉型颈椎病的典型症状：眩晕是椎动脉型颈椎病患者的常见症状。患者因为颈部的伸展或旋转而改变体位诱发眩晕症状。前庭神经核缺血性病变引起的眩晕，一般持续时间较短，数秒至数分钟即消失，发病时患者可有轻度失神及运动失调，表现为行走不稳或斜向一方；迷路缺血性病变引起的眩晕不伴意识障碍。前庭神经病变引起的眩晕属中枢性眩晕症；迷路缺血性病变属周围性眩晕症。部分患者恶心感。急性发病时患者不能抬头，少数人有复视、眼颤、耳鸣及耳聋等症状。

在体征方面，发病时患者颈部活动受限，作颈部旋转或活动可引起眩晕、恶心或心慌等症状；部分患者在患侧锁骨上听诊检查能听到椎动脉因为扭曲、血流受阻引起的杂音。后颈部拇指触诊能摸及患椎向一侧呈旋转移位，同时棘突及移位的关节突关节部有明显压痛。

椎动脉型颈椎病的患者在发病时，头痛和眩晕症状一般同时存在。其中枕大神经病变是引起头痛的主要原因。因为椎动脉分支枕动脉供给枕大神经，临床上椎动脉痉挛引起枕大神经缺血而出现枕大神经支配区头痛症状，为间歇性跳痛，从一侧后颈部向枕部及半侧头部放射，并有灼热感，少数患者有痛觉过敏，触摸颈部即感疼痛明显。

（2）椎动脉型颈椎病的诊断

① 中年以上的患者，经常因为头颈部体位的改变而致眩晕、恶心、头痛及视力减退。另外，患者可以伴有神经根刺激症状。

② 发病时患者颈部活动常常受限；做颈部较大的旋转、后伸活动时可引起眩晕症状。

③ 做后颈部触诊检查时，可以发现部分患者上颈椎或其他患椎有移位，相应的关节囊部肿胀和压痛。

④ 颈椎正侧位及斜位 X 线平片可以发现患椎病理性移位。

⑤ 部分患者在患侧锁骨上部可以听到椎动脉血流受阻的声音。

4. 髓型颈椎病

（1）椎动脉型颈椎病的概述及症状　髓型颈椎病的发病率占颈椎病的 12%～20%，也是目前许多骨科大夫非常头痛的一种颈椎病类型，因为此病的影响十分严重，甚至可造成肢体瘫痪。脊髓型颈椎病致残率高。

脊髓型颈椎病通常起病缓慢，以 40～60 岁的中年人为多。脊髓型颈椎病的发病和严重程度往往与有无颈椎管狭窄有很大关系。

临床表现如下。

① 多数患者首先出现一侧或双侧下肢麻木、沉重感，随后逐渐出现行走困难。上下楼梯时需要借力。严重者步态不稳、行走困难。患者双脚有踩棉感。

② 出现一侧或双侧上肢麻木、疼痛，双手无力、不灵活，像写字、系扣等精细动作难以完成。严重者甚至不能自己进食。

③ 躯干部出现感觉异常，患者常感觉在胸腹部或双下肢有如皮带样的捆绑感。同时下肢可有烧灼感、冰凉感。

④ 部分患者出现排尿无力、尿频尿急、尿不尽、尿失禁或尿潴留等排尿障碍，大便秘结等，性功能减退。

（2）脊髓型颈椎病诊断

① 多发于中年以上，症状初期为肢体或躯干麻木、无力及上运动神经元损害体征。症状反复，同时呈进行性加重。

② 脊髓型颈椎病颈部疼痛及活动受限的体征不明为单纯的下肢运动障碍者（如无力、发抖、腿软或易摔倒）；有表现为单纯下肢感觉障碍者（如双足感觉异常、双下肢麻木）也有同时为感觉、运动障碍者。

③ 偏侧症状：出现一侧上下肢的感觉运动障碍，如右臂发胀，同时有右腰、右下肢疼痛及肌肉震颤。

④ 交叉症状：出现一侧和对侧下肢感觉或运动障碍，如侧上肢发麻而对侧下肢疼痛。

⑤ 四肢症状：出现于四肢的神经机能障碍，有表现为单纯感觉障碍者（如双足小趾及双手尺侧麻木）；有短期内四肢陆续出现感觉、运动障碍者，如有一患者在长时间低头工作后，次日出现左手 4、5 指发麻，第三天出现右手 4、5 指发麻，第 4、第 5 天感到双下肢麻木、无力、抬腿困难、步态不稳。

⑥ 头部症状表现为头痛、头晕。

⑦ 骶神经症状：表现为排尿或排便障碍，如龟头部感觉异常、尿频、尿急、排尿不尽、腰腿酸软、排便无力或便秘等。

5. 交感型颈椎病

（1）交感型颈椎病的概述　由于椎间盘退变和椎体不稳定等因素，对颈椎周围的交感神经末梢造成刺激，产生交感神经功能紊乱。交感型颈椎病症状繁多，多数表现为交感神经兴奋症状,少数为交感神经抑制症状,且往往会伴随椎动脉型颈椎病症状。

(2)交感型颈椎病的诊断

① 交感神经兴奋症状

a. 头部症状:头痛或偏头痛、头沉、头昏、枕部痛或颈后痛;但头部活动时这些症状并不加重。

b. 面部症状:眼裂增大、视物模糊、瞳孔散大、眼窝胀痛、眼目干涩、眼冒金星等症状。

c. 心脏病症状:心跳加快、心律失常、心前区疼痛和血压升高。

d. 周围血管症状:因为血管痉挛,肢体发凉怕冷,局部温度偏低,或肢体遇冷时有刺痒感,或出现红肿、疼痛加重现象。还可见颈部、颜部和肢体麻木症状,但痛觉减退并非按神经节段分布。

e. 出汗障碍:表现为多汗。这种现象可局限于一个肢体、头部、颈部、双手、双足、四肢远端或半侧身体。

② 交感神经抑制症状:交感神经抑制也是迷走神经或副交感神经兴奋。症状是头昏眼花、眼睑下垂、流泪鼻塞、心动过缓;血压偏低、胃肠蠕动增加等。

(3)交感型颈椎病鉴别诊断

① 冠状动脉供血不全:其症状是心前区疼痛剧烈。伴有胸闷、气短,只有一侧或两侧上肢尺侧的反射疼痛而无上肥颈脊神经根刺激症状。心电图有异常改变。服用硝酸油类药物时症状可以减轻。

② 神经症:没有颈椎病的X线改变。无神经根和脊髓压迫症状,应用药物治疗有一定效果。但需长期观察,反复检查,以鉴别诊断。

6. 混合型颈椎病

混合型颈椎病是指颈椎间盘及椎间关节退变及其继发改变,压迫或刺激相邻的脊髓、神经根、椎动脉、交感神经等两种或两种以上相关结构,引起一系列相应的临床表现。

二、颈椎病的治疗原则

1. 药物治疗

可选择性应用止痛药、镇静药、维生素(如维生素B_1、维生素B_{12}),对症状的缓解有一定的效果。

2. 运动疗法

各型颈椎病症状基本缓解或呈慢性状态时,可开始医疗体操以促进症状的进一步消除及巩固疗效。症状急性发作期宜局部休息,不宜增加运动刺激。有较明显或进行性脊髓受压症状时禁忌运动,特别是颈椎后仰运动应禁忌。椎动脉型颈椎病时颈部旋转运动宜轻柔缓慢，幅度要适当控制。

3. 牵引治疗

牵引在过去是治疗颈椎病的首选方法之一，但近年来发现，许多颈椎病患者在使用牵引之后，特别是那种长时间使用牵引的患者，颈椎病不但没有减轻，反而加重。

牵引不但不能促进颈椎生理曲度的恢复，相反牵引拉直了颈椎，反而弱化颈椎生理曲度，故颈椎病应慎用牵引疗法。

4. 手法按摩推拿疗法

手法按摩推拿疗法是颈椎病较为有效的治疗措施。它的治疗作用是能缓解颈肩肌群的紧张及痉挛，恢复颈椎活动，松解神经根及软组织粘连来缓解症状，脊髓型颈椎病一般禁止重力按摩和复位，否则极易加重症状，甚至可导致截瘫，即使早期症状不明显，一般也推荐手术治疗。

5. 理疗

在颈椎病的治疗中，理疗可起到多种作用。一般认为，急性期可行离子透入、超声波、紫外线或间动电流等；疼痛减轻后用超声波、碘离子透入，感应电或其他热疗。

6. 温热敷

此种治疗可改善血循环，缓解肌肉痉挛，消除肿胀以减轻症状，有助于手法治疗后使患椎稳定。本法可用热毛巾和热水袋局部外敷，急性期患者疼痛症状较重时不宜做温热敷治疗。

7. 手术治疗

有神经根或脊髓压迫者，必要时可手术治疗。

第三节　老年颈椎病的科学管理

一、日常保健

1. 床具

各种床铺各有其优缺点，而且与个人居住地、气候、生活习惯、经济状况有关。但单从颈椎病的预防角度说，应该选择有利于病情稳定，有利于保持脊柱平衡的床铺为佳。因此，选择一个放在床板上有弹性的席梦思床垫为好，它可以随着脊柱的生理曲线变化起调节作用。

2. 枕头

枕头是维持头颈正常位置的主要工具。这个正常位置是指维持头颈段本身的生理曲线。这种正常曲线既保证了颈椎外在的肌肉平衡，又保持了椎管内的生理解剖状态。因此一个理想的枕头应是符合颈椎生理曲度要求的，质地柔软、透气性好的，以中间低、两端高的元宝形为佳，因为这种形状可利用中间的凹陷部来维持颈椎的生理曲度，也可以对头颈部起到相对制动与固定作用，可减少在睡眠中头颈部的异常活动。其次，对枕芯内容物选择也很重要，常用的有以下几种。

① 荞麦皮：价廉，透气性好，可随时调节枕头的高低。

② 蒲绒：质地柔软，透气性好，可随时调节高低。

③ 绿豆壳：不仅通气性好，而且清凉解暑，如果加上适量的茶叶或薄荷则更好，但主要用于夏天。其他如鸭毛等也不错，但价格较高。

枕头不宜过高或过低，切忌"高枕无忧"，以生理位为佳，一般讲，枕头高以8～15cm为宜，或按公式计算：（肩宽－头宽）÷2。颈椎枕亦可起预防或治疗作用。

3. 睡眠体位

一个良好的睡眠体位，既要维持整个脊柱的生理曲度，又应使患者感到舒适，方可达到使全身肌肉松弛，容易消除疲劳的调整关节生理状态的作用。根据这一良好体位的要求应该使胸部、腰部保持自然曲度，双髋及双膝呈屈曲状，此时全身肌肉即可放松，这样，最好采取侧卧或仰卧，不可俯卧。

二、食疗保健

1. 对症进食

对于颈椎病患者来说，由于颈椎病是椎体增生、骨质退化疏松等引起的，所以颈椎病患者在治疗期间，应以富含钙、蛋白质、B族维生素、维生素C和维生素E的饮食为主。其中钙是骨的主要成分，以牛奶、鱼、猪尾骨、黄豆、黑豆等含量为多；蛋白质也是形成韧带、骨骼、肌肉所不可缺少的营养素；而B族维生素、维生素E则可缓解颈椎病患者的疼痛，解除疲劳。颈椎病患者多吃含钙、蛋白质以及维生素的食物，对于患者身体有帮助，可以有效缓解颈椎病的症状。

2. 饮食有度

对于颈椎病患者来说，在患病以后，颈椎病患者的饮食要有节制，不可暴饮暴食。人体的阴阳是平衡的，饮食过度或过寒、过热都会使阴阳失调，而致脏腑受伤。长时间食生冷寒凉的食物，会伤脾胃之阳气，导致寒湿内生，从而加重颈椎病的症状。

3. 合理搭配

颈椎病患者在治疗期间，饮食要合理搭配，不可单一偏食。食物一般分两大类：一类是主食，主要是提供热量，如米、面，都属于这类食物；另一种食物，可以调节生理功能，称为副食，如豆类、水果和蔬菜等。主食中所含的营养是不同的，粗细要同时吃，不可单一偏食。粗细、干稀、主副搭配的全面营养可满足人体需要，促进患者的康复和维持正常人体的需要。

三、颈椎病的运动保健

颈椎病是一种常在中老年人群中出现的慢性病，给老年人群带来很多不便和痛苦。随着生活水平的提高，手机、电脑电子产品的发展，以及老年人群生活方式的特点使老年人患颈椎病的概率越来越大。多方研究表明运动健身是有效防御和治疗颈椎病的方式之一。但由于老年人群的特殊性，以及生活方式、兴趣爱好、健康状况存在较大差异，因此在老年颈椎病患者进行运动保健时要注意因人而异，科学进行运动处方的设计，加强医务监督和运动监测，及时调整运动强度、运动项目、运动时间，保证运动处方和处方实施的安全性、科学性和有效性。

1. 运动保健对老年颈椎病患者的意义

运动保健是预防和治疗颈椎病比较有效和适用的方法。科学的进行运动保健对老年颈椎病患者的康复、生活都有积极的促进作用。在人体骨骼肌肉系统中，颈椎与全身肌肉群几乎是放射性的紧密相关，在运动学中任何一种体育运动都是全身平衡性和协调性的身体锻炼，几乎都会使颈椎得到刺激和锻炼。积极、有针对性地进行有助于颈肩部运动的体育锻炼可以刺激颈部的血液循环，颈部韧带可以得到牵拉，肌肉僵硬感得到减缓，帮助淤血、水肿得到消除，使颈椎病的症状得到减轻。适当的体操和抗阻力练习，可以提高颈肩部肌肉的肌肉力量和肌耐力，提高肌肉抗疲劳能力，加强颈椎的稳定性，从而预防颈椎病，避免病情复发。

2. 老年颈椎病患者适宜的运动项目

老年颈椎病患者的运动项目选择要充分考虑到老人年的身体状况和病情。有氧运动、适当的力量练习、舒缓的伸展运动比较适合老年人颈椎病患者。中国传统的太极拳、导引养生功、八段锦也是比较适合老年颈椎病患者的全身运动。

在康复期3个月以内的老年颈椎病患者，尤其是前2周以内的患者可以做一些舒缓的伸展运动，特别是颈部伸展运动即可，逐渐增加有氧运动为辅助练习。在康复期3个月以后的患者，可以逐渐增加有氧运动，达到伸展运动与有氧运动结合，在康复的同时逐渐增强心血管功能。

老年颈椎病患者可根据本人的身体情况、兴趣爱好选择一种或几种参加，练习动作以活动颈肩部和拉伸放松为主。在老年颈椎病患者参加运动保健时不仅要考虑锻炼的有效性，更要考虑锻炼的安全性。对老年颈椎病患者而言，无论是康复期3个月之内还是3个月之外，参加运动保健都要选择安全且自己擅长的、经常参加的运动项目。

3. 老年颈椎病患者运动量及注意事项

（1）老年颈椎病患者运动保健的运动量　上海瑞金医院提出过比较适合中国人特点的计算公式，即按照年龄最大心率预计值来计算，女性最大心率约为 $220-0.8\times$ 年龄，男性最大心率约为 $220-0.78\times$ 年龄；颈椎患者在康复期的运动适宜心率相当于最大心率的 60%～85%，同时 60 岁左右的老年人运动适宜心率约为 170-年龄。在计算老年颈椎病患者的运动量时要结合老年人和颈椎病患者的适宜心率综合计算，取最低值，等运动适应后再根据身体状况及时调整运动量。

有文章指出，当每周锻炼多于 3 次时，最大摄氧量的增加逐渐趋于平坦；当锻炼次数增加到 5 次以上时，最大摄氧量的增加就很小；而每周锻炼少于 2 次时，经常不引起改变。由此可见，每周锻炼 3～4 次是最适宜的频度，每次锻炼时间以不少于 15 分钟为宜。

(2) 老年颈椎病患者运动保健的适应证及禁忌证　一般而言，康复期的老年颈椎病患者适宜进行运动保健，处于颈椎非化脓性炎症患者、颈椎骨关节损伤及软组织劳损、颈椎的退行性病变患者适宜进行运动保健。

要注意的是，老年颈椎病患者若处在急性发作期内，原则上都要卧床休息，此时最好保持静止，任何形式的运动和保健都不宜进行，待急性期过后逐渐恢复运动保健，处于颈椎结核、椎化脓性病变、恶性肿瘤患者应该暂时避免或尽量避免参加运动保健。

老年颈椎病患者在进行运动保健的时候要根据自己患病的类型及自身情况严格控制运动量及各种禁忌证。不是所有的颈椎病都能通过运动保健缓解症状，例如食管型颈椎病，它是由于颈椎体前缘的骨刺形成压迫食管而引起吞咽困难，所以运动保健对此类症状无法缓解。有的颈椎病若锻炼不当会使病情加重，例如脊髓型颈椎病，此类患者的脊髓在椎管内缓冲间隙缩小，如果运动方式方法不当，极有可能会使症状加重。此外，有的颈椎病例如交感型、椎动脉型颈椎病，他们的病因是颈椎不稳定，活动时颈椎稳定性就会变差，如果在体育运动时不注意，进行一些活动幅度较大的旋转、扭转练习，会导致大脑暂时性供血不充足，严重的会晕倒昏厥，像此类的患者应该采取静态的静力性肌肉练习来加强颈椎的稳定性。所以老年颈椎病患者要注意根据颈椎病的病因和类型科学进行锻炼，切勿盲目独自进行运动保健。在进行运动保健时，要做好充分的准备和热身活动，穿着要合适、时间要适宜，运动环境要选择好。运动过程中要注意力集中，注意自身感觉，不要三心二意。运动结束时要进行放松拉伸练习，逐渐使身体恢复到安静状态。运动结束后要至少 30 分钟后再进行洗澡、进食。

4. 老年人颈椎病患者运动方法

(1) 健步走、慢跑　健步走、慢跑运动量不大，是一种适合老年颈椎病患者参加的有氧运动。健步走要选择合适的地点时间。慢跑可以采用与健步走交叉进行的方式进行，健步走和慢跑是全身肌肉都参与的运动，通过有节奏的练习可以锻炼脊柱的协调和平衡能力，提高肌肉耐力的同时增强心肺功能，也可改善老年人的心理状态。

(2) 骑自行车　自行车在我国是一种很普通又十分便利的交通工具。骑自行车是一种可以改善心肺功能、提高心肺耐力、提高神经系统敏捷性,同时能预防大脑老化的有氧运动。在骑车时,身体躯干、下肢各环节的肌肉和韧带都可以得到相应的锻炼。老年人颈椎病患者可以进行室内的自行车练习。

(3) 游泳　游泳是一项适合老年人参加的有氧运动,对颈椎病患者也有良好的康复预防效果。游泳水温低于正常人体温,游泳过程中出水、入水对皮肤有不同的刺激,有助于扩张血管、提高新陈代谢,增强体质提高身体抵抗能力。游泳时水有浮力,运动时减少了对颈椎、脊柱的压力,蛙泳、仰泳、自由泳等姿势对提高背部肌肉、提高颈部肌肉耐力都有促进作用,游泳的技术特点可以有效地缓解颈椎病的复发。注意若是长期坚持会游泳的老年人提倡鼓励其继续参与游泳运动,若是不会游泳的老年人不建议重新学习游泳进行颈椎病的康复训练。

(4) 颈椎病康复操　颈椎病康复操是医疗体操的一种,专门针对颈椎病患者创编的套路,一般分为徒手练习和手持轻器械练习两种。颈椎病康复操主要是针对颈椎病的特点,通过肩颈部、背部或全身性的运动对颈椎病造成的身体活动受限的各关节进行复合型的体育锻炼,以达到促进血液循环,提高锻炼部位肌肉的肌耐力、肌肉力量,平衡两侧肌的肌肉张力,提高颈椎的稳定性,减缓或消除肌肉痉挛症状,从而有效提高颈部的活动功能,帮助颈椎及周围组织康复的目的。颈椎病康复操方便简单,受场地、器械的影响较小,适合老年颈椎病患者长期进行,以达到预防和避免病情复发的作用。

一般可以徒手进行颈项争力、犀牛望月、后仰抗阻运动、耸肩、滚肩法、金狮摇头等徒手操练习,每个动作重复6～8次,注意左右交替。徒手操进行结束后,还可以适当进行哑铃练习,注意哑铃重量不宜过大,并且要因人而异,通过锻炼逐步增加重量,适合做的动作有屈肘扩胸运动、斜方击出运动、侧方击出运动、上方击出运动、直臂外展运动、直臂前上举运动、耸肩运动、两肩后张扩胸运动、直臂前后甩运动等,在运动过程中若感觉吃力可先徒手进行,等适应后再逐渐增加哑铃重量,但锻炼次数控制在单手6～8次,双臂8～12次左右。

颈项操的具体做法如下。

① 颈项争力:站立,两足开立与肩同宽,两手叉腰,抬头望天,还原,然后两足开立与肩同宽,两手叉腰,低头看地,还原。要求呼吸自然,腰不参与活动。

② 犀牛望月:头用力看向左下,再沿45°角方向向右上斜望5秒,还原;然后,头用力看向右下,再沿45°角方向向左上斜望5秒,还原。

③ 耸肩、滚肩法:双手叉腰,耸肩20次;双肩先由后向前旋转20～30次,再由前向后旋转20～30次。动作要领:缓慢而匀速,约30次/分钟。

④ 后仰抗阻运动:两手交叉于头部,头仰时两交叉手给予一定的阻力,做6～8次。

⑤ 金狮摇头:头颈向左右各绕环一周。

⑥ 击拳运动:徒手或手持1～2kg重的哑铃向前斜方、侧方、上方击出,各

方向可做 4～8 次。

⑦ 向后观瞧：姿势同前，右手臂随头颈向右后转，目视右手，还原；然后左手臂随头颈向左后转，目视左手，还原。

⑧ 前伸探海：姿势同前，头颈前伸并转向右前方，双目前下视，还原；然后，头颈前伸并转向左前方，双目前下视，还原。

但在进行颈椎病康复操时也要注意适应证和禁忌证，注意安全第一的原则，注意自我感觉和医务监督。在各种颈椎病的急性发作期要注意局部的休息，切记不要进行刺激运动。在急性期过后，病情症状呈现慢性状态或者症状缓解后方可开始逐步进行操练，可从徒手体操开始，逐步增加负荷，以达到促进症状消除和避免病情复发的作用。

在进行颈椎病康复操时也要注意颈椎病的类型，若是有比较明显的或进行性脊髓受压症状的时候要注意停止运动，特别是避免做颈椎后仰的动作；若是椎动脉型颈椎病患者，做颈椎旋转运动时要注意动作轻柔缓慢，切记不可用力过猛、幅度过大。

做颈椎病康复操练习时要注意由易到难，活动范围要从小到大，运动节奏要由慢逐渐加快。练习强度要严格控制，不能操之过急，避免肌肉拉伤和肌肉劳损，以免加重颈椎病病情；做操时，要保持肩颈部的肌肉放松，控制力量，让参与运动的各关节舒展，同时注意力要集中，排除杂念，调整呼吸。练习时要多注意个人本体感觉和客观指标，练习若有任何身体不适应及时停住，寻找原因，再调整状态开始练习。

颈椎病康复操结束后个人本体感觉应该是舒适、轻松，若出现头晕或疼痛感，表示运动强度过大或运动幅度过大，下次练习时应该适当减小强度和幅度。

四、颈椎病的预防

（1）加强颈肩部肌肉的锻炼，在工间或工余时，做头及双上肢的前屈、后伸及旋转运动，既可缓解疲劳，又能使肌肉发达，韧度增强，从而有利于颈段脊柱的稳定性，增强颈肩顺应颈部突然变化的能力。

（2）避免高枕睡眠的不良习惯，高枕使头部前屈，增大下位颈椎的应力，有加速颈椎退变的可能。

（3）注意颈肩部保暖，避免头颈负重物，避免过度疲劳，坐车时不要打瞌睡。

（4）及早、彻底治疗颈肩、背部软组织劳损，防止其发展为颈椎病。

（5）劳动或走路时要防止闪、挫伤。

（6）长期伏案工作者，应定时改变头部体位，按时做颈肩部肌肉的锻炼。

（尚小可　曹子秦　薛帆）

第十篇

老年常见精神心理障碍的科学管理

第一章　老年焦虑障碍

第一节　疾病常识

一、老年焦虑障碍定义

老年焦虑障碍又称为"老年焦虑症",指的是 60 岁以上老年人群以容易焦虑紧张、心烦意乱、过度担忧、恐惧、害怕、对焦虑不安难以耐受,以及伴有自主神经功能紊乱如心率加快、瞳孔放大、出汗增多、胃肠道不适为主要临床表现的一种常见精神障碍。老年焦虑障碍包括惊恐障碍(PD)、广泛性焦虑障碍(GAD)、躯体疾病所致精神障碍等。

其实我们每个人都有过焦虑紧张的情绪体验,难道一有焦虑就是焦虑症吗?我们需区分正常焦虑与病理性焦虑。正常焦虑和病理性焦虑主要的区别在于程度、持续时间和影响日常生活的程度。正常焦虑通常是短暂的、与特定情境相关的,而病理性焦虑则持久并且对个体的日常生活产生重大影响。

(1) **正常焦虑**　是人的一种正常情绪反应,当面临压力或威胁时,人们会感到紧张或不安。比如,人们在面临考试、比赛、面试等情境时,可能会有紧张担心、心跳加快、口干、手抖等心理生理上的反应。这种焦虑通常是短暂的,当压力或威胁消除后,焦虑感也会消失。适当程度的焦虑有助于我们应对挑战和危险,是生存和发展的必要条件。此种情况下是不需要医学干预的。

(2) **病理性焦虑**　是一种过度的、持久的焦虑状态,它超出了正常的反应范围,且持续时间较长。病理性焦虑会严重干扰个体的日常生活,包括工作、学习和社交等方面。这时候是需要医学干预的。

虽然老年焦虑症是比较容易治疗的心理疾病,但大部分患者存在突出的躯体症状,易因各处躯体症状就诊于综合医院的内科门诊(如惊恐发作时出现胸闷、心慌伴濒死感等症状,可反复就诊心内科;或因胃肠道症状,就诊消化内科;或因头痛头晕,就诊于神经内科等),到临床心理科或者精神科的就诊率低,故专科治疗率不高。老年患者因多次就诊,甚至完善多个检查,均未见明显器质性问题,甚至有些医生告知患者没有相应内科疾病,但患者的躯体症状仍确实存在,不仅加重患者心理痛苦感,特别关注的躯体不适又检查不出什么问题,患者会更加紧张担忧自己是不是患了什么严重疾病,连医院都查不出来,医生都诊断不出来。老年焦虑障碍识别率低,老年人耐受性差,部分患者共病抑郁障碍,自杀率高,成为老年健康第一大杀手。因此,提高广大民众对病理性焦虑的认识,加强综合医院内科医师对焦虑症的识别都十分重要。

二、目前中国老年焦虑障碍流行病学

目前中国已经进入到老龄化社会,老年期身体功能的下降、躯体疾病的困扰多、退休后生活状态的改变、独居、亲友生病或离世等负性生活事件都会增加老年人的失落和无助感,从而老年群体的心理健康问题越来越普遍,其中老年焦虑障碍较为常见。

2011年有对中国人群老年焦虑障碍患病率Meta分析,结果显示中国老年焦虑障碍的患病率为6.79%,焦虑症状的患病率为22.11%。也有流行病学调查资料显示,在老年人群中广泛性焦虑障碍的患病率为0.7%~7.3%,大部分病例在65岁以前发病;恐惧障碍的患病率为10%,其中以场所(广场)恐惧最常见,其次为特定恐惧障碍和社交焦虑障碍;惊恐障碍的患病率为0.1%~1.0%。国外有资料显示,65岁以上人群中焦虑障碍的总患病率约为10.2%,老年期焦虑和抑郁共病的患病率为14%~17%。

老年焦虑障碍患者由于躯体疾病多,共病率明显较高,有调查发现综合性医疗机构门诊就诊者焦虑障碍的检出率为8.6%,抑郁和焦虑共病的检出率为4.1%,亚型中以广泛性焦虑障碍检出率最高4.2%;焦虑障碍和抑郁障碍之间的共病比例(49.4%)以及焦虑障碍亚型间共病比例(56.0%)较高;神经内科的焦虑障碍检出率最高(11.7%),其次是消化内科(9.4%)和心血管内科(7.8%)。在针对常见老年疾患者群共病焦虑障碍的发病率调查中发现,冠心病和高血压人群中,焦虑症状发生率分别为45.8%和47.2%,在痴呆、帕金森患者中焦虑症状也很常见。而自新型冠状病毒流行以来,老年焦虑障碍的患病率更是急剧上升。

三、老年焦虑障碍的常见病因

老年焦虑障碍的常见原因既与先天的素质因素有关,也与外界的环境刺激有关。通常认为该类患者人格特质往往焦虑特质偏高。这种焦虑特质通常表现为容易焦虑不安,对焦虑不安的耐受也差,交感神经容易兴奋等症状。广泛性焦虑障碍往往与冗长的现实压力、患者对压力始终缺乏合理的应付方式、又对以上毫无自知有关。惊恐障碍往往与快节律、高压力的生活方式相关,患者往往具有自己催赶自己的A型人格倾向,往往在脑及躯体持续疲劳之后发病。具体而言,主要有以下相关因素。

(一)病前性格特征

自卑,内向,敏感,多疑,羞怯,怯弱,胆小怕事,谨小慎微,依赖性强,患得患失，自信心不足，遇事容易紧张，情绪容易波动，决断犹豫不决，对困难估计过高，对自己身体过分关注，对挫折容易过分自责，对新事物或是新环境不能快速适应等。

（二）遗传因素

遗传研究发现，其血缘亲属中患病率为15%，远高于正常人群5%。双卵双生子的患病率为25%，而单卵双生子为50%。患者父母亦有焦虑状态或焦虑性格。有的学者认为焦虑症是环境因素通过易感素质共同作用的结果，易感素质是由遗传因素决定的。

（三）生物学因素

焦虑反应的生理学基础是交感和副交感神经系统活动的普遍亢进，常有肾上腺素和去甲肾上腺素的过度释放。躯体变化的表现形式决定于患者的交感、副交感神经功能平衡的特征。

有的学者认为焦虑障碍与神经递质不平衡有关。神经递质是指中枢神经系统传导信息的化学物质，包括：γ氨基丁酸（GABA）、儿茶酚胺、多巴胺、5-羟色胺、神经营养因子等。研究发现，焦虑症患者与正常人相比，在某些神经递质水平上存在不平衡。例如，脑内含量最多的就是神经营养因子，在焦虑障碍患者当中的血浆水平明显低于健康人群。低水平的GABA会增加大脑兴奋性，并产生焦虑情绪。焦虑障碍患者中的脑脊液、血和尿中的肾上腺素代谢产物增加，减少蓝斑发放并降低去甲肾上腺素能活动的药物。比如可乐定、苯二氮䓬类药物可以有减轻焦虑的作用。而且能够促使蓝斑发放，并且增加去甲肾上腺素的药物，比如育亨宾可以激发焦虑。目前应用增加突触间隙、去甲肾上腺素和5-羟色胺浓度的，5-羟色胺和去甲肾上腺素双通道摄取抑制剂这样的药物，临床发现也可以治疗焦虑。因此各种神经递质出现失平衡状态，可能是焦虑障碍的重要原因。

（四）精神刺激因素

生活的挫折和不满等精神因素可成为焦虑障碍诱发因素。常见的老年焦虑障碍生物心理社会因素有家人去世、离职退休、生活环境改变、家庭矛盾、离异或丧偶、经济压力、躯体疾病、滥用药物、营养不良、过度烟酒、受到惊吓、缺乏锻炼及社交等。

四、老年焦虑障碍的临床表现

（一）躯体不适多但查不出什么病

老年焦虑症患者会感觉身体浑身难受、搓手顿足、坐立不安、来回走动、不吃不喝、不想睡觉，甚至什么都不想做。以为自己生了什么大病，到各大医院就医，和医生诉说躯体不适症状，医生会根据头部、胃部、心脏等方面情况开出相应的化验单和检查单，可是检查结果显示没有什么异常，或是检查结果轻度异常与老人描述的痛苦并不符合。实际上无器质性病理改变的疼痛、肌肉紧张、颤抖、胸闷、心慌、气短、头痛、头晕、出汗、口干、腹痛、腹泻等，这些都是老年焦虑症躯体焦虑的复杂表现。

（二）内心担忧多但不现实

老年焦虑症患者身体本无重大疾病，但只要有一点小病小痛，就担忧自己的病治不好，不断地问家人或是医生，甚至各种担忧，担忧钱，担忧子女，担忧子孙等。"杞人忧天"式的恐惧担忧、精神上的过度担心是焦虑症的核心症状。老年性焦虑障碍往往是对未来可能发生的、难以预料的某种危险或不好事情经常紧张担心，只是惶恐不安的一种内心体验。

（三）过度依赖但意识不到

老年焦虑症患者特别依赖医院，依赖亲人。有一点难受，都需要儿女们陪伴到医院，甚至每年都要住上几次医院。儿女们付出很大精力，病情却不见好转，甚至愈演愈烈。弗洛伊德把这种现象解释为"后增益效应"，即神经症（包括焦虑症）产生后，患者缺乏安全感，需要呵护关照，达到精神上和物质条件上的满足，南辕北辙式的过度治疗和家人无微不至的照料，使患者因病"受益"，于是神经症持续下去。

（四）药物依赖但不能自拔

老年焦虑症患者因经常睡眠不好，会使用安眠药（如苯二氮䓬类的艾司唑仑、地西泮、氯硝西泮等），有些患者长期依赖安眠药，一旦停药，患者更加焦虑不安，烦躁难受。使用苯二氮䓬类药物可能出现的不良反应：躯体消瘦、倦怠无力、面色苍白、皮肤粗糙、肌张力低、腱反射低或消失、步态不稳等。严重者可出现安眠药戒断综合征：彻夜不眠、焦虑、震颤、肌肉抽搐、头痛、肠胃功能失调与厌食、感知过敏、幻觉妄想、人格解体等。催眠药物的使用必须遵医嘱，不可自行滥用。

第二节　老年焦虑障碍的临床评估

针对每一位就诊患者，医生均需要对其进行全面系统临床评估，对于老年焦虑障碍患者的临床评估一般包括病史采集、体格检查及辅助检查、精神状况检查、量表评估等。

1. 病史采集

病史采集主要是通过问诊了解患者病情发生、发展及目前主要症状等方面，一般主要询问对象是患者本人和知情者，需要询问的主要包括：是否存在焦虑症状，其症状主观感受的严重程度和观察到的严重程度；症状发作及波动情况、持续时间、病程特点；对患者社会功能的影响和精神痛苦感；既往病史和共病情况，治疗经过及疗效；个人史及家族史；患者的人格特征，有无可能的诱发因素及其他可能引起此种情况的危险因素等，以求更全面了解产生该症状背后的原因，有利于建立良好的医患关系及制定合理、个体化的治疗方案。如果出现采集信息不一致，需要在检查患者时加以澄清或补充额外信息。

2. 体格检查及辅助检查

老年焦虑障碍患者不仅躯体症状常见，同时易合并多种躯体疾病，如心血管病、自身免疫性疾病、内分泌代谢疾病、肿瘤以及脑血管病、帕金森病等神经系统疾病，故需根据患者描述的症状，需通过系统的体格检查、实验室检查、特殊检查等，逐一排查躯体疾病的可能，如甲状腺功能、常规心电图、动态心电图、心脏彩超、头部 MRI/CT、脑电图等检查。除了针对性特殊检查外，还需完善常规基础检查如血常规、肝肾功能、血糖、血脂、心肌酶、电解质、乙肝、丙肝、梅毒、HIV 等检查。

3. 精神状况检查

老年焦虑障碍的临床表现多种多样、复杂多变，主要分为精神性焦虑、躯体性焦虑，精神状况检查主要针对以上两个方面开展，同时兼顾其他症状，如抑郁症状、共病、其他疾病等。

（1）精神性焦虑　核心症状是精神上的过度担心，担心的可能是现实生活中可能将要发生的事情，也可能是没有明确对象或内容的，对外界刺激过度敏感，警惕性高，注意力不集中，经常跑神，难以入睡，中途易醒等。

（2）躯体性焦虑　以躯体症状表达焦虑情绪，主要表现为搓手顿足、坐立不安、来回走动、无目的小动作增多等运动性不安及肌肉紧张，伴有自主神经功能紊乱的症状，如胸闷、心慌、气短、头痛、头晕、出汗、口干等症状。

4. 量表评估

对于精神症状及严重程度的评估，没有特异性检查，临床常用量表作为辅助手段对其进行量化评估。

量化工具主要包括诊断用和症状评估用两大类型。诊断量表条目多且复杂，与不同的诊断体系相配套，适合于科研工作，如与 DSM-Ⅳ 相配套的临床定式检查问卷（SCID）和国际神经精神科简氏访谈问卷（MINI）与 ICD-10 配套的神经精神病学临床评定量表（SCAN）等。症状量表分为自评和他评两类，自评主要反映患者主观感受到的症状及严重程度，主要包括：焦虑自评量表（SAS）、7 项广泛性焦虑量表（GAD-7）、贝克焦虑量表、状态-特质焦虑问卷等；他评主要反映客观评价的症状及严重程度，主要包括：汉密尔顿焦虑量表、Marks Sheehan 恐惧量表、Liebowitz 社交焦虑量表、社交回避及苦恼量表等。由于焦虑抑郁易共病，测评时一般同时评估汉密尔顿抑郁量表（他评）或抑郁自评量表（自评）等。考虑到焦虑障碍一般自知力充分，比较适合采用简单易操作的自评量表，如果自评和他评相结合，可以避免过度主观，较系统全面评估症状的严重程度。

第三节　老年焦虑障碍的分型、诊断与治疗

一、老年焦虑障碍分型和诊断

（一）广泛性焦虑障碍

1.《国际疾病分类》（第 10 版）（ICD-10）诊断标准

广泛性焦虑障碍的基本特征为泛化且持续的焦虑，不局限于甚至不是主要见于任何特定的外部环境（即自由浮动）。如同其他焦虑障碍，占优势的症状高度变异，但以下主诉常见：患者总感到精神紧张、发抖、肌肉紧张、出汗、头重脚轻、心悸、头晕、上腹不适，常诉自己或亲人很快会得疾病或灾祸临头。这一障碍在女性中更为多见，并常与应激有关。病程不定，但趋于波动并呈慢性。

诊断要点如下。

一次发作中，患者必须在至少数周（通常为数月）的大多数时间里存在焦虑的原发症状，这些症状通常应包含以下要素。

① 恐慌（为将来的不幸烦恼，感到忐忑不安，注意困难等）。

② 运动性紧张（坐卧不宁、紧张性头痛、颤抖、无法放松）。

③ 自主神经活动亢进（头重脚轻、出汗、心动过速、呼吸急促、上腹不适、头晕、口干等）。

④ 出现短暂的（持续几天）其他症状，特别是抑郁，并不排斥以广泛性焦虑障碍作为主要诊断，但患者不得完全符合抑郁障碍、恐惧性焦虑障碍、惊恐障碍、强迫障碍的标准。

2. 美国《精神障碍诊断与统计手册》（第五版）（DSM-5）诊断标准

① 在大多数时间里对许多事件和活动（例如工作或学习），呈现过分的焦虑和担心（预期性焦虑），持续至少 6 个月。

② 患者发现对自己的担心难以控制。

③ 这种焦虑和担心都伴有下列 6 种症状之 3 项或 3 项以上（在过去的 6 个月中，至少有一些症状在大多数天里存在）。

④ 这种焦虑和担心或者躯体症状给患者造成巨大的痛苦或者社交、职业以及其他重要社会功能的损害。

⑤ 此障碍并非某种物质（例如某种滥用药物、治疗药品）的生理效应，或由于其他躯体情况所致（例如甲亢）。

⑥ 过度焦虑和担心不能被另一种精神障碍更好地解释。许多精神障碍有各自不同的担心和焦虑内容，例如惊恐发作（惊恐障碍）、负面评价（社交焦虑障碍）、被污染以及其他强迫观念（强迫症）、离开依恋对象（分离性焦虑障碍）、体重增加（神经性厌食）、多种躯体不适（躯体症状障碍）、外表缺陷（体象障碍）、患有严重疾病（疾病焦虑障碍）、妄想信念的内容（精神分裂症或妄想性障碍）。

（二）惊恐障碍

惊恐发作（也称急性焦虑发作），其表现为反复出现的、突然发作的、不可预期的、强烈的惊恐体验，一般历时 5～20 分钟，很少超过 1 小时，老年人在急性焦虑发作期间意识清醒，伴有濒死感或失控感，常体验到濒临灾难性结局的害怕和恐惧，发作时伴有严重的自主神经功能失调，主要表现在以下三个方面。

(1) 心脏症状　胸闷、心慌、胸痛、心动过速、心跳不规则。

(2) 呼吸系统症状　呼吸困难或过度换气、窒息，严重时有濒死感，感觉自己快要死了。

(3) 神经系统症状　头痛、头晕、眩晕、晕厥、四肢麻木和感觉异常；也可以有出汗、腹痛、现实感丧失、全身发抖或全身瘫软。

急性焦虑发作通常起病急骤，终止也较快，发作过后患者仍心有余悸，不过焦虑的情绪体验不再突出，而代之为虚弱无力，一般持续 10 分钟便自行缓解，有的需要经数天才能恢复，病程超过 6 个月者易进入慢性波动病程。由于发作时躯体症状明显，患者时常经历过由 120 送至医院急诊科，为了排查器质性问题，往往在急诊科多次做类似的检查，但结果一般均未见明显异常，即使有些异常点，但检查结果无法解释患者严重的躯体症状。

1. ICD-10 诊断标准

惊恐障碍基本特征是严重焦虑（惊恐）的反复发作，焦虑不局限于任何特定的情境或某一类环境，因此具有不可预测性。如同其他焦虑障碍，占优势的症状因人而异，但突然发生的心悸、胸痛、哽咽感、头晕、非真实感（人格解体或现实解体）是常见的。同时，几乎不可避免地继发害怕会死、失去控制或"发疯"等感觉。一次发作一般仅持续数分钟，但有时会持续更长时间，发作频率和病程都有相当大的变异性。处于惊恐发作中的患者常体验到害怕和自主神经症状的不断加重，这致使患者十分急切地离开其所在的场所。如果这种情况发生在特定情境，如在公共汽车上或置身人群中，患者以后可能会回避这些情境。同样，频繁的、不可预测的惊恐发作可导致患者害怕独处或害怕进入公共场所。一次惊恐发作常继之以持续性地害怕再次发作。

诊断要点：在大约 1 个月之内经历 3 次惊恐发作，或 1 次惊恐发作后持续担心下次发作，病程持续 1 个月。

① 发作出现在没有客观危险的环境。
② 不局限于已知的或可预测的情境。
③ 发作间期基本没有焦虑症状（尽管预期性焦虑常见）。
④ 排除其他临床问题，比如物质使用和躯体疾病导致的惊恐发作。发生在确定情境的惊恐发作被视为恐惧障碍严重度的表现，应优先考虑恐惧障碍的诊断。

2. DSM-5 诊断标准

（1）反复不可预测的惊恐发作　在一段时间内表现为强烈恐惧或躯体不适，症状在几分钟内到达顶峰，症状符合以下症状中的 4 个或更多。①心悸；②出汗；③颤抖；④感到气短或呼吸不畅；⑤窒息感；⑥胸痛或胸部不适；⑦恶心或腹部不适；⑧感到眩晕、站立不稳、头晕、虚弱；⑨感到发冷或发热；⑩感觉异常（麻木或刺痛感）；⑪现实解体（感到不真实）或人格解体（与自己脱离开）；⑫对失控和"发疯"的恐惧；⑬害怕即将死去。

注：特定文化相关症状（如耳鸣、颈酸、头痛、控制不住的尖叫或哭泣）不作为 4 个必需症状之一。

（2）至少 1 次发作以后 1（或几）个月内存在下述至少 1 项。
① 持续担心再次发作及发作所产生的后果（如失去控制、心肌梗死样症状、"发疯"）。
② 与惊恐发作有关的行为显著改变（例如有计划地回避惊恐发作的行为，如回避运动或不熟悉的环境等）。

（3）惊恐发作不是由于物质的生理效应（如物质滥用、药物治疗等）或其他躯体状况（如甲状腺功能亢进症、心肺功能障碍等）所致。

（4）惊恐发作不能归因于其他精神障碍（如社交焦虑障碍、特定恐惧障碍、强迫障碍、创伤后应激障碍、分离焦虑障碍）。

（三）躯体疾病所致焦虑障碍

焦虑障碍在老年人群属于常见多发疾病，有相当一部分是躯体疾病所伴发或导致的。许多疾病时的疼痛、患者对疾病的知识缺乏及疾病所带来相关消耗等因素均可引起心因性焦虑，同时有部分疾病在发病期间就可以伴发焦虑或以焦虑症状作为突出的临床表现，使用某些药物时如类固醇、茶碱也可出现焦虑等药物反应。

躯体疾病继发的焦虑具有以下特点：①缺乏明显的焦虑体验或伴发焦虑同时出现的生理症状；②无焦虑既往史或家族史；③无明显诱因或无回避行为，常规抗焦虑药物治疗效果不显著；④病史或相关检查发现，如饮酒、咖啡因摄入、服用镇静催眠药物，或存在心律失常、甲状腺功能异常等。

另外需要注意的是，多数焦虑患者在医疗机构就诊时以躯体症状为主诉，而非情感症状，躯体症状的多样性和严重程度有时也会掩盖焦虑障碍的识别。

二、鉴别诊断

1. 物质滥用

有些物质滥用的患者在使用、戒断时均可出现焦虑情绪，比如滥用酒精、大麻、催眠药等。

2. 抑郁障碍

焦虑障碍的患者常常合并抑郁症状，或者抑郁发作继发焦虑，或者焦虑障碍继发抑郁，因此在评估焦虑症状时，需要同时评估抑郁症状。

3. 精神分裂症

精神分裂症患者可伴有焦虑情绪，前驱期时可以以情感症状为首发；现症期时如存在幻觉、妄想等精神病性症状时，会出现焦虑紧张，担心害怕，警惕性高等症状；缓解期可能因病耻感、疾病认知功能损伤等因素，易出现情绪症状。

4. 其他精神疾病

进食障碍、人格障碍、躯体形式障碍、强迫性障碍等，均可出现焦虑症状或与焦虑障碍共病，在鉴别诊断时需抓住各自疾病的临床特点进行鉴别。

三、老年焦虑障碍治疗

老年焦虑障碍是慢性迁延性病程，复发率高，患者社会功能明显受损，严重影响生活质量。焦虑障碍的治疗方法以药物治疗、心理治疗、物理治疗、中医中药治疗等进行综合性干预治疗。

（一）药物治疗

1. 基本原则

① 由于老年人年龄大、合并躯体疾病情况，需根据患者焦虑不同类型、严重的程度、合并躯体疾病情况、药物之间相互作用、药物耐受性、有无并发症等情况，采取个体化用药。

② 尽可能单一用药，足量、足疗程治疗，必要时可连用两种作用机制不同的抗焦虑药物。切忌就诊于多个医生，各种药物均服用一点，但都没有按照医师建议服用到治疗剂量。

③ 在治疗前需向患者及其家属告知药物性质、作用及可能发生的不良反应及对策，比如使用抗抑郁药物改善焦虑症状时，在服用前1~2周，部分患者可能出现胃肠道反应，除小剂量开始以外，还需要告知患者及其家属饭后服用药物或与餐同服，如果是药物不良反应，一般随着服用时间的延长，症状可逐渐减轻直至消失，若药物反应明显或无法判断是疾病本身症状还是药物不良反应时可面诊咨询医生。

④ 考虑到老年人的生理特点和药物代谢的特殊性，药物以小剂量开始，需动态评估患者药物耐受性及依从性，4~6周后可采用推荐剂量，如住院患者可适当加快药物的调整速度，建议维持服用药物1年以上，如反复发作多次，或存在残留症状，或存在慢性应激事件的患者，建议适当延长维持期时间，必要时长期小剂量维持治疗。

⑤ 注意苯二氮䓬类药物的依赖。

⑥ 第二代抗精神病药物最好联合一线药物使用，一般不单一使用，同时需权衡耐受性、不良反应及疗效等。

2. 主要药物

（1）具有抗焦虑作用的抗抑郁药

① 选择性5-羟色胺再摄取抑制药（selective serotonin reuptake inhibitors，SSRIs），代表药：舍曲林、艾司西酞普兰、氟伏沙明、氟西汀、帕罗西汀等。

② 5-羟色胺和去甲肾上腺素再摄取抑制药（serotonin nor-minephrine reuptake inhibitors，SNRIs），代表药：文拉法辛、度洛西汀。

③ 5-羟色胺拮抗和再摄取抑制药（serotonin antagonist and reuptake inhibitors，SARIs），代表药：曲唑酮、伏硫西汀。

④ α_2 受体阻滞药或去甲肾上腺素能及特异性5-羟色胺能抗抑郁药（noradrenergic and specificserotonergic antidepressant，NaSSA），代表药：米氮平。

⑤ 三环类抗抑郁药（tricyclic antidepressants，TCAs），代表药：阿米替林、多塞平。

⑥ 植物药或中成药，如九味镇心颗粒等。

（2）抗焦虑药物

① 苯二氮䓬类药物：主要包括阿普唑仑、劳拉西泮片、奥沙西泮等，主要增加内源性γ氨基丁酸这抑制性神经递质起作用。该类药物就是大家口中的"安眠药"，它除了较快改善睡眠的作用外，部分药物还有较强的抗焦虑作用，起效快、疗效好等特点，较广泛地应用于焦虑障碍的患者。但需要注意长期使用导致药物依赖成瘾相关问题。

② 5-HT1A受体部分激动药：主要包括丁螺环酮、坦度螺酮等，属于阿扎哌隆类，通常无明显镇静、催眠、肌肉松弛作用，也无依赖性报道，对于老年焦虑障碍副反应小，耐受性可。

（二）心理治疗

目前比较适合于老年患者的心理治疗方法包括健康教育、支持性心理治疗、认知行为治疗（CBT）、放松疗法、正念疗法、暴露疗法、辩证行为疗法（DBT）等心理治疗，可以帮助老年焦虑障碍患者减轻精神负担、提高治疗的信心和增强对治疗的依从性。

（1）放松疗法　如果当你感到焦虑不安时，可以运用自我意识放松的方法来进行调节，具体来说，就是有意识地在行为上表现得快活、轻松和自信。运用视觉放松法来消除焦虑，如闭上双眼，在脑海中创造一个优美恬静的环境，想象在大海岸边，波涛阵阵，鱼儿不断跃出水面，海鸥在天空飞翔，你光着脚丫，走在凉丝丝的海滩上，海风轻轻地拂着你的面颊……

（2）认知行为疗法（CBT）　老年人焦虑可以进行认知行为治疗，认知行为疗法是一种有效的治疗焦虑状态的方法，可以根据需要进行认知行为疗法的调整，以改善焦虑、烦恼和抑郁状况。认知行为疗法包括焦虑处置技术和认知重建两种方式。治疗师可以通过让患者回忆、想象焦虑时的情绪、思维及行为诱导出焦虑，然后进行放松训练来减轻紧张和焦虑时的躯体症状。治疗师也可以帮助患者认识自己的认知模式，寻找负性自动性的思维并纠正根本性的信念，来进行认知重建，建立患者的自信心非常重要。因此，通过认知行为疗法，老年人可以学会如何控制自己的情绪和思维，从而建立自信心，缓解焦虑症状。

（3）暴露疗法　暴露疗法是认知行为疗法中最常用的一种治疗多种焦虑障碍的方法，包括特定的恐怖症、社交焦虑以及创伤后应激障碍。暴露疗法的基本假定是：如果你害怕什么，最好的克服它的方法就是迎面而上。

在暴露疗法中，心理咨询师会慢慢地带领你接触会让你产生焦虑的事物或情境。这是通过一种叫作"系统脱敏"的技术来完成的。系统脱敏有三步。①放松：心理咨询师会教你放松的技巧帮你应对焦虑。一些放松的例子是：渐进式肌肉放松、深呼吸、冥想和意象引导。②列表：把会触发你焦虑的事都写下来，并以他们能触发你焦虑的强度排序。③暴露：最后一步，你会逐渐把表上触发你焦虑的事情都面对和经历一遍，必要的时候可以使用你学会的放松技巧。

你的咨询师可能会选择不同方式帮助你暴露在焦虑源下。常见方式有：①想象暴露，在这种暴露下，你会被指导去生动地想象那些激发你焦虑的事物或情境。②真实情境暴露，在这种方法下，你会在现实生活中面对激发你焦虑的事物和情境。所以，一个有社交焦虑的人可能会被指导要在观众前演讲。③虚拟现实暴露，在一些无法使用真实情境暴露的情况下，我们可以用虚拟现实暴露。虚拟现实暴露治疗用科技结合真实情境和想象性暴露治疗。这个方法已被证实对治疗有创伤后应激障碍的人和士兵尤为有效。

（4）辩证行为疗法（DBT）　辩证行为疗法DBT是一种非常有效的认知行为疗法。它最开始是用来治疗边缘型人格障碍，现在它可以用来治疗一系列心理状况，包括焦虑。辩证行为疗法会帮你发展出一种看起来更"辩证性"的观点、接纳和改变。在辩证行为疗法过程中，你既会学着去接纳你的焦虑，也会学着积极改变焦虑状态。这和爱你自己的概念很相似：爱你自己本身的样子，同时尝试将自己变得更好。

辩证行为疗法会教我们四个很有效的技巧。①正念，与当下的这一刻进行连接，并注意到脑袋里出现又消失的想法（比如焦虑），又不被这些想法掌控。②痛苦承受力，在压力状态下管理你的焦虑人际效能。③学会说不，以及提出你的需要。④情绪管理，在焦虑失控前应对它。

（三）物理治疗

1. 生物反馈疗法

源自20世纪60年代，理论基础是行为疗法。生物反馈是通过监测无意识的生理活动，如心率、呼吸、血压等，让自主神经系统和神经肌肉生理活动变得可视化，并向患者提供这些信息，让其学会身体上的放松，放松可导致精神、心理上的改变。放松可以阻断交感神经的过高兴奋性，从而阻断焦虑扩散环节，增强患者对自己的控制感。该技术有助于患者了解并控制自己的生理反应，从而减少由生理因素引起的心理压力，适用于管理由自主神经系统激活亢进引起的焦虑。

2. 经颅磁刺激治疗

经颅磁刺激治疗是利用脉冲磁场作用于中枢神经系统（主要是大脑），改变皮质神经细胞的膜电位，使之产生感应电流，影响脑内代谢和神经电活动的刺激技术。经颅磁刺激不仅能够缓解焦虑、紧张等问题，而且具有无创伤、简单、便捷等特点，可以提高患者的依从性。同时，经颅磁刺激能够缓解头痛、脑梗死后遗症等躯体不适症状，亦可提高患者的治疗信心，并且对治疗效果有更加乐观的预期，也有助于缓解焦虑、紧张情绪，以更快地达到治疗效果。

（四）中医药治疗

1. 针灸

焦虑障碍与督脉经气运行不畅有关。脑为髓海，系元神之处，精明之府，主神明。百会穴为诸阳之会，系督脉与太阳经于颠顶的交会之处，入络入脑。印堂虽为奇穴，尚在督脉经线上。故针刺百会、印堂穴，可以达到调整阴阳、补益元气、滋养精髓的功效，对调理脑功能尤为重要。针刺胃经的内关、足三里穴，从而调理患者的自主神经功能。

2. 中药

焦虑障碍属于情志病范畴，临床上分型为肝气郁结型、气郁化火型、心神不宁型等证型。患者需面诊于中医专科医师进行辨证分型，根据具体证型调配不同中药方剂治疗。

（1）肝气郁结型　证见：情绪不宁、精神忧郁、叹气、胁肋胀痛、痛无定处、腹胀胃口差、咽中不适，如有梗阻感，舌淡红苔薄白。

（2）气郁化火型　证见：心悸失眠、烦躁易怒、口苦咽干、小便黄赤、大便秘结、舌红苔黄。

(3) 心神不宁型　证见：心悸善惊易恐、坐立不安、双手震颤、心烦失眠、舌淡红苔薄白。

(4) 痰热上扰型　证见：心悸不安，心烦少寐，心烦易怒，胸胁痞满，痰多，泛恶，口苦，舌红苔黄腻。

(5) 心脾两虚型　证见：多思善虑，心悸胆怯，不安，健忘，多梦头晕，神疲，食欲差，面色暗淡。

(6) 阴虚火旺型　证见：心悸不安，心烦少寐，头晕耳鸣，健忘，腰膝酸软，手心脚心发热，口干，舌红。

第四节　老年焦虑的科学管理

往往很多子女都不能理解，为什么平时热情开朗、善解人意的父母会患上老年焦虑呢？很多老年人经常因为身体上一些不舒服就怀疑自己是不是得了某种疾病，整日惶惶不安，他们通常不会用"我很紧张，很担心"等话语表达，而是会说"我感到很难受，身体不舒服"等表达情绪；或者因为他人无意间说过的话而耿耿于怀，闷闷不乐；这时我们就应该警惕，父母是不是患上了老年焦虑症。

进入老年期后，老年人身体功能下降，处于逐渐衰退阶段，性格可能会有所改变，失去心理弹性，容易出现固执、以自我为中心，听不进儿女的劝说；老年人随着年龄增长，记忆力减退，学习能力下降，听力衰退，行动不便等因素，老年人不那么容易接受新事物，适应新环境有困难，内心深处容易产生无力感，否定自我价值；同时老年时期容易经历很多生活变故，比如退休后生活变化、配偶及朋友的离世、躯体疾病的困扰等不良应激因素，然而老年人精力有限，应对突发及慢性应激事件的能力下降，使得老年人易引发焦虑抑郁等负面情绪。

针对老年焦虑障碍的患者，除了常规治疗，还需要制定饮食与营养、运动与康复、生活护理、心理干预等多途径多方面的疾病科学管理，改善症状，恢复社会功能，更好地享受晚年。

(一) 饮食与营养

随着年龄的增长，老年人的消化能力下降，牙齿的磨损以至于影响对食物的咀嚼和消化。建议如下。

① 保证饮食均衡很重要，餐餐有蔬菜（每天至少 3~4 种）。

② 每餐有肉或鱼，每周至少吃一次鱼。

③ 每天有蛋，主食不要只吃精制米面，适当多吃些粗粮、谷薯、杂豆类食物（如燕麦、荞麦、红薯、玉米、红豆、黑豆等）。

④ 糖果、糕点、全脂奶酪、油炸食物或快餐等每周不能超过一次。

⑤ 戒烟戒酒。咖啡因和尼古丁等产品会加速心跳，让人体陷入更加紧张焦

虑的状态。

除了知道吃什么好、吃什么不好，还需要了解怎么吃更好。

① 建议每顿进食七八分饱：不要吃得过饱，进食过饱后，大脑中被称为"纤维芽细胞生长因子"的物质会明显增多，从而使毛细血管内皮细胞和脂肪增多，促使动脉粥样硬化，出现大脑早衰和智力减退。

② 细嚼慢咽：使用咀嚼肌时，刺激会传到脑干、小脑、大脑皮质，增强脑部活动，提高记忆力。

③ 三餐规律：尤其是要吃早餐。因为睡眠时大脑仍然在消耗热量，早上起床是大脑最缺乏能源的时候，好好吃一顿早餐，大脑才能更加清醒，开始一天的生活。

（二）运动与康复

运动在中老年人积极心理品质的培养上起到至关重要的作用，很多中老年人受各方面压力，尤其是疾病的影响，产生很多的负面情绪，有的导致身心疾病的产生。中老年人选择一项适合自己的运动，将对自己的身心能起到很好的调控作用。运动要有规律性和强度，并持续足够的时间。坚持每天有氧运动如跑步、慢跑、自由泳、健身操、骑自行车、健步走等运动半小时，或选择一套简单的太极练习两遍，可以起到缓解精神压力、增强体质的作用。还可以在不同的日子交叉进行不同的运动，让不同部位的肌肉群得到锻炼，使身体达到平衡、健康的状态。无论选择何种运动，对改善焦虑等情绪都有着积极的意义。

（三）生活护理

给老年人一个适度的、良好的家庭环境，家里尽量不要太过吵闹喧哗，要保持积极乐观、轻松愉悦的心态面对患者，不要随便发脾气或是指责患者，要让患者感受家的温暖和疼惜。要注意家庭的卫生和干净，保持家中空气清新、整洁。正常的作息时间可以使老年人的身体和心理都得到充分的休息和恢复。老年人应保持固定的作息时间，避免熬夜、午睡过长等不良习惯。

（四）心理护理

1. 保持良好的心态

首先老年人要乐天知命，知足常乐。古人云："事能知足心常惬。"老年人对自己的一生所走过的道路要有满足感，对退休后的生活要有适应感。不要老是追悔过去，埋怨自己当初这也不该、那也不该。理智的老年人不注意过去留下的脚印，而注重开拓现实的道路。其次是要保持心理稳定，不可大喜大悲。"笑一笑十年少，愁一愁白了头"，要心宽，凡事想得开，要使自己的主观思想不断适应客观发展的现实。

2. 学会自我疏导

轻微焦虑的消除，主要是依靠个人。当出现焦虑时，首先要意识到自己这是焦虑心理，要正视它，不要用自认为合理的理由来掩饰它的存在。其次要树立起消除焦虑心理的信心，充分调动主观能动性，运用注意力转移的原理，及时消除焦虑。当你的注意力转移到新的事物上去时，心理上产生的新的体验有可能驱逐和取代焦虑心理，这是一种人们常用的方法。

3. 学会自我放松

如果当老年人感到焦虑不安时，可以运用一些简单的放松方法来进行自我调节，具体举例如下。

（1）渐进式肌肉放松法　渐进性肌肉放松法最早由美国生理学家艾德蒙·捷克渥逊（Edmund Jacobsen）于20世纪30年代创立后逐步完善，是目前广为应用的放松方法。该法是通过全身主要肌肉收缩-放松的反复交替训练，使人体验到紧张和放松的不同感觉，通过比较而体验所产生的放松感，最后达到身心放松的目的。

具体做法如下。

① 在一个安静的场所，按照下列部位的顺序进行收缩-放松训练：优势手的手掌（握拳—松拳）、前臂（上抬—放下）和肱二头肌（绷紧—放松），非优势手的手掌、前臂和肱二头肌，前额（抬眉—放松）、眼（紧闭—放松）、颈（头后仰—放松）和咽喉部（张嘴—放松）、肩背部（双肩上耸—放松）、胸（吸气后绷紧—放松）、腹（收腹—放松）、臀部（绷紧—放松）、大腿（绷紧—放松）、小腿（脚尖向上，脚尖向下）、脚（内收外展）。

② 每部分肌肉紧张时，保持5~7秒，注意肌肉紧张时所产生的感觉。然后很快地使肌肉彻底放松，并细心体察放松时肌肉的感觉。每部分肌肉一张一弛做两遍，其他肌肉保持放松。

（2）腹式呼吸放松法　腹式呼吸放松法每次可连续进行4~10分钟，或者更长时间。具体做法如下。

① 保持坐姿，身体向后靠并挺直，松开束腰的皮带或衣物。

② 将双掌五指并拢，掌心向下轻轻放在肚脐上。

③ 把肺想象成一个气球，用鼻子慢慢地吸足一口气，将这个气球充满气，直到感到气球已经全部胀起。保持这个状态2秒。

④ 给气球充气时，应当能看到手朝离开身体的方向移动。这一向外的运动可以帮助检查是否已将空气送达肺的底部。再用嘴巴慢慢、轻轻地吐气，观察手向靠近身体的方向移动。反复数次，直到掌握腹式呼吸，并能达到腹式呼吸的深度要求。

⑤ 学习控制呼吸的速度。在呼吸时数数"1，2，3，4…"，要求自己慢慢地均匀地数数，用四个节拍吸气，再用四个节拍吐气，如此循环。

（3）冥想法　以十分钟冥想法为例介绍具体做法。

① 在安静的地方舒适地坐下，挺直腰背。

② 做 5 次深呼吸（用鼻子吸气，再用嘴呼吸），然后轻轻地闭上眼睛。

③ 将注意力集中在身体坐着时的躯体感觉、脚放在地板上的躯体感觉上。留意身体哪些部位感到舒适和放松，哪些部位感到不适和紧张。

④ 留意自己的情感，比如现在处于什么心情。

⑤ 专注于呼吸。留意自己是哪个部位最能强烈地感受到呼吸时的起伏感觉；留意每次呼吸所带来的感受，注意每次呼吸的节奏；在将注意力集中到起伏感觉上时，缓缓地数呼吸次数，吸一次气数 1，呼一次气数 2，一直数到 10；重复这个过程，循环 5~10 次。

⑥ 结束：注意力不需再集中，任由思绪转换 20 秒；将注意力带回到躯体感觉上，即身体在椅子上的感觉、脚放在地板上的感觉；在准备好之后，缓缓地睁开眼睛站起来。

4. 亲情陪伴与情绪疏导

家人多陪伴老年人，多交流提供支持性心理护理，耐心倾听患者的诉说，了解患者的感受和体验。与老年人交流过程中，家人对患者的症状不能简单地否认或评判，需耐心倾听患者的叙述，接受患者的症状，对患者的痛苦给予高度的理解和尊重。家人可多鼓励患者表达自己的情绪和不愉快的感受，帮助其识别和接受负性情绪和相关行为。老年焦虑患者经常会有无用感，家人应该反复与患者强调其能力和优势，忽略其缺点和功能障碍，以利于增强信心和减轻无助无用感。鼓励患者多注意症状以外的其他事情，例如做些力所能及的家务和活动，不要被过分"包办"。帮助患者获得家庭的理解和可及的社会支持，鼓励患者努力学会自我调节，改善自我照顾能力，协助患者增强对社会环境和家庭的适应能力。

5. 寻求专业帮助

专业人士可以通过心理治疗等专业方式帮助老年焦虑患者矫正扭曲的认知，从而使患者改善或消除适应不良的情绪和行为。重新建立正确的对待疾病的态度：顺其自然，接受症状；转移注意，尽量忽视症状。利用各种技巧让患者认识其症状行为，以帮助患者接受症状。

认知行为疗法（CBT）是治疗焦虑障碍最广泛使用的疗法。研究发现它能有效治疗社交焦虑障碍、广泛性焦虑障碍、恐怖症、惊恐障碍等。CBT 的基本假定是：影响你的感受和行为的是你的想法，而非你现在的处境。所以，CBT 的目标是识别并理解你的负面想法和无效行为模式，然后用更实际想法和有效行为以及应对机制来替换他们。在这个过程中，心理咨询师会像教练一样教你有帮助的策略。比如，你可能会有些"非黑即白"的想法，认为事情只有全好或全坏。然而，你可以用更实际的洞察来替换这些想法，因为实际中有很多灰色地带存在。使用这些策略需要练习，但只要你开始识别出你的焦虑和触发事件，就可以把从 CBT 中学到的应对机制试着应用在管理害怕、恐慌和担忧等情绪上。

（五）提高应对能力和改善社会功能

很多老年人焦虑是由于外界社会环境变化引起的，所以老年人应该学习如何融入退休后的社会生活，适应离退休后的各种变化。如通过积极的户外生活、参加老年大学、加入老年俱乐部等，提高老年人应对能力，及时适应社会环境变化，可以减少焦虑的发生。

如果老年人焦虑过于严重时，还可以遵照医生医嘱，选服一些抗焦虑的药物治疗。在药物治疗过程中，老年患者容易产生新的焦虑情绪，可能对治疗过程不了解，加上药物的副作用导致的不适，使老年患者对治疗缺乏信心并害怕使用药物。因此，以团体的形式开展心理教育，让患者讨论自己对治疗的担忧和疑虑，医生与患者共同探讨其压力源及诱因，并以浅显易懂的方式将药物治疗的过程和药物治疗的重要性进行讲解，提供环境和机会让患者学习和训练新的应对技巧，与患者制订出适合患者的压力应对方式，这样更容易使患者理解和接受，从而增加药物治疗的依从性。

康复环境和社会融入对老年焦虑症的康复至关重要。提供舒适、安全、温馨的康复环境，为患者创造积极的生活氛围和社交机会。同时，通过社会融入，让患者参与社区活动、志愿服务等，增加他们的社会支持和自我认同感。总而言之，老年焦虑症的疾病科学管理与康复护理是一项综合性、多学科的工作。除了药物治疗和心理疏导，还需要注重营养与运动、亲情陪伴与情绪疏导、康复环境与社会融入等方面的综合性干预。

（罗银利　田彩英　潘冰洁）

第二章 老年期抑郁障碍

第一节 疾病常识

一、老年期抑郁障碍定义

老年期抑郁障碍（late life depression，LLD），指年龄60岁及以上的老年人出现以持久的抑郁心境为主要临床表现的一种精神障碍，老年人群中合并各种脑器质性疾病和躯体疾病的抑郁发作也较常见。老年期抑郁障碍分为原发性抑郁障碍与继发性抑郁障碍。

二、目前中国老年期抑郁障碍流行病学

中国老年抑郁障碍患病率为15.9%～23.6%，初级保健系统中为30.6%，养老机构中为36.8%，住院老年人中为32.8%。此外，我国老年抑郁症患病率社区低于养老院或医疗机构，农村地区高于城镇。目前，全国地市级以上医院对抑郁症的识别率不到20%，患者就医率仅为10%，老年抑郁症漏诊率高达70%～90%，出现这种现象的原因主要是部分老年抑郁障碍患者症状不典型，多样化，以躯体症状为主诉，患者及其家属认为患者只是纯粹的躯体疾病或单纯的睡眠问题，而不认为是精神心理疾病，往往就诊于综合医院非精神科门诊；还有部分患者及其家属对精神心理疾病的认识不够，且对其带有个人偏见，不愿意也不接受患者精神疾病的可能，故拒绝就诊精神科专科医院。综合各种因素共同导致了老年抑郁障碍呈现出患病率高、筛查率低、误诊率高且治疗率低的特点，因此关注老年期抑郁障碍是非常有必要的。

三、老年期抑郁障碍的常见病因

目前老年期抑郁障碍的确切病因尚不明确，可能与遗传因素、个人易感因素、生物学因素、心理社会因素等有关。

1. 遗传因素

抑郁症有遗传倾向，其患者往往都有一定的抑郁症家族史。但这只说明遗传是引起抑郁症的一个因子，而不是所有抑郁症患者的后代就一定会患上抑郁症。

2. 个人易感因素

体质较差、心理负荷能力较低、调节能力比较差者在遭受外界不良的社会应

激时，更容易出现一系列的神经递质代谢紊乱，从而诱发抑郁症。

3. 生理学因素

指老年人激素水平的变化、中枢神经递质的功能及代谢异常。研究表明，人体内 5-羟色胺和去甲肾上腺素这两种递质紊乱时，往往易出现抑郁症状、睡眠障碍和神经系统的变化。

4. 心理社会因素

（1）生活环境的变化　例如丧失配偶、子女出国或远走他乡、家庭经济条件受到影响、家庭冲突和抚养子女等原因造成老年人身心疲劳，使得老年人身心得不到有效满足，导致抑郁情绪。

（2）社会地位的变化　许多老年人在退休以后，会感觉到生活很没有意思，觉得自己不被重视，尤其是一些在之前工作中社会地位比较高的老人。长期如此，很容易在内心积聚一些负面情绪。老年人在社会中的位置比较脆弱，无法得到社会舆论的认可和尊重，从而使老年人感到孤独和失落，从而导致抑郁情绪。

（3）对挫折的耐受能力减弱　一方面是对躯体疾病及精神挫折的耐受能力日趋减退，另一方面遭遇各式各样心理刺激的机会越来越多。老年人在生理老化的同时心理功能也随之老化，心理防御和心理适应能力减退，一旦遭遇生活事件，便不易重建内环境稳定，如果又缺乏社会支持，心理活动的平衡更难维持，有可能促发包括抑郁症在内的各种精神疾病。

四、老年期抑郁障碍的临床表现

其实每个人都有过心情不好的抑郁情绪体验，难道一有抑郁就是抑郁症吗？所以需要区分正常抑郁情绪反应和病理性抑郁情绪。

（1）正常抑郁反应　每个人都会出现情绪抑郁的时候，尤其经历一些令人不愉快、烦恼的生活应激事件时，我们往往会几小时或几天都不开心、沮丧或者忧伤，但不影响正常的生活及工作，同时对于低谷时期的人来说抑郁情绪是正常的情绪反应。

（2）病理性抑郁情绪　如果以上的症状程度更重，持续的时间更长，2 周以上的每天大部分时间都感觉到不开心，或者伴有一些躯体的不适，尤其情绪差的时候更为明显，且影响社会功能，导致各方面的功能下降，就需要考虑病理性抑郁情绪，进一步排查抑郁障碍可能。

由于老年人群患者存在低文化、贫困、独居和服务照料不良等社会因素，负性生活事件、慢性应激、心理弹性下降等心理因素，脑器质性功能损害、躯体疾病、使用药物等因素，老年期抑郁障碍患者具有明显的异质性和复杂性，其常见临床表现如下。

1. 心里特别烦

抑郁障碍患者的核心症状为心情抑郁、不开心，但对于老年抑郁障碍患者，很少表达自己"不开心"，反而容易出现以焦虑、烦躁、激越为突出特点，主要表现为过分担心、灾难化的思维与言行以及冲动激惹，甚至特别爱生气，看什么都不顺眼，总是乱发脾气，以至于掩盖其核心主诉。

2. 身体不舒服

部分老年期抑郁障碍患者以躯体不适为主诉，如食欲差、胸闷、心慌、腹部不适、咽喉异物感、疲乏及头痛、腰痛、颈背痛等多个部位的疼痛，这些躯体症状是非特异性的，为各种内外科疾病所常见症状，患者往往只关注自己的躯体症状，而忽略情绪问题。患者会因躯体不适而担心自己患有某种躯体疾病，到多家医院的多个科室就诊，历经大量各种各样的检查，可能会被不同科室医师诊断为不同疾病或诊断不明确，对症治疗后效果均不佳，临床上，我们将这种类型的抑郁称为"隐匿性抑郁症"，这类型患者具有抑郁症状不明显、躯体症状多样化且突出等特点，容易误诊延误病情。

3. 脑子反应慢

老年抑郁障碍患者可出现明显认知功能受损，比如思维迟缓，感觉自己脑子像糨糊一样，思考问题困难，语音小，语速慢，语量少，沟通或阅读时难以集中注意力，经常跑神，易发呆，有时还会自觉记性越来越差，经常忘事，这可能会被误解为早期痴呆的征兆。

4. 总是不想动

经常会有患者家属反映：患者以前是个外向的人，有跳舞、打麻将等爱好，但现在对以前感兴趣的事情都提不起兴趣，对以前关注的事情也不在意了，比如：对自己爱人、儿女或者孙辈的关注与关爱也减少，看到他们也没有以前那么开心，有时患者还会因此感到内疚，责备自己太没有爱了；他们越来越不爱参加活动，不愿意出门，不愿意社交，成天待在家里，经常躺在床上或者半躺在沙发上；以前是个很能干的人，操持着整个家，把家里打理得井井有条，但现在饭也不能做，卫生也不打扫，家属往往容易忽视患者的这些改变，就简单认为患者年龄大，精力不足，不想折腾，想休息而已，只有当患者开始个人日常卫生都不能完成，常叹气，说自己没有劲、乏力，经常需要家人督促甚至家人督促下都不能完成时，家属可能才会慢慢意识到问题的严重，重视这些变化，寻找原因。

5. 睡眠问题多

睡眠作为人体最重要的本能行为之一，占据人生约三分之一的时间，如果睡眠体验不好，就相当于我们人生有很大一部分的时间对生活的体验是糟糕的。有调查发现，我国有3亿人有睡眠障碍，目前该数据仍逐年攀升。在认识睡眠障碍之前我们需要先了解下睡眠是一种怎么样的生理想象。

正常成人睡眠呈周期性，每个周期由非快速眼球运动睡眠及随后的快速眼球运动睡眠组成，以有无快速眼球运动为鉴别特征。一夜的睡眠中，非快速眼球运动睡眠与快速眼球运动睡眠是交替出现的,从一个非快速眼球运动睡眠到另一个非快速眼球运动睡眠,或从一个快速眼球运动睡眠到另一个快速眼球运动睡眠,称之为一个睡眠周期,每晚有 4~6 个睡眠周期,每个周期持续 90~100 分钟。睡眠障碍指睡眠时间不正常及睡眠过程中出现异常行为,也指睡眠与觉醒正常节律性交替紊乱,其中最常见的类型是失眠。那我们定义的失眠具体又是怎样的呢?失眠是指频繁而持续的入睡困难或睡眠维持困难,并导致睡眠满意度不足为特征的睡眠障碍,常影响日间社会功能。

什么是入睡困难?什么是睡眠维持困难呢?一般而言入睡困难是在适当的睡眠机会和环境条件下,难以入睡,如入睡时间超过 30 分钟,经常会有患者诉躺在床上几个小时都睡不着,辗转反侧,脑子就在放电影一样回想着白天发生的事情,担心这担心那。睡眠维持困难包括睡眠不实(觉醒过多、过久)、睡眠表浅(缺少深睡)、早醒(比平常起床时间至少提早 30 分钟且引起总睡眠时间减少)等。

老年人除了因随着年龄的增长导致睡眠时间在逐渐的缩短外,还有些其他原因可影响着老年人的睡眠,如错误的睡眠认知、喜欢打盹的不良睡眠习惯、喝浓茶或酒的饮食习惯、肥胖、睡眠呼吸暂停综合征、精神疾病等。错误的睡眠认知常常表现为部分老年人认为自己睡眠时间要保证 8 小时才算睡好了,一旦达不到自己预期时长就会认为自己没有睡好,逐渐出现心情不好,担心自己身体是不是出问题等情况。

老年抑郁障碍患者的睡眠问题中最常见的是入睡困难,最具特征性的表现为早醒,另外比较常见的就是夜间睡眠浅,中途易醒,醒后难以再次入睡,或者整晚迷迷糊糊,感觉整晚没有睡觉,白天疲劳或全身不适感、犯困、难以集中注意力,感觉提不起精神,什么事情都不愿意做,什么事情也做不了,易出现发呆,或者想着白天补觉,长时间躺在床上,反而这种行为更加影响晚上的睡眠,呈恶性循环,越睡不着,心情越不好,心情越不好,觉就越睡不着,经常会听到患者及其家属反应"我/他要是睡着了,我/他什么事情都没有了"。患者或其家属往往没有意识到睡眠障碍可能只是情绪问题中比较常见且易发现的症状,如不根本上解决好情绪问题,而只是一味使用改善睡眠的药物治疗好睡眠就好了,就容易犯本末倒置的错误。睡眠障碍与抑郁常常相互影响,长期有睡眠障碍易导致抑郁障碍的出现,各种形式的睡眠障碍也是抑郁障碍的残留症状。

6. 食欲下降

食欲下降是抑郁发作中一个常见躯体症状,患者可能开始觉得食欲变差,不太进食,逐渐出现感觉口里没味,食之无味,严重时可出现需要督促或帮助其进食,甚至拒绝任何食物,会出现营养不良、电解质紊乱等威胁生命的情况,此时需要医疗积极干预。

7. 自杀风险高

自杀与抑郁关系紧密，虽非抑郁障碍患者也可出现自杀想法，但对于抑郁障碍患者自杀想法及行为发生率偏高，故需要对该症状进行系统评估。与年轻患者相比，老年期抑郁障碍患者自杀观念频发且牢固、自杀计划周密、自杀成功率高。严重的抑郁发作、精神病性症状、焦虑/激越、自卑和孤独、躯体疾病终末期、缺乏家庭支持和经济困难等因素均可增加老年人的自杀风险。

由于老年人各方面机能逐渐在减退，身体大不如以前，行动力也变差，自我的感觉也会变差，没有自信，看不到希望，没有什么价值感。大部分患者开始可能只感觉活着没有意思，还不如死了算了，被动式的想死，希望自己已经死去或者第二天不再醒来。虽然有这念头，但知道自己不会采取自杀的行为。随着抑郁情绪的进一步加重，患者有时可能会认为自己不仅不能帮助儿女，反而成为他们的累赘，拖累家人，反复自责，严重时还会认为自己有罪，甚至感觉自己罪孽深重，逐渐出现自杀念头，如"如果我死了，家人就不会被我拖累，会过得更好"，甚至出现有主观意图的自杀计划及行为，比如采取何种方式、计划何时何地实施自杀等，有些患者自杀想法及计划没有外显，或部分患者在实施自杀行为之前有过要自杀的言语，但部分家人可能忽略患者的"求救"信号，认为患者只是嘴上说说而已，认为患者肯定不会去自杀的。但当患者实施喝农药、自缢等具体的自杀行为时，家人才意识到患者可能患有抑郁障碍，才会带其到精神心理科门诊就诊，有部分患者因自杀而死亡的情况也是时常发生的。

8. 精神病性症状

神经生物学易感因素、老龄化心理和人格改变以及社会心理因素均与老年期抑郁发作伴发精神病性症状密切相关，易出现疑人议论、疑被害、自罪，偶有幻觉出现，需详细体格检查及完善辅助检查，进一步排除器质性损害导致精神障碍可能。

常见的精神病性症状如下。

（1）自罪妄想　部分患者认为自己犯下不可饶恕的罪行，应该受到惩罚，比如即使是一些轻微过失或错误，患者也认为自己的言行肯定给国家社会造成了重大影响或损失，认为自己是千古罪人、罪孽深重等。

（2）无用妄想　一些患者坚信"自己没有任何用，是个负担，一无是处，毫无价值可言"。

（3）被害妄想　患者可能会出现疑人害，坚信有人要害他，监视他一举一动，或者认为有人也要害他家人，经常打电话给家人告诉家人要注意安全，或者限制家人的外出，严重时可能为了不让"那些人"害他家人，而选择自杀。

（4）关系妄想　有些患者走在路上感觉有人在议论他，周围人都在用异样眼光看他，或者认为电视里、报纸上的内容都是在说他，讲的都与他有关等。

（5）幻听　有些患者可能出现凭空听到耳朵边上有人说话，男男女女的人在说话，或听到大脑里有声音，这些声音有时候是自己认识的，有时候是陌生人的，大部分时间都是评价他们不好，说闲话等。

（6）木僵　部分严重的抑郁障碍患者，可能出现不吃不喝、不动不语、肌肉僵硬等木僵症状。

第二节　老年期抑郁障碍的分型及评估

一、老年期抑郁障碍的分型

（1）老年期前已有抑郁障碍　发病持续到老年期或老年期复发的抑郁障碍，从本质上说还是一般意义上的抑郁障碍，只是随着患者年龄的增大，临床症状可能变得不够典型。

（2）老年期继发于其他疾病　包括各种躯体疾病和外来物质所致的抑郁障碍，属于继发性抑郁，如脑卒中后抑郁。

（3）老年期首发的抑郁障碍　这是一组病因尚不明确老年期发病的精神障碍。

二、老年期抑郁障碍的评估

针对每一位就诊者，都需要对其进行全面系统评估。首先医生会对患者进行详细的病史采集，如患者发病前是否存在生活应激事件，目前发病情况，既往有无类似症状出现，既往具体治疗经过，效果如何，是否存在药物不良反应等，是否有烟、酒、毒品等精神活性物质的滥用史，是否有躯体疾病的用药史，具体用药经过，目前剂量，躯体疾病治疗现况，病前性格怎么样，有无特殊人格，有无精神疾病的家族史，比如抑郁障碍、双相情感障碍或自杀史等，有无高热、惊厥、意识不清等病史。接着需进行系统体格检查及精神状况检查，检查是否有阳性体征及抑郁综合征等情感症状群。由于目前没有能确诊抑郁障碍的特异性检查，临床上完善的相关检查，如血常规、血生化、甲状腺功能、头部 MRI/CT、脑电图、肺部 CT 等，主要为了进一步排查可能存在的躯体性疾病。虽然针对抑郁障碍没有特异性检查，但量表检查可作为参考资料，在精神心理疾病中占有非常重要的地位。因此，对于既往多次在外院就诊，或已经完善好相关检查者，考虑到人的记忆会存在偏差，同时本次的陪诊者对患者既往情况可能不了解，为避免出现医生在问诊时患者及其家人一问三不知的情况，建议患者每次就诊时陪诊人员需携带好患者所有相关的病史资料或者尽量由固定的家人陪诊，让接诊医生可全方位地了解患者整个病情，更有利于医生的评估、诊断及治疗。

（一）症状评估

1. 抑郁评估

临床上，根据世界卫生组织《国际疾病分类》第十版（ICD-10）中有轻度、中度、重度抑郁的诊断标准，除了经专科医生进行病史采集及精神状况检查评估外，还需结合合并的躯体疾病、功能状态等综合判断。

精神科量表虽存在一定的局限性，但具有客观性、细致性、标准化和量化性的特点，能获得部分问诊不容易了解到的信息，在一定程度上可起到辅助诊断、动态评估抑郁症状的严重程度和疗效、系统评估药物副反应等作用，目前已广泛应用于临床。

针对老年期抑郁障碍患者，抑郁自评筛查量表包括老年抑郁症状问卷、患者健康问卷、老年抑郁量表、Zung抑郁自评量表等，其中老年抑郁症状条目易理解，适合我国老年人社会文化特点，不仅可作为专业医疗机构的筛查工作，也可以应用于社区群体抑郁的初级筛查。临床常用的抑郁他评量表有汉密尔顿抑郁量表和蒙哥马利抑郁量表等，此类量表需要由专业人员进行评估。

如患者本人或其家人发现其情绪有些异常点，可先通过一些抑郁自评量表进行抑郁症状的自我评定，了解是否存在情绪异常，如若仍无法判断时，需尽快到专科医院门诊就诊，由专科医生对其症状进行评估，进一步明确是否存在精神心理疾病，做到早发现、早治疗，以免延误病情。

2. 自杀风险评估

自杀是指以死亡为目的的、直接或间接的致死性自我攻击行为。自杀危险的严重程度分四级。第一级：只存在无望感。第二级：有轻生观念，但无具体打算。第三级：有自杀企图，并有实施的计划，如积攒药物，或观察过自杀适合的场所等。第四级：有过自杀行为（自杀未遂史）。级别越高，自杀危险程度越严重。

对于每位患者均需进行自杀风险的评估，询问患者"是否觉得不高兴，没有希望了""是否感到绝望""是否觉得活着没有意思，或者活着很累""是否想过死了算了""是否想过具体的方法，是否为此还做了相关准备，计划何时何地实施""是否目前及既往有自杀行为"等，同时需评估自杀方法的便利性及可及性，且评估患者是否存在年龄较大、缺乏社会支持、经济困难、经历负性生活事件、家庭不和睦、有自杀行为史等自杀的危险因素等。

老人家属需要动态关注患者心理状况，如老人出现动力不足，成天愁眉苦脸消极悲观，有想自杀的言语甚至行为时，千万不要忽视，简单认为老人就是为了吸引家人注意力，无病呻吟，认为老人就是想让他们陪伴，但他们又要忙自己的事情无法陪伴，或者认为老人目前生活条件好，好吃好喝，不会有什么想不开，只是嘴上说说而已，而应及时带老人去精神心理科就诊，如病情严重时可能需要住院系统治疗。

3. 转躁风险评估

为何有些抑郁障碍的患者，医生会说要动态评估转躁风险呢？那首先得知道什么是轻躁狂/躁狂发作。

躁狂就是情绪异常的兴奋，行为异常多等，轻躁狂的症状较躁狂症状轻，一般不太影响社会功能情况，不需要住院，没有精神病性症状。如果一个抑郁障碍的患者出现脑子转得快、兴奋话多、行为多、睡眠需求减少等轻躁狂或躁狂症状，就需修正诊断为双相情感障碍，又称躁郁症，就是情绪往两个相反方向发展，一段时间心情好、自信、有动力、精力好、睡眠需求减少等，一段时间心情差、兴趣下降、疲乏、睡眠差等，有患者就诊时会说到自己的情绪就像坐过山车一样，忽高忽低。但老年人首次出现轻躁狂或躁狂症状比较少见，如有出现首先需进一步详细询问病史、体格检查及完善相关检查排除脑器质性疾病、躯体疾病或药物等所致。

对于转躁风险评估除临床医生对患者或家人问诊之外，也可以借助量表的评估，尤其对于轻躁狂的筛查，主要包括轻躁狂症状自评量表（HCL-32）、心境障碍问卷（MDQ）、杨氏躁狂评定量表（YMRS）等，前者是自评量表，后两者为他评量表。

（二）生物学评估

老年患者易合并多种疾病，如心血管病、自身免疫性疾病、内分泌代谢疾病、肿瘤以及脑血管病、帕金森病等神经系统疾病，完善血常规、肝肾功能、血糖、血脂、甲状腺功能、性激素、乙肝、丙肝、梅毒、HIV、心电图、头部MRI/CT等检查了解躯体情况是非常有必要。在诊断抑郁障碍之前需了解其他疾病本身或正在服用的药物与抑郁发生的关系，在治疗中需注意药物之间的相互作用，动态监测血药浓度。

（三）心理社会评估

随着年龄的增长，人的身体功能逐渐减退，日常生活能力逐渐下降，加之可能出现丧偶、生病、搬迁等生活事件或家庭支持差，老年人易发生身心疾病或心身疾病。对老年期抑郁障碍患者需动态评估可能存在的社会心理因素，通过了解这些因素可以更好地理解患者症状背后的原因，患者为何会出现这些症状，这些社会心理因素又是如何影响着患者，又是什么原因使其症状持续存在的，让患者家属更好的理解患者，并帮助患者调整认知，改善情绪及行为模式，更好地适应老年时期的应激事件，平安舒适面对老年生活。

第三节　老年期抑郁障碍的诊断与治疗

一、老年期抑郁障碍诊断

老年期抑郁障碍在疾病分类学上并非一个独立的疾病单元，其诊断需要根据患者病史、临床表现、体格检查、精神状况检查及相关辅助检查,把握横断面的主要症状及纵向病程特点,依据世界卫生组织《国际疾病分类》第十版(ICD-10)诊断标准进行抑郁发作和复发性抑郁障碍的诊断,需根据核心症状及附加症状的条目数来区分发作的严重程度,同时需要区分抑郁发作是独立发生还是附加于其他疾病。对于合并有其他疾病的老年患者,我们需要考虑抑郁发作与其他疾病的关系,比如抑郁发作共病其他疾病,或抑郁发作由其他疾病(脑器质性疾病、躯体疾病、药物或精神活性物质等)所继发等。

世界卫生组织《国际疾病分类》第十版(ICD-10)诊断标准如下。

(一)抑郁发作

1. 一般标准

(1)抑郁发作须持续至少2周。

(2)既往不存在足以符合轻躁狂或躁狂发作的诊断标准。

(3)需除外的最常见情况:此种发作不是由于任何器质性精神障碍、药物或精神活性物质使用所致。

2. 症状标准

(1)核心症状

① 抑郁心境,几乎每天大部分时间都是如此,基本不受环境影响,但在一天中可出现昼重夜轻的差异。

② 兴趣和愉悦感丧失。

③ 精力不足或过度疲劳。

(2)附加症状

① 集中注意和注意的能力降低。

② 自我评价和自信降低。

③ 自罪观念和无价值感。

④ 认为前途暗淡悲观。

⑤ 自伤或自杀的观念或行为。

⑥ 睡眠障碍。

⑦ 食欲下降。

3. 严重标准

① 轻度抑郁发作具有核心症状中的至少2条,附加症状至少2条,对日常的工作和社交活动有一定困难,但社会功能仍相对保存。

② 中度抑郁发作具有核心症状中的至少2条,附加症状至少3条,对日常的工作和社交活动有相当困难。根据是否伴有躯体症状,进一步区分为伴不伴躯体症状。

③ 重度抑郁发作具有核心症状中的3条,附加症状至少4条,对日常的工

作和社交活动有显著困难。根据是否伴有幻觉、妄想或抑郁性木僵等精神病性症状，进一步区分为伴不伴精神病性症状。

（二）复发性抑郁障碍

整个病程中有 2 次以上的符合上述抑郁发作的诊断标准，2 次发作之间要有持续 2 个月以上没有明显的心境紊乱。简言之就是既往患者符合抑郁发作诊断，本次再次出现抑郁情绪，且整体表现符合抑郁发作诊断标准，如果间隔时间＜2个月，就是单次抑郁障碍，如果间隔时间＞2个月，且期间症状缓解，病情稳定，那么此种情况就属于复发性抑郁障碍。

（三）恶劣心境障碍

基本特征为相当长时间存在抑郁情绪，无论从严重程度还是一次发作的持续时间，目前均不符合轻度或中度复发性抑郁障碍的标准，但过去，尤其是开始发病时，可曾符合轻度抑郁发作的标准，且时间在发病的前两个月内。通常起病于成年早期，持续数年，有时终生。

（四）继发性抑郁障碍

老年期容易患脑器质性疾病和躯体疾病。也经常服用有关药物，这些情况都容易引起继发性抑郁障碍。如癌症（特别是胰腺癌）、病毒感染（如流行性感冒、肝炎）、内分泌性疾病、贫血、B 族维生素或叶酸缺乏、脑血管病、帕金森病、多发性硬化等。容易引起继发性抑郁的药物有甲基多巴、利舍平、皮质激素等。继发于躯体疾病的抑郁障碍可依据下列要点诊断：①有躯体疾病的证据。②抑郁症状在躯体疾病之后发生，并随躯体疾病的病情变化而波动。③临床表现为躯体、神经系统的症状和体征以及抑郁症候群。

1. 脑卒中后抑郁

脑卒中后患者如出现情绪低落、精力缺乏，对康复训练和（或）曾经的爱好等活动缺乏参与兴趣，伴有难以入睡、易醒、梦多、早醒、食欲差等躯体症状时，应考虑脑卒中后抑郁发作的可能。该诊断需要根据病史、体格检查、辅助检查以确认抑郁系卒中直接所致。

2. 神经认知障碍合并抑郁发作

抑郁障碍的患者可以出现认知功能障碍，比如执行功能下降、注意力受损、记忆提取迟缓等，而痴呆的患者除了典型症状外也可出现抑郁症状，其中阿尔茨海默病（AD）及血管性痴呆合并抑郁发作均较常见。

在鉴别诊断中，需明确抑郁发作与认知功能障碍出现的时间先后顺序，如痴呆诊断后，患者出现典型的抑郁症状，持续时间 2 周以上，在排除谵妄、药物滥用、药物中毒等其他原因之后，可做出痴呆合并抑郁发作的诊断。如临床中难以确定认知障碍与抑郁症状发生的先后顺序时，也应警惕抑郁症状可能是认知障碍出现或加重的风险因素。

二、鉴别诊断

（一）焦虑障碍

抑郁与焦虑就像孪生兄弟一样，常常同时存在，将两者严格区分开来有时候是有难度的，往往你中有我、我中有你。如果抑郁与焦虑并存，同时符合"抑郁障碍"及"焦虑障碍"时，按一般的规律为抑郁障碍的诊断优先于焦虑障碍。焦虑障碍具有如下三方面的表现。

（1）情绪障碍　表现为大祸临头的恐惧、激动、注意力缺乏。

（2）躯体障碍　表现为心悸、呼吸困难、震颤、出汗、眩晕和胃肠道功能紊乱。

（3）社会行为障碍　表现为寻求安全的人物或地点，反应厌恶离开安全的人物或地点。

（二）精神分裂症

部分老年抑郁障碍患者可出现一些敏感多疑、凭空闻人语等精神病性症状，这时需与精神分裂症相鉴别。①精神分裂症患者一般发病于青年多见，老年时期首发精神分裂症的病例少见。②抑郁障碍患者的精神病性症状是在抑郁心境的基础上出现的，而精神分裂症患者的抑郁症状是继发于精神病性症状之后的。③抑郁障碍患者的情感反应协调，意思是患者的思维、情感、行为等精神活动之间是存在一定协调性的，大部分精神分裂症患者是缺乏协调性的。

（三）双相情感障碍

临床上对于所有抑郁障碍的患者，在全病程管理过程中均需动态评估转躁风险。在诊断老年人为抑郁障碍时，有必要询问患者及其重要的其他人是否有躁狂/轻躁狂发作史，是否出现过情绪高涨、兴奋话多、活动行为增多、不知疲倦，睡眠需求减少，晚上不睡，第二天仍然精力充沛，自我评价高，容易激惹，发脾气等表现，时间持续4~7天以上，如有以上发作表现就需要考虑双相情感障碍的可能。临床上发现患有双相的老年患者比患有抑郁障碍的患者表现出更高的首次抑郁发作早发率（＜60岁）、频繁抑郁发作（＞3次）和抑郁混合状态（混合抑郁）等。

三、老年期抑郁障碍的治疗

抑郁障碍的治疗原则主要是个体化全病程综合治疗。临床上经常会有患者一旦病情好转，就想减药甚至停药，殊不知一半以上的抑郁障碍患者在2年内复发，下面来了解下什么样的治疗属于全病程治疗。

全病程治疗包括急性期、巩固期及维持期治疗。老年期抑郁障碍患者复发率较年轻患者高,急性期药物治疗 8~12 周,症状缓解后应维持治疗至少 1 年,然后根据复发风险和患者及其家人的偏好确定维持治疗的持续时间。对于多次发病或残留有症状的患者,建议长期维持治疗。

因此,患者及其家人需要了解全病程治疗的相关知识,督促患者按建议按时按量服药,确保病情稳定。现实生活中需要一位患者每天坚持准时服用药物,又是长期服用这事有难度,常见模式是患者病情好点后就停药,停药后病情波动,有复发征兆时部分患者就会将药物恢复,而对于另一部分患者来说,就会认为之前的治疗没有效果,甚至出现认为服药对他是没有用的错误观念。

个体化的治疗主要体现在医生会根据患者年龄、性别、躯体情况、既往用药史、药物耐受性、药物之间相互作用等因素,从安全、经济、有效、适当等角度为老年患者制定个体化治疗方案,更符合患者具体情况,更具有针对性。由于抑郁症状的缓解可以改善老年人的生活质量、降低自杀风险,同时也能提高老年患者整体健康水平,因此对于老年期抑郁障碍的治疗应该更加积极。

同时,对于抑郁障碍患者可考虑药物治疗、心理治疗、物理治疗、中医药治疗等综合性治疗,全面促进患者症状的缓解及社会功能的恢复。

(一) 药物治疗

1. 常见抗抑郁药物的类型

临床上,抗抑郁药物根据化学结构及作用机制的不同分为以下几类。

① 选择性 5-羟色胺再摄取抑制药 selective serotonin reuptake inhibitors,SSRI),代表药:舍曲林、艾司西酞普兰、氟伏沙明、氟西汀、帕罗西汀等。

② 5-羟色胺和去甲肾上腺素再摄取抑制药(serotonin nor-minephrine reuptake inhibitors,SNRI),代表药:文拉法辛、度洛西汀。

③ 去甲肾上腺素和多巴胺再摄取抑制药(norepinephrine dramaine reuptake inhibitors,NDRI),代表药:安非他酮。

④ 选择性去甲肾上腺素再摄取抑制药(noradrenaline reuptake in-hibitors,NRI),代表药:瑞波西汀。

⑤ 5-羟色胺拮抗和再摄取抑制药(serotonin antagonist and reuptake inhibitors,SARI):代表药:曲唑酮、伏硫西汀。

⑥ α_2 受体阻滞药或去甲肾上腺素能及特异性 5-羟色胺能抗抑郁药(noradrenergic andspecificserotonergic antidepressant,NaSSA),代表药:米氮平。

⑦ 褪黑素能抗抑郁药(melatonergic antidepressant),代表药:阿戈美拉汀。

⑧ 治疗抑郁的植物药或中成药:巴戟天寡糖胶囊、舒肝解郁胶囊、圣约翰草提取物。

⑨ 三环类抗抑郁药（tricyclic antidepressants，TCA），包括在此基础上开发出来的杂环或四环类抗抑郁药，代表药：丙米嗪、氯米帕明。

⑩ 单胺氧化酶抑制药（monoamine oxidase inhibitors，MAOI），代表药：吗氯贝胺。

TCA 和 MAOI 属传统抗抑郁药物，其他均归类为新型抗抑郁药物。

2. 临床应用

① SSRI 类药物：如舍曲林、艾司西酞普兰、西酞普兰等，可作为老年期抑郁障碍的首选药物，该类药物疗效确切，不良反应小，尤其抗胆碱能及心血管系统不良反应轻微，药物之间相互作用小，对于合并多种躯体疾病及服用多种药物的患者来说，一般患者也是可以耐受的，但需根据患者的个体化情况进行评估后治疗。

② 对于伴焦虑明显或躯体症状多的患者亦可选用 SNRI 类药物，如度洛西汀、文拉法辛等，文拉法辛不足之处在于高剂量时可引起血压升高，需要注意监测血压的变化。

③ NaSSA 类药物：米氮平能改善睡眠，可用于伴失眠的老年抑郁障碍患者，但在治疗过程中需要观察该药物可能出现头晕、摔倒、血脂代谢异常等不良反应。

④ 阿戈美拉汀：通过褪黑素受体机制调整生物节律，可改善老年患者抑郁情绪及睡眠问题，副反应小，可接受程度大，只是使用该药前需要对肝炎及肝功能情况进行检查，且不适合与 SSRI 类的氟伏沙明药物联用。

⑤ 对于部分患者，可以采用中西医结合治疗方法，服用中药方药、针灸、耳豆压穴等具有中医特色的治疗手段，也可以采用中成药抗抑郁治疗，如巴戟天寡糖胶囊、舒肝解郁胶囊等。

⑥ 对于老年抑郁障碍患者，应慎用三环类抗抑郁药、氟哌噻吨美利曲辛片等，因该类药物有明显的视物模糊、口干、排尿困难、便秘等抗胆碱能副反应及对心脏的毒性作用，易产生严重的不良反应。

⑦ 针对难治性老年抑郁障碍患者，结合患者个体化情况慎重考虑联合小剂量抗精神病药物增效治疗，如利培酮、阿立哌唑、富马酸喹硫平片等药物，但需密切监测患者血常规、肝肾功能、血糖、血脂、电解质及定期复查心电图等检查，动态监测血压变化，谨防体位性低血压可能。考虑到老年人群，可能合并多种其他疾病，服用药物品种多，且老年人对药物的吸收、代谢、排泄等功能下降，在用药治疗过程中，不仅需注意药物间的相互作用，也需动态监测药物浓度，密切评估药物疗效及不良反应。

（二）心理治疗

心理治疗能改善老年抑郁障碍患者的无助感、无力感、自尊心低下以及负性认知，目前比较适合于老年患者的心理治疗方法包括支持性心理治疗、认知行为治疗、人际关系治疗、动力学心理治疗、婚姻治疗、行为激活治疗、生命回顾治疗等等。

1. 认知行为疗法

通过帮助患者认识并纠正自身的错误信念，缓解减轻情绪症状，改善患者应对能力，降低疾病复发率的方法。

2. 支持性心理治疗

通过倾听、安慰、解释、指导和鼓励等方法帮助患者正确认识和对待自身疾病，使患者能够主动配合治疗的方法。

3. 人际心理治疗

通过识别抑郁的促发因素如人际关系丧失、社交技巧缺陷、角色破坏等，把情绪与人际交往联系起来，通过适当的人际关系调整和改善来减轻抑郁，提高患者的社会适应能力。

4. 动力学心理治疗

让患者自由联想、畅谈，发现线索和若干问题，选择患者认可的需重点解决的焦点冲突，让患者自我感悟和修通，达到新的认知，同时学会新的思考或情感表达方式。

5. 婚姻治疗

以促进良好的配偶关系为目标，发现和解决夫妻之间的问题，家庭治疗是以家庭为对象实施的团体心理治疗，通过改善家庭的应对功能，帮助患者及家属面对抑郁症带来的压力，并防止复发。

6. 行为激活治疗

行为激活主要是让患者自我感悟和沟通，对该问题和冲突达到新的认知，同时学会新的思考或者情感表达的方式，可以通过多接触物体、多走走和做一些体育运动的方法改善心理。

（三）物理治疗

临床上常见的物理治疗包括重复经颅磁刺激治疗（rTMS）、无抽搐电休克治疗（MECT）、迷走神经刺激、深部脑刺激等。对于老年期抑郁障碍患者，前两种较为常见。

1. 重复经颅磁刺激治疗

复经颅磁刺激治疗是一种非侵入性、无需身体接触、不良反应小的非药物治疗手段，通过磁场刺激大脑的某一个部位，影响脑内代谢和神经电活动，从而来调整我们体内5-羟色胺、去甲肾的腺素、多巴胺等神经递质的平衡，从而改善抑郁，该治疗手段早已被批准治疗抑郁症。对病情较轻的老年期抑郁障碍患者，排除禁忌证如颅内金属物品或装置、植入电子耳蜗等，重复经颅磁刺激治疗是个不错的选择。

2. 无抽搐电休克治疗

对于自杀风险高、拒食等症状的老年期抑郁障碍患者，除药物治疗之外，可选择无抽搐电休克治疗（MECT），该类方法起效快，疗效确切，但在治疗前需详细评估患者心肺功能等躯体耐受情况，如治疗过程中出现副反应大、无法耐受的情况可及时中止该治疗方案。

未改良电休克治疗（ECT）是以一定量的电流通过大脑，引起意识丧失和痉挛发作，从而达到治疗目的的一种方法。改良后电休克治疗（MECT）是在通电前给予麻醉药和肌肉松弛药，通电后患者癫痫发作时患者会处于暂时的睡眠状态，一般持续30~40秒，不发生抽搐，可避免骨折、关节脱位等并发症的发生，更为安全，也易被患者及其家属所接受，对于抑郁障碍患者一般每周2~3次，共6~8次左右，症状基本可以得到缓解。

那对于老年人能做 MECT 吗？MECT 治疗前需对患者进行全面评估，以确保该治疗安全进行。该治疗确实存在一定的麻醉风险及头痛、暂时性记忆减退等不良反应。为尽量避免麻醉问题，在治疗前有相关的麻醉评估，及治疗前晚会督促患者禁饮禁食，避免麻醉时出现误吸等。一般情况下，头痛是轻微的，尚能耐受，记忆力一般在治疗期间会受一定影响，但 MECT 治疗疗程结束后记忆力会逐渐恢复。对于部分患者如无法耐受药物副反应或其他治疗效果欠佳的情况下，可选择较低频率的改良电休克治疗维持治疗。

（四）中医药治疗

1. 针灸

如果患者是轻度抑郁障碍，可以进行针灸治疗，一般可以针灸风池穴、心俞穴、太冲穴、命门穴等穴位，坚持针灸治疗，也能缓解病情。患者亦可进行穴位按摩，如脚上的太冲穴和手上的合谷穴、神门穴和内关穴、三阴交和涌泉穴，这六个穴位可在家中进行自我按摩，是调理抑郁症常用穴位。

2. 中药

抑郁障碍属于情志病范畴，患者需面诊于中医专科医师进行辨证分型，根据具体证型调配不同中药方剂治疗。老年抑郁症的分型如下。

（1）肝郁气滞型　多由生气过多、情绪不良导致，主要表现为心情不快，情绪抑郁。

（2）肝郁脾虚型　除了有情绪不畅之外，还伴有食欲缺乏、消化不良，甚至大便不正常。

（3）肝郁痰阻型　可表现为情绪抑郁，还有头晕、头重、食欲缺乏、饮食不佳、舌苔厚。

（4）心胆气虚型　除了情绪不快，还经常过度思虑，特别胆小，或者原来不胆小，现在胆小易惊。

（5）心脾两虚型　可表现为周身乏力、情绪不好、思虑过度、心慌气短等症状。

（6）心肾不交型　可表现口干、口渴、思虑过度、行动迟缓、易怒、头晕、目眩，甚至健忘等。

第四节　老年期抑郁障碍的科学管理

老年人由于生理功能衰退，患病率逐渐增加，生活自理能力降低，社交范围缩小，老年抑郁症已成为威胁老年人心身健康的一种严重疾病，在药物治疗、心理治疗、物理治疗、中医中药治疗的综合治疗模式下，加强饮食与营养、运动与康复、生活护理、心理护理等多方面科学管理具有十分重要的意义。

（一）饮食与营养

步入老年后，人体的各个器官功能退化，老年患者的饮食选择和安排不能等同于年轻人。因此要根据老年患者的特点如身体状况、消化功能、疾病特点等因素进行安排，做到科学调理，达到促进疾病康复的目的。

首先要注意食物要软硬合适，不选粗糙坚硬的食物；患者进食有专人守护，给患者讲解细嚼慢咽的重要性。再次要注意营养搭配，没胃口、便秘是抑郁症患者常出现的胃肠功能紊乱问题，这时应选择患者平时喜欢的且富含纤维素的食物，可以采取少量多餐、陪伴鼓励患者用餐等方法。如果患者感到难过时，可以适当地吃些甜食，补充富含维生素、钙、镁的食物，但要避免滥用酒精、药物或含咖啡因类的饮料。整体建议如下。

① 保证饮食均衡。

② 建议多食蔬菜、水果、海鲜、豆类、坚果类食物，其次是谷类，并且烹饪时建议使用植物油。

③ 建议食用含丰富蛋白质食物、橄榄油，避免油炸、含大量盐或糖的食品等。

④ 建议食用含有丰富 ω-3 脂肪酸食物，有研究表明食用鱼的次数多于每周 1 次可补充 ω-3 脂肪酸，联合常规抗抑郁治疗方案可有效缓解老年抑郁症患者抑郁症状。

（二）运动与康复

运动是老年抑郁焦虑患者的一剂良药。运动指"有计划、有组织和重复的身体运动，以改善或保持身体健康的一个或多个组成部分"。运动包括有氧运动和力量训练。

研究表明，不管哪种类型的运动，运动多的人出现抑郁症状的概率低。这个简单的结论提示我们：只要减少久坐，尽可能增加运动，可以预防抑郁。要使运动疗法更好地发挥作用，需要达到一定的频率和强度，即运动处方。运动处方是运动疗法的核心。完整的运动处方包括：运动形式、运动强度、运动时间和运动频率。抑郁障碍的运动处方为：每周至少3次，每次45~60分钟，中等强度的有氧运动，持续至少10周。针对不愿活动的患者，鼓励从单一的锻炼方式开始。

快感缺失和动力不足是抑郁症的核心症状，而运动疗法对此有很好的改善。患者处于抑郁状态时，会缺乏动力、缺乏兴趣、不想活动，如果循着这种冲动，我们的情绪就无法得到改善。相反，运动起来，就可以改善快感缺失和动力不足的症状。常常会有患者问，哪种运动方式对改善情绪更有效呢？可以让患者自己选择他们感兴趣的运动项目，因为只有这样才更有可能坚持，运动处方也才能起效。有研究提到，针对老年抑郁症患者的运动处方应为：在专业人士监督下，每天做至少30分钟、中等强度的常规活动，包括有氧运动、肌肉强化、灵活性和平衡强化运动，持续至少6个月。

老年抑郁障碍患者除了接受药物治疗、心理治疗、物理治疗等，也可以配合运动疗法，这样不仅会增强疗效，而且能提高治疗的依从性。社会支持也是运动疗法起效的助推器，与朋友或家人一起运动，可能会增加治疗成功的机会。

（三）生活护理

老年人应保持固定的作息时间，避免熬夜、午睡过长等不良习惯。老年人若诊断为抑郁障碍，生活中家人需为其提供宽容、包容、有爱心的环境，避免让患者想不通，指责其太脆弱会让患者的情绪更加糟糕。老年抑郁症患者往往不能照顾自己的日常生活，家人可以帮助患者完成一些对他们而言很困难的任务，比如洗衣服或打扫卫生、去超市购物等，建立规律的生活习惯也非常有帮助。例如，可以尝试每天和患者散步，一起完成一项爱好或他们以前喜欢的其他活动，但是不要立刻让患者过度参与社交活动，需要循序渐进。抑郁障碍并不是性格软弱或是思想不够坚强所造成的，家人需要理解患者是因为患病了才会如此，它是一种疾病。

（四）心理护理

1. 亲情陪伴与情绪疏导

家人、朋友可多陪伴老年人，多传递理解和支持，耐心倾听患者的诉说，而不是指责或嘲笑。尝试与患者交流，问他们如何感受，给予他们安慰。在与患者交流时应避免对其情绪给出评价或否认性的说法，如"别这么想，这不是什么大事儿"，很可能会让患者感到更沮丧。不要告诉他们要"振作起来"或"快点康复"，这听起来很草率且缺乏真诚的支持，只会使患者感到无助和自责。鼓励患者写下或是表达出他们的负面情绪，这样可以缓解一些内心的不适。

2. 帮助患者寻求专业帮助

老年抑郁障碍患者往往也可能因为病耻感而拒绝寻求帮助，或者即使想要寻求帮助却缺乏行动的能力。此时，我们可以帮助对方寻找专业的帮助，如精神科医生和心理治疗师，并陪同他们去就诊。

老年患者因记忆力下降、行为被动等原因可能会出现服药依从性差。我们应要求患者家属参与老年患者的药物管理，避免患者漏服药、自行增减药量、症状好转即停药等情况，提高患者服药依从性，减少疾病的复发。

患者家属及患者和专业人士可共同商议并制定个体化治疗方案，鼓励患者坚持治疗计划：定期门诊复查，不要随意停药。坚持心理治疗，陪伴并鼓励患者养成良好的生活习惯（健康的饮食、保持运动习惯和充足的睡眠），建立有效的社会支持系统，提高问题解决能力和社交技能。

专业人士可以提供给抑郁障碍患者的心理疗法包括行为疗法、认知行为疗法、认知阅读疗法、问题解决疗法、回忆疗法、人际心理疗法等。这也是一种常用于老年抑郁症的心理干预方法。心理干预疗法在初级保健中治疗抑郁症是有效的，比药物具有更持久的效果，是大多数患者的首选，并且可以灵活地应用于不同的形式和不同的目标群体。接下来具体谈谈常见的心理干预疗法。

（1）认知行为治疗　认知行为治疗是一种帮助减少情绪困扰，提高有大量心理健康和适应问题的患者的适应行为的治疗方法。认知行为疗法侧重于思想、情感和行为之间的相互作用，强调识别情绪并监控情绪与思想和行为的关系。治疗的认知方面包括识别抑郁个体的不适应和消极思维模式，根据其非理性评估这些思维，并以更具适应性和更少抑郁的方式挑战和重组这些思维；治疗的行为方面包括通过活动计划激活患者，评估患者对其成功完成任务或活动，和（或）在活动中体验乐趣的能力的期望，以及对期望行为的积极强化。认知行为疗法的积极性和以问题为中心的特性使其在治疗大量心理健康和适应问题方面非常有效，是大多数指南中推荐的主要治疗类型，也是抑郁症的一线治疗方法。

（2）认知阅读疗法　认知阅读疗法主要是通过阅读一些心理学书籍，治疗的过程可以理解为阅读者通过阅读反思和讨论（个人叙事和故事）的过程，通过自己对阅读内容的讨论促进了认知发生改变。

（3）问题解决疗法　问题解决疗法通过提高解决问题的能力来缓解心理健康问题。问题解决疗法可以帮助患者培养对问题的乐观和自信态度（即积极的问题导向），并通过帮助他们发展和内化四项核心解决问题技能来促进其适应性：①定义问题；②集体讨论可能的解决方案；③评估解决方案并选择最有希望的解决方案；④实施首选解决方案并反思结果。

（4）回忆疗法　回忆疗法是一种促进患者完整感和适应感的方法，是借助于有形的提示（例如照片、过去的家庭和其他熟悉物品、音乐和归档录音）对过去活动、事件和经历进行讨论，以唤起患者尚未解决的困难和冲突。这种方法通过记忆来审视人生的过程，它强调对生活的回顾以及对人生意义和目的的认同。

（5）人际心理疗法　人际心理疗法是一种有时间限制的、结构化的、以人际为导向的心理治疗，在整个生命周期内对抑郁症的治疗都显示出有效性。人际心理疗法关注四个方面的人际问题即角色转换、人际角色冲突、悲伤和人际关系缺陷。人际心理疗法似乎在治疗老年抑郁症方面具有临床实用价值，并可能与抗抑郁药物联合使用。研究表明，人际心理疗法在维持健康相关生活质量方面不如支持性临床管理有效，但它可能降低认知功能低下的老年人抑郁症复发的风险。尽管人际心理疗法仍然是一种很有希望的治疗晚年抑郁症的方法，但它仍然缺乏经验上的必要条件，无法添加到循证干预清单中。

对老年群体的抑郁症有这样的解释，抑郁是因为他们无法应对生活压力源、情绪调节能力差、社会孤立和解决问题困难的结果。因此可以通过认知行为疗法来教导患者一些调节情绪的方法，保持愉快的活动作为抵御抑郁症的手段，并通过解决问题的过程来改变导致抑郁的选择和行为。

（五）如何预防复发

老年抑郁障碍是一种以心情低落为主要表现的心境障碍，经过治疗后大多数患者达到基本缓解，目前研究显示：在一年内有30%左右的患者会复发，两次复发以上患者今后再复发的可能性大约为70%，有三次发作的患者几乎100%会复发，所以复发是特别值得重视的问题。复发以后的症状多数也是以情绪低落、思维迟缓和意志活动减退为主要表现。多数患者可能反复发作以后更容易出现社会适应不良的症状，有些人还合并慢性的躯体疾病。因为缺乏支持，有阳性家族史的人更容易复发。复发以后还会表现为社会适应不良，这种人格特征更突出，可能会更容易出现自杀、自伤的情况，还有的患者治疗更不容易缓解等，大多数是与性格特征和家族史等有关。

如何预防抑郁障碍的复发？以下几点供参考使用。

1. 加强对疾病的认识，识别复发先兆

患者及家人需充分认识抑郁症的常见症状，识别该病复发的先兆。最常见的复发先兆是睡眠问题，以前睡得好，现在出现睡不着、多梦、早醒的情况。除睡眠外，还有的表现为没胃口、进食少、不想讲话、不爱出门、愁眉苦脸、唉声叹气等。从患者的言谈举止中，注意发现患者自杀线索，如患者在言谈中流露出想"解脱"的想法，提到生命存在没有价值、毫无意义等，一定要引起注意。若出现上述症状，建议及时送医，求助于专业人员，以免症状进一步加重。

2. 督促治疗，切忌随意减药或停药

大多数的精神疾病复发与患者自行停药或减药有关。据统计，有50%的患者会擅自停药，停药后60%~70%的患者将在1年内复发，约90%的患者在2

年内复发。复发次数越多,治疗难度越大,需要维持治疗的时间越长,社会功能损害越严重。因此,作为家人应督促患者及时就医、正规治疗,尤其是病情好转处于康复期的患者,切不可擅自停药或者减少药物,一定要在医生的专业指导下调整药物剂量。

3. 营造良好的家庭氛围

部分老年人患抑郁障碍可能存在长期家人不在身边,尤其老伴过世的老人,更容易罹患抑郁障碍,这样家人的陪伴、营造温馨和睦的家庭氛围也是非常有必要的,同时尽量为患者提供安全、安静、舒适的睡眠环境,提高患者的睡眠质量。

4. 鼓励患者社交

家属要鼓励患者白天积极参加多次短暂、轻松的社交活动,如散步、下棋、唱歌、跳舞等,获得正向积极的影响,以获得最多的社会支持。

(六)改善心理社会功能

目前针对老年期抑郁障碍的治疗以针对症状为主,临床上以消除或改善核心症状为主要治疗目标,对症状的过度关注,但对患者功能(学习、工作、家庭、人际等)的恢复情况关注度不够。我们需要更加重视患者的心理社会功能的恢复,才能进一步减少抑郁症患者的复发情况。心理社会功能的恢复在实现抑郁障碍患者临床治愈的过程中占据重要地位。为了解抑郁症患者对临床治愈的理解,Zimmerman等采用简易问卷对535名门诊抑郁症患者进行调查,结果发现抑郁症患者的评价结果中功能正常化在临床治愈中所占的地位极为重要,仅次于积极心理与正常自我,症状缓解也排在其后。这说明了功能正常化对抑郁症患者的重要性。

其次,心理社会功能与抑郁症的复发密切相关。贾占玲等在分析社会功能恢复良好和恢复较差的两组抑郁症患者时发现,抑郁症发作次数在2次以内的患者,社会功能恢复良好的比重较高,而发作在2次以上的患者,社会功能恢复较差的患者较多。而另一些研究表明心理社会功能恢复水平低的患者更容易出现复发的情况。因而心理社会功能恢复水平低与复发之间可能存在互为因果的恶性循环。

哪些方法能改善抑郁障碍患者的心理社会功能?

1. 社区综合康复治疗

近些年来,社区综合性康复治疗的兴起在抑郁障碍患者的治愈上取得了一定的临床效果,且已经被广大患者所采用。社区综合性康复治疗在社区和家庭的层面上,切身实地地为患者提供更合理、更全面的服务,其覆盖范围广、简单易行、经济有效的特点已在全国大部分社区普遍开展,患者从中感受到了真切的关怀,在抑郁康复的过程中取得较快速的进展。社区综合性康复治疗针对不同的抑郁患者给予不同的康复治疗,具体内容包括患者监护、家庭护理、心理治疗、按摩与音乐及阅读书籍等，减轻了抑郁患者的心理压力、消除了紧张的顾虑，增强了战胜疾病的信心，达到了很好的治疗效果。

2. 结构式团体心理治疗

团体心理治疗是在团体情境下，通过团体人际交互作用，促使个体在交往中通过观察、学习、体验，认识自我，接纳自我，以调整、改善与他人的关系。结构式团体心理治疗是针对团体成员的需要、个人行为、建设性反馈、过程作用和心理的整合而设计的体验式活动，是一种经历性的感受体验。

结构式团体心理治疗之所以对抑郁症患者的生活质量综合评定有效，是因为它给抑郁症患者提供了一个人际学习的微型社会模型，成员借助于团体成员的人际互动认识自己抑郁的原因，团体提供给成员安全而相对稳定的人际环境，成员利用了"团体的情感支持""正性体验的感染""负性认知的克服""情感表达""解决人际冲突的策略"等活动，了解自己的认知歪曲，在行为中不断地审视和修正歪曲认知，进行认知重构，更加积极地对待自己的情绪和生活中面临的压力，来提高或解决自己的社会功能缺陷，而且在这个同质性团体中，成员发现他们是相同病情的人集中在一起，产生了相同性的发现，可以减轻自卑、提高自尊，获得较为满意的归属感和社会支持，改变了绝对化、过分概括化、糟糕至极等负性认知，从而缓解抑郁情绪。

3. 音乐治疗

音乐治疗是临床上常用的一种治疗手段。起初，音乐治疗的主要目的在于帮助患者缓解疼痛、消除紧张感等，近年来，有学者发现音乐疗法具有改善患者情绪障碍、提高患者认知功能的疗效，并应用于抑郁症患者的治疗中。

音乐疗法分为感受式治疗与参与式治疗，通过感受式治疗，可以有效帮助患者改善思维活跃程度、改善睡眠质量。并在活泼、轻快的乐感带动下，会想起某些令人心情愉悦的事情。而参与式治疗可以改善患者的语言功能障碍，带动患者的积极性，改善患者胆怯、紧张的心理。临床研究表明，在药物基础上进行音乐治疗，可帮助患者有效改善病症，促进患者个人及社会功能的提高，改善患者以往的不良情绪及行为缺陷。

心理社会功能损害不仅给患者带来痛苦，还使社会承受沉重负担。根据Mathers等在2006年的预测，到2030年抑郁症将成为全球第二大疾病负担源，其中人力资本损耗主要是患者角色功能损害导致的。因此，我们需要更加重视抑郁障碍临床治愈时心理社会功能及维持治疗阶段心理社会功能恢复情况，我们需要及时的探测到复发的危险信号并加以干预，对及时控制患者病情、减少复发率，以及减轻社会和家庭的经济负担有着十分深远的意义。

（罗银利　田彩英　潘冰洁）

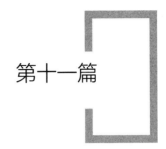

第十一篇

新型慢性病管理模式
——基于互联网医院平台的老年慢性病管理

第一章　互联网医院的基本介绍

一、互联网医院建设背景

党和政府高度重视"互联网＋"医疗健康的发展，2014年以来，相继出台多项推进和规范"互联网＋"医疗健康发展的政策和制度，为互联网医院的发展提供了土壤。2020年新冠感染疫情突袭而至，人民群众对互联网医疗的需求显著提升，卫生健康行政主管部门鼓励医疗机构通过互联网的方式为患者提供相关医疗服务，医保部门也将部分互联网诊疗项目纳入医保支付范围，互联网医院的发展进入快车道，互联网医院的规模明显扩大，服务模式初步建立，为满足患者实际就医需求发挥了重要作用。

二、互联网医院的定义

相比于"互联网医院"这一概念，"远程医疗""远程保健"概念出现得更早。在我国，2018年国务院办公厅印发的《关于促进"互联网＋医疗健康"发展的意见》（国办发〔2018〕26号）中指出医疗机构可以使用"互联网医院"作为第二名称，在实体医院基础上，运用互联网技术提供安全适宜的医疗服务，允许在线开展部分常见病、慢性病复诊。医师掌握患者病历资料后，允许在线开具部分常见病、慢性病处方。在此基础上，《互联网诊疗管理办法（试行）》《互联网医院管理办法（试行）》《远程医疗服务管理规范（试行）》三个文件进一步明确了互联网医院是实体医疗机构自行或者与第三方机构合作搭建信息平台，使用在本机构和其他医疗机构注册的医师开展互联网诊疗活动的医疗机构；健康界研究院的《2020年中国互联网医院发展研究报告》还明确了互联网医院是以复诊和常规咨询为主，集问诊、处方、支付及药物配送于一体的一站式服务平台，并明确要求诊疗范围以慢性病和部分常见病复诊为主。

三、互联网医院的建设和运营模式

我国的互联网医院的建设模式目前一般分两种，医院自主建设和第三方合作建设。互联网医院的运营模式主要有企业主导型和医疗机构主导型两种。

（1）企业主导运营模式　是指企业自主建设，或由企业主导，与医疗机构合建，典型代表企业有微医、好大夫、平安好医生、京东医疗、阿里医疗等。主要特点是企业自主运营，以营利为目的，优势在于企业具有良好的运营能力及较为灵活的经营特点，劣势是缺乏优质的实体医疗机构作为载体，缺少优质医生资源，难以形成良好的市场口碑等。

（2）医疗机构主导运营模式　以医院与第三方共同运营为主流方式，其优势有利于医院发挥诊疗优势、企业发挥运营优势，能够弥补医院互联网技术团队不强、企业医疗资质公信力较弱等问题。相比二级医院，三级医院在医疗资源、技术条件等方面更具优势，信息化程度、管理水平也更高，因此医疗机构主导运营模式主要依托三级医院。

四、互联网医院服务项目

企业主导运营模式的互联网医院目前主要开展的业务有在线导诊、预约挂号、部分常见病慢性病在线复诊、开具电子处方等，而医疗机构主导模式更多注重诊疗服务，主要业务为线上轻问诊、在线导诊、部分常见病慢性病在线复诊、预约挂号、开具检查化验单、远程会诊等。

五、互联网医院的医疗服务项目内涵

1. 主要"互联网＋"医疗服务收费项目

医疗保障部门参与指导规定"互联网＋"医疗服务项目价格。从各地医保部门发布的已设置收费项目来看，医保部门已制定的"互联网＋"医疗服务项目主要包括互联网复诊、互联网心理咨询、远程会诊、远程诊断、远程监测。

（1）互联网复诊　互联网复诊是互联网医院最为基础的医疗服务，根据政策规定，目前互联网医院只能进行互联网医疗复诊服务，由具有3年以上独立临床工作经验的医师通过远程视频语音直接向患者提供常见病、慢性病复诊诊疗服务；在线询问病史，听取患者主诉，查看检验检查结果等相关医疗图文信息，记录病情，提供诊疗建议，如提供治疗方案或开具处方。互联网医院需根据开展业务内容确定诊疗科目，诊疗科目不能超出所依托的实体医疗机构诊疗科目范围。

（2）互联网心理咨询　互联网心理咨询指精神心理医生（心理咨询师、心理治疗师）通过远程医疗服务平台，运用精神心理学的技术，对咨询者提出的自身心理不适或心理障碍问题进行解答。双方通过语言、文字等交流媒介，一起找出原因，运用专业技术，设计个体化心理咨询方案，以提高咨询者心理韧性、适应能力，改善其人际关系，增进身心健康。

（3）远程会诊　远程会诊指邀请方和受邀方医疗机构依托双方互联网（远程）会诊中心通过视频实时、同步交互方式开展的会诊诊疗活动。邀请方收集并上传患者完整的病历资料（包含病史、临床、实验室检查和影像学检查、治疗经过等）至互联网（远程）医疗服务平台，受邀方依据会诊需求至约定时间在线讨论患者病情，受邀方将诊疗意见告知邀请方，出具由相关医务人员签名的诊疗意见报告。邀请方根据患者临床资料，参考受邀方的诊疗意见，决定诊断与治疗

方案。

（4）远程诊断　远程诊断指邀请方医疗机构与受邀方医疗机构运用信息化技术，对较为复杂的并超过本医疗机构诊断能力的影像、病理、心电图等进行诊断，由邀请方医疗机构将患者信息及临床资料传给受邀方，受邀方医疗机构符合资质规定的人员按规定完成诊断报告并签名后反馈给邀请方医疗机构。

（5）远程监测　远程监测指通过带有远程监测功能的监测仪器等，利用无线网络将监测数据收集传输到相应的数据信息处理中心，专业医师根据有关数据判断仪器的工作状态，提供分析或指导服务，如确定患者到医院程控和随访的时间。主要包含胎心监测、起搏器监测、除颤仪监测、心电监测等。

2. 其他服务项目

（1）预约挂号　随着时代的进步，互联网预约挂号逐步替代现场挂号和电话挂号等传统挂号方式，成为互联网医院最为核心的诊前服务内容。

（2）在线咨询　在线咨询为互联网医院最为常见的服务项目之一，在线咨询与在线问诊的差别为，在线咨询只能提供相关参考建议，不能提供治疗方案和开具处方。受新冠肺炎疫情的影响，在线咨询量激增，一些互联网医院平台通过人工智能辅助问诊，根据患者需求为患者提供24小时在线人工智能咨询服务。

（3）药品流通　对于患者而言，药品流通为互联网诊疗最后一个环节。实际包含处方流转与药品配送两个环节。处方流转通过互联网医院建立处方流转平台，将处方信息与药品零售消费信息互联互通、实时共享，为患者自由选择药品配送方式提供信息通道。药品配送服务方由互联网医院实体医疗机构、第三方药品配送企业或定点零售药店组成，方便患者选择。患者可凭互联网医院开具的处方在该互联网医院实体医疗机构调配取药、委托第三方机构配送或零售药店取药，形成从医到药的整体闭环链。

（4）健康管理　互联网医院开放健康养生、科普宣教等健康领域的科学知识功能，方便患者获得权威知识。以互联网为载体进行的健康教育，能够打破时间与空间的限制，方便患者在任意时间、地点参与学习，及时纠正自己对待疾病的错误做法，让医护人员对患者真正做到全程监护、全程督导、全程参与治疗，增加患者信任，不同程度地提高患者对健康知识的认知水平，帮助患者养成良好的生活习惯等，提高患者的依从性和治愈率。

（5）费用结算　患者在互联网医院产生的费用，可以通过互联网医院平台在线实现费用结算，高效、便捷。

（李强翔）

第二章　互联网医院的建设与运营

一、互联网医院的管理

1. 建立互联网医院组织管理架构

成立互联网医院，主要负责互联网医院的建设和运营以及日常管理工作。

2. 人员及设施设置

成立互联网医院专职管理部门，设专职工作人员、信息网络工程师、运营团队等专职运维管理人员。配备机房和办公场地、办公设施等，前置机、服务器等相关硬件设施均能满足运营需求，配备服务器、防火墙、链路负载均衡设备、漏洞扫描设备等基础硬件设施。

3. 运营管理

建立和完善运行组织管理，建立和明确互联网医院管理架构，建立工作职责和工作流程，统筹安排医务人员提供互联网医疗服务项目，同时建立质量监控、评价考核机制与风险防控机制。对开展的线上服务功能模块，包括互联网诊疗（在线咨询、问诊、复诊、在线处方、随访辅助诊疗等）、远程医疗、互联网＋护理服务、慢病管理、健康管理、健康咨询等服务项目进行日常管理。

二、互联网医院的主要任务

1. 构建互联网医院服务体系

（1）构建互联互通健康信息平台　通过搭建"互联网＋"信息技术平台，建立起互联网医院，强化全层、全程、全人的预防保健、医疗服务、慢病管理等数据采集，畅通医生、患者及家属、部门、区域的数据共享通道，促进体系内健康信息共享和协同应用，打造互联网医院服务体系。

（2）持续推进医疗信息化建设　健全医院信息平台功能，推进以电子病历为核心的医疗信息化建设，整合院内各类信息系统资源，提升医院管理效率，实现院内及院外医疗服务信息互通共享，实现体系内健康信息互联互通。

（3）建立质量控制和监管机制　健全相关医疗服务项目、人员准入标准和审核流程，加强线上、线下、事中、事后监管，确保服务质量和安全。实现"互联网医院"服务数据全程留痕，可查询、可追溯。建立医疗责任分担机制，推行在线知情同意告知，防范和化解医疗风险。

（4）加强"互联网医院"标准化建设　实施医疗服务、数据安全、个人信息保护、信息共享等基础标准，统一预防保健、医疗服务、药品供应、慢病管理等信息系统管理标准。建立"互联网医院"相关信息平台管理规范和流程。为患者提供多种在线支付方式。

（5）加强院内快速反应系统建设　联网各临床科室心电监护系统，成立中央监护室，早期识别危险信号，及时调度快速反应行动。

2. 提升互联网医院便民惠民服务能力

（1）加快推进智慧医院建设，拓展医疗和健康服务空间与内容。运用互联网信息技术，改造优化诊疗流程，贯通诊前、诊中、诊后各环节，改善患者就医体验。提供分时段预约诊疗、智能导医分诊、候诊提醒、检验检查结果查询等线上服务。建立完善网上预约诊疗服务平台，整合打通各类服务终端，加快实现号源共享，优先向体系内单位预留预约诊疗号源，推动基层首诊，畅通双向转诊，让患者少排队、少跑腿。

（2）实现体系内远程医疗全覆盖，加快实现优质医疗资源下沉。建设体系内远程医疗信息管理平台，促进优质医疗资源下沉。加强病历、检验检查、医学影像信息互联互通，推动分级诊疗。建设远程医疗支撑与运营体系，通过第三方参与远程医疗服务运营，提供远程会诊、心电、检验、影像、病理等服务。实现体系内远程医疗服务全覆盖。

3. 创新互联网医院服务模式

（1）开展多方位医疗服务　互联网医院开设在线及视频门诊，经医疗机构准入注册的执业医师（具备3年以上独立临床工作经验）经培训后为患者提供常见病和慢性病线上复诊医疗服务，同时掌握患者病历资料后在线开具部分常见病、慢性病处方、检查检验申请单、药事服务等工作，患者可在手机端完成交费和检查预约等；开展疑难杂症及重大疾病病例远程诊疗；开展健康和慢病管理讲座；推广"治未病"健康服务应用，为群众提供预防保健、疾病康复等健康指导；与第三方合作，通过物流合作，推广"智慧药房"，提高药品、中药饮片、成方制剂等药事服务水平。

（2）开展移动护理、生命体征在线监测、家庭监测服务，逐步实现患者居家康复，不出家门就能享受优质高效的复诊服务。

（3）开展"互联网+护理服务"，依托互联网信息技术，将护理服务从机构延伸到社区、家庭，构建连续性护理服务。为出院患者以及行动不便的患者提供专业照护。

（4）开展移动急救　推进院前急救车载监护系统与体系内信息平台连接，做好患者信息规范共享、远程急救指导和院内急救准备等工作，提高急救效能。培训体系内医务人员初步急救能力，普及辖区内居民自我识别、急救能力。

（5）建立医疗健康教育培训云平台，提供多样化的医学在线课程、在线远程咨询和远程医学教育。构建网络化、数字化、个性化、终身化的医学教育培训体系，开展疑难杂症及重大疾病病例探讨交流，提升业务素质。针对基层和贫困地区，推广普及实用型适宜技术。

4. 构建全民健康促进新模式

(1) 完善体系内电子健康档案，实现电子健康信息一人一档、连续记录、动态更新、共享共用，发展覆盖全生命周期的电子健康信息服务。

(2) 加强重点人群健康管理 以高血压、糖尿病、慢阻肺等慢性病为重点，依托医院慢病管理中心加强慢性病在线服务管理。

(3) 建立网络科普平台，利用互联网提供健康科普知识精准教育，普及健康生活方式，提高居民自我健康管理能力和健康素养。

5. 推进"互联网医院"智能化建设

(1) 研发基于人工智能的临床诊疗决策支持系统，开展智能医学影像识别、病理分型和多学科会诊以及多种医疗健康场景下的智能语音技术应用，提高医疗服务效率。探索中医辨证论治智能辅助系统应用，提升基层中医诊疗服务能力。开展基于人工智能技术、医疗健康智能设备的移动医疗示范，实现个人健康实时监测与评估、疾病预警、慢病筛查、主动干预。

(2) 全面深化医疗健康大数据应用 利用平台资源开展医疗健康大数据研究应用工作。健全医疗健康大数据标准体系和安全防护体系。

三、获取互联网医院在线医疗服务

1. 互联网医院服务流程

目前互联网医院的服务平台患者端入口最常见的是微信公众号和微信小程序。首先要关注医院的"互联网医院"的微信公众号或直接进入小程序，进入"网上医院"，选择"慢病复诊或药物需方等"服务类型，再选择医生或专家团队，用手机号注册登录，提交个人的病例资料和健康状况描述，与医生进行线上问诊沟通，来获取医疗服务。

2. 互联网医院医疗服务获取流程图

见图 11-2-1。

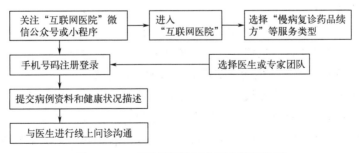

图 11-2-1 互联网医院医疗服务获取流程

(李强翔)

第三章 互联网医院全病程管理模式的介绍

一、互联网医院老年慢性病全病程管理

1. 互联网医院平台式老年慢性病全病程管理意义

充分发挥医疗信息化，积极调动医疗资源，形成"医院-社区-家庭"全病程管理服务，保证全病程管理服务的完整性，减少全病程管理服务分散化、多头化和碎片化，从而更好地为患者服务。科室组建互联网医院全病程管理团队，以"全病程管理师"为桥梁，实现患者与医生无缝连接，保证患者治疗整体性、持续性及连续性。

可以通过成立互联网医院全病程管理中心，利用互联网技术，构建区域全病程管理系统来实现。

2. 互联网医院老年慢性病全病程管理的形式

互联网医院全病程管理包括线上平台与线下平台。线上平台通过互联网平台或云平台，对接医院和患者，实现远程服务部分，同时获取患者慢性病数据，提供诊疗依据，"数据分析＋患者教育"提升医院核心竞争力。线下平台有医院、社区服务中心、药房、体检中心等。拓展医院治病救人职能，通过慢性病健康管理和疾病管理实现慢性病防治结合，构建"院前＋院中＋院后"闭环式慢性病管理，提高患者满意度。

3. 互联网医院老年慢性病全病程管理中心工作职责

（1）制定疾病与互联网医院全病程管理工作规范、管理制度和工作方案，并督导落实。

（2）开展互联网医院全病程管理师的管理培训，督导各专业科室病种信息报告与专业随访工作。

（3）一般项目的随访服务，开展护理服务评价、专科医生约谈或预约答疑工作。

（4）线上对慢性病信息档案管理、统计分析、效果评价工作。

4. 互联网医院老年慢性病全病程管理师的工作职责

互联网医院全病程管理师由经过专业培训的医学专业人员担任，一般为医疗机构临床专业人员，如医师、专科护士和营养师等。工作职责如下：

（1）随访统计工作　数据查询，联系相关科室的互联网医院全病程管理师进行随访，过程中发现问题及时记录并与科室沟通，做好数据统计整理问题。

（2）信息反馈的工作　每日线上收取科室反馈意见，反馈科室的日工作量以及患者反馈的问题和科室存在的问题，中心根据科室的反馈给予线上回复和反馈。

二、互联网医院全病程管理基本内容

疾病筛查、早期预防、规范治疗、健康教育及危险干预是慢性病管理的基本内容。

三、互联网医院全病程管理流程

通过"互联网医院全病程管理服务平台"形成一个闭合的环形结构，分为三大步即院前、院中、院后。

互联网医院全病程管理流程见图 11-3-1。

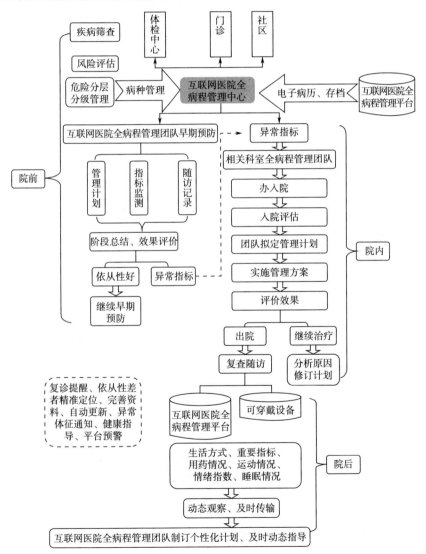

图 11-3-1　互联网医院全病程管理流程

四、互联网医院老年慢性病全病程管理项目管理

1. 各科室成立互联网医院慢性病全病程管理小组

互联网医院全病程管理团队成员包括：互联网医院全病程管理师（专科护士）、科主任、科室医师、营养师、康复师、心理咨询师、药剂师、病区护士长、4 名护士。

2. 培训互联网医院慢性病全病程管理师

基于研究现场实际情况，互联网医院全病程管理师入选条件：①5 年以上临床工作经验；②专科以上学历；③良好的沟通、协调和表达能力，为科室骨干人员。入选慢性病全病程管理师后，进行入组前的系统培训及考核。培训内容：互联网医院全病程管理模式相关理论知识、互联网医院全病程管理模式步骤、专科相关知识、患者心理问题等；培训结束后进行理论考核和个案分析考核。

五、互联网医院老年慢性病全病程管理实施措施

互联网医院老年慢性病全病程管理中心与临床科室和信息中心工程师们先设计高血压、糖尿病、脂肪肝等老年慢性病管理系统信息板块，研发出适合医院具体工作的互联网医院老年慢性病全病程管理信息平台，试行成熟之后再全面推广。

1. 院前管理

居民在体检中心、门诊或社区体检，互联网医院全病程管理中心通过"互联网医院全病程管理服务平台"将体检结果、基本信息和以往的检查结果或病历录入，制成电子病历，存档。互联网医院全病程管理中心的管理师通过居民的门诊病历，评估患者，根据居民的健康结果，将居民电子信息分配至不同病种系统里，利于疾病管理；对居民健康报告结果进行分级，采用分层管理法进行管理。落实早发现、早干预、早治疗疾病。通过健康讲座、宣教和免费咨询等，普及疾病知识。对重要指标出现异常者，互联网医院全病程管理中心的管理师联系相关科室互联网医院全病程管理师，对患者进行住院诊疗，在此期间互联网医院平台提供挂号咨询、线上预约挂号服务。

2. 院中管理

科室内成立以互联网医院全病程管理师为主导的全病程管理团队，接收由互联网医院全病程管理中心分发来的患者，与多学科、患者及家属合作进行管理，共同制订计划、目标，实施计划，完成目标，并通过"互联网医院全病程管理服务平台"留存数据。

3. 院后管理

（1）互联网医院全病程管理师通过"互联网医院慢性病全病程管理服务平台"设计的患者信息管理、回访管理、电话回访系统、回访统计和病情追踪服

务，为患者进行出院后延续性护理服务、收集患者数据等。

（2）通过互联网医院平台建立一个医患之间相互交流的平台，患者可通过互联网医院平台随时与全病程管理师、主管医生、护士取得联系，获得复诊提醒、线上咨询复诊、处方流转、接受健康科普知识等服务。以达到积极促进患者康复，增强慢性病患者健康观念的目的，让患者逐渐从被动管理转变为主动管理，摆脱疾病的痛苦，提升患者生活满意度和幸福感的目的。

（3）"居家管理" 通过"互联网＋"的信息化手段，坚持"以患者为中心"，充分利用医疗资源，组建技术协作型团队，通过"护＋"平台线上接单、线下服务的方式，以延伸护理服务为突破口，满足慢性病患者不同的护理需求，实现医疗照护的连续性、协调性、一致性。构建新的宣教咨询模式，构建新技术协作模式，实现服务标准化，以促进患者健康，降低再入院率和医疗费用。

六、互联网医院全病程管理效果评价

互联网医院全病程管理师通过数据分析法、半结构式访谈法、问卷调查分别从慢性病管理模式疗效、慢性病患者满意度及慢性病管理人员的角度评价互联网医院全病程管理模式的成效。主要有：患者生存质量、心理状态、生活能力、生理指标、评价及并发症预防、平均住院日、再入院率、医疗成本、互联网医院全病程管理成本、患者满意度调查、医护人员满意度、失访率、复诊率；慢性病管理模式评价通过对从事慢性病管理工作人员进行访谈。

（李强翔）

第四章 案例分析

一、基于互联网医院平台的脑心健康全病程管理模式

1. 组建全病程管理团队

全病程管理团队由1名科室医师（负责疾病诊断、治疗、监测、指导）、1名营养师（负责建立脑卒中患者的饮食食谱、进行饮食指导）、1名心理咨询师（心理指导）、1名药剂师（审核医生处方）、1名互联网医院工程师（保障平台运行）、1名心脑健康管理师（全流程干预）、1名团队秘书（协助研究开展）共7名人员组成。其中以心脑健康管理师（健康管理师为具有5年以上卒中护理工作经验的主管护师，已参加心脑健康管理师培训并取得结业证书）为主导，在患者住院及出院1年期间全程和患者及家属保持密切联系，对其提出的疑问进行答复、解释，对管理过程中出现的问题予以帮助或解决，全程对患者进行健康指导、饮食管理及康复锻炼督导等。

2. 实施全病程管理模式

依托互联网医院全病程管理模式对脑卒中患者实施诊前-诊中-诊后健康管理，提供以疾病随访、健康宣教、复诊通知等为核心的管理服务。

全病程管理具体内容如下。

（1）诊前管理 通过互联医院推送关于脑卒中的科普文章、科普讲座、科普直播、在线咨询问诊等活动信息，引导患者前往医院就诊；提供挂号咨询、线上预约挂号服务。

（2）诊中管理 分为入院评估、院中管理、院内质控、出院管理、院后随访五步，具体内容如下。

① 入院评估：首次评估，评估内容包括疾病史、用药史、家族史、存在疾病、并发症风险等。入院后进行个性化评估及宣教；指导患者在互联网医院平台上进行信息注册，建立个人健康档案。并向患者介绍脑卒中的危害、互联网医院全病程管理模式内容及对治疗脑卒中的优点。

② 院中管理：医护一体化查房，动态评估，制定计划（表11-4-1）。责任护士进行健康教育，内容包括疾病知识、饮食、用药、并发症预防、康复锻炼及日常活动知识等。开展床旁健康指导，每周健康小课堂，采取多元化健康教育，包括科普讲座、科普资料册、视频广播、个性化指导、公众号推送、二维码宣教、俱乐部活动等，让患者更加容易接受。

③ 院内质控：贯穿始终。通过对患者指标的评估来进行效果评价，内容包

括患者使用电子产品的能力、沟通能力、既往史等,以及患者对脑卒中相关知识的了解程度,如危险因素、治疗方式、症状、危害等来评估。

表 11-4-1 脑卒中患者护理计划

项目	具体措施
饮食方案	1. 限制食盐摄入量:脑卒中患者应做到低盐饮食,建议每日摄盐量不超过 5g,防止摄盐量过高而导致血压升高,不利于疾病恢复,还可能会增加疾病复发的风险 2. 禁止摄入胆固醇含量高的食物:比如牛油、猪油、奶油等,这些食物含有较高的胆固醇成分,大量食用容易加重动脉粥样硬化,从而不利于疾病恢复,还可能会增加脑卒中的复发概率 3. 低脂肪饮食:如蔬菜、水果、蛋类、豆类、粗纤维谷物、各类奶制品等,均属于低脂肪食物,对于患者血脂的影响较小。尽量避免吃肥肉、油炸食品等食物,以防止血脂升高,而加重病情 4. 吃蛋白含量较高的食物:如鱼类、牛肉、瘦肉等,这些食物中含有人体所必需的氨基酸成分,有利于改善机体免疫防御能力,增强身体免疫力,但需要注意避免大量食用 5. 适当吃含碘食物:如紫菜、海带、虾米等,脑卒中患者适当吃含碘食物,可在一定程度上减少动脉壁上堆积的胆固醇,避免动脉硬化,对于疾病的恢复有一定帮助
运动方案	1. 脑心健康管理师组织责任护士每周对患者疾病转归后的身体状况予以评估,与康复理疗师一同指导患者家属协助患者进行康复训练 2. 早期康复训练过程中以患者不感觉到劳累为宜,以伸展运动和增强肌肉耐力的运动为主,以 15~30min 逐渐增加,患者有明显好转后适当延长训练时间。运动过程中监测患者的血压和心率,一旦出现异常立即停止 3. 指导患者在康复训练过程中注意做到循序渐进,避免扭伤、活动时间过长、过度劳累等,帮助患者恢复健康
用药指导	1. 熟练掌握常用药物的种类、作用、使用方法及注意事项 2. 按医嘱进行服用
心理护理	通过沟通表达患者感情、倾听其内心的真实想法,提高自我效能,维护其身心健康

④ 出院管理:主管医生、脑心健康管理师或责任护士与患者及家属,共同制定出院个性化处方及注意事项,提高患者依从性和康复信心。

⑤ 院后随访:通过"互联网+"模式开展院后随访,同时做好特殊病人的随访管理。在患者出院后借助云随访、互联网医院、微信或 QQ 等交流方式,定期发送与疾病相关的管理内容,随时为患者及家属答疑解惑,鼓励患者日常坚持康复训练,加强其康复信念。随访时间为患者出院 3 个月、6 个月、12 个月,定期复诊。

(3) 协同管理 采取多学科合作,与相应专科门诊协同进行健康管理。可以通过互联网医院平台为患者提供在线健康知识推送、咨询问诊、复诊提醒、在线问诊、药品配送、检查检验预约以及住院预约等服务。

3. 评价指标

(1) 患者及家属对脑卒中知识知晓度提高,生活方式改善,促进康复,照顾者的照顾能力和获益感提升,照顾者负担降低。

(2) 患者疾病结局指标改善：①患者的生活自理能力提升；②脑卒中合并高血压患者平均血压降低；③脑卒中合并糖尿病患者空腹血糖降低；④超重患者BMI 指数降低；⑤患者服药依从性得到提升；⑥脑卒中患者复发率降低。

(3) 患者及家属满意度提升。

4. 后台数据分析

通过提取互联网医院平台上的数据，包括患者上传的数据，和脑心健康管理团队的数据来进行分析，评价患者的健康管理效果，对于管理不佳的患者进行随访和进一步管理，找出原因，持续改进。

二、非酒精性脂肪性肝病（NAFLD)患者的互联网医院全病程管理

1. 组建全病程管理团队

全病程管理团队由 2 名科室医师（负责疾病诊断、治疗、监测、指导）、1 名营养师（负责建立 NAFLD 患者的饮食食谱、进行饮食指导）、1 名心理咨询师（心理指导）、1 名药剂师（审核医生处方）、2 名互联网医院工程师（保障平台运行）、2 名护士（负责更新健康教育内容、肝纤维化无创检测工作）、1 名团队秘书（协助研究开展）共 10 名人员组成。

2. 实施全病程管理模式

依托互联网医院全病程管理模式对 NAFLD 患者实施诊前-诊中-诊后健康管理，提供以疾病随访、健康宣教、复诊通知等为核心的管理服务。

全病程管理具体内容如下。

① 诊前管理：通过互联医院推送关于 NAFLD 的科普文章、脂肪肝中心科普讲座、现场义诊等活动信息，引导患者前往医院就诊；提供挂号咨询、线上预约挂号服务。

② 诊中管理：分为建立关系、收案、评估、实施 4 步，具体内容如下。

a. 建立关系：患者门诊就诊期间，不带批判地询问患者平时对 NAFLD 疾病管理方法、感受、想法，了解患者健康管理现状及问题，并向患者介绍 NAFLD 的危害、互联网医院全病程管理模式内容及对治疗 NAFLD 的优点。

b. 收案：指导患者在互联网医院平台上进行信息注册，建立个人健康档案、上传身高、体重、腹围、肝功能、血脂、血糖等健康数据。

c. 评估：采取面对面的方式对患者进行评估，内容为患者的包括使用电子产品的能力、沟通能力、既往史、家庭状况、婚姻状况等，了解对 NAFLD 的相关知识的了解程度，包括危险因素、治疗方式、症状、危害等。

d. 实施：制定 NAFLD 患者护理计划，在尊重患者合理意愿的情况下，根据《非酒精性脂肪性肝病防治指南》为其制定护理计划，内容包括 NAFLD 饮食方案、运动方案、用药指导及心理护理等，见表 11-4-2；对患者进行互联网医院

平台操作方法培训；指导患者正确的测量体重、腹围，并告知患者每周至少上传一次体重及腹围的数据至互联网医院平台上。

表 11-4-2 NAFLD 患者护理计划

项目	具体措施
饮食方案	1. 减少能量的摄入：建议每日减少 2092~4184kJ（500~1000kcal）热量摄入 2. 调整膳食结构：适量调整脂肪和碳水化合物的摄入，以达到平衡膳食的目的，限制含糖饮料、糕点和深加工食品的摄入，增加全谷类食物、ω-3 脂肪酸以及膳食纤维的摄入，如用燕麦、玉米、全麦面包等代替米饭、馒头作为主食。每日脂肪摄入 50g 左右，烹调油控制在 25~30g。每日盐分摄入在 5g 以下（约 3 小勺）。每日蛋白质的摄入量控制在 1.0~1.5g/kg 体重 3. 餐间可适当添加绿叶蔬菜及含糖量低的水果，如小黄瓜、西红柿、菠菜等，以达到提高饱腹感的目的 4. 一日三餐定时适量，严格控制晚餐的热量和晚餐后进食行为 5. 控制酒精的摄入，男性低于 140g/每周，女性低于 70g/每周
运动方案	1. 每周坚持中等量有氧运动 5 次，每次不低于 30 分钟，推荐慢跑、快走等；或每周坚持高强度有氧运动 3 次，每次不低于 20 分钟，如游泳、快走等 2. 每周坚持 2 次以上抗阻运动，每次做 8~10 组，每组不少于 15 次，如俄罗斯转体、靠墙静蹲、深蹲、仰卧起坐等
用药指导	1. 熟练掌握常用药物的种类、作用、使用方法及注意事项 2. 按医嘱进行服用
心理护理	通过沟通表达患者感情、倾听其内心的真实想法，推动患者负性情绪宣泄，提高自我效能，维护其身心健康

③ 诊后管理：包括通过互联网医院平台为患者提供线上的健康知识推送、咨询问诊、随访、复诊提醒、处方流转、检查检验预约等服务。

3. 评价指标

（1）肝纤维化程度评估　采用衰减参数（controlled attenuation parameter, CAP）表示肝脂肪变的程度。CAP 值＜238dB/m 表示无肝脂肪变性，分数越高肝脂肪变程度越严重。

（2）肝功能　采用天门冬氨酸氨基转移酶（ALT）、丙氨酸氨基转移酶（AST）测量患者肝功能。ALT 医学参考值为 $9.0 \sim 50.0 U/L$，AST 医学参考值为 $15.0 \sim 40.0 U/L$。

（3）BMI　$BMI = \dfrac{体重}{身高^2}$，正常中国人的 BMI 范围区间在 $18.5 \sim 23.9$。

4. 后台数据分析

后台通过提取互联网医院平台上患者所上传的数据来分析评价患者的管理效果，对于管理不佳的患者进行电话或者线下回访，找出原因，持续改进。

（李强翔）

参考文献

[1] 徐文英，朱庆. 海口市社区慢性病管理能力调查分析［J］. 中国初级卫生保健，2019，33（01）：49-51.

[2] 巴里奥-科尔特斯 J，卡斯塔诺-雷吉略 A，贝卡-马丁内斯 MT，等. 老年人群中的慢性病：发病率和根据风险水平的初级保健服务的使用情况［J］. BMC Geriatr. 2021，21，1：278.

[3] 孔灵芝. 慢性非传染性疾病流行现状、发展趋势及防治策略［J］. 中国慢性病预防与控制，2002（1）：1-2.

[4] 陶利平，谢莉，刘晓平，等. 社区慢性病管理实践的文献综述［J］. 中国卫生事业管理，2006（7）：427-429.

[5] 黄明安，陈钰. 慢性病管理研究进程的文献综述［J］. 当代经济，2017（16）：142-144.

[6] Wei Y, Giunta S, Xia S. Hypoxia in Aging and Aging-Related Diseases: Mechanism and Therapeutic Strategies［J］. Int J Mol Sci, 2022, Jul 25, 23 (15): 8165.

[7] Salminen A, Kauppinen A, Karniranta K. Myeloid-derived suppressor cells (MDSC): An important partner in cellular/tissue senescence［J］. Biogerontology, 2018, 19: 325-339.

[8] Ritschka B, Storer M, Mas A, et al. The senescence-associated secretory phenotype induces cellular plasticity and tissue regeneration［J］. Genes Dev, 2017, 31: 172-183.

[9] 村上元孝. 老年病学. 东京，1976.

[10] 杜玉巧，赵欣，张耕瑞. 2018年南阳市城区社区门诊老年人特殊慢性病流行病学特征分析［J］. 预防医学论

[11] 中国疾病预防控制中心 慢性非传染病预防控制中心. 中国慢性病及其危险因素监测（2010）——老年健康专题报告

[12] 王丽敏，陈志华，张梅，等. 中国老年人群慢性病患病状况和疾病负担研究［J］. 中华流行病学杂志，2019，40（3）：277-283.

[13] WANG L, GAO P, ZHANG M, et al. Prevalence and Ethnic Pattern of Diabetes and Prediabetes in China in 2013［J］. JAMA, 2017, 317 (24): 2515-2523.

[14] 陈捷，赵秀丽，武峰，等. 我国14省市中老年人肥胖超重流行现状及其与高血压患病率的关系［J］中华医学杂志，2005（40）：28-32.

[15] 袁姣，武青松，雷枢，等. 我国中老年人群高血压流行现状及影响因素研究［J］. 中国全科医学，2020，23（34）：4337-4341.

[16] SUN Y, NI W, YUAN X, et al. Prevalence, treatment, control of type 2 diabetes and the risk factors among elderly people in Shenzhen: results from the urban Chinese population［J］. BMC Public Health, 2020, 20 (1): 998.

[17] NI W, YUAN X, ZHANG J, et al. Factors associated with treatment and control of hy-

pertension among elderly adults in Shenzhen, China: a large-scale cross-sectional study [J]. BMJ Open, 2021, 11 (8): e44892.

[18] 陈剑锋, 马斌. 老年体检人群高尿酸血症流行现况及影响因素分析研究 [J]. 中国全科医学, 2020, 23 (05): 604-610.

[19] 中国心血管健康与疾病报告 2022 概要 [J]. 中国循环杂志, 2023, 38 (06): 583-612.

[20] 王文, 刘莹, 刘建军, 等. 2005—2020 年中国心血管疾病死亡率及寿命损失——基于国家死亡率监测体系的经验证据 [J]. 国际心脏杂志, 2021, 340: 105-112.

[21] 李迎秋, 何秀玲. 2018—2021 年辽阳县成年居民慢性病相关知、信、行现状及危险因素调查 [J]. 中国冶金工业医学杂志, 2023, 40 (05): 556-557.

[22] 李纯, 张梅, 张笑, 王丽敏. 2018 年中国慢性病及危险因素监测血糖检测质量控制 [J]. 中国慢性病预防与控制, 2021, 29 (11): 830-832, 838.

[23] The Lancet. China's major health challenge: control of chronic disea-ses [J]. The Lancet, 2011, 378 (9790): 457.

[24] 陈可冀, 曾尔亢, 于普林, 等. 中华老年医学 [M]. 南京: 江苏凤凰科学技术出版社, 2016.

[25] 周志军. 老年人患病特点 [J]. 开卷有益-求医问药, 2023, (06): 29.

[26] 廖清. 扬州宝应县部分农村地区 60 岁及以上人群慢性阻塞性肺疾病患病情况及危险因素调查分析 [D]. 扬州: 扬州大学, 2020.

[27] 徐福禄, 蒋伟, 黄露, 等. 武汉市 25～45 岁居民急性冠心病院前死亡的流行病学研究 [J]. 实用预防医学, 2018, 25 (05): 592-594.

[28] Stolpe S, Kowall B, Stang A. Decline of coronary heart disease mortality is strongly effected by changing patterns of underlying causes of death: an analysis of mortality data from 27 countries of the WHO European region 2000 and 2013 [J]. European Journal of Epidemiology, 2021, 36 (1): 57-68.

[29] 陈伟伟, 高润霖, 刘力生, 等. 《中国心血管病报告 2017》概要 [J]. 中国循环杂志, 2018, 33 (01): 1-8.

[30] 白云艳, 沈娟, 张松雨. 2020—2021 年南阳市老年人群冠心病流行特征及其影响因素 [J]. 中国卫生工程学, 2023, 22 (02): 226-228, 231.

[31] 熊叶, 高莉梅, 黄祖娟, 等. 早期康复护理模式对冠心病心衰患者心功能及生活质量的影响 [J]. 国际护理学杂志, 2021, 40 (10): 1846-1848.

[32] 李盖, 王雷, 孙新娟, 等. 老年 2 型糖尿病并发症的治疗新进展 [J]. 实用老年医学, 2022, 36 (10): 991-995.

[33] 张永佳, 竺妙风. 社区卫生服务中心药学服务的实践和思考 [J]. 上海医药, 2013, 34 (18): 18-20.

[34] 龚磊, 龚其海, 许洁, 等. 慢性病患者用药特点的药学服务模式研究 [J]. 重庆医学, 2014, 43 (29): 3941-3943, 3947.

[35] 曾磊, 史庆南. 实施全程化药学服务提高患者用药依从性探析 [J]. 中国药物经济学, 2014, 9 (2): 185-186.

[36] 曹佳男，邵蓉. 临床药学服务：药师价值的体现［J］. 现代医药卫生，2011，27（5）：171-172.

[37] 冯华军. 慢性病患者用药特点与临床药学服务［J］. 北方药学，2016，13（05）：139.

[38] 王宏，李雷雷，许红，等. 青少年亚健康多维评定问卷在库区中学生中的应用考评［J］. 中国全科医学，2011，14（25）：2933-2936.

[39] 胡秀霞. 基层医疗机构药学服务模式探索［J］. 中国实用医药，2013，8（27）：275-276.

[40] 李新. 提高我院药房慢性病的药学服务质量探讨［J］. 大家健康（中旬版），2013，（11）：196-196.

[41] 庞立峰. 慢性病患者用药特点与临床药学服务模式探讨［J］. 中国老年保健医学，2017，15（01）：66，69.

[42] 孙明霞. 慢性病患者用药特点与药学服务策略研究［J］. 世界最新医学信息文摘，2015，15（34）：86.

[43] 中华医学会呼吸病学分会慢性阻塞性肺疾病学组，中国医师协会呼吸医师分会慢性阻塞性肺疾病工作委员会. 慢性阻塞性肺疾病诊治指南（2021年修订版）［J］. 中华结核和呼吸杂志. 2021. 44（3）：170-205.

[44] 中华医学会呼吸病学分会哮喘学组. 支气管哮喘防治指南（2020年版）［J］. 中华结核和呼吸杂志，2020，43（12）：1023-1048.

[45] 中华医学会变态反应分会呼吸过敏学组（筹），中华医学会呼吸病学分会哮喘学组. 中国过敏性哮喘诊治指南（2019年）［J］. 中华内科杂志，2019，58（9）：636-655.

[46] Global Initiative for Asthma. Global strategy for asthma management and prevention: updated 2023.

作者简介

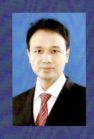

李强翔,医学博士,湖南中医药大学中西医结合博士后,中南大学医学伦理学博士后,博士生导师,博士后合作导师,一级主任医师,内分泌科教授。湖南省老年医学研究所所长,湖南省人民医院老年医学中心主任。宁夏自治区政府特聘专家,中国老年医学学会慢病防治与管理分会会长,中国老年医学学会常务理事,中华中医药学会治未病分会常务委员,中华医学会老年医学分会流行病学组委员。湖南省老年医学学会副会长,湖南省医师协会老年医师分会副会长,湖南省康复医学会内分泌代谢专委会主任委员、湖南省健康管理学会医养结合专业委员会主任委员;湖南省老年重大慢病临床研究中心主任,湖南省老龄科研基地主任,长沙市老年代谢内分泌疾病临床研究中心主任,湖南师范大学老年重大疾病重点实验室主任,湖南省老年医学研究所老年慢病临床研究中心主任;宁夏老年医学会会长,宁夏老年疾病临床研究中心主任,宁夏自身免疫性疾病精准医学重点实验室副主任。

湖南省卫生系列高级职称评委,入选湖南省121人才工程、湖南省高层次卫生人才"225"工程学科带头人。曾挂职宁夏回族自治区人民医院任党委委员、副院长。

先后担任国家《中国老年学》《医学与哲学》《中国临床保健学》《宁夏医科大学学报》等十余种国家核心期刊编委或审稿专家。主持或参与国家自然基金、中央引导地方科研专项、中国博士后基金、宁夏科技厅重点研发项目、湖南省自然基金等课题40余项,主持的课题获湖南中医药科技进步二等奖、湖南医学科技奖、市厅级社科奖各一次。在美国*Endocrine*、中华微生物与免疫学杂志等国内外著名核心期刊发表论文80余篇。